中国高等教育学会医学教育专业委员会规划教材
全国高等医学院校教材

供基础医学、临床医学、全科医学、护理学、生物技术、实验技术等专业用

医用化学

主　编　徐　红　杜　曦

副主编　胡庆红　席晓岚　冯广卫

编　委（按姓名汉语拼音排序）

陈碧琼（西南医科大学）
陈胡兰（成都中医药大学）
杜　曦（西南医科大学）
冯　建（贵州医科大学）
冯广卫（贵州医科大学）
郭建敏（西南医科大学）
郭今心（山东大学）
郭蕴苹（昆明医科大学）
侯小娟（湖南医药学院）
胡庆红（遵义医学院）
李　蓉（贵州医科大学）
李　伟（重庆医科大学）
罗　娟（四川大学）
孙智勇（遵义医学院珠海校区）
王　丽（贵州医科大学）
卫星星（长治医学院）
席晓岚（贵州医科大学）
徐　红（贵州医科大学）
于　昆（大连医科大学）
袁泽利（遵义医学院）
张奇龙（贵州医科大学）
赵全芹（山东大学）

北京大学医学出版社

YIYONG HUAXUE

图书在版编目（CIP）数据

医用化学 / 徐红，杜曦主编．—北京：
北京大学医学出版社，2015. 6（2016. 8 重印）
ISBN 978-7-5659-1066-1

Ⅰ．①医…　Ⅱ．①徐…②杜…　Ⅲ．①医用化学－医学院校－教材　Ⅳ．①R313

中国版本图书馆 CIP 数据核字（2015）第 057546 号

医用化学

主　　编：徐　红　杜　曦
出版发行：北京大学医学出版社
地　　址：（100191）北京市海淀区学院路 38 号　北京大学医学部院内
电　　话：发行部 010-82802230；图书邮购 010-82802495
网　　址：http：//www.pumpress.com.cn
E-mail：booksale@bjmu.edu.cn
印　　刷：莱芜市圣龙印务有限责任公司
经　　销：新华书店
责任编辑：赵　爽　王孟通　　**责任校对**：金彤文　　**责任印制**：李　啸
开　　本：850mm×1168mm　1/16　　**印张**：16.75　　**插页**：1　　**字数**：483 千字
版　　次：2015 年 6 月第 1 版　2016 年 8 月第 4 次印刷
书　　号：ISBN 978-7-5659-1066-1
定　　价：38.00 元

前　言

医用化学是基础医学、临床医学、全科医学、护理学、生物技术、实验技术、中医学、中西结合医学等高等医药院校本科专业的重要基础课程，是医药院校的学生进入专业学习的基础和桥梁。医用化学基础知识是学生进入专业课程学习的必要条件。

为了适应教育教学改革的要求，使学生能学有所获、学以致用，本教材精选了医药学各专业学生必须掌握的化学基本理论、基本知识和基本技能，对部分内容进行了必要的取舍和整合；同时特别注意引入学科的前沿知识，注重化学与医药学各专业的结合，并强调化学在各专业中的应用。力求思想性、科学性、先进性和实用性的统一。

全书共22章，是来自全国11所高校22位编委通力合作的结果。内容包括溶液和胶体，电解质溶液，缓冲溶液，化学反应速率和化学平衡，氧化还原反应和电极电位，原子结构和分子结构，配位化合物，滴定分析法，分光光度法，有机化合物概述，链烃，环烃，立体异构，醇、酚、醚，醛、酮，羧酸及羧酸衍生物，胺和酰胺，取代羧酸，杂环化合物和生物碱，脂类，糖类，蛋白质和核酸。

在编写过程中，本教材参考了《基础化学》《有机化学》《医用化学》《无机化学》《分析化学》《药物化学》等各级各类本、专科教材，在此谨向编写这些教材的专家们致以最崇高的敬意！同时，编写工作得到了北京大学医学出版社、贵州医科大学的大力支持，在此致以衷心的感谢！

本教材经编委会确定内容后，通过认真细致的审校，力求精益求精。但是限于编者水平，错误和不足在所难免，恳请专家同行和广大师生提出批评和建议。

主编

目录

第一章　溶液和胶体

溶液（solution）是由两种或两种以上物质组成的均匀、稳定的分散系统。溶液与生命过程密切相关，人体的组织间液、血液、淋巴液及各种腺体的分泌液等都是溶液，体内物质的消化、吸收和转运等许多生物化学反应都在体液（溶液）中进行。与溶液相比，胶体（colloid）是一种分散相粒径稍大的分散系统。胶体与人类的生活及环境密切相关，并且在医学上有特殊的实际意义。因此，本章主要介绍溶液浓度的常用表示方法、稀溶液的渗透压以及溶胶和高分子溶液等与医学密切相关的内容。

第一节　溶液浓度的常用表示方法

溶液浓度可用不同方法来表示。同一种溶液，根据不同的需要，可以选择不同的浓度表示方法。现将几种常用的溶液浓度的表示方法做简要介绍。

一、物质的量浓度

溶质B的物质的量浓度（amount-of-substance concentration）定义为B的物质的量 n_B 除以溶液的体积 V，用符号 c_B 表示。

$$c_B=\frac{n_B}{V} \tag{1-1}$$

c_B 的SI单位为 $mol \cdot m^{-3}$，医学上常用的单位为 $mol \cdot L^{-1}$、$mmol \cdot L^{-1}$。

物质的量浓度简称为浓度，使用时与物质的量一样应注明基本单元。基本单元可以是原子、分子、离子等粒子，或是这些粒子的特定组合，用粒子的符号、物质的化学式或它们的特定组合来表示。

世界卫生组织建议：凡是已知相对分子质量的物质在体液内的含量均应使用物质的量浓度表示。

例 1-1　临床上注射用的生理盐水的规格是500ml，该注射液中含4.5g NaCl，计算该注射用生理盐水的物质的量浓度。

解　已知 $m(NaCl)=4.5g$，$V=0.5L$，$M(NaCl)=58.5g \cdot mol^{-1}$

因为　$n(NaCl)=\frac{m(NaCl)}{M(NaCl)}=\frac{4.5g}{58.5g \cdot mol^{-1}}=0.077mol$

所以　$c(NaCl)=\frac{n(NaCl)}{V}=\frac{0.077mol}{0.5L}=0.154mol \cdot L^{-1}$

二、质量摩尔浓度

溶液的质量摩尔浓度（molality）定义为溶液中某溶质B的物质的量除以溶剂的质量，单位为 $mol \cdot kg^{-1}$，符号为 b_B。

$$b_B = n_B/m_A \tag{1-2}$$

式中，m_A 为溶剂A的质量，以kg作单位；n_B 是溶质B的物质的量，以mol为单位。

质量摩尔浓度的优点是不受温度的影响。对于极稀的水溶液来说，其物质的量浓度与质量摩尔浓度的数值几乎相等。

例 1-2 将 0.14g KCl 晶体溶于 50g 水中，计算该溶液的质量摩尔浓度。

解 已知 KCl 的摩尔质量为 $74.5\text{g}\cdot\text{mol}^{-1}$，所以，KCl 的质量摩尔浓度为：

$$b(\text{KCl})=\frac{n(\text{KCl})}{m(\text{H}_2\text{O})}=\frac{0.14\text{g}}{74.5\text{g}\cdot\text{mol}^{-1}}\times\frac{1}{0.050\text{kg}}=0.038\text{mol}\cdot\text{kg}^{-1}$$

三、质量浓度

溶质 B 的质量浓度（mass concentration）定义为物质 B 的质量 m_B 除以溶液的体积 V，用符号 ρ_B 表示。

$$\rho_B=\frac{m_B}{V} \tag{1-3}$$

ρ_B 的 SI 单位为 $\text{kg}\cdot\text{m}^{-3}$，医学上常用的单位为 $\text{g}\cdot\text{L}^{-1}$、$\text{mg}\cdot\text{L}^{-1}$ 和 $\mu\text{g}\cdot\text{L}^{-1}$。

例 1-3 医用葡萄糖溶液的物质的量浓度为 $0.278\text{mol}\cdot\text{L}^{-1}$。求该溶液的质量浓度。

解 因为 $m_B=n_BM_B=c_BVM_B$

所以 $$\rho(\text{C}_6\text{H}_{12}\text{O}_6)=\frac{m(\text{C}_6\text{H}_{12}\text{O}_6)}{V}=c(\text{C}_6\text{H}_{12}\text{O}_6)\cdot M(\text{C}_6\text{H}_{12}\text{O}_6)$$

$$=0.278\text{mol}\cdot\text{L}^{-1}\times180\text{g}\cdot\text{mol}^{-1}=50.0\text{g}\cdot\text{L}^{-1}$$

该溶液的质量浓度为 $50.0\text{g}\cdot\text{L}^{-1}$。

通过上述推算可以得出，物质 B 的质量浓度 ρ_B 和物质的量浓度 c_B 之间的关系为：

$$\rho_B=c_BM_B \tag{1-4}$$

四、质量分数

溶质 B 的质量分数（mass fraction），定义为 B 的质量 m_B 除以溶液的质量 m，用符号 ω_B 表示。

$$\omega_B=\frac{m_B}{m} \tag{1-5}$$

ω_B 的 SI 单位为 1，可以用百分数和小数表示。

例 1-4 将 100g 葡萄糖溶于 1000g 水中配成溶液，计算所得溶液中葡萄糖的质量分数。

解
$$\omega_{葡萄糖}=\frac{m_{葡萄糖}}{m_{溶液}}=\frac{100\text{g}}{100\text{g}+1000\text{g}}=0.09$$

五、体积分数

溶质 B 的体积分数（volume fraction），定义为溶质 B 的体积除以溶液的体积 V，用符号 φ_B 表示。

$$\varphi_B=\frac{V_B}{V} \tag{1-6}$$

φ_B 的 SI 单位为 1，也可以用百分数和小数表示。例如，310.15K 时，人体动脉血中氧气的体积分数 $\varphi_B=0.196$（或 19.6%）；消毒酒精的体积分数 $\varphi_B=0.75$（或 75%）。

六、物质的量分数

物质的量分数（amount-of-substance fraction）又称为物质的量比或摩尔分数。物质 B 的物质的量分数定义为 B 的物质的量与溶液的总的物质的量之比，符号为 x_B，SI 单位为 1。

设溶液由溶质 B 和溶剂 A 组成，则溶质 B 的物质的量分数为：

$$x_B = \frac{n_B}{n_A + n_B} \tag{1-7}$$

式中，n_B为溶质 B 的物质的量，n_A为溶剂 A 的物质的量。同理，溶剂 A 的物质的量分数为：

$$x_A = \frac{n_A}{n_A + n_B}$$

显然 $x_A + x_B = 1$。

第二节　稀溶液的依数性

溶液由溶质（solute）和溶剂（solvent）组成，由于溶解作用的结果，溶液的性质已不同于纯溶质和纯溶剂。溶液的性质可分为两类：一类与溶质的本性有关，如颜色、导电性、酸碱性等；另一类与溶质本性无关，只取决于溶液中所含溶质粒子的浓度，如蒸气压下降、沸点升高、凝固点下降及稀溶液的渗透压。这类性质具有一定的共性和规律性，被称为稀溶液的依数性。就生命科学而言，稀溶液的渗透压显得尤为重要，对细胞内外物质的交换与运输、水及电解质的代谢等问题具有重要意义。因此，本节主要介绍稀溶液的渗透压。

一、渗透现象和渗透压

生活中有许多现象与渗透有关，如：因失水而发蔫的蔬菜、水果，浇水后又可以重新恢复生机；人们在淡水中游泳，如果时间过长，眼睛会红肿并有疼痛的感觉；用蒸馏水冲洗伤口会感觉到胀痛。

如果用半透膜（semipermeable membrane）将纯溶剂和溶液隔开，并使两侧液面相平（图 1-1a），经过一段时间以后，可见溶剂的液面下降，溶液的液面上升，说明溶剂分子不断通过半透膜进入溶液中。这种溶剂分子通过半透膜进入到溶液中的现象称为渗透现象，简称渗透（osmosis）。不同浓度的两溶液用半透膜隔开，可以发生类似现象。半透膜是一种只允许某些物质透过，而不允许另一些物质透过的薄膜，其种类多种多样，通透性也各不相同。理想的半透膜是一种只允许溶剂分子自由透过，而不允许溶质分子或离子自由透过的薄膜。动物的膀胱膜、细胞膜、毛细血管壁等生物膜，生化实验中应用的透析袋、超滤膜等都是半透膜。

产生渗透现象的原因，是由于膜两侧单位体积内溶剂分子数不相等，单位时间内由纯溶剂进入溶液中的溶剂分子数要比由溶液进入纯溶剂的多，结果是溶液一侧的液面上升。随着溶液液面的上升，静水压逐渐增大，使溶剂分子加速从溶液进入到纯溶剂一侧。当液面到达一定高度，即静水压增大到一定值，半透膜两侧溶剂分子进出的速率相等，即达到渗透平衡，这时液面不再升高（图 1-1b）。可见渗透现象实际上是由于半透膜两侧溶剂分子互相扩散的不平衡所致。

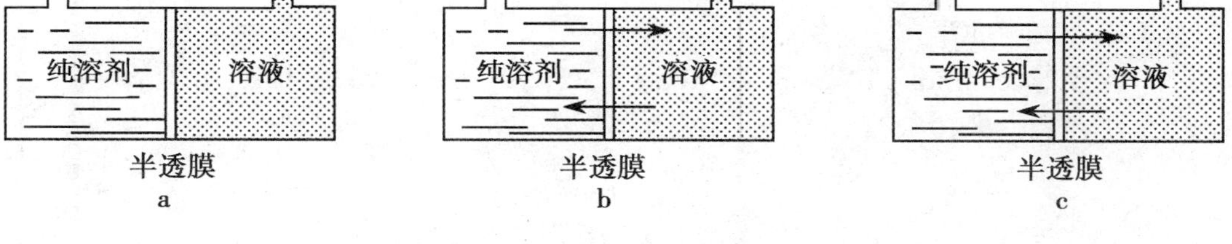

图 1-1　渗透现象和渗透压

综上所述，渗透现象的发生必须具备两个条件：一是有半透膜；二是半透膜两侧单位体积中溶剂分子数目不相等。渗透的方向总是溶剂分子从纯溶剂向溶液渗透，或从稀溶液向浓溶液渗透。

用半透膜将纯溶剂与溶液隔开时，渗透必然发生。为维持渗透平衡而向溶液的液面施加的最小压力（图 1-1c）称为该溶液的渗透压（osmotic pressure）。用符号 Π 表示，单位是 Pa 或 kPa。

渗透与人体的功能活动密切相关。人体的每一个活细胞的细胞膜都具有半透膜特性。水透过细胞膜进入细胞内，使细胞体积膨胀，这就是人体的组织和器官，尤其是皮肤组织都具有一定弹性的原因。

二、渗透压与溶液浓度的关系

1886 年，荷兰化学家 Van't Hoff 根据 Pfeffer 的实验结果总结出了难挥发的非电解质稀溶液的渗透压与溶液浓度和热力学温度的关系，即

$$\Pi V = n_B RT \text{ 或 } \Pi = c_B RT \quad (1-8)$$

式中，Π 为稀溶液的渗透压（单位 kPa），n_B 为溶质的物质的量（单位 mol），T 为热力学温度（单位 K，$T = t + 273$，t 为摄氏温度），c_B 为溶液的浓度（单位 $mol \cdot L^{-1}$），R 为摩尔气体常数，$R = 8.314\ J \cdot mol^{-1} \cdot K^{-1}$。

式（1-8）为 Van't Hoff 定律的表达式，其意义为：一定温度下，稀溶液的渗透压与单位体积溶液中溶质的粒子数成正比，而与溶质的本性无关。

例如 $0.1\ mol \cdot L^{-1}$ 的蔗糖溶液与 $0.1\ mol \cdot L^{-1}$ 的葡萄糖溶液，物质的量浓度相同，单位体积溶液中溶质的粒子数也相同，因此，它们的渗透压相等。

对于稀水溶液，其物质的量浓度近似地与质量摩尔浓度相等，即 $c_B \approx b_B$，因此，式（1-8）可改写为：

$$\Pi = b_B RT \quad (1-9)$$

电解质溶液由于溶质的解离，其产生的渗透压的计算公式为：

$$\Pi = i c_B RT \quad (1-10)$$

式中，i 为校正因子，它的数值依据电解质在溶液中的解离情况而定。强电解质溶液的 i 近似等于“1 分子”电解质所能解离出的离子个数。在稀溶液中，A-B 型强电解质（如 NaCl、KNO_3、$NaHCO_3$ 等）、A-B_2 或 A_2-B 型强电解质（如 $MgCl_2$、$CaCl_2$、Na_2SO_4 等）的校正因子分别为 2 或 3。其他类型的强电解质的校正因子以此类推。

例 1-5 求 310.15K（37℃）时，$0.2mol \cdot L^{-1}$ 的葡萄糖和 $0.2mol \cdot L^{-1}$ 的 NaCl 溶液的渗透压。

解 气体常数 R 的单位换算

$J \cdot K^{-1} \cdot mol^{-1} = Pa \cdot m^3 \cdot K^{-1} \cdot mol^{-1} = kPa \cdot L \cdot K^{-1} \cdot mol^{-1}$

$$\Pi(C_6H_{12}O_6) = c(C_6H_{12}O_6)RT$$
$$= 0.2mol \cdot L^{-1} \times 8.314kPa \cdot L \cdot K^{-1} \cdot mol^{-1} \times 310.15K$$
$$= 516kPa$$

$$\Pi(NaCl) = ic(NaCl)RT$$
$$= 2 \times 0.2mol \cdot L^{-1} \times 8.314kPa \cdot L \cdot K^{-1} \cdot mol^{-1} \times 310.15K$$
$$= 1.03 \times 10^3 kPa$$

三、渗透压在医学上的意义

（一）渗透浓度（osmolarity）

由于渗透压只与溶液中溶质粒子的浓度有关，而与溶质的本性无关，因而将溶液中能产生渗透效应的溶质粒子（分子、离子）统称为渗透活性物质。渗透活性物质的总的物质的量浓度称为渗透浓度。根据 Van't Hoff 定律，在一定温度下，稀溶液的渗透压应与渗透活性物质的物质的量浓度成正比，因此，稀溶液的渗透压的大小可以用渗透浓度的大小来衡量。

渗透浓度定义为渗透活性物质的物质的量除以溶液的体积，符号为 c_{os}，SI 单位为 $mol \cdot m^{-3}$，医学上常用单位为 $mol \cdot L^{-1}$ 或 $mmol \cdot L^{-1}$。

$$c_{os} = \frac{n_{os}}{V} \tag{1-11}$$

式中，n_{os} 为溶液中渗透活性物质的物质的量，V 为溶液的体积。

对于非电解质溶液，渗透浓度等于其物质的量浓度，例如：葡萄糖溶液的渗透浓度 $c_{os} = c(C_6H_{12}O_6)$；对于强电解质溶液，渗透浓度等于溶液中溶质离子的总浓度，例如：KCl 溶液的渗透浓度 $c_{os} = c(K^+) + c(Cl^-)$；而对于弱电解质溶液，渗透浓度等于溶液中未解离的弱电解质的浓度与弱电解质解离产生的离子浓度之和，例如：HAc 溶液的渗透浓度 $c_{os} = [HAc] + [Ac^-] + [H^+]$。

例 1-6　医院补液用的生理盐水的质量浓度为 $9.0\ g \cdot L^{-1}$，求生理盐水的渗透浓度。

解　$c_{os}(NaCl) = c(Na^+) + c(Cl^-) = 2c(NaCl) = \dfrac{2\rho(NaCl)}{M(NaCl)}$

$$c_{os}(NaCl) = \frac{2 \times 9.0 g \cdot L}{58.5 g \cdot mol^{-1}} = 0.308 mol \cdot L^{-1} = 308 mmol \cdot L^{-1}$$

生理盐水的渗透浓度为 $308 mmol \cdot L^{-1}$。

（二）等渗溶液、低渗溶液和高渗溶液

溶液渗透压的高低是相对的。在相同温度下，渗透压（或渗透浓度）相等的溶液互称为等渗溶液（isotonic solution）。对于渗透压（或渗透浓度）不相等的溶液，其中渗透压（或渗透浓度）相对较低的溶液称为低渗溶液（hypotonic solution）；渗透压（或渗透浓度）相对较高的溶液称为高渗溶液（hypertonic solution）。

医学上的等渗、低渗和高渗溶液是以血浆的总渗透压（或渗透浓度）为标准来衡量的，从表 1-1 可以看出，正常人血浆中各种渗透活性物质的总浓度为 $303.7 mmol \cdot L^{-1}$，所以医学上规定：渗透浓度在 $280 \sim 320 mmol \cdot L^{-1}$ 的溶液为等渗溶液；渗透浓度 $> 320 mmol \cdot L^{-1}$ 的溶液为高渗溶液；渗透浓度 $< 280 mmol \cdot L^{-1}$ 的溶液为低渗溶液。

为患者大剂量补液时，要特别注意补液的渗透浓度，否则可能导致机体水分调节失常及细胞变形或破坏，从而造成严重的后果。这可以通过红细胞在不同渗透浓度的溶液中的形态变化为例来加以说明。

临床上常使用生理盐水或 $50 g \cdot L^{-1}$ 的葡萄糖溶液。将正常人的红细胞放入生理盐水中，通过显微镜观察，会发现红细胞的形状及大小没有什么变化（图 1-2a）。这是因为生理盐水与红细胞内液的渗透压相等，水分子进入和离开红细胞的速率相等，细胞内液、外液之间处于渗透平衡状态。

将红细胞放入渗透浓度低于 $280 mmol \cdot L^{-1}$ 的低渗溶液中，通过显微镜观察，会发现红细胞逐渐膨胀（图 1-2b），最后破裂并使溶液呈浅红色，医学上把这种现象称为"溶血"（hemolysis）。这是因为低渗溶液的渗透压低于红细胞内液，低渗溶液中的水分子通过细胞膜进入红细胞内液而使细胞胀破。

表 1-1 正常人血浆、组织间液和细胞内液中各种渗透活性物质的渗透浓度（$mmol \cdot L^{-1}$）

渗透活性物质	血浆中浓度	组织间液中浓度	细胞内液中浓度
Na^+	144	137	10
K^+	5	4.7	141
Ca^{2+}	2.5	2.4	
Mg^{2+}	1.5	1.4	31
Cl^-	107	112.7	4
HCO_3^-	27	28.3	10
HPO_4^{2-}、$H_2PO_4^-$	2	2	11
SO_4^{2-}	0.5	0.5	1
磷酸肌酸			45
肌肽			14
氨基酸	2	2	8
肌酸	0.2	0.2	9
乳酸盐	1.2	1.2	1.5
腺苷三磷酸			5
一磷酸己糖			3.7
葡萄糖	5.6	5.6	
蛋白质	1.2	0.2	4
尿素	4	4	4
总计	303.7	302.2	302.2

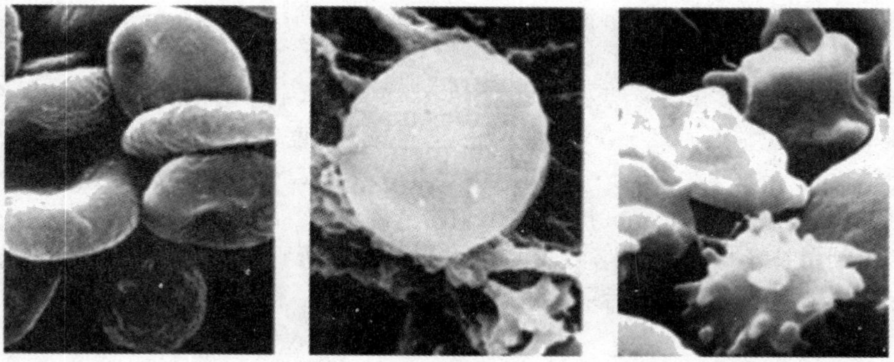

a.等渗溶液　b.低渗溶液　c.高渗溶液

图 1-2 红细胞在不同渗透浓度溶液中的形态示意图

将红细胞放入渗透浓度高于 $320mmol \cdot L^{-1}$的高渗溶液中，通过显微镜观察，会发现红细胞逐渐皱缩（图 1-2c），医学上把这种现象称为胞浆分离（plasmolysis）。皱缩的红细胞相互聚结成团。若此种现象发生于血管内，将产生“栓塞”而阻断血流。这是因为红细胞内液的渗透压低于细胞外高渗溶液的渗透压，红细胞内液中的水分子通过细胞膜进入细胞外溶液而使细胞皱缩。

临床上除使用等渗溶液外，在治疗失血性休克、烧伤休克、脑水肿等疾病及抢救危重患者时，也可以使用少量高渗溶液，因为当少量高渗溶液缓缓注入人体时，即可被体液稀释成等渗溶液。但使用高渗溶液时，输入量不能太大且输入速度要慢，否则易造成局部高渗而导致机体水分调解失常及细胞的变形和破坏。由于低渗溶液可引起红细胞或组织细胞破裂，造成不能恢复的损害，因而应禁止直接将低渗溶液输入或注入人体。

（三）晶体渗透压和胶体渗透压

如表 1-1 所示，人体血浆等生物体液既含有电解质（如 NaCl、KCl、$NaHCO_3$ 等）和小分子物质（如葡萄糖、尿素等），也含有高分子物质（如蛋白质、糖类、脂质等）。在医学上，习惯把小分子和小离子等物质所产生的渗透压称为晶体渗透压（crystalloid osmotic pressure），把高分子物质所产生的渗透压称为胶体渗透压（colloid osmotic pressure）。血浆等生物体液的渗透压是这两类物质所产生的渗透压的总和。

人体内存在着许多生物半透膜，如间隔细胞内外液的细胞膜，间隔血浆与组织间液的毛细血管壁等。由于这些半透膜的通透性不同，使晶体渗透压和胶体渗透压表现出不同的生理作用。

血浆晶体渗透压的主要作用是维持细胞内外的水盐平衡。当人体由于某种原因缺水时，细胞外液中小分子、小离子的浓度会相对升高，晶体渗透压增大，超过了细胞内液的渗透压，使细胞内液的水分子进入细胞外液，造成细胞内失水，进而使人感到口渴。如果大量饮水或输入过多的葡萄糖溶液（葡萄糖在体内氧化成二氧化碳和水），又可能造成细胞外液相对内液而言晶体渗透压减小，细胞外液的水分子通过细胞膜进入细胞内液，使细胞肿胀，严重时可产生水中毒。因此，晶体渗透压对维持细胞内外水盐的相对平衡起着重要作用。临床上常使用小分子和小离子物质的溶液来纠正某些疾病引起的水盐失调。

血浆胶体渗透压主要调节血管内外水分和小分子物质的分布，对维持血浆容量、组织液容量的相对稳定及血管内外水盐平衡起着重要作用。

正常情况下，血浆中的蛋白质浓度比组织间液高，正是依靠这一点，可以使毛细血管从组织间液“吸取”水分，同时又可以对抗因心脏收缩产生的血液动力学的静压力，以阻止血管内水分过分渗透到组织间液中，从而维持着血管内外水的相对平衡，保持血容量。如果某些病变造成血浆蛋白浓度下降时，血浆胶体渗透压随之降低，水分子和小分子溶质就会通过毛细血管壁由血浆进入组织液，致使血容量降低而组织液增多，这是形成水肿的原因之一。临床上对大面积烧伤或由于失血过多造成血容量下降的患者进行补液时，除输入电解质溶液外，还要输入血浆或右旋糖酐等，以恢复血浆的胶体渗透压并增加血容量。

第三节　溶胶和高分子溶液

一、分散系

一种或几种物质分散在另一种物质中所形成的系统称为分散系（dispersed system）。被分散的物质称为分散相（dispersed phase），容纳分散相的物质称为分散介质（dispersed medium）。临床上使用的生理盐水和葡萄糖注射液都是分散系，其中的氯化钠、葡萄糖是分散相，水是分散介质。

按照分散相粒子被分散的程度，分散系可分为均相分散系和非均相分散系，其中均相分散系只有一相，分散相和分散介质之间不存在界面，而非均相分散系含有两个或两个以上的相，相与相之间存在明显的界面。

按照分散相粒子直径的大小，分散系可分为分子分散系、胶体分散系和粗分散系。

各种分散系的分类与性质见表1-2。

表1-2 分散系的分类

分散相粒子直径	分散系类型		分散相粒子的组成	一般性质	实例
<1nm	分子分散系		小分子或小离子	均相，热力学稳定；能透过滤纸和半透膜	生理盐水、葡萄糖溶液
1～100nm	胶体分散系	溶胶	胶粒（分子、离子、原子的聚集体）	非均相，热力学不稳定；能透过滤纸，不能透过半透膜	氢氧化铁溶胶、硫化砷溶胶
		高分子溶液	大分子、大离子	均相，热力学稳定；能透过滤纸，不能透过半透膜，形成溶液	蛋白质溶液、核酸溶液
		缔合胶体	胶束	均相，热力学稳定；能透过滤纸，不能透过半透膜，形成胶束溶液	超过一定浓度的十二烷基硫酸钠溶液
>100nm	粗分散系（悬浊液、乳浊液）		粗粒子（固体小颗粒、小液滴）	非均相，热力学不稳定；不能透过滤纸和半透膜	泥浆、乳汁

二、表面现象和乳状液

在不同相共存的体系中，两相之间密切接触的过渡区称为界面（interface），通常有液-气、固-气、液-液、固-液、固-固等类型，习惯上把固相或液相与气相的界面称为表面（surface）。一个相的表面分子与内部分子物理性质的差异以及由此引起的一系列物理化学现象，称为界面现象，也称表面现象。

（一）表面张力和表面能

一个相的表面分子与其相内分子所处的状况不相同。例如，在液-气两相中（图1-3），处于液体内部的分子A所受周围分子的引力是对称的，可相互抵消，合力为零。表面分子B和C受到的液体分子的引力远大于上方稀疏气体分子的引力，它的受力不能相互抵消，其合力垂直于液面而指向液体内部，使液体表面分子有向内部移动从而使表面积自动收缩到最小的趋势。这种表面分子受到的指向内部的力称为表面张力（surface tension）。

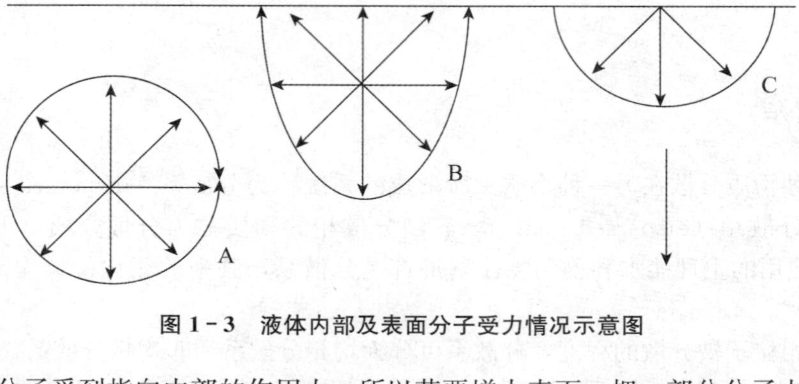

图1-3 液体内部及表面分子受力情况示意图

因为表面分子受到指向内部的作用力，所以若要增大表面，把一部分分子由液体内部移到表面上来，就必须克服液体内部分子的引力而做功。所做的功以能量形式储存在表面分子中。因此，表面分子就比内部分子多出一部分能量，这种能量称为表面能（surface energy）。（若相接触的两相中不含气相，则这种能量称为界面能。）

任何表面都存在表面能。一切物体都有自动降低其表面能使体系趋于稳定的趋势。通常减小表面积或降低表面张力是降低表面能的两条途径。

（二）表面活性剂

肥皂、各种合成洗涤剂及某些有机羧酸的金属盐或苯磺酸盐等溶解进入水中可使水的表面张力显著降低。这种能显著降低水的表面张力的物质称为表面活性物质（surface active substance）或表面活性剂（surfactant）。常见的表面活性剂有糖脂、磷脂以及由胆囊分泌的胆汁酸盐等。

1. 表面活性剂的结构特点　表面活性剂分子中都含有亲水（疏油）的极性基团和亲脂（疏水）的非极性基团。具有两亲性结构是表面活性剂分子结构上共同的特征（图 1-4）。

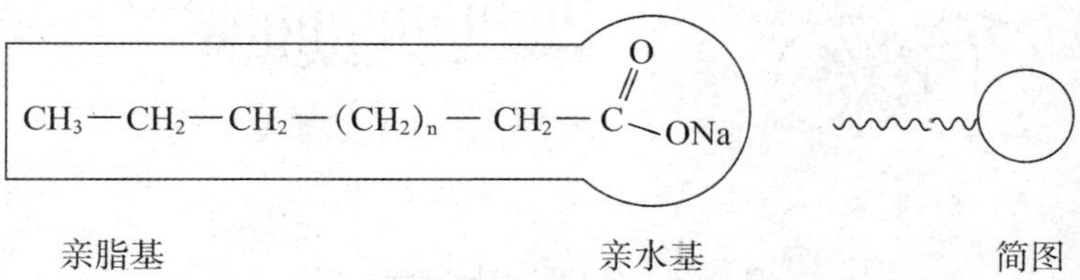

图 1-4　表面活性剂（脂肪酸钠盐）示意图

2. 表面活性剂的基本性质　表面活性剂分子结构具有两亲性，因此，在溶液表面上能定向排列。以脂肪酸钠盐为例，当它溶于水中，若用量不大时，则其主要集中在水的表面并定向排列，分子中亲水的基团进入水中，而亲脂的基团则力图离开水相。可见，由于表面活性剂的两亲性，导致它主要集中于溶液表面，或集中于液-液、液-固两相界面，从而降低表面张力。

当往水中加入表面活性剂达到一定量时，其在溶液表面定向排列的同时，溶液内部的表面活性剂分子为了减小亲脂性基团与水的接触面积，相互把亲脂（疏水）基团靠在一起，形成亲水基朝向水而亲脂（疏水）基在内的直径为 1～100nm 的分子缔合体。这种缔合体称为胶束（图 1-5）。由胶束形成的溶液称为缔合胶体。

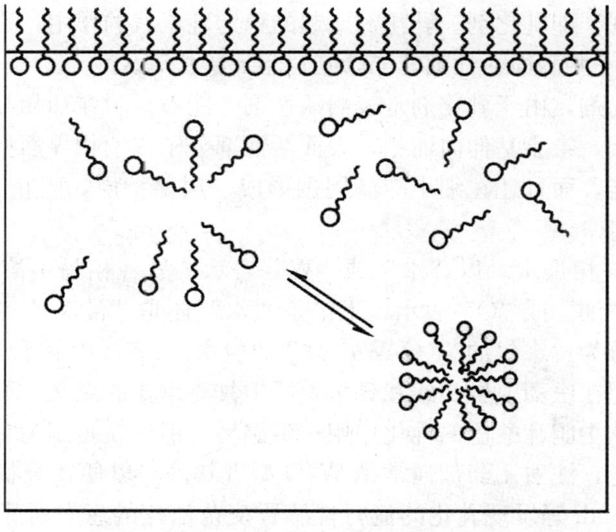

图 1-5　胶束形成示意图

表面活性剂在水溶液中开始形成胶束时的最低浓度称为临界胶束浓度（critical micelle concentration，CMC）。临界胶束浓度受温度，表面活性剂结构、用量，分子缔合程度，溶液的 pH 值以及电解质存在的影响。

在浓度接近 CMC 的缔合胶体中，胶束呈球形结构，当表面活性剂浓度不断增大时，不再保持球形结构而成为圆柱形甚至板层形结构（图 1－6）。

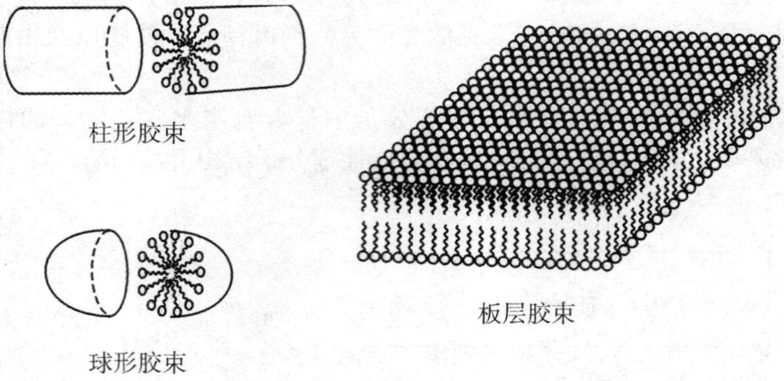

图 1－6　各种胶束形状示意图

由于表面活性剂聚集形成胶束，可将原来不溶或微溶于水的物质（如油脂或其他有机化合物等）裹在胶束中，使其溶解度剧增，这种现象称为增溶作用。利用增溶作用不仅可以增加难溶性药物的溶解度和稳定性，而且能改善药物的吸收和增强其生理作用，例如向中草药注射剂中加入 10～20g·L^{-1}的聚山梨酯（Tween）－80。又如人类对脂肪不能直接吸收，但经过胆汁对脂肪的增溶作用后能被小肠吸收。

（三）乳状液

乳状液（emulsion）是以液体为分散相分散在另一种不相溶的液体中所形成的粗分散系。其中一相是水，另一相统称为油。

乳状液是不稳定系统。例如，在水中加入少量食用油，剧烈振荡后即可得到食用油分散在水中的乳状液，但静置一段时间后系统仍分层。要想得到稳定的乳状液，必须要有能使乳状液稳定的第三种物质存在，即乳化剂。乳化剂所起的稳定乳状液的作用，称为乳化作用（简称乳化）。常用的乳化剂是一些表面活性剂，如磷脂、胆汁酸盐等。

乳状液中加入乳化剂，由于乳化剂是表面活性剂，能被吸附在油相和水相的界面上，其分子中的亲水基伸向水相，亲脂基伸向油相，表面活性剂分子在两相界面上做定向排列，不仅降低了界面张力和界面能，而且还在细小液滴周围形成一层保护层，阻止了液滴之间聚集合并，从而使乳状液得以稳定。

常见的乳状液中一相是水，以“水”或“W”表示；另一相是不溶或难溶于水的有机液体，统称为油相，以“油”或“O”表示。不论是“水”还是“油”均可作为分散相和分散介质。因此，乳状液可分为“水包油”（O/W）和“油包水”（W/O）两种类型（图 1－7）。

乳状液和乳化作用在医药卫生实践和日常生活中具有重要的意义。如油脂在体内的消化吸收过程，就依赖于胆汁中胆汁酸盐的乳化作用；牛奶易于消化就是因为它是天然的乳状液。临床上为了加大用药剂量，注射用药剂通常是 W/O 型乳状液，以便在乳状液降解时药剂能缓慢地为机体吸收。例如 Salk 等发现乳化的流行性感冒疫苗治疗的患者所显示的抗体水平约为平常方法治疗的十倍，且能保持两年以上。

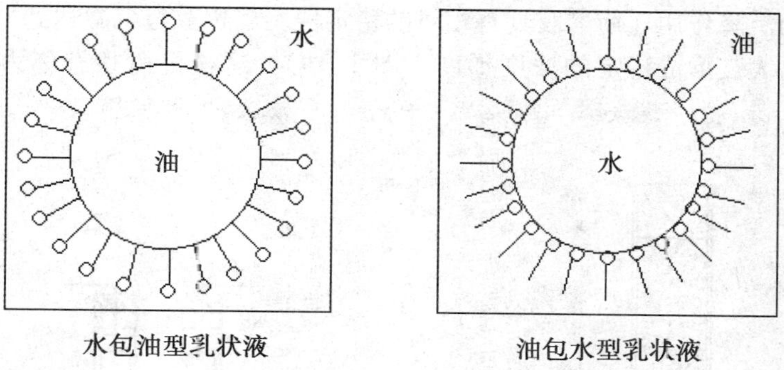

图 1-7　两种不同类型乳状液示意图

三、溶胶

溶胶（sol）是由大量的分子、离子或原子组成的聚集体分散在分散介质中形成的胶体分散系，分散质粒子大小为 1～100nm。由于溶胶所具有的高度的分散性、多相性和不稳定性，导致了溶胶在光学、动力学和电学等方面具有许多特殊的性质。

（一）溶胶的性质

1. 溶胶的光学性质　1869 年，英国物理学家 Tyndall 发现：在暗室中让一束会聚的光通过溶胶，在与光束垂直的方向上可以看到一束光锥，这种现象称为 Tyndall 现象（Tyndall phenomenon）（图 1-8）。

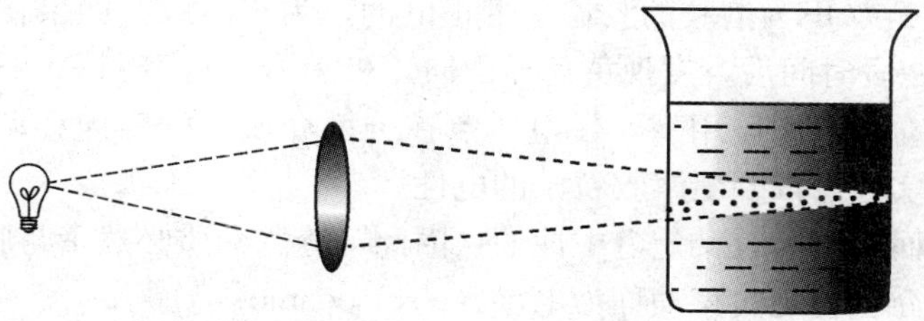

图 1-8　Tyndall 现象

Tyndall 现象是溶胶粒子对光产生散射的结果，与入射光的波长和分散相粒子的直径有关。当分散相粒子的直径略小于入射光的波长，则发生光的散射。溶胶的分散相粒子的直径略小于可见光的波长，因此，当可见光照射溶胶时，发生明显散射作用，这时，溶胶粒子好像一个一个的小发光体，无数个发光体就产生了 Tyndall 现象。真溶液和高分子溶液均观察不到 Tyndall 现象。

2. 溶胶的动力学性质　主要是指由热运动所引起的、与溶胶粒子大小及形状等属性相关的扩散、渗透、沉降等运动特性。

（1）Brown 运动：将一束强光透过溶胶并在光的垂直方向用超显微镜观察，可观测到溶胶中的胶粒在介质中不停地作无规则的运动，即 Brown 运动（Brown motion）。Brown 运动本质是粒子的热运动，温度越高，微粒质量越小，Brown 运动越剧烈。

（2）扩散：溶胶的胶粒由于布朗运动而自动地从浓度较高处向浓度较低处运动的现象称为扩散（diffusion）。温度越高，溶胶的黏度越小，越容易扩散。扩散是生物体内物质分子通过细胞膜或物质输送的推动力之一。

（3）沉降：胶粒因受重力的作用而下沉的过程，称为沉降（sedimentation）。

溶胶是高度分散的多相系统，一方面胶粒要自动合并变大，从而产生较强的沉降作用。另一方面胶粒不停的 Brown 运动促使胶粒由下部向上部扩散，力图浓度的均一，因而在一定程度上抵消了胶粒的沉降作用，使溶胶具有相对的稳定性。当扩散与沉降达到平衡时，胶粒的浓度从上到下逐渐增大，形成稳定的浓度梯度（图 1－9），这种平衡状态称为沉降平衡（sedimentation equilibrium）。

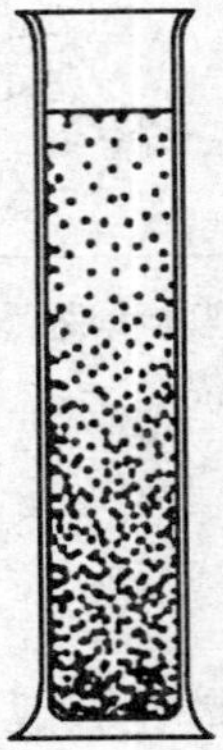

图 1－9 沉降平衡示意图

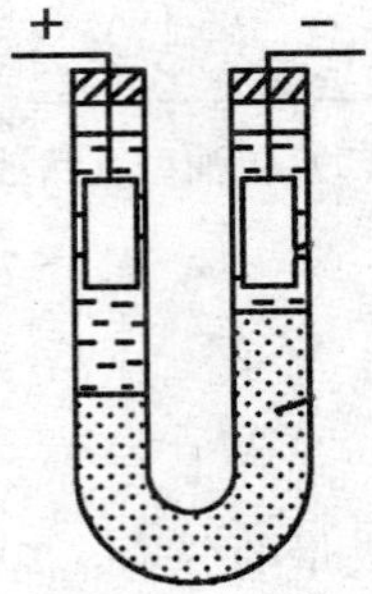

图 1－10 Fe（OH）$_3$溶胶电泳示意图

3. 溶胶的电学性质

（1）电泳与电渗：如图 1－10 所示，在 U 型管内装入红棕色的 $Fe(OH)_3$溶胶，小心地在两侧溶胶上方加入少量的无色 NaCl 溶液，使溶液和溶胶保持清晰的界面。将电极插入 NaCl 溶液，通入直流电一段时间后，可观察到红棕色的 $Fe(OH)_3$溶胶界面向负极上升，而正极溶胶界面下降。这表明 $Fe(OH)_3$溶胶的胶粒是带正电的，为正溶胶。如果在 U 型管中装入黄色的 As_2S_3溶胶，通电一段时间后，发现黄色界面向正极上升，这表明 As_2S_3溶胶的胶粒带负电荷，为负溶胶。这种在外电场作用下，带电质点在分散介质中的定向移动称为电泳（electrophoresis）。利用电泳实验可以判断溶胶粒子的电性。

由于胶粒带电，而整个溶胶又是电中性的，因此，分散介质必然带与胶粒相反的电荷。在外电场作用下，分散介质的定向移动称为电渗（electroosmosis）。

（2）胶粒带电的原因：主要是由于固态胶核表面选择性吸附某种离子或解离而带电。

1）胶核的选择吸附：胶粒的核心称作胶核（colloidal nucleus）。胶核具有强烈的吸附倾向，常优先选择吸附分散系统中与其组成类似的离子而使其表面带一定的电荷。

例如，用 $AgNO_3$溶液和 KI 溶液制备 AgI 溶胶时，若 KI 过量，AgI 胶核形成后，溶液中还应含有 I^-、K^+、NO_3^-和微量的 Ag^+，胶核则优先选择吸附与其组成类似的 I^- 而带负电荷，生成负溶胶。若 $AgNO_3$过量，则优先选择吸附 Ag^+而带正电荷，生成正溶胶。

2）胶核表面分子的解离：胶核表面分子受分散介质分子的影响而发生解离，其中一种离子进入溶液而使胶粒带电。例如硅胶的胶核就是由许许多多的分子组成，其表面的分子可以解离成 SiO_3^{2-} 和 H^+。

$$H_2SiO_3\ (溶胶) \rightleftharpoons H^+(aq) + HSiO_3^-(aq)$$

$$HSiO_3^-(aq) \rightleftharpoons H^+(aq) + SiO_3^{2-}(aq)$$

H^+扩散到介质中，SiO_3^{2-} 留在粒子表面而使粒子带负电荷，生成负溶胶。

（二）胶团的结构

溶胶的结构比较复杂，是由所有胶团和胶团间液构成的整体。而胶团是由胶粒和扩散层构成的，其中胶粒又是由胶核和吸附层组成。现以 $AgNO_3$稀溶液与 KI 稀溶液混合制备的 AgI 溶胶为例讨论胶团的结构。

若将 $AgNO_3$稀溶液与 KI 稀溶液混合后，将发生如下的化学反应：

$$AgNO_3\ (aq) + KI\ (aq) \longrightarrow AgI\ (溶胶) + KNO_3\ (aq)$$

当 KI 过量时，形成的 AgI 负溶胶的胶团结构如图 1－11a 所示；当 $AgNO_3$过量时，形成的 AgI 正溶胶的胶团结构如图 1－11b 所示。

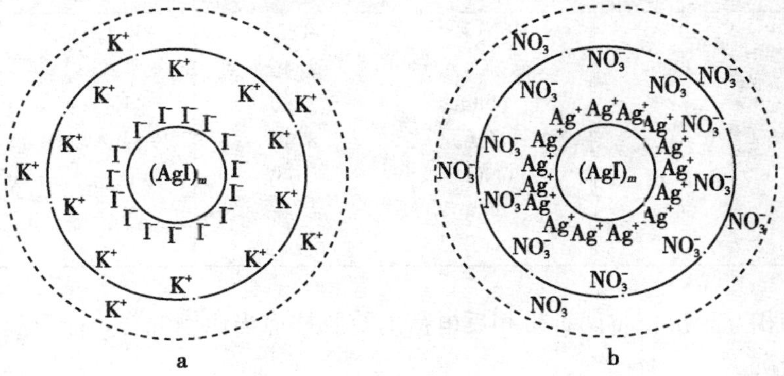

图 1－11　AgI 溶胶的胶团结构示意图

溶胶的胶团结构也常用结构简式表示，如 AgI 负溶胶的结构简式为：

$$\overbrace{\underbrace{[\underbrace{(AgI)_m}_{\text{胶核}} \cdot \underbrace{nI^- \cdot (n-x)K^+}_{\text{吸附层}}]^{x-}}_{\text{胶粒}} \cdot \underbrace{xK^+}_{\text{扩散层}}}^{\text{胶团}}$$

其中，由吸附层和扩散层构成的电性相反的两层结构称为扩散双电层（diffused electric double layer）。

（三）溶胶的聚沉

1. 溶胶的稳定性　溶胶具有相对的稳定性，其主要原因如下：

（1）胶粒带电：同种溶胶的胶粒带有同性电荷，使胶粒间相互排斥不易聚集。胶粒带电是大多数溶胶能稳定存在的主要原因。

（2）溶剂化作用：溶胶胶团的双电层的离子都是溶剂化的，形成的溶剂化膜如一层弹性隔膜，阻止胶粒聚结。

（3）Brown 运动：胶粒的直径很小，剧烈的 Brown 运动能克服重力引起的沉降作用，使胶粒保持悬浮状态。

2. 溶胶的聚沉　当溶胶的稳定因素被削弱或破坏，胶粒就会聚结变大而沉降，即聚沉（coagulation）。加入电解质、加入相反电荷的溶胶及加热等都可导致溶胶聚沉。

（1）电解质的聚沉作用：在溶胶中加入少量电解质就可引起溶胶聚沉，这是因为电解质的加入使扩散层中的反离子进入吸附层，胶粒所带电荷减少，溶胶稳定性下降，最终导致聚沉。

不同电解质对溶胶的聚沉能力不同，通常用临界聚沉浓度来表征电解质的聚沉能力。临界聚沉浓度是使一定量某溶胶在一定时间内完全聚沉所需电解质溶液的最低浓度。表 1－3 列出了一些电解质对 As_2S_3负溶胶、AgI 负溶胶、Al_2O_3正溶胶的临界聚沉浓度。

表 1－3　不同电解质对 As_2S_3（负溶胶）、AgI（负溶胶）、Al_2O_3（正溶胶）的临界聚沉浓度（$mmol \cdot L^{-1}$）

As_2S_3 负溶胶	临界聚沉浓度 $mmol \cdot L^{-1}$	AgI 负溶胶	临界聚沉浓度 $mmol \cdot L^{-1}$	Al_2O_3 正溶胶	临界聚沉浓度 $mmol \cdot L^{-1}$
LiCl	58	$LiNO_3$	165	NaCl	43.5
NaCl	51	$NaNO_3$	140	KCl	46
KCl	49.5	KNO_3	136	KNO_3	60

续表

As_2S_3 负溶胶	临界聚沉浓度 $mmol \cdot L^{-1}$	AgI 负溶胶	临界聚沉浓度 $mmol \cdot L^{-1}$	Al_2O_3 正溶胶	临界聚沉浓度 $mmol \cdot L^{-1}$
KNO_3	50	$RbNO_3$	126	$K_2Cr_2O_7$	0.63
$CaCl_2$	0.65	$Ca(NO_3)_2$	2.40	$K_2C_2O_4$	0.69
$MgCl_2$	0.72	$Mg(NO_3)_2$	2.60	K_2SO_4	0.30
$MgSO_4$	0.81	$Ca(NO_3)_2$	2.40	$K_3[Fe(CN)_6]$	0.08
$AlCl_3$	0.093	$Al(NO_3)_3$	0.067		
$Al(NO_3)_3$	0.095	$Ce(NO_3)_3$	0.069		
$Al_2(SO_4)_3$	0.048	$La(NO_3)_3$	0.069		

(2) 溶胶的相互聚沉：将两种带相反电荷的溶胶按适当比例混合，能引起溶胶聚沉，这种现象称为相互聚沉。

污水净化工艺就是以溶胶的相互聚沉为基础。污水中常含有一些带负电荷的胶体杂质，若向其中加入一定量的明矾 $[KAl(SO_4)_2 \cdot 12H_2O]$，由于明矾水解形成 $Al(OH)_3$ 正溶胶，与水中的负溶胶发生相互聚沉，从而达到净水的目的。

(3) 高分子化合物对溶胶的保护作用和絮凝作用：在溶胶中加入足量的高分子化合物，能显著提高溶胶的稳定性，这种现象称为高分子化合物对溶胶的保护作用（图 1-12）。产生保护作用的原因是当加入足量的高分子化合物时，高分子吸附于胶粒表面形成保护层，阻止了胶粒之间以及胶粒与电解质离子之间的直接接触，使溶胶的稳定性明显增大。

若在溶胶中加入少量的高分子化合物，可使溶胶迅速生成絮状沉淀，这种现象称为高分子化合物对溶胶的絮凝作用（图 1-13）。产生絮凝作用的原因是高分子溶液浓度较低时，无法将胶粒完全覆盖，胶粒吸附在高分子链上，质量变大而引起聚沉。

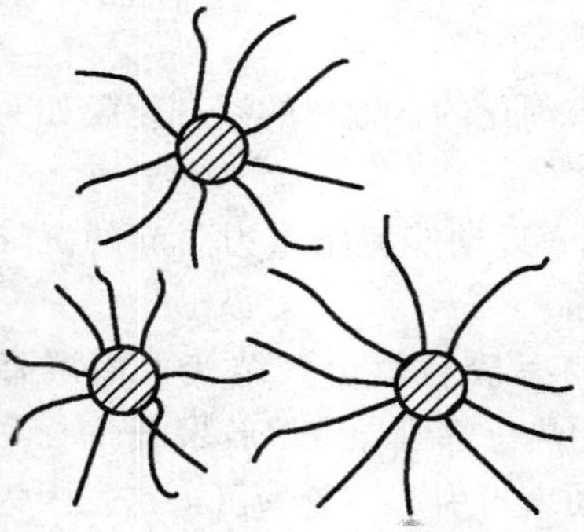

图 1-12　保护作用示意图

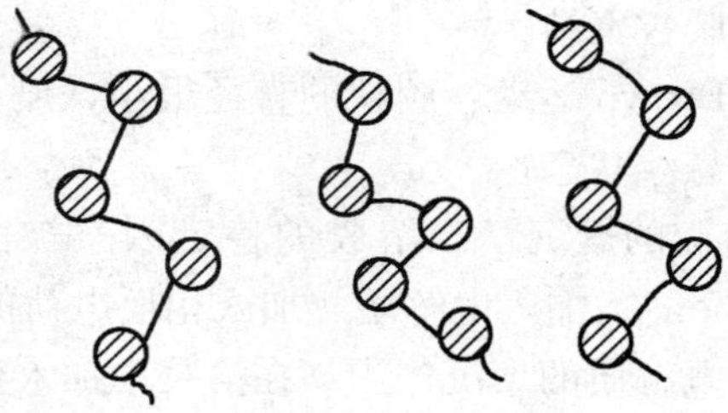

图 1-13　絮凝作用示意图

高分子化合物对溶胶的保护作用和絮凝作用在医学上具有广泛应用。例如，健康人血液中的碳酸钙、磷酸钙等难溶盐能以溶胶形式存在，就是由于血液中蛋白质等高分子的保护作用。当某种疾病导致血液中蛋白质含量减少，失去对溶胶的保护作用，溶胶就可能在肝、肾和其他器官中发生聚沉，形成结石。用于胃肠道造影的钡餐，也是利用其中的阿拉伯胶对硫酸钡的保护作用使硫酸钡胶粒能均匀地附着在胃肠道壁上形成薄膜，便于造影检查。

四、高分子溶液

（一）高分子溶液的特点

高分子化合物（polymer）包括蛋白质、核酸、淀粉等生物大分子和人工合成的高聚物，其相对分子质量通常在 10^4 以上。高分子化合物分散到合适介质中所形成的均匀的分子、离子分散体系称为高分子溶液。高分子溶液的某些性质与溶胶类似，但由于其分散相粒子是单个的大分子或大离子，其本质是稳定的均相系统，因此，又存在不同于溶胶的特殊性质（表 1-4）。

表 1-4　高分子溶液与溶胶性质的比较

性质	高分子溶液	溶胶
分散相粒子直径	1～100nm	1～100nm
分散相粒子组成	单个大分子或大离子	胶粒（分子、离子或原子的聚集体）
均一性	均相分散系统	非均相分散系统
稳定性	稳定系统，不需加稳定剂	相对稳定系统，需加稳定剂
光学特性	Tyndall 现象微弱	Tyndall 现象明显
通透性	不能透过半透膜	不能透过半透膜
黏度	大	小
外加电解质的影响	不敏感 加入大量电解质时会引起盐析	敏感 加入少量电解质后即可发生聚沉

高分子化合物与水分子有很强的亲和力，分子周围形成一层厚度和紧密程度都比溶胶胶粒表面大得多的水合膜，这是高分子化合物溶液具有稳定性的主要原因。若改变某些条件，如改变温度、酸度或控制水合程度等，就会破坏高分子溶液的稳定性，使高分子化合物从溶液中沉淀析出。

在高分子溶液中加入大量无机盐时，可使其水合程度大为降低而沉淀，这种因加入大量无机盐使高分子化合物从溶液中沉淀析出的作用称为盐析（salting out）。发生盐析的主要原因是高分子化合物所带电荷被部分中和及去溶剂化作用。

硫酸铵、硫酸钠、氯化钠等无机盐常用于蛋白质的盐析。

（二）Donnan 平衡

用半透膜将高分子电解质溶液（NaR）与小离子的电解质溶液（NaCl）隔开，Na^+、Cl^- 能透过半透膜而高分子电解质的离子（R^-）不能透过半透膜，并且 Na^+ 的透过要受到 R^- 静电吸引力的影响，为保持溶液的电中性，最后达平衡状态时小离子在膜两侧分布不均匀。这种因高分子电解质离子的存在导致小离子在膜两侧达平衡后分布不均匀的现象称膜平衡，或 Donnan 平衡（Donnan equilibrium）。

如图 1-14 所示，用膜将高分子电解质 NaR 溶液与 NaCl 溶液隔开，设膜内侧 Na^+、R^- 的初始浓度为 c_1，膜外侧 Na^+、Cl^- 的初始浓度为 c_2（图 1-14a），并假设膜内外溶液的体积

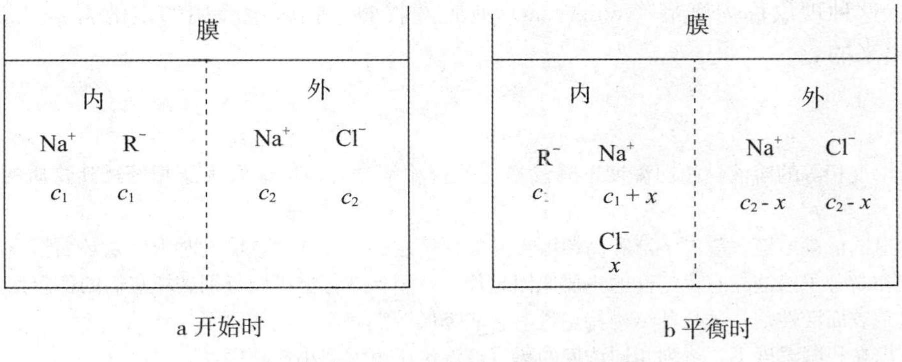

图 1-14　Donnan 平衡示意图

相等。小离子能透过半透膜而 R^- 离子不能透过半透膜，当 Cl^- 从膜外向膜内透入时，为了保持溶液的电中性，就必有相等数目的 Na^+ 同时透过半透膜进入膜内。设有 x mol・L^{-1} 的 Cl^- 和 x mol・L^{-1} 的 Na^+ 由膜外进入膜内，达到 Donnan 平衡时各离子的浓度分布如图 1-14b 所示。根据平衡时膜两侧小离子电解质的离子浓度乘积相等，即 $(c_1+x)x=(c_2-x)^2$，此时，膜外 Na^+、Cl^- 进入膜内的浓度 x，完全取决于膜内 Na^+、R^- 的初始浓度及膜外 Na^+、Cl^- 的初始浓度。

当 $c_1 \gg c_2$ 时，$x=\dfrac{c_2^2}{c_1+2c_2}\approx 0$，这表明膜外 NaCl 几乎不透入膜内。

当 $c_2 \gg c_1$ 时，$x=\dfrac{c_2^2}{c_1+2c_2}\approx \dfrac{c_2}{2}$，这表明接近一半的 NaCl 透入膜内，膜内外 NaCl 浓度近似相等。

当 $c_2 = c_1$ 时，$x=\dfrac{c_2^2}{c_1+2c_2}\approx \dfrac{c_2}{3}$，这表明有 $\dfrac{1}{3}$ 的 NaCl 透入膜内。

以上讨论说明，由于大离子 R^- 的存在，小离子在膜内外两侧的分布受到一定制约，其结果造成膜两侧电解质离子分布不均等。

Donnan 平衡是一种常见的生理现象，膜内蛋白质含量对膜外离子的透入及膜两侧电解质离子的分布会产生影响。当然细胞膜的结构和功能比较复杂，影响膜内外电解质离子分布的因素是多方面的，Donnan 平衡仅是其中的原因之一。

（三）凝胶

1. 凝胶的形成　在适当条件下，不少高分子溶液或溶胶的黏度会逐渐增大，最后失去流动性，形成具有网状结构的半固态物质，该物质称为凝胶（gel），形成凝胶的过程称为胶凝（gelation）。例如将琼脂、明胶等溶解在热水中，静置冷却后，即变成凝胶。

2. 凝胶的分类　凝胶可分为刚性凝胶和弹性凝胶两大类。刚性凝胶经干燥后其体积和外形无明显变化，如硅胶、氢氧化铁凝胶等。弹性凝胶经干燥后，体积明显缩小但仍保持弹性，但如将干的凝胶再放到适当的溶剂中，又会自动吸收溶剂而使体积胀大，甚至完全溶解。如明胶、琼脂等。

3. 凝胶的性质

（1）溶胀：干燥弹性凝胶在合适液体中自动吸收液体而使自身体积增大的现象称为溶胀（swelling）。在生理过程中，溶胀具有相当重要的作用。有机体越年轻，溶胀能力越强，老年人的皱纹即是机体溶胀能力降低的结果，血管硬化也与构成血管壁的凝胶溶胀能力降低有关。

（2）结合水：凝胶溶胀时吸收水分，有一部分与凝胶结合得相当牢固，这部分水称为结合水。结合水的研究对于医学很有意义，人体肌肉组织中的结合水量随年龄的增加而减少就与凝胶结合水的特征密切相关。

（3）离浆：弹性凝胶放置一段时间后，一部分液体会自动从凝胶中分离出来，凝胶的体积逐渐缩小，这种现象称为离浆（syneresis）或脱液收缩。临床化验用的血清就是从新鲜血液凝块中分离出来的。

习　题

1. 渗透浓度相等的溶液，相同温度下其渗透压是否相等？若两溶液渗透压相等，其物质的量浓度是否相等？
2. 医学上的低渗溶液、等渗溶液和高渗溶液是如何确定的？静脉大量输液时为什么必须输等渗溶液？
3. 溶胶和高分子溶液具有稳定性的主要原因是什么？用什么方法可以分别破坏它们的稳定性？
4. 什么是表面活性剂？试从其结构特点说明它能降低溶液表面张力的原因。
5. 试排出在相同温度下，下列相同浓度的稀溶液渗透压由大到小的顺序：

（1）KCl　（2）$CaCl_2$　（3）Na_3PO_4　（4）$C_6H_{12}O_6$

6. 红细胞在下列哪种溶液中可发生皱缩？

（1）$c(C_6H_{12}O_6)$ ＝0.20mol·L^{-1}　　（2）$c(MgCl_2)$ ＝0.10mol·L^{-1}

（3）$c(1/3Na_3PO_4)$ ＝0.10mol·L^{-1}　　（4）$c(NaCl)$ ＝0.15mol·L^{-1}

7. 用0.010mol·L^{-1} $AgNO_3$溶液40ml与0.020mol·L^{-1} KI溶液30ml制备AgI溶胶，写出AgI溶胶的胶团结构式。

8. 在90g质量分数为0.15的NaCl溶液里加入10g水或10g NaCl，分别计算用这两种方法配制的NaCl溶液的质量分数。

9. 293.15K，将350g $ZnCl_2$溶于650g水中，溶液的体积为739.5ml，求此溶液的质量摩尔浓度和物质的量浓度。

10. 静脉注射用KCl溶液的极限质量浓度ρ_B为2.7g·L^{-1}。若在250ml葡萄糖溶液中加入10ml 100g·L^{-1}KCl溶液，所得混合溶液中KCl的质量浓度ρ_B是否超过了极限值？

11. 把50.00ml 25.0g·L^{-1} Na_2HPO_4溶液和100.00ml 25.0g·L^{-1}葡萄糖溶液混合，与血浆相比较，此混合溶液是高渗、低渗还是等渗溶液？

12. 将适量的高分子电解质（NaP）溶液和小分子电解质溶液分别放于半透膜的两侧，初始浓度见下表：

膜内（$c_{内}$）		膜外（$c_{外}$）	
P^-	Na^+	Na^+	Cl^-
0.10mol·L^{-1}	0.10mol·L^{-1}	0.50mol·L^{-1}	0.50mol·L^{-1}

计算达到Donnan平衡后各离子在膜两侧的浓度。

（杜　曦）

第二章　电解质溶液

在水溶液中或熔融状态下能导电的化合物称为电解质（electrolyte）。电解质与人体关系密切，人体体液如血浆、胃液、泪液和尿液等都含有多种电解质离子，如 Na^+、K^+、Ca^{2+}、Mg^{2+}、Cl^-、HCO_3^-、CO_3^{2-}、HPO_4^{2-}、$H_2PO_4^-$、PO_4^{3-}、SO_4^{2-} 等，它们是维持人体酸碱平衡、渗透平衡及其他生理功能的必需成分，并对神经、肌肉等组织的生理、生化功能起着重要作用。

第一节　强电解质与弱电解质

一、解离度

根据解离程度的大小，电解质分为强电解质和弱电解质两类。

强电解质在水溶液中完全解离成离子，包括离子型化合物和强极性分子。例如：

$$NaCl\ (s) \longrightarrow Na^+\ (aq) + Cl^-\ (aq)$$

$$HCl\ (g) \longrightarrow H^+\ (aq) + Cl^-\ (aq)$$

弱电解质在水溶液中能部分解离，解离是可逆过程，包括弱酸和弱碱等。例如：

$$HAc + H_2O \rightleftharpoons H_3O^+ + Ac^-$$

$$NH_3 \cdot H_2O \rightleftharpoons NH_4{}^+ + OH^-$$

在一定温度下，当正、逆两过程速率相等时，弱电解质的分子和离子间建立了动态平衡，即解离平衡（dissociation equilibrium）。平衡状态下，弱电解质的解离程度可以用解离度表示，解离度（degree of dissociation，α）是指弱电解质在水溶液中达到解离平衡时，已解离的分子数和原有分子总数之比，即：

$$解离度\ (\alpha) = \frac{已解离的分子数}{原有分子总数} \times 100\% \qquad (2-1)$$

解离度单位为 1，习惯用百分率表示。

相同浓度下，不同电解质的解离度大小反映弱电解质的相对强弱，解离度越大，表示该弱电解质越强。

解离度的大小除与弱电解质的本性有关外，还与外界条件如溶剂性质、温度及溶液的浓度有关。同一弱电解质溶液，浓度越小，解离度越大（表 2-1）。当溶液极稀时，任何电解质均趋于完全解离。

表 2-1　不同浓度 HAc 的解离度（298.15K）

$c(HAc)/(mol \cdot L^{-1})$	0.200	0.100	0.0200	0.00100
α	0.934%	1.33%	2.96%	12.4%
$c(H^+)/(mol \cdot L^{-1})$	1.87×10^{-3}	1.33×10^{-3}	5.92×10^{-4}	1.24×10^{-4}

二、强电解质溶液理论

强电解质在溶液中全部解离，其解离度应为 100%。但是溶液的导电性实验和依数性实验测得的结果却表明强电解质在水溶液中的解离度都小于 100%。是什么原因造成了强电解质在溶液中不完全解离的假象呢？

1923 年 Debye 和 Hückel 提出了强电解质溶液的离子相互作用理论，初步解释了上述实验现象。

（一）离子氛

强电解质溶液理论认为：①强电解质在水溶液中是全部解离的；②离子间通过静电力相互作用，使异性离子相互吸引，每一个离子都被周围相反电荷的粒子包围，Debye 和 Hückel 将这种中心离子周围形成的球形对称的离子电场称作离子氛（ion atmosphere）（图 2-1）。由于离子氛的存在，使离子之间互相牵制。因此，强电解质溶液中的离子并非独立的自由离子，不能完全自由运动，因而离子的效能不能完全发挥。例如当电解质溶液通电时，阳离子向阴极移动，而其“离子氛”的异性离子却向阳极移动，使得离子迁移速率比自由离子慢，导电性比理论值低，产生一种不完全解离的假象。显然，溶液中离子浓度越大，离子所带电荷越多，离子氛越强。

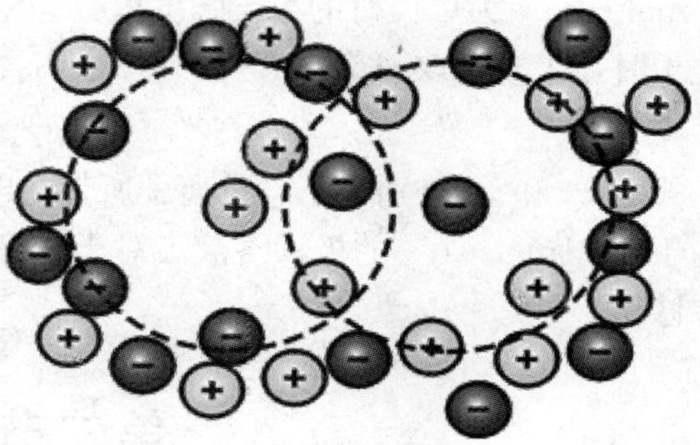

图 2-1　离子氛示意图

Debye-Hückel 理论应用在 1-1 价型强电解质（如 NaCl）的稀溶液时比较成功，但对于其他价型的强电解质溶液，其结果有较大的偏差。

值得注意的是，强电解质解离度的意义与弱电解质完全不同：弱电解质的解离度表示解离了的分子百分率；而强电解质的解离度只是反映离子间相互牵制作用的强弱程度，所以，强电解质的解离度称为表观解离度（degree of apparent dissociation）。

（二）离子的活度和活度因子

在强电解质溶液中，由于离子间的相互牵制作用，离子的有效浓度总是小于理论浓度。离子的有效浓度是指电解质溶液中实际发挥作用的离子浓度，也称为活度（activity），通常用 a_B 表示，活度 a_B 与理论浓度 b_B 有如下关系：

$$a_B = \gamma_B \cdot b_B / b^{\ominus} \qquad (2-2)$$

式中 a_B 为溶质 B 的活度，γ_B 为溶质 B 的活度因子（activity factor），也称活度系数（activity coefficient），b_B 为溶质 B 的质量摩尔浓度，$b^{\ominus} = 1\text{mol} \cdot \text{kg}^{-1}$。

γ_B 是离子间相互作用力的反映，通常情况下，$\gamma_B < 1$。溶液越稀，离子间的距离越大，离子间的牵制作用越弱，活度与浓度的差别就越小。当溶液极稀时，离子间相互作用力极弱，$\gamma_B \to 1$，此时活度与浓度几乎相等。对于弱电解质溶液，当无其他强电解质共存时，由于离子浓度很低，γ_B 可视为 1。

（三）离子强度

离子的活度因子，是溶液中离子间作用力强弱的反映。它不仅受自身浓度和电荷的影响，而且还受溶液中其他离子的浓度及电荷的影响。为了定量地衡量溶液中离子之间相互作用的强弱，引入了离子强度（ionic strength）的概念，其定义为：

$$I \overset{\text{def}}{=\!=\!=} \frac{1}{2} \sum b_i z_i^{\,2} \qquad (2-3)$$

式中 b_i 和 z_i 分别为溶液中第 i 种离子的质量摩尔浓度和该离子的电荷。I 的单位为 $mol \cdot kg^{-1}$。在近似计算中，也可以用物质的量浓度 c_i 代替 b_i。

离子强度是溶液中存在的离子所产生的电场强度的量度。它只与溶液中各离子的浓度和电荷数有关，而与离子的本性无关。离子的浓度越大，电荷数越多，则溶液的离子强度越大，离子间的牵制作用越强，活度系数就越小。

1923 年 Debye 和 Hückel 从电学和分子运动论出发，从理论上导出了离子的活度因子与溶液的离子强度的近似关系式：

$$\lg\gamma_i = -Az_i^2\sqrt{I} \qquad (2-4)$$

式中 A 为常数，在 298.15K 的水溶液中 A 值为 0.509，z_i 为 i 离子的电荷数，I 是以 $mol \cdot kg^{-1}$ 为单位时的离子强度值。298.15K 时的极稀水溶液，若求电解质离子的平均活度因子时，上式可改写为：

$$\lg\gamma_{\pm} = -A\,|z_+ \cdot z_-|\sqrt{I} \qquad (2-5)$$

式中 z_+ 和 z_- 分别为正、负离子所带的电荷数，$\gamma_{\pm}$ 为平均活度因子；上式只适用于离子强度小于 $0.01mol \cdot L^{-1}$ 的极稀溶液。对于较高离子强度的溶液，需要对上述 Debye- Hückel 方程做修正。

第二节 酸碱质子理论

人类对酸碱的认识是逐步深化的。人们通过对酸碱的性质与组成、结构关系的研究，提出了一系列的酸碱理论，包括电离理论、质子理论和电子理论。

瑞典化学家 Arrhenius 提出的电离理论，把酸碱范围限制在能解离出氢离子和氢氧根的物质，并且把酸和碱只限于水溶液。它不能解释非水溶剂中的酸碱反应，也不能解释氨水的碱性和一些盐类溶液的酸碱性。为了克服电离理论的局限性，1923 年，Brönsted 和 Lowry 提出了酸碱质子理论。

一、酸碱的定义

酸碱质子理论（Brönsted-Lowry theory）认为：凡能给出质子（H^+）的物质都是酸（acid)，如 HCl、HAc、NH_4^+、HCO_3^- 等。凡能接受质子的物质都是碱（base)，如 OH^-、Ac^-、NH_3、CO_3^{2-} 等。酸和碱不是彼此孤立的，而是通过质子相联系的对立统一体。酸碱的关系可以表示为：

$$酸 \rightleftharpoons H^+ + 碱$$
$$HB \rightleftharpoons H^+ + B^-$$
$$HAc \rightleftharpoons H^+ + Ac^-$$
$$NH_4^+ \rightleftharpoons H^+ + NH_3$$
$$HCO_3^- \rightleftharpoons H^+ + CO_3^{2-}$$
$$H_3PO_4 \rightleftharpoons H^+ + H_2PO_4^-$$

上述酸与碱的这种相互依存、相互转化的关系称为共轭关系。$HB-B^-$ 称为一对共轭酸碱对，HB 是 B^- 的共轭酸，B^- 是 HB 的共轭碱。共轭酸与共轭碱在化学组成上仅相差一个质子。从方程式还可以看出，有些物质既能给出质子，又能够接受质子，这些物质称为两性物质（amphoteric substance)。如 $H_2PO_4^-$，在共轭酸碱对 $H_3PO_4-H_2PO_4^-$ 中为碱；在 $H_2PO_4^--HPO_4^{2-}$ 中却为酸。类似的还有 HCO_3^-、HPO_4^{2-}、H_2O 等。

Brönsted-Lowry 酸碱质子理论将酸碱的范围扩大到了整个质子体系。不论是在水溶液中、非水溶剂、气相反应或是熔融状态，只要能够释放出质子的物质都是酸；能接受质子的物质都是碱；既能给出质子，又能够接受质子的物质是两性物质。酸碱质子理论不存在盐的概念。

二、酸碱反应

根据酸碱质子理论，酸碱反应的实质就是两个共轭酸碱对之间的质子传递。在反应中，酸给出质子转化为它的共轭碱，碱接受质子转化为它的共轭酸。如：

$$\overset{H^+}{\overbrace{HCl + NH_3}} \rightleftharpoons NH_4^+ + Cl^-$$

酸1　碱2　　　酸2　碱1

酸碱反应进行的方向是强的共轭酸与强的共轭碱反应生成弱的共轭碱和弱的共轭酸。

与酸碱中和反应一样，水的解离、一些酸和碱的解离以及盐类水解等实质上都是酸碱之间的质子传递，所以都属于酸碱反应。

$$\overset{H^+}{\overbrace{H_2O + H_2O}} \rightleftharpoons H_3O^+ + OH^-$$

$$\overset{H^+}{\overbrace{NH_3 + H_2O}} \rightleftharpoons NH_4^+ + OH^-$$

$$\overset{H^+}{\overbrace{Ac^- + H_2O}} \rightleftharpoons HAc + OH^-$$

第三节　水溶液中的酸碱平衡

一、水的质子自递平衡

水是一种两性物质，既能释放质子，又能接受质子。因此，质子可以从一个水分子转移至另一个水分子，即：

$$\overset{H^+}{\overbrace{H_2O + H_2O}} \rightleftharpoons H_3O^+ + OH^- \qquad (2-6)$$

这种质子从一个分子转移至另一个同类物质分子的反应，称为质子自递反应（proton self-transfer reaction）。水的质子自递反应的平衡常数表达式为：

$$K = \frac{[H_3O^+][OH^-]}{[H_2O][H_2O]}$$

$$K[H_2O]^2 = [H_3O^+][OH^-]$$

由于 $[H_2O]$ 可视为常数，所以 $K[H_2O]^2$ 亦为一个常数。令 $K[H_2O]^2 = K_w$，则

$$K_w = [H_3O^+][OH^-] \qquad (2-7)$$

K_w 称为水的质子自递平衡常数（proton self-transfer constant），又称水的离子积（ion-product）。K_w 与温度有关，例如纯水在 273.15K 时，$K_w = 1.10 \times 10^{-15}$；在 297.15K 时，$K_w = 1.00 \times 10^{-14}$，在 298.15K 时，$K_w = 1.01 \times 10^{-14}$；在 373.15K 时，$K_w = 5.50 \times 10^{-13}$。由于

K_w随温度变化不大，为方便，室温时常采用 297.15K 的数据。即

$$K_w = [H_3O^+][OH^-] = 1.00\times10^{-14}$$

$$[H_3O^+] = [OH^-] = 1.0\times10^{-7}\ (mol\cdot L^{-1})$$

应当指出的是，$K_w = [H_3O^+][OH^-]$ 对于任何稀的水溶液均适合，因此，可根据这一关系，计算水溶液中的 $[H_3O^+]$ 与 $[OH^-]$。

二、弱酸弱碱的解离平衡

（一）一元弱酸、弱碱的解离平衡

在任意一元弱酸溶液中存在下面的平衡：

$$HA + H_2O \rightleftharpoons H_3O^+ + A^- \qquad K_a = \frac{[H_3O^+][A^-]}{[HA]} \tag{2-8}$$

K_a是酸的解离常数（acid dissociation constant），简称酸常数。一元弱酸的酸常数越大，酸性越强。例如：

$$HSO_4^- + H_2O \rightleftharpoons H_3O^+ + SO_4^{2-} \qquad K_a(HSO_4^-) = 1.0\times10^{-2}$$

$$HAc + H_2O \rightleftharpoons H_3O^+ + Ac^- \qquad K_a(HAc) = 1.8\times10^{-5}$$

$$NH_4^+ + H_2O \rightleftharpoons NH_3 + H_3O^+ \qquad K_a(NH_4^+) = 5.6\times10^{-10}$$

三种酸的相对强弱顺序为 $HSO_4^- > HAc > NH_4^+$。

在任意一元弱碱 A^- 溶液中存在下面的平衡：

$$H_2O + A^- \rightleftharpoons HA + OH^- \qquad K_b = \frac{[HA][OH^-]}{[A^-]} \tag{2-9}$$

K_b是碱的解离常数（base dissociation constant），简称碱常数。一元弱碱的碱常数越大，碱性越强。例如：

$$SO_4^{2-} + H_2O \rightleftharpoons OH^- + HSO_4^- \qquad K_b(SO_4^{2-}) = 1.0\times10^{-12}$$

$$Ac^- + H_2O \rightleftharpoons HAc + OH^- \qquad K_b(Ac^-) = 5.6\times10^{-10}$$

$$NH_3 + H_3O \rightleftharpoons NH_4^+ + OH^- \qquad K_b(NH_3) = 1.8\times10^{-5}$$

三种碱的相对强弱顺序为 $NH_3 > Ac^- > SO_4^{2-}$。

（二）多元弱酸、弱碱的解离平衡

多元酸在水中的质子传递反应是分步进行的。以 H_3PO_4 为例，其质子传递分三步，每一步都有相应的质子传递平衡及解离常数。

第一步解离：

$$H_3PO_4 + H_2O \rightleftharpoons H_3O^+ + H_2PO_4^- \qquad K_{a1} = \frac{[H_2PO_4^-][H_3O^+]}{[H_3PO_4]}$$

第二步解离：

$$H_2PO_4^- + H_2O \rightleftharpoons H_3O^+ + HPO_4^{2-} \qquad K_{a2} = \frac{[HPO_4^{2-}][H_3O^+]}{[H_2PO_4^-]}$$

第三步解离：

$$HPO_4^{2-} + H_2O \rightleftharpoons H_3O^+ + PO_4^{3-} \qquad K_{a3} = \frac{[PO_4^{3-}][H_3O^+]}{[HPO_4^{2-}]}$$

式中 K_{a1}，K_{a2}，K_{a3}分别为 H_3PO_4的第一、二、三级解离常数。298.15K 时 $K_{a1} = 6.9\times10^{-3}$，$K_{a2} = 6.2\times10^{-8}$，$K_{a3} = 4.8\times10^{-13}$，由于 $K_{a1} \gg K_{a2} \gg K_{a3}$，第二步和第三步解离比第一步弱得多，溶液中的 H_3O^+ 主要来自 H_3PO_4的第一步解离。因此，多元弱酸的相对强弱取决于 K_{a1}的相对大小，K_{a1}越大，多元弱酸的酸性越强。

多元弱碱在水中的质子传递反应也是分步进行的。以CO_3^{2-} 为例，其质子传递分两步进行。

第一步解离：

$$CO_3^{2-} + H_2O \rightleftharpoons HCO_3^- + OH^- \qquad K_{b1}=\frac{[HCO_3^-][OH^-]}{[CO_3^{2-}]}$$

第二步解离：

$$HCO_3^- + H_2O \rightleftharpoons H_2CO_3 + OH^- \qquad K_{b2}=\frac{[H_2CO_3][OH^-]}{[HCO_3^-]}$$

298.15K 时 $K_{b1}=2.14\times10^{-4}$，$K_{b2}=2.24\times10^{-8}$，由于 $K_{b1}\gg K_{b2}$，所以溶液中的 OH^- 离子主要来自 CO_3^{2-} 离子的第一步解离。因此，多元弱碱的相对强弱取决于 K_{b1} 的相对大小，K_{b1} 越大，多元弱碱的碱性越强。

三、共轭酸碱解离常数的关系

在弱酸弱碱的水溶液中存在质子传递平衡，如酸 HA

$$HA + H_2O \rightleftharpoons H_3O^+ + A^- \qquad K_a=\frac{[H_3O^+][A^-]}{[HA]}$$

而 HA 的共轭碱 A^- 的质子传递平衡为：

$$A^- + H_2O \rightleftharpoons HA + OH^- \qquad K_b=\frac{[HA][OH^-]}{[A^-]}$$

将 K_a 与 K_b 相乘得

$$K_a K_b = [H_3O^+][OH^-] = K_w \qquad (2-10)$$

将式（2－10）等号两边分别取负对数，得

$$pK_a + pK_b = pK_w \qquad (2-11)$$

式（2－10）表示，K_a 与 K_b 成反比，说明酸越强，其共轭碱越弱；碱越弱，其共轭酸越强。若已知酸解离常数 K_a，就可求出 K_b，反之亦然。

例 2－1　已知 NH_3 的 K_b 为 1.8×10^{-5}，计算 NH_4^+ 离子的 K_a。

解　NH_4^+ 离子是 NH_3 的共轭酸，由式（2－10）得

$$K_a=K_w/K_b=1.0\times10^{-14}/(1.8\times10^{-5})=5.6\times10^{-10}$$

四、酸碱平衡的移动

酸碱平衡与一切化学平衡一样，也是一个动态平衡。当外界条件改变时（浓度变化、同离子效应、盐效应等）会发生移动，直至在新的条件下建立新的平衡。

（一）浓度对酸碱平衡的影响

以弱酸 HA 为例，HA 在水溶液中的质子转移平衡为：

$$HA + H_2O \rightleftharpoons H_3O^+ + A^-$$

达平衡后，若增大溶液中 HA 的浓度，则平衡被破坏，向着弱酸 HA 解离的方向移动，H_3O^+ 和 A^- 的浓度增大，直至建立新的平衡。反之，若减小 HA 的浓度，平衡将向生成 HA 的方向移动。

（二）同离子效应对酸碱平衡的影响

例如在 HAc 溶液中加入 NaAc 时，NaAc 完全解离，溶液中 Ac^- 浓度大大增加，使 HAc 的解离平衡向左移动，从而降低了 HAc 的解离度，溶液中 H_3O^+ 浓度下降。

$$HAc + H_2O \rightleftharpoons H_3O^+ + Ac^-$$

$$NaAc \longrightarrow Na^+ + Ac^-$$

同理，在弱碱 NH_3 水溶液中加入 NH_4Cl，会使 NH_3 解离度降低，OH^- 浓度减小，H_3O^+ 浓度增大。

$$NH_3 + H_2O \rightleftharpoons NH_4^+ + OH^-$$
$$NH_4Cl \longrightarrow NH_4^+ + Cl^-$$

这种在弱电解质的溶液中，加入与其含有相同离子的易溶强电解质，使弱电解质的解离度降低的现象，称为同离子效应（common-ion effect）。

（三）盐效应对酸碱平衡的影响

如果在 HAc 溶液中，加入不含相同离子的强电解质（如 NaCl），NaCl 全部电离成 Na^+ 和 Cl^-，溶液中阴、阳离子的浓度增大。由于阴、阳离子间静电吸引作用，使 H_3O^+ 和 Ac^- 自由运动能力减弱，结合成 HAc 分子的机会减少，HAc 的解离平衡向生成 H_3O^+ 和 Ac^- 的方向移动，从而增大了 HAc 的解离度，同时 H_3O^+ 浓度也有所增大。这种在弱电解质溶液中加入与弱电解质不含相同离子的强电解质，使弱电解质的解离平衡向解离的方向移动，解离度略有增大的现象称为盐效应（salt effect）。

显然，在发生同离子效应时，必然伴随着盐效应，但盐效应比同离子效应弱。对稀溶液而言，忽略盐效应不会引起严重误差，所以一般只考虑同离子效应的影响。

第四节　水溶液的酸碱性与 pH 值

一、水溶液的酸碱性

水溶液中 $[H_3O^+]$ 和 $[OH^-]$ 的关系反映了其酸碱性。若溶液中的 $[H_3O^+] = [OH^-]$，则该溶液为中性溶液；若溶液中的 $[H_3O^+] > [OH^-]$，则该溶液为酸性溶液；若溶液中的 $[H_3O^+] < [OH^-]$，则该溶液为碱性溶液。由于 $[H_3O^+][OH^-] = K_w$，室温时 $K_w = 1.0 \times 10^{-14}$，则溶液的酸碱性与 $[H_3O^+]$ 和 $[OH^-]$ 的关系可表示为：

中性溶液：$[H_3O^+] = [OH^-] = 1.0 \times 10^{-7} mol \cdot L^{-1}$

酸性溶液：$[H_3O^+] > 1.0 \times 10^{-7} mol \cdot L^{-1} > [OH^-]$

碱性溶液：$[H_3O^+] < 1.0 \times 10^{-7} mol \cdot L^{-1} < [OH^-]$

溶液中 $[H_3O^+]$ 越大，酸性越强；$[OH^-]$ 越大，碱性越强。对于任何水溶液，H_3O^+ 与 OH^- 总是同时存在。溶液的酸碱性可用 $[H_3O^+]$ 或 $[OH^-]$ 表示。

当 H_3O^+ 或 OH^- 浓度很小时，如血清中 $[H_3O^+] = 3.98 \times 10^{-8}$ mol·L^{-1}，书写很不方便。为此，人们提出了 pH 和 pOH 的定义。即：

$$pH = -\lg a(H_3O^+)$$
$$pOH = -\lg a(OH^-)$$

在稀溶液中，物质的量浓度（简称浓度）与活度在数值上十分接近，故常常用 H_3O^+ 或 OH^- 的浓度来代替活度。因此，pH 和 pOH 亦可定义为：

$$pH = -\lg [H_3O^+] \qquad (2-12)$$
$$pOH = -\lg [OH^-] \qquad (2-13)$$

在 298.15K 时，水溶液中 $[H_3O^+][OH^-] = 1.0 \times 10^{-14}$，因此，

$$pH + pOH = 14 \qquad (2-14)$$

人体各种体液都有其 pH 值范围，生物体内的一些生物化学变化，只能在一定的 pH 值范围内才能正常进行，各种生物催化剂——酶也只有在一定的 pH 值范围才有活性。

二、强酸或强碱溶液

通常，由于强酸或强碱在水中全部解离，溶液中 $[H_3O^+]$、$[OH^-]$ 取决于强酸、强碱的

浓度。如 HCl 在水中的解离

$$HCl + H_2O \rightleftharpoons Cl^- + H_3O^+$$

溶液中还存在水的质子自递平衡

$$2H_2O \rightleftharpoons H_3O^+ + OH^-$$

由于水的解离很弱，加上 HCl 的酸效应强烈抑制水的解离，使水解离得到的 H_3O^+ 可忽略不计。因此，溶液中 $[H_3O^+]$ 由 HCl 浓度确定，如 $0.1mol \cdot L^{-1}$ 的 HCl 溶液中 $[H_3O^+] = 0.1mol \cdot L^{-1}$。

当强酸或强碱浓度很低，溶液的 $[H_3O^+]$ 或 $[OH^-] < 10^{-6} mol \cdot L^{-1}$ 时，由 H_2O 解离出的 $[H_3O^+]$ 或 $[OH^-]$ 不能忽略。

三、一元弱酸或弱碱溶液

设一元弱酸 HA 的初始浓度为 c_a，HA 的解离度 α，H_3O^+ 的平衡浓度 $[H_3O^+]$，在 HA 水溶液中，存在下列两种质子传递平衡

$$HA + H_2O \rightleftharpoons H_3O^+ + A^- \qquad K_a = \frac{[H_3O^+][A^-]}{[HA]}$$

$$2H_2O \rightleftharpoons H_3O^+ + OH^- \qquad K_w = [H_3O^+][OH^-]$$

溶液中 $[H_3O^+]$、$[A^-]$、$[HA]$、$[OH^-]$ 都是未知的，要精确计算溶液中 $[H_3O^+]$ 需要解高次方程，计算复杂。所以在实际工作中往往做符合要求的近似计算。

（1）当 $c_a \cdot K_a \geqslant 20K_w$，表明弱酸 HA 给出质子的能力远远大于水，因而可忽略水的质子自递平衡“K_w”项。

$$HA + H_2O \rightleftharpoons H_3O^+ + A^-$$

初始浓度　　c_a

平衡浓度　　$c_a(1-\alpha)$　　$c_a\alpha$　　$c_a\alpha$

则

$$K_a = \frac{[H_3O^+][A^-]}{[HA]} = \frac{c_a\alpha \cdot c_a\alpha}{c_a(1-\alpha)} = \frac{c_a\alpha^2}{1-\alpha}$$

（2）当 $c_a/K_a \geqslant 500$，或 $\alpha < 5\%$，此时解离的酸极少，可以认为 $1-\alpha \approx 1$，此时上式简化为

$$K_a = c_a\alpha^2$$

得

$$\alpha = \sqrt{\frac{K_a}{c_a}} \qquad (2-15)$$

$$[H_3O^+] = \sqrt{K_a c_a} \qquad (2-16)$$

由式（2-15）可知，当 $c_aK_a \geqslant 20K_w$，且 $c_a/K_a \geqslant 500$ 时，弱酸的解离度与其浓度的平方根成反比。即浓度越稀，解离度越大。

同理，对于一元弱碱溶液，当 $c_bK_b \geqslant 20K_w$，且 $c_b/K_b \geqslant 500$ 时，可得简化式

$$[OH^-] = \sqrt{K_b c_b} \qquad (2-17)$$

例 2-2　计算 298.15K 时 $0.10\ mol \cdot L^{-1}$ HAc 溶液的 pH 值。

解　已知 $c = 0.10\ mol \cdot L^{-1}$，$K_a = 1.8 \times 10^{-5}$

因为 $cK_a = 1.8 \times 10^{-5} \times 0.10 > 20K_w$；且 $c/K_a = 0.10/1.8 \times 10^{-5} > 500$

由式（2-16）得：

$$[H_3O^+] = \sqrt{K_a c}$$

$$= \sqrt{1.8 \times 10^{-5} \times 0.10}\ mol \cdot L^{-1}$$

$$=1.34\times10^{-3}\ \text{mol}\cdot\text{L}^{-1}$$

$$\text{pH}=-\lg[H_3O^+]=-\lg(1.34\times10^{-3})=2.87$$

例 2-3 计算 0.10mol·L^{-1} NH_4Cl 溶液的 pH 值。

解 由于NH_4^+ 与 NH_3互为共轭酸碱对，则

$$K_a(NH_4^+)=K_w/K_b(NH_3)=1.00\times10^{-14}/1.8\times10^{-5}=5.6\times10^{-10}$$

$$c(NH_4^+)/K_a(NH_4^+)=0.10/(5.6\times10^{-10})>500，且\ cK_a>20K_w$$

所以$[H_3O^+]=\sqrt{K_a(NH_4^+)c(NH_4^+)}=\sqrt{5.6\times10^{-10}\times0.10}\ \text{mol}\cdot\text{L}^{-1}=7.5\times10^{-6}\text{mol}\cdot\text{L}^{-1}$

$$\text{pH}=5.13$$

四、多元弱酸弱碱溶液

多元酸碱的质子传递是分步进行的，每一步都有其解离平衡常数，并且各解离平衡常数之间存在关系：$K_{a1}\gg K_{a2}\gg K_{a3}$，$K_{b1}\gg K_{b2}\gg K_{b3}$。因此，对于$K_{a1}/K_{a2}>10^2$ 或 $K_{b1}/K_{b2}>10^2$ 的多元酸碱溶液，其 pH 值的计算通常只考虑它的第一步解离，把多元弱酸弱碱直接当成一元弱酸弱碱来计算。

五、两性物质溶液

两性物质包括负离子型、弱酸弱碱型和氨基酸型等。两性物质在溶液中同时存在得质子和失质子的平衡，其解离十分复杂，通常根据具体情况，抓住溶液中的主要平衡，进行近似计算。

经推导和近似处理，可得到弱酸弱碱型两性物质 H_3O^+ 浓度计算公式的最简式为：

$$[H_3O^+]=\sqrt{K_aK'_a} \qquad (2-18a)$$

阴离子型和氨基酸型两性物质 H_3O^+ 浓度计算公式的最简式为

$$[H_3O^+]=\sqrt{K_{a1}K_{a2}} \qquad (2-18b)$$

式中，$K_a(K_{a1})$为该两性物质作为酸时的解离常数，$K'_a(K_{a2})$为该两性物质作为碱时其共轭酸的解离常数（推导过程请参考无机化学或分析化学教材）。

第五节 难溶强电解质溶液的沉淀溶解平衡

自然界中没有绝对不溶的物质，所谓难溶和易溶是指溶解度大小的差异。通常情况下，将溶解度小于 0.1g·L^{-1}的强电解质称为难溶强电解质，如 AgCl、$PbCrO_4$、$CaCO_3$等，它们在水中的溶解度很小，但溶解的部分全部解离。在难溶强电解质的饱和溶液中存在着难溶电解质固体与由它溶解产生的离子之间的平衡，即沉淀溶解平衡。

一、溶度积

在一定温度下，难溶电解质进入水中后，将建立一种沉淀与溶解之间的多相平衡。如 AgCl 沉淀与溶液中离子之间的平衡表示为：

$$AgCl(s)\underset{沉淀}{\overset{溶解}{\rightleftharpoons}}Ag^+(aq)+Cl^-(aq)$$

平衡时，

$$K=\frac{[Ag^+][Cl^-]}{[AgCl(s)]}$$

由于［AgCl(s)］为常数，可并入常数项，则上式简写为：

$$K_{sp}=[Ag^+][Cl^-]$$

K_{sp}称为溶度积常数（solubility product constant），简称溶度积。

对于难溶强电解质 A_aB_b，有

$$A_aB_b(s) \rightleftharpoons aA^{n+}(aq)+bB^{m-}(aq)$$

$$K_{sp}=[A^{n+}]^a[B^{m-}]^b \qquad (2-19)$$

上式表示在一定温度下，难溶强电解质达沉淀溶解平衡时各离子浓度幂之积为一常数。严格地说，溶度积应以离子活度幂之积来表示，但难溶强电解质的溶解度很小，溶液浓度较低，$\gamma \to 1$，$a \approx c$。K_{sp}的大小反映了难溶强电解质在水中的溶解能力。一些常见难溶强电解质的 K_{sp} 列于附录中。

二、溶度积与溶解度的关系

在一定温度下，溶度积和溶解度（solubility，用 S 表示）都可以表示难溶强电解质在水中的溶解能力，一定条件下，它们之间可以相互换算。

设 A_aB_b的溶解度为 S，溶解达平衡时

$$A_aB_b(s) \rightleftharpoons aA^{n+}(aq)+bB^{m-}(aq)$$

平衡浓度/mol·L⁻¹　　　　aS　　　　bS

$$K_{sp}=[A^{n+}]^a[B^{m-}]^b=(aS)^a(bS)^b=a^ab^bS^{(a+b)}$$

$$S=\sqrt[a+b]{\frac{K_{sp}}{a^ab^b}} \qquad (2-20)$$

例 2-4　已知 298.15K 时，$K_{sp}(AgCl)=1.77\times10^{-10}$、$K_{sp}(AgBr)=5.35\times10^{-13}$、$K_{sp}(AgI)=8.52\times10^{-17}$、$K_{sp}(Ag_2CrO_4)=1.12\times10^{-12}$，计算并比较它们的溶解度。

解　(1) 设 AgX 的溶解度为 S，根据

$$AgX(s) \rightleftharpoons Ag^+(aq)+X^-(aq)$$

平衡时　$[Ag^+]=[X^-]=S$

$$K_{sp}(AgX)=[Ag^+][X^-]=S\cdot S=S^2$$

所以　$S=\sqrt{K_{sp}(AgX)}$

$$S_{AgCl}=\sqrt{1.77\times10^{-10}}\ mol\cdot L^{-1}=1.33\times10^{-5}\ mol\cdot L^{-1}$$

$$S_{AgBr}=\sqrt{5.35\times10^{-13}}\ mol\cdot L^{-1}=7.31\times10^{-7}\ mol\cdot L^{-1}$$

$$S_{AgI}=\sqrt{8.52\times10^{-17}}\ mol\cdot L^{-1}=9.23\times10^{-9}\ mol\cdot L^{-1}$$

(2) 设 Ag_2CrO_4的溶解度为 S，根据

$$Ag_2CrO_4(s) \rightleftharpoons 2Ag^+(aq)+CrO_4^{2-}(aq)$$

平衡时，$[Ag^+]=2S$，$[CrO_4^{2-}]=S$

$$K_{sp}(Ag_2CrO_4)=[Ag^+]^2[CrO_4^{2-}]=(2S)^2\times S=4S^3$$

$$S_{Ag_2CrO_4}=\sqrt[3]{\frac{K_{sp}(Ag_2CrO_4)}{4}}=\sqrt[3]{\frac{1.12\times10^{-12}}{4}}\ mol\cdot L^{-1}=6.54\times10^{-5}\ mol\cdot L^{-1}$$

例 2-4 表明，对于同一类型的难溶强电解质，溶度积大的溶解度也大，所以可以用溶度积比较溶解性大小，如 $K_{sp}(AgCl)>K_{sp}(AgBr)>K_{sp}(AgI)$，则 $S_{AgCl}>S_{AgBr}>S_{AgI}$；对于不同类型的难溶强电解质，如 AgCl 与 Ag_2CrO_4，前者为 AB 型，后者为 A_2B 型，虽然 $K_{sp}(AgCl)>K_{sp}(Ag_2CrO_4)$，但 $S_{AgCl}<S_{Ag_2CrO_4}$，因此，不能直接用溶度积比较溶解度的大小，而必须通过计算说明。

上述溶解度与溶度积之间的换算是有条件的，它要求难溶强电解质的溶解度很小、在水溶液中不发生水解或副反应程度很小。

三、溶度积规则

难溶强电解质的沉淀溶解平衡是暂时的、有条件的平衡，是一种动态平衡。当改变溶液中离子的浓度，平衡会向一定的方向移动，直至离子浓度幂的乘积等于溶度积，达到新的平衡。例如，在一定温度时，对于沉淀溶解平衡

$$A_aB_b(s) \rightleftharpoons aA^{n+}(aq) + bB^{m-}(aq)$$

若以 Q_c 表示任意状态下难溶强电解质离子浓度幂的乘积，即

$$Q_c = c(A^{n+})^a \cdot c(B^{m-})^b \quad (2-21)$$

Q_c 称为离子积（ion product）。则 Q_c 与 K_{sp} 有三种不同的关系，它们分别代表难溶强电解质 A_aB_b 溶液可能存在的三种不同状态：

（1）$Q_c < K_{sp}$，表示溶液不饱和，溶液无沉淀析出；

（2）$Q_c = K_{sp}$，表示溶液为饱和溶液，沉淀与溶解达动态平衡；

（3）$Q_c > K_{sp}$，溶液处于过饱和状态，平衡向生成沉淀的方向移动，直至 $Q_c = K_{sp}$，形成饱和溶液。

上述 Q_c 与 K_{sp} 的关系及结论称为溶度积规则（rule of solubility product），它是难溶强电解质沉淀溶解平衡移动规律的总结，也是判断沉淀生成和溶解的依据。

四、沉淀溶解平衡的移动

（一）沉淀的生成

根据溶度积规则，欲使某难溶强电解质析出沉淀，必须使溶液中离子浓度幂的乘积大于其溶度积，即 $Q_c > K_{sp}$。

例 2-5 将 20ml 浓度为 0.01mol·L⁻¹ 的 $CaCl_2$ 溶液加入到 60ml 浓度为 0.08mol·L⁻¹ 的 K_2SO_4 溶液中，能否析出 $CaSO_4$ 沉淀？[$K_{sp}(CaSO_4) = 4.93 \times 10^{-5}$]

解 混合后各离子的浓度分别为：

$$c(Ca^{2+}) = 20ml \times 0.01mol \cdot L^{-1}/(20ml + 60ml) = 2.5 \times 10^{-3} mol \cdot L^{-1}$$

$$c(SO_4^{2-}) = 60ml \times 0.08mol \cdot L^{-1}/(20ml + 60ml) = 6.0 \times 10^{-2} mol \cdot L^{-1}$$

$$Q_c = c(Ca^{2+}) \cdot c(SO_4^{2-}) = 2.5 \times 10^{-3} \times 6.0 \times 10^{-2} = 1.5 \times 10^{-4} > 4.93 \times 10^{-5}$$

由于 $Q_c > K_{sp}(CaSO_4)$，因此，两种溶液混合后有沉淀析出。

当溶液中同时含有几种离子，并且它们均可与同一种沉淀剂发生沉淀反应时，几种物质会按先后顺序沉淀，这种现象称为分级沉淀（fractional precipitate）。在分级沉淀中先沉淀的是 Q_c 最先达到其 K_{sp} 的化合物，即按照 K_{sp} 由小到大的顺序依次沉淀各离子。

（二）沉淀的溶解

根据溶度积规则，要使沉淀溶解，必须降低难溶强电解质饱和溶液中某一组成离子的浓度，使其 $Q_c < K_{sp}$。常用的方法有：

1. 生成难解离物质　包括弱酸、弱碱、水及其他难解离的物质。例如难溶的氢氧化物 $Mg(OH)_2$、$Cu(OH)_2$、$Fe(OH)_3$ 等能溶于强酸，是因为这些难溶氢氧化物溶液产生的 OH^- 与酸解离出的 H^+ 生成弱电解质水，降低了 OH^- 浓度，使 $Q_c < K_{sp}$，平衡向沉淀溶解方向移动。以 $Mg(OH)_2$ 为例，上述过程可表示为：

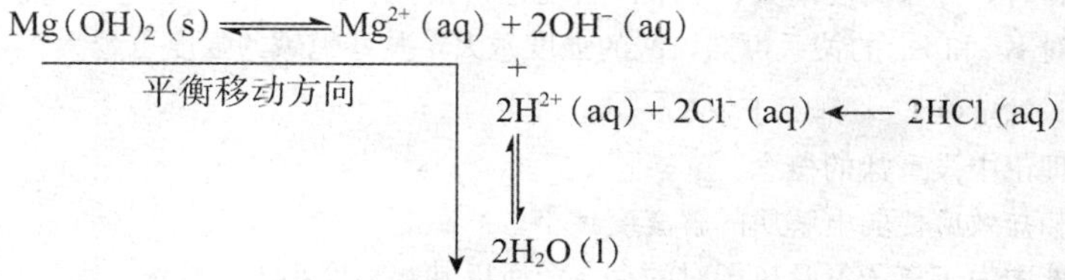

2. 发生氧化还原反应　一些难溶的金属硫化物，如 AgS、CuS 等，其 K_{sp} 非常小，即使加入高浓度的强酸也难有效降低 S^{2-} 的浓度，因此，它们难溶于非氧化性的强酸中。但可加入氧化剂或还原剂，使之与难溶电解质发生氧化还原反应，降低阳离子或阴离子的浓度，导致 $Q_c < K_{sp}$，平衡向沉淀溶解方向移动。如 CuS 可溶于 HNO_3，反应如下：

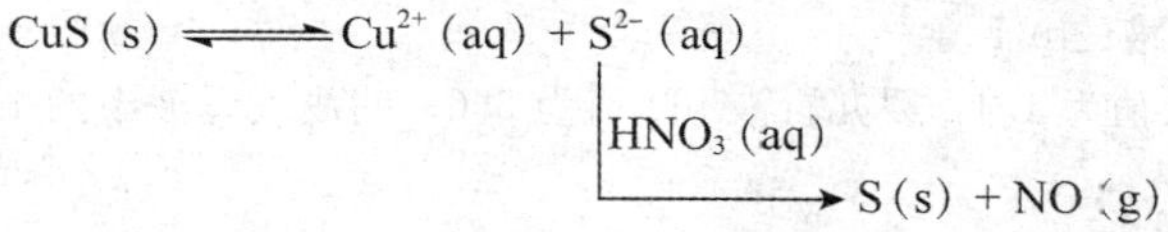

总反应式为 $3CuS(s) + 8HNO_3(aq) \xlongequal{} 3Cu(NO_3)_2(aq) + 2NO(g) + 3S(s) + 4H_2O(l)$。

（三）沉淀的转化

在含有沉淀的溶液中加入适当试剂，使之与某一离子结合为更难溶的物质，这种过程称为沉淀的转化。例如，在白色的 $BaCO_3$ 沉淀中加入 K_2CrO_4 溶液，会生成黄色沉淀 $BaCrO_4$。这是由于反应生成了比 $BaCO_3$ 更难溶的 $BaCrO_4$ 沉淀。$BaCrO_4$ 的生成降低了溶液中 Ba^{2+} 浓度，破坏了 $BaCO_3$ 的沉淀溶解平衡，使之溶解。转化过程表示如下：

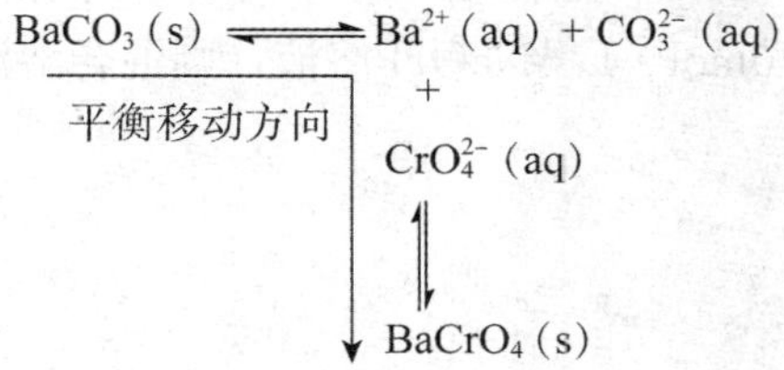

沉淀溶解平衡在医学中有重要意义，如龋齿的产生及牙齿的防护。牙齿表面有一层釉质，对牙齿起着重要的保护作用。这种保护作用正是依赖于牙釉质中的重要组分羟基磷灰石，其化学式为 $Ca_{10}(OH)_2(PO_4)_6$，羟基磷灰石非常坚硬，在唾液中存在如下平衡

$$Ca_{10}(OH)_2(PO_4)_6(s) \rightleftharpoons 10Ca^{2+} + 6PO_4{}^{3-} + 2OH^-$$

进食后食物在细菌和酶的作用下产生有机酸，中和 OH^-，使平衡向右（即沉淀溶解方向）移动，加速腐蚀牙齿。当使用含有氟化物添加剂的牙膏后，牙釉质中的羟基磷灰石发生如下反应：

$$10Ca^{2+} + 6PO_4{}^{3-} + 2F^- \xlongequal{} Ca_{10}F_2(PO_4)_6 \downarrow$$

由于生成的 $Ca_{10}F_2(PO_4)_6$ 的溶解度比 $Ca_{10}(OH)_2(PO_4)_6$ 更小、质地更坚固，抗酸能力更强，能防止龋齿，保护牙齿。

习　题

1. (1) 写出下列各酸的共轭碱：NH_4^+、H_3O^+、H_2CO_3、$HCO_3{}^-$、H_2S、$H_2PO_4^-$；

(2) 写出下列各碱的共轭酸：NH_3、PO_4^{3-}、CH_3COO^-、HCO_3^-、CO_3^{2-}、S^{2-}。

2. 判断下列说法是否正确：

(1) 中和 10ml HCl 溶液（c=0.1mol·L^{-1}）和 10ml HAc 溶液（c=0.1mol·L^{-1}）所需 NaOH 溶液（c=0.1mol·L^{-1}）的体积相同。

(2) 当某弱酸稀释时，其解离度增大，溶液的酸度也增大。

(3) 由共轭酸碱对 K_a 和 K_b 的关系可知，酸的强度越大，其共轭碱的强度也越大。

(4) 任何一元弱碱的［OH^-］都等于 $\sqrt{K_b \cdot c}$。

(5) 在酸碱质子理论中没有盐的概念。

(6) 同离子效应和盐效应使弱电解质的解离度减小。

(7) 强电解质溶液中由于离子氛及离子对的存在，所以其解离度小于100%。

(8) 难溶强电解质的溶度积 K_{sp} 和离子积 Q_c 所表达的意义是相同的。

3. 苯甲酸（C_6H_5COOH）又称安息香酸，常用作药物或食物的防腐剂，也可外用治疗皮肤的真菌感染。由于苯甲酸在水中的溶解度较低，实际上常用其钠盐。2.0 克苯甲酸钠溶于水制成 100.0ml 溶液，求溶液的 pH 值（已知苯甲酸的 $K_a = 6.25 \times 10^{-5}$）。

4. 解痛药吗啡（$C_{17}H_{19}NO_3$）是一种弱碱，主要由未成熟的罂粟籽提取得到，其 $K_b = 7.9 \times 10^{-7}$。试计算 $0.015mol \cdot L^{-1}$ 吗啡水溶液的 pH 值。

5. 正常成人胃液的 pH 值为 1.4，婴儿胃液 pH 值为 5.0。问成人胃液中的 H_3O^+ 浓度是婴儿胃液的多少倍?

6. 通过计算说明将浓度均为 $0.1mol \cdot L^{-1}$ $MgCl_2$ 溶液和 NaOH 溶液等体积混合，溶液中有无 $Mg(OH)_2$ 沉淀生成。$K_{sp}[Mg(OH)_2] = 5.61 \times 10^{-12}$

7. 假设溶于水中的 $Mn(OH)_2$ 完全解离，试计算：(1) $Mn(OH)_2$ 在水中的溶解度；(2) $Mn(OH)_2$ 饱和溶液中的［Mn^{2+}］和［OH^-］；(3) $Mn(OH)_2$ 在 $0.10mol \cdot L^{-1}$ NaOH 溶液中的溶解度［假如 $Mn(OH)_2$ 在 NaOH 溶液中不发生其他变化］；(4) $Mn(OH)_2$ 在 $0.20mol \cdot L^{-1}$ $MnCl_2$ 溶液中的溶解度。$K_{sp}[Mn(OH)_2] = 2.06 \times 10^{-13}$。

8. 现有 $0.20\ mol \cdot L^{-1}$ HCl 溶液，问：

(1) 如欲使其 pH=4.0，应向其中加入 CH_3COOH 还是 CH_3COONa?

(2) 如果加入等体积的 $2.0mol \cdot L^{-1}$ CH_3COONa 溶液，则混合溶液的 pH 值是多少?

(3) 如果加入等体积的 $2.0mol \cdot L^{-1}$ NaOH 溶液，则混合溶液的 pH 值是多少?

（陈碧琼）

第三章　缓冲溶液

溶液的 pH 值是影响化学反应的重要因素之一。许多反应，包括生物体内的化学反应，往往需要在一定的 pH 值条件下才能顺利进行。细菌的培养、药物的配制和储存等也与溶液的 pH 值密切相关。正常人体的各种体液 pH 值均保持在恒定范围，如正常人体血液 pH 值始终恒定在 7.35～7.45，若超出恒定范围，机体的生理功能就会失调而导致疾病，严重的甚至死亡。因此，维持溶液 pH 值基本恒定，无论在化学上还是医学上都具有重要意义。

第一节　缓冲溶液及其作用机制

一、缓冲溶液的概念及其组成

（一）缓冲溶液的概念

在 1.0L 纯水、1.0L 0.1mol·L^{-1}的 NaCl 溶液、1.0L 0.10mol·L^{-1}的 HAc 与 NaAc 组成的混合溶液中，分别加入 0.010mol 强酸（HCl）或 0.010mol 强碱（NaOH），三种溶液 pH 值的改变情况见表 3－1。

表 3－1　加入少量强酸强碱对纯水或溶液 pH 值的影响

纯水或溶液	pH	加入 0.010mol HCl		加入 0.010mol NaOH	
		pH	ΔpH	pH	ΔpH
1.0L 纯水	7	2	5	12	5
0.10mol·L^{-1}NaCl	7	2	5	12	5
0.10mol·L^{-1}HAc－NaAc	4.75	4.66	0.09	4.84	0.09

表 3－1 表明，当上述三种溶液中加入等物质的量强酸或强碱时，溶液的 pH 值变化是完全不同的：纯水和 NaCl 溶液的 pH 值改变了 5 个单位，而 HAc－NaAc 混合溶液的 pH 值仅改变了 0.09 个单位，改变的幅度很小。同样，HAc－NaAc 混合溶液加少量水稀释时，其 pH 值改变的幅度也很小。

这种能抵抗少量外加强酸、强碱和有限量稀释而保持其 pH 值基本不变的溶液称为缓冲溶液（buffer solution）。缓冲溶液对强酸、强碱或有限量稀释的抵抗作用称为缓冲作用（buffer action）。

（二）缓冲溶液的组成

缓冲溶液一般是由具有足够浓度、适当比例的共轭酸碱对组成。此共轭酸碱对通常以弱酸（弱碱）和它的共轭碱（共轭酸）构成。例如：具有足够浓度的 HAc-NaAc、NH_3－NH_4Cl、NaH_2PO_4－Na_2HPO_4等。习惯上将缓冲溶液中的共轭酸碱对称为缓冲对（buffer pair）或缓冲系（buffer system）。表 3－2 是一些常见的缓冲对。

表 3-2 常见的缓冲对

缓冲对	共轭酸	共轭碱	质子转移平衡	pK_a（298.15K）
HAc-NaAc	HAc	Ac^-	$HAc+H_2O \rightleftharpoons Ac^-+H_3O^+$	4.75
H_2CO_3-$NaHCO_3$	H_2CO_3	HCO_3^-	$H_2CO_3+H_2O \rightleftharpoons HCO_3^-+H_3O^+$	6.35
H_3PO_4-NaH_2PO_4	H_3PO_4	$H_2PO_4^-$	$H_3PO_4+H_2O \rightleftharpoons H_2PO_4^-+H_3O^+$	2.16
NH_4Cl-NH_3	NH_4^+	NH_3	$NH_4^++H_2O \rightleftharpoons NH_3+H_3O^+$	9.25
NaH_2PO_4-Na_2HPO_4	$H_2PO_4^-$	HPO_4^{2-}	$H_2PO_4^-+H_2O \rightleftharpoons HPO_4^{2-}+H_3O^+$	7.21
Na_2HPO_4-Na_3PO_4	HPO_4^{2-}	PO_4^{3-}	$HPO_4^{2-}+H_2O \rightleftharpoons PO_4^{3-}+H_3O^+$	12.32

在实际应用中，可用酸碱反应的生成物与剩余的反应物组成缓冲系，如：

弱酸（过量）＋ 强碱：HAc（过量）＋ NaOH

弱碱（过量）＋ 强酸：NaAc（过量）＋ HCl

较浓的强酸如 HCl 溶液或较浓的强碱如 NaOH 溶液，当加入少量强酸、强碱，其 pH 值基本保持不变，它们虽具有缓冲作用，但无抗稀释能力，并且这类溶液的酸性或碱性太强，实际上很少当作缓冲溶液使用。

综上所述，形成缓冲溶液的条件如下：①溶液具有缓冲作用；②溶液中有适当比例的缓冲对存在；③溶液具有足够浓度，浓度一般控制在 0.05～0.2mol·L^{-1}。

二、缓冲作用机制

缓冲溶液为什么具有缓冲作用呢？现以 HAc-NaAc 缓冲溶液为例，说明缓冲作用机制。

在 HAc-NaAc 的混合溶液中，NaAc 为强电解质，在水溶液中视为完全以 Na^+ 和 Ac^- 的状态存在：

$$NaAc \longrightarrow Na^+ + Ac^-$$

而 HAc 是弱电解质，解离度很小，在水溶液中存在如下质子转移平衡：

$$HAc+H_2O \rightleftharpoons H_3O^+ +Ac^-$$

由于 NaAc 解离产生的 Ac^- 引起同离子效应，进一步抑制了 HAc 的解离，达到新的平衡时，其溶液中存在着大量的 HAc 和 Ac^-。

当向该溶液中加入少量强酸时，Ac^- 接受 H_3O^+ 生成 HAc，使上述质子转移平衡左移，消耗掉外来的 H_3O^+，使溶液中 H_3O^+ 浓度没有明显升高，溶液的 pH 值基本保持不变。共轭碱 Ac^- 起到了抵抗外加少量强酸的作用，故称之为缓冲溶液的抗酸成分。

当向该溶液中加入少量强碱时，溶液中的 H_3O^+ 与加入的 OH^- 作用生成 H_2O，使上述质子转移平衡右移，此时 HAc 分子进一步解离以补充消耗掉的 H_3O^+，使溶液中的 H_3O^+ 浓度没有显著减小，pH 值基本保持不变。共轭酸 HAc 起到了抵抗外加少量强碱的作用，故称之为缓冲溶液的抗碱成分。

总之，由于缓冲溶液中同时含有足量的抗碱成分和抗酸成分，并通过弱酸的质子转移平衡移动来达到消耗外加少量强酸、强碱的作用，使溶液中 H_3O^+ 或 OH^- 浓度未有明显的变化，pH 值基本保持不变。

第二节 缓冲溶液 pH 值的计算

一、缓冲溶液 pH 值的计算公式

缓冲溶液具有保持溶液 pH 值相对稳定的能力，那么缓冲溶液的 pH 值如何计算呢？现以 $HB-B^-$ 形成的缓冲溶液为例，推导缓冲溶液 pH 值的计算公式。

在缓冲溶液中，HB 和 B^- 之间的质子转移平衡为：

$$HB+H_2O \rightleftharpoons H_3O^+ +B^-$$

$$K_a=\frac{[B^-][H_3O^+]}{[HB]}$$

等式两边取负对数，得：

$$pH=pK_a+\lg\frac{[B^-]}{[HB]}=pK_a+\lg\frac{[共轭碱]}{[共轭酸]} \tag{3-1}$$

式（3-1）就是缓冲溶液 pH 值的计算公式，简称缓冲公式，也称 Henderson-Hasselbalch 方程式。式中 K_a 为弱酸的酸常数，$[B^-]$ 和 $[HB^-]$ 均为平衡浓度，$[B^-]$ 与 $[HB]$ 的比值称为缓冲比，$[B^-]$ 与 $[HB]$ 之和为缓冲溶液的总浓度。

由于在缓冲溶液中，B^- 对 HB 的同离子效应，使 HB 的解离度更小，因此，共轭酸碱的平衡浓度可视为它们的起始浓度。若 HB、B^- 的起始浓度分别为 $c(HB)$ 和 $c(B^-)$，则它们的平衡浓度分别为：

$$[HB]=c(HB)-[H_3O^+]\approx c(HB)$$

$$[B^-]=c(B^-)+[H_3O^+]\approx c(B^-)$$

则式（3-1）可用下式表达：

$$pH=pK_a+\lg\frac{c(共轭碱)}{c(共轭酸)}=pK_a+\lg\frac{c(B^-)}{c(HB)} \tag{3-2}$$

若以 $n(HB)$ 和 $n(B^-)$ 分别表示缓冲溶液中所含共轭酸和共轭碱的物质的量，设缓冲溶液的体积为 V，则有 $pH=pK_a+\lg\frac{n(B^-)/V}{n(HB)/V}$

$$pH=pK_a+\lg\frac{n(B^-)}{n(HB)} \tag{3-3}$$

若配制缓冲溶液使用的共轭酸和共轭碱的初始浓度相同，即 $c_{初始}(HB)=c_{初始}(B^-)$，则有：

$$pH=pK_a+\lg\frac{c_{初始}(B^-)V(B^-)}{c_{初始}(HB)V(HB)}$$

$$pH=pK_a+\lg\frac{V(B^-)}{V(HB)} \tag{3-4}$$

由以上各式可知：

（1）缓冲溶液的 pH 值主要取决于弱酸的 K_a 值，对多元酸要特别注意 K_a 的取值；

（2）缓冲溶液的 pH 值还取决于缓冲比，当 pK_a 一定时，pH 值随着缓冲比的改变而改变；

（3）适当稀释缓冲溶液时，共轭酸及共轭碱的浓度同等程度减小，使缓冲比不变，缓冲溶液的 pH 值基本不变；

（4）该公式只适用于缓冲溶液 pH 值的近似计算。

二、缓冲溶液 pH 值的计算

例 3-1 计算 $0.1mol \cdot L^{-1}$ NaH_2PO_4 10ml 与 $0.2mol \cdot L^{-1}$ Na_2HPO_4 1.0ml 混合溶液的

pH 值（已知 $H_2PO_4^-$ 的 $pK_a=7.21$）。

解 根据题意，在该缓冲溶液中弱酸、共轭碱的物质的量分别为：

$$n(H_2PO_4^-)=10\text{ml}\times0.1\text{mol}\cdot L^{-1}=1.0\text{mmol}$$

$$n(HPO_4^{2-})=1.0\text{ml}\times0.2\text{mol}\cdot L^{-1}=0.2\text{mmol}$$

$$pH=pK_a+\lg\frac{n(HPO_4^{2-})}{n(H_2PO_4^-)}=7.21+\lg\frac{0.2\text{mmol}}{1.0\text{mmol}}=7.21-0.70=6.51$$

例 3-2 将 $0.3\text{mol}\cdot L^{-1}$ 的 HAc 溶液 10ml 和 $0.1\text{mol}\cdot L^{-1}$ 的 NaOH 溶液 10 ml 混合成溶液，计算该溶液的 pH 值。（已知 HAc 的 $pK_a=4.75$）

解 根据题意 $HAc + NaOH = NaAc + H_2O$

$$n(NaAc)=n(NaOH)=0.1\text{mol}\cdot L^{-1}\times10\text{ml}=1\text{mmol}$$

剩余的 HAc：$n(HAc)=0.3\text{mol}\cdot L^{-1}\times10\text{ml}-0.10\text{ mol}\cdot L^{-1}\times10\text{ml}=2\text{mmol}$

该溶液是缓冲溶液，缓冲对为 HAc－NaAc

$$pH=pK_a+\lg\frac{n(Ac^-)}{n(HAc)}=4.75+\lg\frac{1\text{mmol}}{2\text{mmol}}=4.75-0.30=4.45$$

例 3-3 计算 $0.10\text{mol}\cdot L^{-1}NH_3-0.010\text{mol}\cdot L^{-1}NH_4Cl$ 缓冲溶液的 pH 值（已知 NH_3 的 $K_b=1.8\times10^{-5}$）。

解 此缓冲溶液的弱酸是 NH_4^+，它的解离常数为：

$$pK_a=pK_w-pK_b=14.00+\lg(1.8\times10^{-5})=9.26$$

$$pH=pK_a+\lg\frac{c(NH_3)}{c(NH_4^+)}=9.26+\lg\frac{0.10}{0.010}=10.26$$

第三节 缓冲容量

一、缓冲容量的概念

任何缓冲溶液的缓冲能力都是有一定限度的，若加入的强酸或强碱超过一定量时，缓冲溶液的 pH 值将发生较大的变化，从而失去缓冲能力。为了定量表示缓冲溶液的缓冲能力的大小，引入了缓冲容量（buffer capacity）的概念，用符号 β 表示。它在数值上等于使单位体积（1L 或者 1ml）缓冲溶液的 pH 值改变 1 个单位时，所需外加一元强酸或一元强碱的物质的量（mol 或 mmol）。可表示为：

$$\beta=\frac{\Delta n_a}{V|\Delta pH|} \quad 或 \quad \beta=\frac{\Delta n_b}{V|\Delta pH|} \tag{3-5}$$

必须指出，某一缓冲溶液的缓冲容量是随溶液的 pH 值变化（加入酸和碱后引起的 pH 值变化）而不断变化的。按式（3-5）计算的 β 值只表示在这个 pH 值变化范围内缓冲容量的平均值。严格说来，缓冲容量应是一个微分比，用数学式表示为：

$$\beta=\frac{dn_a}{V|dpH|} \quad 或 \quad \beta=\frac{dn_b}{V|dpH|} \tag{3-6}$$

式中 V 为缓冲溶液的体积；dn_a 为加入的微量一元强酸的物质的量；dn_b 为加入的微量一元强碱的物质的量；dpH 为缓冲溶液 pH 值的改变值。

二、影响缓冲容量的因素

由式（3-6）出发，可以推导出缓冲容量的计算公式如下：

$$\beta=2.303\left\{\frac{[\mathrm{HB}]}{[\mathrm{HB}]+[\mathrm{B}^-]}\times\frac{[\mathrm{B}^-]}{[\mathrm{HB}]+[\mathrm{B}^-]}\right\}c_{总} \tag{3-7}$$

$$或\quad \beta=2.303\,\frac{c_{\mathrm{HB}}c_{\mathrm{B}^-}}{c_{\mathrm{HB}}+c_{\mathrm{B}^-}} \tag{3-8}$$

$c_{总}=[\mathrm{HB}]+[\mathrm{B}^-]\approx c_{\mathrm{HB}}+c_{\mathrm{B}^-}$，可见缓冲容量与缓冲溶液的总浓度及缓冲比有关。

（一）总浓度

当缓冲溶液的缓冲比一定时，总浓度越大，缓冲容量就越大，见表 3－3。

表 3－3　缓冲容量与总浓度关系

缓冲溶液	$c_{总}$/ mol·L^{-1}	c_{Ac^-}/ mol·L^{-1}	c_{HAc}/ mol·L^{-1}	缓冲比	β/mol·L^{-1}·pH^{-1}
Ⅰ	0.20	0.10	0.10	1	0.11
Ⅱ	0.020	0.010	0.010	1	0.023

（二）缓冲比

缓冲容量与缓冲比的关系可用表 3－4 所列实例说明。

表 3－4　缓冲容量与缓冲比关系

缓冲溶液	[Ac$^-$]/mol·L^{-1}	[HAc]/mol·L^{-1}	缓冲比	$c_{总}$/mol·L^{-1}	β/mol·L^{-1}·pH^{-1}
Ⅰ	0.095	0.005	19∶1	0.1	0.0109
Ⅱ	0.09	0.01	9∶1	0.1	0.0207
Ⅲ	0.05	0.05	1∶1	0.1	0.0576
Ⅳ	0.01	0.09	1∶9	0.1	0.0207
Ⅴ	0.005	0.095	1∶19	0.1	0.0109

表中数据表明，同一缓冲系的缓冲溶液，当总浓度一定时，缓冲比越接近 1，缓冲容量越大；当缓冲比等于 1 时，缓冲容量最大，最大缓冲容量用符号 $\beta_{\max}$ 表示。

由式（3－7）可推导出缓冲溶液的最大缓冲容量与总浓度的关系为：

$$\beta_{\max}=0.5758c_{总} \tag{3-9}$$

例 3－4　用浓度均为 0.2mol·L^{-1} 的 HAc 和 NaAc 溶液等体积混合成 10ml 缓冲溶液，计算缓冲溶液的 pH 值；如在该溶液中加入 0.1mol·L^{-1} NaOH 0.3ml，试计算该缓冲溶液的缓冲容量 β（HAc 的 pK_a=4.75）。

解　（1）原溶液的 pH 值为

$$\mathrm{pH}=\mathrm{p}K_a+\lg\frac{n(\mathrm{Ac}^-)}{n(\mathrm{HAc})}=4.75+\lg\frac{5\mathrm{ml}\times0.2\mathrm{mol}\cdot\mathrm{L}^{-1}}{5\mathrm{ml}\times0.2\mathrm{mol}\cdot\mathrm{L}^{-1}}=4.75$$

（2）加入 0.1mol·L^{-1} NaOH 0.3 ml 后溶液的 pH′

$$\mathrm{pH}'=\mathrm{p}K_a+\lg\frac{n(\mathrm{Ac}^-)}{n(\mathrm{HAc})}$$

$$=4.75+\lg\frac{5\mathrm{ml}\times0.2\mathrm{mol}\cdot\mathrm{L}^{-1}+0.3\mathrm{ml}\times0.1\mathrm{mol}\cdot\mathrm{L}^{-1}}{5\mathrm{ml}\times0.2\mathrm{mol}\cdot\mathrm{L}^{-1}-0.3\mathrm{ml}\times0.1\mathrm{mol}\cdot\mathrm{L}^{-1}}=4.75+0.026=4.78$$

（3）计算缓冲容量

$$\Delta\mathrm{pH}=4.78-4.75=0.03,\ \Delta n=0.30\mathrm{ml}\times0.1\mathrm{mol}\cdot\mathrm{L}^{-1}=0.03\mathrm{mmol}$$

$$\beta=\frac{0.03\mathrm{mmol}/10\mathrm{ml}}{0.03}=0.1\mathrm{mol}\cdot\mathrm{L}^{-1}\cdot\mathrm{pH}^{-1}$$

三、缓冲范围

当缓冲溶液的总浓度一定时，共轭酸与共轭碱浓度相差越大，缓冲容量就越小，甚至可能失去缓冲作用。当共轭酸浓度与共轭碱浓度相差10倍以上，即缓冲比小于1∶10或大于10∶1时，溶液的缓冲容量很小，可以认为已没有缓冲能力。因此，只有当缓冲比在1∶10至10∶1范围内缓冲溶液才能发挥缓冲作用。通常把缓冲溶液能发挥缓冲作用（缓冲比为1∶10至10∶1）的有效pH值范围即pH＝$pK_a \pm 1$称为缓冲范围（buffer effective range）。如HAc的pK_a＝4.75，则HAc-NaAc缓冲溶液的缓冲范围为3.75～5.75。常见缓冲对的缓冲范围见表3-5。

表3-5 几种常见缓冲对的缓冲范围

缓冲溶液的组成	缓冲对中弱酸 pK_a（298.15K）	理论缓冲范围
$H_2C_8H_4O_4$（邻苯二甲酸）-NaOH	2.95	1.95～3.95
$KHC_8H_4O_4$（邻苯二甲酸氢钾）-NaOH	5.41	4.41～6.41
HAc-NaAc	4.75	3.75～5.75
KH_2PO_4－Na_2HPO_4	7.21	6.21～8.21
H_3BO_3-NaOH	9.24	8.24～10.24
$NaHCO_3$-Na_2CO_3	10.25	9.25～11.25

第四节 缓冲溶液的配制

一、标准缓冲溶液

标准缓冲溶液可作为测定溶液pH值时的标准参照液，用来校准pH计。

根据实际工作需要，用于测量溶液pH值的标准缓冲物质常作为商品出售。表3-6列出1960年国际纯粹与应用化学联合会（International Union of Pure and Applied Chemistry，IUPAC）确定的5种标准缓冲溶液。

表3-6 几种常用标准缓冲溶液的pH值（298.15K）

标准缓冲溶液	pH值
饱和酒石酸氢钾	3.557
0.05mol·L^{-1}邻苯二甲酸氢钾	4.008
0.025mol·L^{-1} KH_2PO_4-0.025mol·L^{-1} Na_2HPO_4	6.865
0.008695mol·L^{-1} KH_2PO_4-0.03043mol·L^{-1} Na_2HPO_4	7.413
0.01mol·L^{-1}硼砂	9.180

表3-6中，酒石酸氢钾、邻苯二甲酸氢钾和硼砂标准缓冲溶液都是由一种化合物配制而成。这些化合物之所以有缓冲作用，一种情况是因为这些化合物溶于水后解离出大量的两性离

子。如酒石酸氢钾溶于水后完全电离成 $HC_4H_4O_6^-$ 与 K^+，而 $HC_4H_4O_6^-$ 是两性离子，存在下列平衡：

$$C_4H_4O_6^{2-} \underset{-H^+}{\overset{+H^+}{\rightleftharpoons}} HC_4H_4O_6^- \underset{-H^+}{\overset{+H^+}{\rightleftharpoons}} H_2C_4H_4O_6$$

形成 $H_2C_4H_4O_6$ - $HC_4H_4O_6^-$ 和 $HC_4H_4O_6^-$ - $C_4H_4O_6^{2-}$ 两个缓冲系。$H_2C_4H_4O_6$ 及 $HC_4H_4O_6^-$ 的 pK_a（分别为 2.98 和 4.30）比较接近，使他们的缓冲范围重叠，增强了缓冲能力，加上酒石酸氢钾饱和溶液中的抗酸、抗碱组分均有足够浓度，因而用酒石酸氢钾一种化合物就可以配制成满意的缓冲溶液。邻苯二甲酸氢钾溶液的情况与酒石酸氢钾相似。另一种情况是因为这些化合物在溶液中就相当于一对缓冲对，例如硼砂溶液中，$NaB_4O_7 \cdot 10H_2O$ 水解生成等物质的量的 HBO_2 和 $NaBO_2$。因此，仅硼砂一种物质就可以配制缓冲溶液。

用以配制标准缓冲溶液的蒸馏水一般用重蒸水，其电导率应该低于 2×10^{-6} S·cm^{-1}（298.15K），并且不含二氧化碳气体，pH 值要求在 7.00～7.30。配制好的缓冲溶液应储存在耐腐蚀的玻璃瓶或聚乙烯塑料瓶中。

二、缓冲溶液的配制原则和方法

实际工作中需要配制一定 pH 值的缓冲溶液时，可按下列原则和步骤进行：

（一）选择合适的缓冲对

为了使所配缓冲溶液有较大的缓冲容量，该缓冲溶液的 pH 值应在所选缓冲对的缓冲范围内，且尽量接近弱酸的 pK_a 值。例如，配制 pH 值为 4.8 的缓冲溶液，因 HAc 的 $pK_a=4.75$，可选择 HAc - NaAc 缓冲对。同时所选择的缓冲对必须对主反应无干扰，不产生沉淀、配合等副反应，并具有一定的稳定性。

对于医用缓冲对，还应无毒、有热稳定性和酶稳定性、能透过半透膜、等渗等。

（二）要有适当的总浓度

总浓度太低，缓冲容量过小；总浓度过高，离子强度过大或渗透压力过高而不适用。在实际应用中，通常将总浓度控制在 0.05～0.2mol·L^{-1}。

（三）计算所需缓冲对的量

选择好缓冲对之后，可根据缓冲公式计算所需弱酸及其共轭碱的量或体积。为配制方便，常常使用相同浓度的弱酸及其共轭碱溶液来配制缓冲溶液，此时，缓冲公式可表示为：

$$pH=pK_a+\lg\frac{n_{B^-}}{n_{HB}}=pK_a+\lg\frac{V_{B^-}}{V_{HB}} \quad (3-10)$$

（四）校正

根据计算结果，把弱酸及其共轭碱溶液按所需体积混合，就可配成一定体积所需 pH 值的缓冲溶液。若要求精确配制时，可用 pH 计对所配缓冲溶液进行校正。

例 3-5 如何配制 pH 值约为 5.00 的缓冲溶液 100ml?

解 由于 HAc 的 $pK_a=4.75$，接近所配缓冲溶液 pH 值 5.00，所以可选用 0.10mol·L^{-1} 的 HAc 和 0.10mol·L^{-1} NaAc 配制缓冲溶液。

设需 NaAc 溶液 $V(Ac^-)$ml，HAc 溶液 $V(HAc)$ml，代入式（3-4）

$$pH=pK_a+\lg\frac{V(Ac^-)}{V(HAc)}$$

$$5.00=4.75+\lg\frac{V(Ac^-)}{100-V(Ac^-)}$$

$$V(Ac^-)=64ml$$

$$V(HAc)=100ml-64ml=36ml$$

即将 36ml 0.10mol·L^{-1} HAc 溶液与 64ml 0.10mol·L^{-1} NaAc 溶液混合就可配制 100mlpH 值为 5.00 的缓冲溶液。如有必要，可用 pH 计校正。

例 3-6 配制 1L pH=10.0 的 NH_3-NH_4Cl 缓冲溶液，问需向 350ml 15mol·$L^{-1}$$NH_3$溶液加入氯化铵多少克？(已知 NH_3的 $K_b=1.8\times10^{-5}$)

解 此缓冲溶液的弱酸是 NH_4^+，它的解离常数为

$$pK_a=pK_w-pK_b(NH_3)=14.00+\lg(1.8\times10^{-5})=9.25$$

$$c(NH_3)=350ml\times15mol\cdot L^{-1}/1000ml=5.25mol\cdot L^{-1}$$

$$pH=pK_a+\lg\frac{c(NH_3)}{c(NH_4^+)}$$

$$10.0=9.25+\lg\frac{c(NH_3)}{c(NH_4^+)}=9.25+\lg\frac{5.25mol\cdot L^{-1}}{c(NH_4^+)}$$

$$c(NH_4^+)=0.955mol\cdot L^{-1}$$

$$m(NH_4Cl)=0.955mol\cdot L^{-1}\times53.5g\cdot mol^{-1}\times1L=51.1g$$

第五节 缓冲溶液在医学上的意义

缓冲溶液在医学上具有很重要的意义。正常人体中各种体液都需维持在一定的 pH 值范围，机体的各种功能才能正常进行。例如血液的 pH 值需维持在 7.35～7.45。而机体在新陈代谢过程中，会不断产生酸性代谢产物和一些碱性代谢产物，同时还有相当数量的酸性物质和碱性物质随着食物进入体内，这就要靠体液中存在的各种缓冲对发挥缓冲作用。

下面主要讨论血液中缓冲对的缓冲作用，血液中含有很多缓冲对，在血浆中主要有H_2CO_3-HCO_3^-、$H_2PO_4^-$-HPO_4^{2-}、H_nP-$H_{n-1}P^-$等；在红细胞中主要有 HHb-Hb^-、$HHbO_2$-HbO_2^-、H_2CO_3-HCO_3^-、$H_2PO_4^-$-HPO_4^{2-}等。在这些缓冲对中，碳酸缓冲对在血液中的浓度最高，缓冲能力最强，对维持血液正常 pH 值的作用最重要。H_2CO_3在血液中主要以溶解的 CO_2形式存在，与 HCO_3^-存在以下平衡：

$$CO_2\text{（溶解）}+H_2O\rightleftharpoons H_2CO_3\rightleftharpoons H^++HCO_3^-$$

正常人血浆中，$[HCO_3^-]/[CO_2]_{溶解}=24mmol\cdot L^{-1}/1.2mmol\cdot L^{-1}=20/1$，在 37℃时，校正后 H_2CO_3的 $pK_{a1}'=6.10$，血浆的 pH 值为：

$$pH=pK'_{a1}+\lg\frac{[HCO_3^-]}{[CO_2]_{溶解}}=6.10+\lg20=7.40$$

当体内酸性物质增加时，血液中大量存在的抗酸成分 HCO_3^-与 H_3O^+作用生成 H_2CO_3，上述平衡向左移动，生成的 H_2CO_3由血液循环到肺部，由肺加快对 CO_2的呼出，损失的 HCO_3^-由肾减少对 HCO_3^-的排泄而得到补偿；因此，血浆的 pH 值可基本维持恒定。

由于 HCO_3^-是血浆中含量最多的抗酸成分，在一定程度上可代表血浆对体内产生酸性物质的缓冲能力，故习惯上把 HCO_3^-称为碱储。

当体内碱性物质增加时，血浆中的 H_3O^+与碱结合生成水，上述平衡向右移动，使大量存在的抗碱成分 H_2CO_3解离，以补充消耗的 H_3O^+。减少的 H_2CO_3可由肺控制减少对 CO_2的呼出量来补偿，HCO_3^-增多的部分则由肾脏加速排出体外，从而使血浆的 pH 值保持基本恒定。

正常血浆中碳酸缓冲对的缓冲比为 20∶1，已超出 1∶10～10∶1 缓冲比范围，但仍具有较强的缓冲能力，这是因为人体是一个“敞开系统”，当缓冲对发生缓冲作用后，缓冲对的浓度改变可由肺的呼吸作用和肾的生理功能来调节，使血液中碳酸缓冲对中的 HCO_3^- 和 CO_2（溶解）的浓度及比值始终保持相对稳定。

由于血液中各种缓冲对的缓冲作用和肺、肾的共同调节作用，正常人血液的 pH 值才得以

维持在7.35～7.45的狭小范围内。如果机体某一方面调节作用出现障碍，体内蓄积的酸过多，血液的pH值就会小于7.35，从而出现酸中毒（acidosis）症状。而当体内蓄积的碱过多时，血液的pH值就会大于7.45，从而出现碱中毒（alkalosis）症状，若血液的pH值小于6.8或大于7.8，就会导致死亡。

缓冲溶液在医学上的应用非常广泛，如微生物的培养、组织切片、细菌的染色、酶的催化研究都需在一定pH值的缓冲溶液中进行。可见，理解缓冲溶液的基本原理，掌握缓冲溶液的配制方法是十分必要的。

习 题

1. 何谓缓冲溶液，举例说明缓冲溶液的缓冲作用机制。

2. 决定缓冲溶液pH值的主要因素有哪些？

3. 何谓缓冲容量？缓冲容量的大小与哪些因素有关？在什么条件下缓冲溶液具有最大缓冲容量？

4. 判断下列混合溶液有无缓冲作用

（1）50ml 0.10mol・L^{-1}的KH_2PO_4溶液与50ml 0.10mol・L^{-1}的Na_2HPO_4溶液混合；

（2）50ml 0.20mol・L^{-1}的HAc溶液与25ml 0.20mol・L^{-1}的NaOH溶液混合；

（3）50ml 0.10mol・L^{-1}的$NH_3 \cdot H_2O$溶液与25ml 0.20mol・L^{-1}的HCl溶液混合；

（4）1L纯水中加入0.01mol・L^{-1} HAc和0.01mol・L^{-1}的NaAc溶液各1ml；

（5）0.1mol・L^{-1}的HCl溶液50ml与0.1mol・L^{-1}的KCl溶液10ml混合。

5. 判断下列说法是否正确

（1）混合电解质溶液一定是缓冲溶液。

（2）缓冲溶液就是能抵抗外来酸碱影响，保持溶液pH值绝对不变的溶液。

（3）在一定范围内稀释缓冲溶液后，由于[共轭碱]与[共轭酸]的比值不变，故缓冲溶液的pH值和缓冲容量均不变。

（4）可采用在某一元弱酸HB中，加入适量NaOH的方法来配制缓冲溶液。

（5）总浓度越大，缓冲容量越大，缓冲溶液的缓冲能力越强。

（6）正常人体血浆中，碳酸缓冲对的缓冲比为20∶1，所以该缓冲对无缓冲作用。

6. 配制pH＝7.4的缓冲溶液，应选用何种缓冲对？

（1）HAc($K_a=1.8\times10^{-5}$) - NaAc

（2）KH_2PO_4($K_{a2}=6.2\times10^{-8}$) - Na_2HPO_4

（3）$NaHCO_3$($K_{a2}=4.7\times10^{-11}$) - Na_2CO_3

（4）$H_2C_8H_4O_4$($K_{a1}=1.1\times10^{-3}$) - $KHC_8H_4O_4$

（5）H_3PO_4($K_{a1}=6.9\times10^{-3}$) - Na_2HPO_4

7. 三位住院患者的化验报告如下：

甲：$c(HCO_3^-)$＝24.0mmol・L^{-1}，$c(H_2CO_3)$＝1.20mmol・L^{-1}

乙：$c(HCO_3^-)$＝21.6mmol・L^{-1}，$c(H_2CO_3)$＝1.35mmol・L^{-1}

丙：$c(HCO_3^-)$＝56.0mmol・L^{-1}，$c(H_2CO_3)$＝1.40mmol・L^{-1}

已知血浆中校正后的H_2CO_3的pK_a＝6.10。试比较此三位患者血浆的pH值，谁属正常，谁属酸中毒，谁属碱中毒？

8. 柠檬酸（缩写H_3Cit）及其盐是一种供细菌培养的常用缓冲体系。用0.100mol・L^{-1} NaH_2Cit溶液与0.050mol・L^{-1} NaOH各50ml等体积混合成缓冲溶液，求此缓冲溶液的近似pH值（已知H_3Cit的pK_{a1}＝3.14、pK_{a2}＝4.77、pK_{a3}＝6.39）。

9. 在50ml 0.10mol・L^{-1} HAc溶液中需加入0.10mol・L^{-1} NaOH溶液多少毫升，才能配成pH＝5.0的缓冲溶液（已知HAc的pK_a＝4.75）。

（冯广卫）

第四章　化学反应速率和化学平衡

化学反应速率和化学平衡是化学反应中两个非常重要的方面。化学反应速率表示在给定条件下化学反应进行的快慢，化学平衡则表示在给定条件下化学反应进行的限度。化学反应速率和化学平衡与生命科学、医学的关系十分密切，如临床上使用的药物，常常希望速效、长效和高效，速效感冒胶囊、长效青霉素就是基于这样的目的研制出来的。

第一节　化学反应速率

一、化学反应速率的表示方法

化学反应速率（rate of chemical reaction）用于衡量化学反应进行的快慢，通常用单位时间内反应物浓度的减少或生成物浓度的增加来表示。对绝大多数反应而言，反应速率随着反应的进行而不断改变，因而反应速率又分为平均速率（average rate）和瞬时速率（instantaneous rate）。

（一）平均速率

平均速率是指在一段时间间隔内，反应物或生成物浓度的变化量随时间的变化率，用 $\bar{v}$ 表示。

$$\bar{v}=\pm\frac{\Delta c}{\Delta t} \qquad (4-1)$$

式中，Δc 为相应时间间隔 Δt 内浓度的变化量。为了保证速率为正值，以生成物浓度增加的量表示反应速率时取正号，以反应物浓度减少的量表示反应速率时取负号。浓度单位常以 $mol\cdot L^{-1}$ 表示，时间单位则根据反应的快慢用 s、min 或 h 等表示。因此，反应速率的单位可以是 $mol\cdot L^{-1}\cdot s^{-1}$、$mol\cdot L^{-1}\cdot min^{-1}$ 或 $mol\cdot L^{-1}\cdot h^{-1}$ 等。

例如 N_2O_5 在气相或 CCl_4 溶剂中可发生分解：$2N_2O_5 = 4NO_2 + O_2$。

在时间间隔 Δt 内，该反应的平均速率可以用 $\bar{v}(N_2O_5)$ 表示。

$$\bar{v}(N_2O_5) = -\frac{\Delta c(N_2O_5)}{\Delta t}$$

也可以用 NO_2 或 O_2 浓度的变化来表示。

$$\bar{v}(NO_2) = \frac{\Delta c(NO_2)}{\Delta t} \quad 或 \quad \bar{v}(O_2) = \frac{\Delta c(O_2)}{\Delta t}$$

根据化学反应中各物质的计量系数关系，用上述三种物质的浓度变化表示同一反应的平均速率 $\bar{v}$ 时，其数值是不同的，它们之间的关系为：

$$-\frac{1}{2}\bar{v}(N_2O_5) = \frac{1}{4}\bar{v}(NO_2) = \bar{v}(O_2)$$

对于反应 $aA + bB = dD + eE$，用不同物质表示的速率之间有以下关系：

$$-\frac{1}{a}\frac{\Delta c(A)}{\Delta t} = -\frac{1}{b}\frac{\Delta c(B)}{\Delta t} = \frac{1}{d}\frac{\Delta c(D)}{\Delta t} = \frac{1}{e}\frac{\Delta c(E)}{\Delta t}$$

平均速率只能近似地说明反应的快慢，并不能说明反应在某一瞬间进行的速率，只有瞬时速率才能准确地表示反应在某时刻的真实速率。

（二）瞬时速率

瞬时速率是指时间间隔 Δt 趋近于零时平均速率的极限值，用 υ 表示。其数学表达式为：

$$\upsilon=\lim_{\Delta t\to 0}\bar{\upsilon}=\pm\frac{dc}{dt} \qquad (4-2)$$

瞬时速率可通过作图法求得。例如在一定条件下，H_2O_2分解反应为：

$$H_2O_2(aq) \rightleftharpoons H_2O(l) + 1/2O_2(g)$$

选择不同反应时间测定反应体系中 H_2O_2的浓度，数据见表 4－1。

表 4－1　反应不同时间后 H_2O_2的浓度

时间/min	0	20	40	60	80
浓度/（$mol \cdot L^{-1}$）	0.80	0.40	0.20	0.10	0.050

以 H_2O_2的浓度 c 为纵坐标，反应时间 t 为横坐标，绘制 $c-t$ 曲线，如图 4－1 所示。

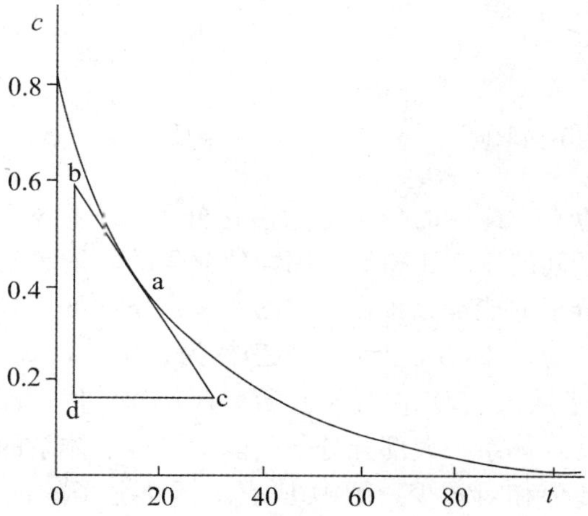

图 4－1　H_2O_2浓度与时间的关系

过曲线上任意一点 a 做切线，其斜率为$\frac{dc(H_2O_2)}{dt}=-\upsilon(H_2O_2)$，曲线上任意一点斜率的负值就等于该点所对应时刻的反应速率。

二、化学反应速率理论简介

反应速率理论是从分子的运动和分子结构的微观角度来寻找化学反应速率的规律，阐明反应进行快慢的原因及其影响因素。其中比较成熟的有碰撞理论和过渡态理论。

（一）碰撞理论

1918 年 Lewis 运用气体分子运动论的研究成果，提出了反应速率的碰撞理论（collision theory）。该理论认为，化学反应发生的先决条件是反应物分子之间的相互碰撞，如果反应物分子互不接触，那就不可能发生反应。但反应物分子间的碰撞并非每一次都能发生反应，只有少数的碰撞发生了反应，这种能发生化学反应的碰撞称为有效碰撞（effective collision）。而大多数的碰撞并不能发生化学反应，不能引发反应的无效碰撞称为弹性碰撞（elastic collision）。

发生有效碰撞的分子必须具备下列两个条件：

（1）要具有足够的能量：在反应体系中，只有那些具有足够能量的分子在相互碰撞时，才能使旧键断裂，新键形成。

（2）具有合适的方向：碰撞必须发生在引发反应的有效部位，例如反应：

$$CO(g) + NO_2(g) \longrightarrow CO_2(g) + NO(g)$$

在 CO 和 NO_2 分子相互碰撞时，CO 分子中的碳原子和 NO_2 分子中的氧原子迎头相碰，有利于碳原子和氧原子之间形成新的化学键，使反应有可能发生，如图 4－2 所示。一般来说，当反应条件一定时，反应物分子结构越复杂，这种取向合适的碰撞发生的概率越低。

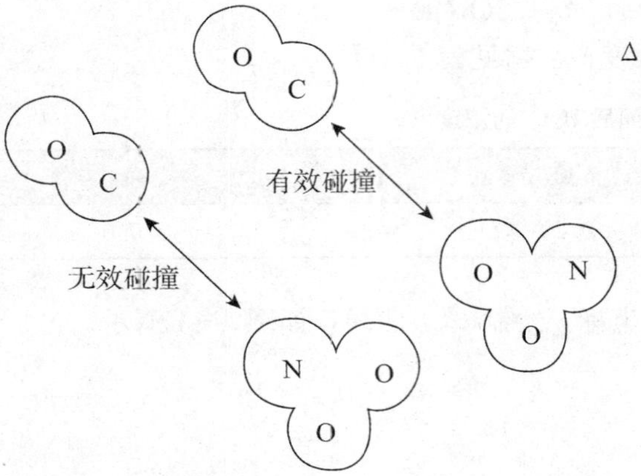

图 4－2　分子碰撞的不同取向

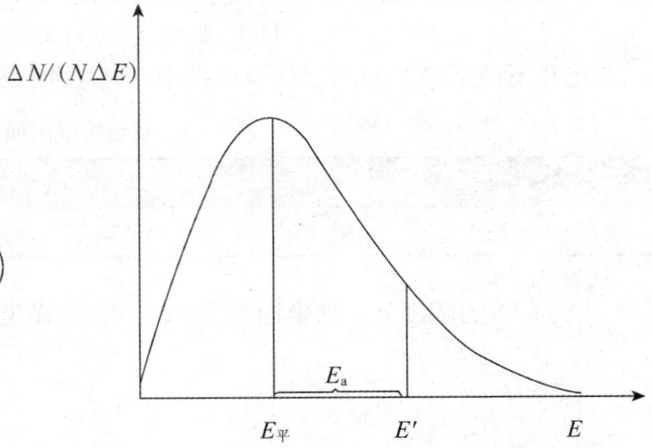

图 4－3　气体分子能量分布曲线

具有较高能量，能发生有效碰撞的分子称为活化分子。根据对气体分子运动规律的研究，一定温度时，由于气体分子间的不断碰撞等原因，使分子的能量参差不齐且不断变化。但从统计的观点看，体系中气体分子的能量分布是一定的。一定条件下气体分子的能量分布曲线如图 4－3 所示。图中横坐标 E 代表气体分子能量，纵坐标为 $\Delta N/(N\Delta E)$，其中 $\Delta N/N$ 表示在一定能量范围区间（ΔE）的分子数（ΔN）占分子总数（N）的比值，$\Delta N/(N\Delta E)$ 则表示单位能量范围内的分子比值。可见，体系中大部分分子其能量接近于体系的平均能量（$E_平$），高能量分子和低能量分子所占的比值相对较少。图中 E' 表示活化分子的最低能量，只有那些能量高于 E' 值的分子才能发生有效碰撞。通常把活化分子具有的最低能量与反应物分子的平均能量之差称为活化能（activation energy），用符号 E_a 表示。

化学反应速率与反应的活化能有关。一定温度下，反应的活化能越小，活化分子分数越大，发生有效碰撞的次数越多，反应速率越快。因此，活化能是决定化学反应速率的主要因素。

（二）过渡态理论

1935 年 Eyring 等人在统计力学和量子力学的基础上，提出了反应速率的过渡态理论（theory of transition state）。过渡态理论又叫活化配合物理论。该理论认为，化学反应并不是通过反应物分子间的简单碰撞完成的，而是要经过一个中间过渡状态，即反应物分子间首先形成活化配合物。活化配合物的特点是能量高、不稳定、寿命短，它一经形成，就很快分解。如 NO_2 和 CO 的反应：

$$CO(g) + NO_2(g) \longrightarrow CO_2(g) + NO(g)$$

NO_2 与 CO 分子互相以适当的取向充分靠近时，首先形成了一种活化配合物（图 4－4）。

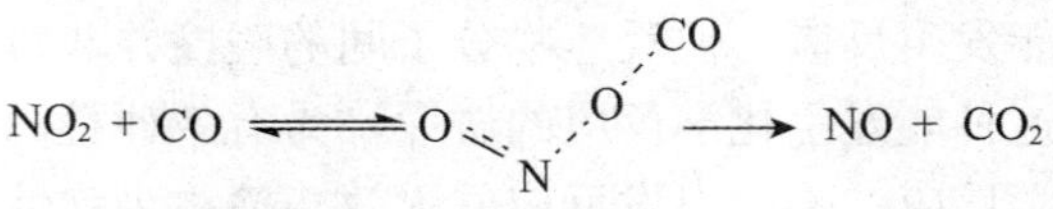

活化配合物（过渡状态）

图 4－4　NO_2 和 CO 的反应过程

在活化配合物中，N…O键被削弱，而C…O新键尚未形成，是一种不稳定的过渡状态，与反应物和生成物比较，这是一种能量相对更高的状态。三者的势能关系如图4－5所示。A点和C点分别代表反应物和生成物的平均势能，B点表示活化配合物的平均势能。活化配合物处于比反应物和生成物都要高的能量状态，形成“能垒”。活化配合物一旦形成，很快分解为生成物或反应物分子。因此，反应物分子只有吸收足够的能量，才能越过“能垒”转化为生成物，反应才会发生。由稳定的反应物分子过渡到活化配合物的过程，称为活化过程，活化过程中所吸收的能量称为活化能。反应的活化能越大，则反应进行时所需越过的能垒就越高，反应速率就越慢；反之，反应的活化能越小，能垒越低，反应速率就越快。

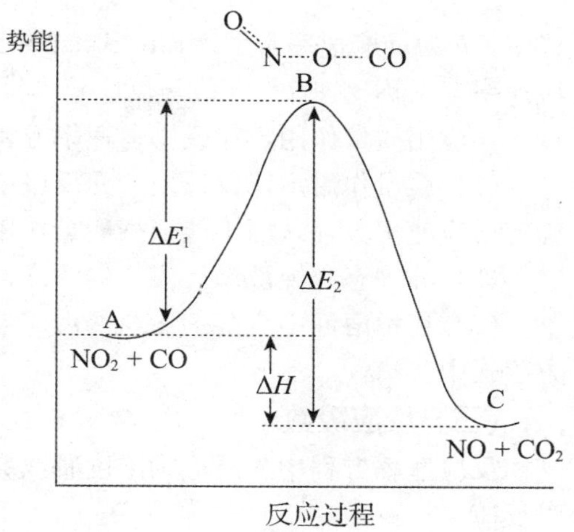

图4－5　反应过程的势能图

第二节　影响化学反应速率的因素

化学反应速率除受反应物本性的影响外，还与浓度、温度、催化剂等因素有关。

一、浓度对化学反应速率的影响

（一）元反应和复杂反应

化学方程式表示了反应物和产物及其计量关系，但它不能说明反应实际发生的过程。化学反应所经历的途径或具体步骤称为反应机理（reaction mechanism）或反应历程。对化学反应机理的研究表明，有些反应从反应物到生成物一步完成，而更多的反应可能是分成多步完成的。我们把一步完成的反应称为元反应（elementary reaction）或简单反应。如下列反应为元反应。

$$CO(g) + NO_2(g) \longrightarrow CO_2(g) + NO(g)$$

$$2NO_2(g) \longrightarrow 2NO(g) + O_2(g)$$

经过多步完成的反应称为复杂反应（complex reaction）。例如 $I_2(g) + H_2(g) \longrightarrow 2HI(g)$，该反应实际上是分两步完成的，其反应机理是：

第1步：$I_2(g) \longrightarrow 2I(g)$　　（快反应）

第2步：$H_2(g) + 2I(g) \longrightarrow 2HI(g)$　　（慢反应）

其中每一步为一个元反应，第2步反应速率较慢。因此，总反应的速率主要取决于元反应中速率最慢的一步。在复杂反应中，速率最慢的步骤称为速率控制步骤（rate-determining step）或定速步骤。

（二）质量作用定律

实验表明，当温度一定时，元反应的反应速率与各反应物浓度幂（以化学反应计量方程式中相应的系数为指数）的乘积成正比。这一规律称为质量作用定律（law of mass action）。表明反应物浓度与反应速率之间定量关系的数学表达式称为速率方程（rate equation）。如元反应：

$$aA + bB = cC + dD$$

根据质量作用定律，其速率方程为：

$$v=kc^{a}(\mathrm{A})\ c^{b}(\mathrm{B}) \tag{4-3}$$

式中，k 为反应速率常数（rate constant），数值上相当于各反应物浓度均为 $1\mathrm{mol\cdot L^{-1}}$ 时的反应速率，又称比速率。k 值与反应物本性、温度和催化剂等因素有关，而与反应物浓度无关。

在应用质量作用定律或书写速率方程式时应注意：

（1）质量作用定律仅适用于元反应。若不能确定某反应是否为元反应，则只能根据实验来确定反应速率方程，而不能根据质量作用定律直接得出。

（2）纯固态和纯液态反应物的浓度，可视为常数，不写入速率方程式。

（3）在稀溶液中有溶剂参与的反应，因溶剂量大，其浓度几乎维持不变，故也不写入速率方程式中。

（三）反应级数

反应速率方程中各反应物浓度幂次数之和称为反应级数（order of reaction）。对一般的化学反应：

$$a\mathrm{A} + b\mathrm{B} \longrightarrow \text{产物}$$

实验测得其速率方程为：

$$v=kc^{\alpha}(\mathrm{A})\ c^{\beta}(\mathrm{B})$$

式中，α 为反应物 A 的级数，β 为反应物 B 的级数，该反应的总反应级数为 $n=(\alpha+\beta)$。一般而言，反应级数均指总反应级数，它由实验确定，其值可以是整数，也可以是分数或零。以下讨论具有简单级数的反应及其特征。

1. 一级反应　反应速率与反应物浓度的一次方成正比的反应称为一级反应（first-order reaction）。其速率方程为：

$$v=-\frac{\mathrm{d}c}{\mathrm{d}t}=kc \tag{4-4}$$

式中，c 表示反应物在 t 时刻的浓度，若以 c_0 表示 $t=0$ 时反应物的起始浓度，在时间从 $0\rightarrow t$，反应物浓度从 $c_0\rightarrow c$ 区间内，将上式移项并进行定积分得：

$$\ln c=\ln c_0-kt \tag{4-5}$$

$$\ln\frac{c_0}{c}=kt \tag{4-6}$$

上述公式揭示了一级反应的反应物浓度与反应时间的关系。由此，可推出一级反应的特征：

（1）一级反应的 $\ln c$ 与时间 t 呈线性关系（图 4-6），若以 $\ln c$ 对时间 t 作图，可得一直线。直线的斜率为 $-k$，截距为 $\ln c_0$。

（2）一级反应速率常数的单位为［时间］$^{-1}$。因此，速率常数的数值与浓度采用的单位无关。

（3）把反应物浓度消耗一半所需要的时间定义为半衰期（half-life），用 $t_{1/2}$ 表示。一级反应的半衰期可由式（4-6）求得：

$$kt_{1/2}=\ln\frac{c_0}{c_0/2}=\ln 2$$

$$t_{1/2}=\frac{0.693}{k} \tag{4-7}$$

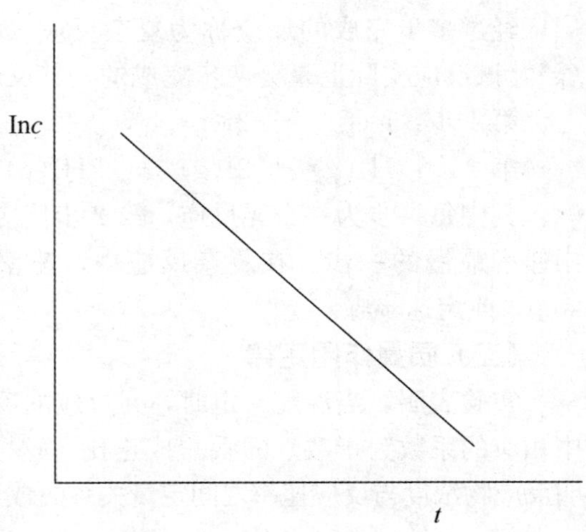

图 4-6　一级反应的 lnc－t 图

由上式可见，一级反应的半衰期与速率常数成反比，而与反应物的初始浓度无关。半衰期越长，速率常数越小，反应就越慢。常见药物的半衰期，如阿司匹林为 0.25h，二甲双胍为 1.7～

4.5h，卡铂为2.6～5.9h，氧氟沙星为4～7h，阿奇霉素为35～48h。药物的半衰期反映了药物在体内消除的速率，表示了药物在体内的时间与血药浓度间的关系，它是决定给药剂量、次数的主要依据。因此，了解药物的半衰期，对于合理用药有着重要意义。

一级反应很多，许多药物的水解反应、酶的催化反应、多数热分解反应、放射性元素的衰变以及药物在体内的代谢等都是一级反应。

例 4-1　一级反应 $2H_2O_2 \longrightarrow 2H_2O + O_2$，温度为298.15K时该反应的速率常数 k 为 0.0410min^{-1}。求：

（1）若 H_2O_2 的起始浓度为 $0.500\text{mol}\cdot\text{L}^{-1}$，经过10min后 H_2O_2 的浓度是多少？

（2）H_2O_2 的浓度由 $0.500\text{mol}\cdot\text{L}^{-1}$ 降至 $0.100\text{mol}\cdot\text{L}^{-1}$ 时需要多少分钟？

（3）反应的半衰期是多少？

解　（1）一级反应 $\ln\frac{c_0}{c}=kt$，将已知条件代入，得：

$$\ln\frac{0.500\text{mol}\cdot\text{L}^{-1}}{c}=0.0410\text{min}^{-1}\times10\text{min}$$

$$c(H_2O_2)=0.332\text{mol}\cdot\text{L}^{-1}$$

（2）H_2O_2 浓度由 $0.500\text{mol}\cdot\text{L}^{-1}$ 降至 $0.100\text{mol}\cdot\text{L}^{-1}$ 时，

$$t=\frac{1}{k}\ln\frac{c_0}{c}=\frac{1}{0.0410\text{min}^{-1}}\times\ln\frac{0.500\text{mol}\cdot\text{L}^{-1}}{0.100\text{mol}\cdot\text{L}^{-1}}=39.3\text{min}$$

（3）$t_{1/2}=\frac{0.693}{k}=\frac{0.693}{0.0410\text{min}^{-1}}=16.9\text{min}$

2. 二级反应　反应速率与反应物浓度的二次方成正比的反应称为二级反应（second-order reaction）。其速率方程为：

$$v=-\frac{dc}{dt}=kc^2$$

对上式定积分得：

$$\frac{1}{c}-\frac{1}{c_0}=kt \qquad (4-8)$$

二级反应具有以下特征：

（1）二级反应的 $1/c$ 与反应时间 t 呈线性关系，以 $1/c$ 对 t 作图为一直线（图4-7），其斜率等于速率常数 k，截距为 $1/c_0$。

（2）速率常数 k 的单位为［浓度］$^{-1}$·［时间］$^{-1}$，k 的数值与采用的时间单位和浓度单位有关。

（3）$t_{1/2}=\frac{1}{kc_0}$。与一级反应不同，二级反应的半衰期不仅与反应速率常数成反比，也与初始浓度成反比。

二级反应是一类常见的反应，溶液中的许多有机反应，如加成、取代及消去反应等都是二级反应。

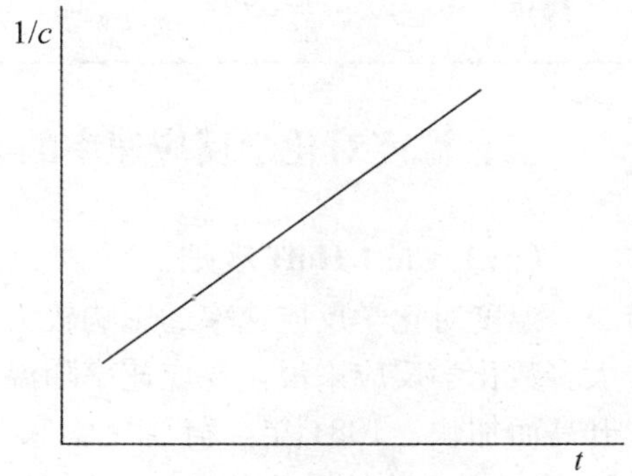

图 4-7　二级反应的 $\frac{1}{c}$—t 图

例 4-2　乙酸乙酯在298.15K时的皂化反应为二级反应。

$$CH_3COOC_2H_5 + NaOH \longrightarrow CH_3COONa + C_2H_5OH$$

若乙酸乙酯与氢氧化钠的起始浓度均为 $0.0100\text{mol}\cdot\text{L}^{-1}$，反应20min后，碱的浓度已消耗 $0.00566\text{mol}\cdot\text{L}^{-1}$。试求在此温度下反应的速率常数及半衰期。

解　$k=\frac{1}{t}\left(\frac{1}{c}-\frac{1}{c_0}\right)$

$$=\frac{1}{20\text{min}}\left(\frac{1}{0.0100\text{mol}\cdot\text{L}^{-1}-0.00566\text{mol}\cdot\text{L}^{-1}}-\frac{1}{0.0100\text{mol}\cdot\text{L}^{-1}}\right)$$
$$=6.52\text{L}\cdot\text{mol}^{-1}\cdot\text{min}^{-1}$$
$$t_{1/2}=\frac{1}{kc_0}=\frac{1}{6.52\text{L}\cdot\text{mol}^{-1}\cdot\text{min}^{-1}\times 0.0100\text{mol}\cdot\text{L}^{-1}}=15.3\text{min}$$

3. 零级反应 反应速率与反应物浓度无关的反应称为零级反应（zero-order reaction）。其速率方程为：

$$\upsilon=-\frac{\mathrm{d}c}{\mathrm{d}t}=k$$

由定积分可得：

$$c_0-c=kt \tag{4-9}$$

零级反应具有以下特征：

（1）零级反应的反应物浓度 c 对 t 作图为一条直线，斜率为 $-k$。

（2）速率常数 k 的单位为[浓度]·[时间]$^{-1}$，k 的数值与时间单位和浓度单位有关。

（3）$t_{1/2}=\frac{c_0}{2k}$。半衰期与速率常数成反比，与反应物初始浓度成正比。

近年来发展的一些缓释长效药，其释药速率在相当长的时间范围内比较恒定，即属零级反应。如国际上应用较广的一种皮下植入剂，内含女性避孕药左旋 18-甲基炔诺酮，每天约释药 30μg，可一直维持 5 年左右。

具有简单级数的反应特征总结于表 4-2 中。

表 4-2 简单级数反应的特征

反应级数	微分式	积分方程式	半衰期（$t_{1/2}$）	k 的单位	线性关系
一级	$\upsilon=-\frac{\mathrm{d}c}{\mathrm{d}t}=kc$	$\ln\frac{c_0}{c}=kt$	$\frac{0.693}{k}$	[时间]$^{-1}$	$\ln c-t$
二级	$\upsilon=-\frac{\mathrm{d}c}{\mathrm{d}t}=kc^2$	$\frac{1}{c}-\frac{1}{c_0}=kt$	$\frac{1}{kc_0}$	[浓度]$^{-1}$·[时间]$^{-1}$	$1/c-t$
零级	$\upsilon=-\frac{\mathrm{d}c}{\mathrm{d}t}=k$	$c_0-c=kt$	$\frac{c_0}{2k}$	[浓度]·[时间]$^{-1}$	$c-t$

二、温度对化学反应速率的影响

（一）van't Hoff 规则

温度对化学反应速率的影响较大，对大多数化学反应来说，反应速率随温度的升高而加快。1884 年，荷兰化学家 van't Hoff 根据实验结果总结出一条近似规则：当反应物浓度不变时，温度每升高 10℃，反应速率大约增加 2～4 倍。利用这一规则，可以粗略地估计温度对反应速率的影响。

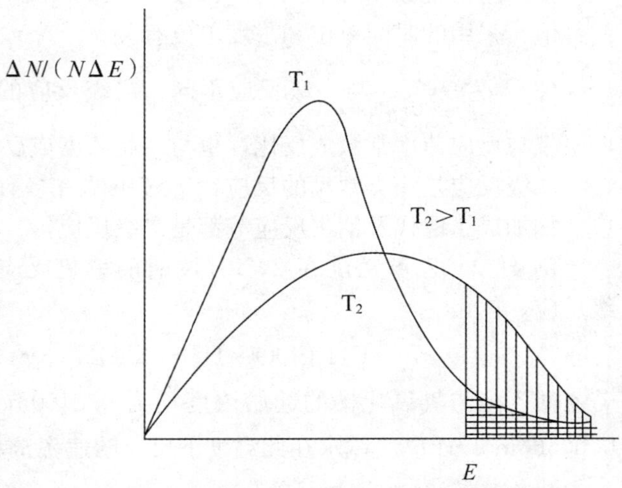

图 4-8 不同温度下分子的能量分布曲线

温度升高使反应速率加快的主要原因是分子的平均能量增加，体系中许多能量较低的分子获得足够的能量而成为活化分子。图 4-8 表示温度由 T_1 升高至 T_2 时，分子的能量分布的变化。温度升高，曲线峰高降低，活化分子分数增加（图中的阴影面积），有效碰撞的次数增多，因而反应速率加快。

（二）Arrhenius 方程式

1889 年，瑞典化学家 Arrhenius 总结了大量实验事实，提出了一个较为精确的描述速率常数 k 与反应温度 T 之间关系的经验公式

$$k=Ae^{-E_a/RT} \tag{4-10}$$

上式称为 Arrhenius 方程式。式中 e 为自然对数的底，A 为频率因子，它是给定反应的特性常数，R 为摩尔气体常数，E_a为反应的活化能。

在 Arrhenius 方程中，温度 T 和活化能 E_a都与速率常数 k 呈指数关系，可见两者对速率常数 k 的影响很大，温度和活化能的微小变化，将引起 k 值显著的变化。温度越高或活化能越低，反应的速率常数 k 越大，反应速率越快。

三、催化剂对化学反应速率的影响

（一）催化剂和催化作用

催化剂（catalyst）是一种能够改变化学反应速率，而本身的质量和化学组成在反应前后不发生变化的物质。凡能加快反应速率的催化剂称为正催化剂；而能减慢反应速率的催化剂称为负催化剂。通常所说的催化剂一般指正催化剂。催化剂改变化学反应速率的作用称为催化作用（catalysis）。

催化剂之所以能加快反应速率，是由于催化剂参与了化学反应，改变了反应历程，降低了反应的活化能，使更多的反应物分子成为活化分子，导致反应速率显著增大。图 4－9 表示当没有催化剂参与反应时，按途径 A^1 进行；当有催化剂存在时，改变了反应历程，使反应沿着活化能较低的途径 A^2 进行。图中 E_1为无催化剂时反应的活化能，E_2为有催化剂时反应的活化能。

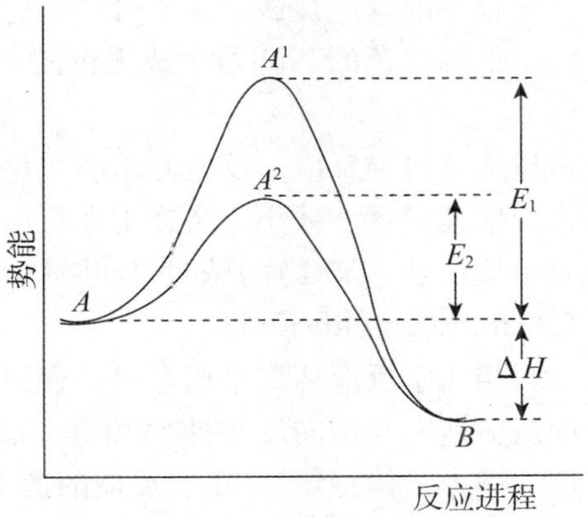

图 4－9　催化剂降低反应活化能示意图

催化剂具有以下特点：

（1）催化剂在化学反应前后的质量和化学组成不变。但由于催化剂往往要参与化学反应，其物理性质可能变化。

（2）催化剂能同等程度地改变正反应速率和逆反应速率，缩短体系到达平衡的时间，但不能使化学平衡发生移动，不会改变平衡常数。

（3）催化剂只能改变化学反应的速率，不能改变化学反应的方向。

（4）催化剂具有选择性。一种催化剂通常只能加速一种或少数几种反应，同样的反应物应用不同的催化剂可得到不同产物。

（二）生物催化剂——酶

生物体在其特定的条件下（如一定的 pH 值和温度等），进行着许多复杂的化学反应，这些化学反应都是由特定的酶（enzyme）作催化剂并在特定的条件下完成的。如果生物体内缺少了某些酶，则影响该酶所参与的反应，严重时将危及健康。被酶所催化的物质称为底物（substrate）。酶除了具有一般催化剂的特点外，还具有下列特征：

（1）酶具有高度的特异性。一种酶只对某一种或某一类的生化反应起催化作用。如淀粉酶只对淀粉催化水解，对脂肪、蛋白质的水解则不起催化作用。

（2）酶具有高度的催化活性。对同一反应，酶的催化能力常常比非酶催化高 $10^6 \sim 10^{10}$ 倍。

如蛋白质的消化（即水解），在体外需用浓的强酸或强碱，并煮沸相当长的时间才能完成，但食物中蛋白质在酸碱性都不强，温度仅 37℃的人体消化道中，却能迅速消化，就因为消化液中有蛋白酶等起催化作用。

（3）酶特殊的温度效应和 pH 值范围。酶通常在一定 pH 值范围及一定温度范围内才能有效地发挥作用。酶的活性常常在某一 pH 值范围内最大，称为酶的最适 pH 值。如 pH 值过高或过低会使酶变性而失活，体内大多数酶的最适 pH 值接近中性。同样酶对温度具有特殊的敏感性。反应速率最大时的温度称为酶的最适温度，人体大多数酶的最适温度在 37℃左右。

酶分布在人体的各种器官和体液中。从化学反应的角度看，人体是一个极其复杂而又十分奥妙的酶催化系统。在人体内已发现 3000 多种酶，其中 60%以上含有铜、锌、锰、钼等微量元素，这些元素参与了各种酶的组成与激活，能使体内复杂的生化反应顺利进行。

第三节 化学平衡

一、可逆反应与化学平衡

在一定条件下，一个化学反应既能按方程式从左向右进行，也能从右向左进行，即在同一条件下反应能同时向正逆两个方向进行，这种反应称为可逆反应（reversible reaction）。几乎所有的化学反应都是可逆的，但各种反应的可逆程度却有很大的差别。在普通条件下逆向进行趋势很小的反应被认为是不可逆反应。

如棕红色的 NO_2 可生成无色的 N_2O_4：

$$2NO_2\ (g) \rightleftharpoons N_2O_4\ (g)$$

该反应是可逆反应。反应开始时正反应速率较快，随着反应的进行，逆反应的速率逐渐加快，正反应速率逐渐减小，最终正逆反应速率相等时，单位时间内 NO_2 的生成量与消耗量相等，体系中反应物或产物的浓度不再发生变化，此种状态即为化学平衡状态，简称为化学平衡（chemical equilibrium）。

当化学反应达到平衡态时，表面上看反应已经终止，而实际上正逆反应仍在进行，只是正向反应速率与逆向反应速率相等。因此，化学平衡是一种动态平衡。若改变外界条件（如温度、压力、体积等），正逆反应的速率不再相等，则原有的平衡被破坏。所以化学平衡是相对的，有条件的。

二、平衡常数

（一）平衡常数的表示方法及其意义

对于可逆反应

$$aA + bB \rightleftharpoons dD + eE$$

在一定温度下达到化学平衡时，各反应物、生成物的浓度（或分压）之间存在着如下的定量关系：

$$K^{\ominus} = \frac{([D]/c^{\ominus})^d\ ([E]/c^{\ominus})^e}{([A]/c^{\ominus})^a\ ([B]/c^{\ominus})^b} \tag{4-11}$$

或

$$K^{\ominus} = \frac{(p_D/p^{\ominus})^d\ (p_E/p^{\ominus})^e}{(p_A/p^{\ominus})^a\ (p_B/p^{\ominus})^b} \tag{4-12}$$

式中，$K^{\ominus}$ 称为标准平衡常数（standard equilibrium constant），简称为平衡常数。[A]、[B]、

[D]、[E] 分别表示各物质的平衡浓度；p_A、p_B、p_D、p_E 分别表示各气体物质的平衡分压；$c^{\ominus}$、$p^{\ominus}$分别为标准浓度和标准压力，其数值为 $c^{\ominus}=1\text{mol}\cdot\text{L}^{-1}$，$p^{\ominus}=100\text{kPa}$；比值 [D] / $c^{\ominus}$、$p_D/p^{\ominus}$分别为 D 物质的相对平衡浓度和相对分压，其余类推。为书写方便，本书中将各物质的相对平衡浓度用各物质的浓度表示；各气态物质的相对分压以 $p(i)$ 表示；平衡常数符号用 K 代替 $K^{\ominus}$。上述平衡常数表达式可表示为

$$K=\frac{[\text{D}]^d\cdot[\text{E}]^e}{[\text{A}]^a\cdot[\text{B}]^b}\tag{4-13}$$

$$K=\frac{p^d(\text{D})\cdot p^e(\text{E})}{p^a(\text{A})\cdot p^b(\text{B})}\tag{4-14}$$

平衡常数表示平衡时各物质浓度（或分压）间的相互关系，平衡常数只与温度有关，不随浓度或分压而变。平衡常数越大，达到平衡时生成物的浓度（或分压）越大，反应物的浓度（或分压）越小，说明在该反应条件下化学反应进行的程度较大。

书写平衡常数表达式时应注意以下几点：

(1) 反应物或生成物中的固体、纯液体或稀溶液中溶剂，其浓度可视为常数，不写入表达式中。

(2) 平衡常数表达式及其数值与反应方程式的写法有关，如：

$$N_2(g)+3H_2(g)\rightleftharpoons 2NH_3(g)\qquad K_1=\frac{p^2(NH_3)}{p(N_2)\cdot p^3(H_2)}$$

$$\frac{1}{2}N_2(g)+\frac{3}{2}H_2(g)\rightleftharpoons NH_3(g)\qquad K_2=\frac{p(NH_3)}{p^{\frac{1}{2}}(N_2)\cdot p^{\frac{3}{2}}(H_2)}$$

显然，$K_1\neq K_2$，其关系为 $K_1=(K_2)^2$。

(3) 正、逆反应的平衡常数互为倒数，即 $K_{正}=\frac{1}{K_{逆}}$。

(4) 当几个反应相加（或相减）得到一总反应时，则总反应的平衡常数等于各反应的平衡常数之积（或商），此规则称为多重平衡规则。

例如，某温度下，已知下列两反应：

$$N_2(g)+O_2(g)\rightleftharpoons 2NO(g)\qquad K_1$$

$$2NO(g)+O_2(g)\rightleftharpoons 2NO_2(g)\qquad K_2$$

若两式相加，得总反应：

$$N_2(g)+2O_2(g)\rightleftharpoons 2NO_2(g)\qquad K$$

则总反应的平衡常数 $K=K_1K_2$。

（二）平衡常数的应用

1. 判断反应进行的程度　在一定条件下，当可逆反应达到平衡状态时，正、逆反应速率相等，反应物和产物的浓度或分压不再改变。这表明在此条件下反应物转化为产物已经达到了最大限度。K 越大，生成物的浓度或分压就越大，反应进行得就越完全；反之，K 越小，反应进行得就越不完全。

2. 预测可逆反应的方向　对于可逆反应：$a\text{A}+b\text{B}\rightleftharpoons d\text{D}+e\text{E}$，任意状态下，各反应物和生成物浓度（或分压）之间的关系可用下式表示

$$Q=\frac{c^d(\text{D})\cdot c^e(\text{E})}{c^a(\text{A})\cdot c^b(\text{B})}\tag{4-15}$$

或

$$Q=\frac{p^d(\text{D})\cdot p^e(\text{E})}{p^a(\text{A})\cdot p^b(\text{B})}\tag{4-16}$$

式中，Q 称为反应商。与平衡常数类似，$c(\text{A})$、$c(\text{B})$、$c(\text{D})$、$c(\text{E})$ 分别表示各物质的相对浓度；$p(\text{A})$、$p(\text{B})$、$p(\text{D})$、$p(\text{E})$ 分别表示各气体物质的相对分压。Q 与 K 的表达式相似，不

同之处在于 Q 的表达式中各浓度或分压为任意态的（包括平衡态），而 K 表达式中的浓度或分压是平衡态的。将 K 与 Q 进行比较，可以得出化学反应进行方向的判据：

$Q<K$　　反应正向自发进行

$Q=K$　　反应处于平衡状态

$Q>K$　　反应逆向自发进行

例 4-3　在 298.15K 时，反应 $2N_2O(g)+3O_2(g) \rightleftharpoons 4NO_2(g)$ 的平衡常数 $K=1.6$。在此温度下，向 100L 的密闭容器中加入 NO_2，N_2O，O_2 各 0.10mol，试判断反应进行的方向。

解　$p(NO_2)=p(N_2O)=p(O_2)=\dfrac{nRT}{V}\times\dfrac{1}{p^{\ominus}}$

$$=\frac{0.10\text{mol}\times 8.314\text{kPa}\cdot\text{L}\cdot\text{mol}^{-1}\cdot\text{K}^{-1}\times 298.15\text{K}}{100\text{L}}\times\frac{1}{100\text{kPa}}=0.025$$

$$Q=\frac{p^4(NO_2)}{p^2(N_2O)\ p^3(O_2)}=\frac{0.025^4}{0.025^2\times 0.025^3}=40$$

$Q>K$　　反应逆向进行

3. 计算平衡组成　利用平衡常数与平衡浓度或平衡分压之间的相互关系，可以求出反应系统中各组分的平衡组成。

例 4-4　在 298.15K 时，反应 $CO_2(g) \rightleftharpoons CO(g)+\frac{1}{2}O_2(g)$ 的平衡常数 $K=1.72\times 10^{-46}$。假设反应开始时只有 CO_2，且 CO_2 的起始浓度为 $1.00\text{mol}\cdot\text{L}^{-1}$，计算 CO 的平衡浓度。

解　设 CO 的平衡浓度为 x，则

$$CO_2(g) \rightleftharpoons CO(g)+\frac{1}{2}O_2(g)$$

起始浓度/$\text{mol}\cdot\text{L}^{-1}$	1.00	0	0
平衡浓度/$\text{mol}\cdot\text{L}^{-1}$	$1.00-x$	x	$x/2$

$$K=\frac{[CO]\ [O_2]^{\frac{1}{2}}}{[CO_2]}=\frac{x\cdot(x/2)^{\frac{1}{2}}}{1.00-x}=1.72\times 10^{-46}$$

$$x\approx 3.90\times 10^{-39}\text{mol}\cdot\text{L}^{-1}$$

三、化学平衡的移动

化学平衡是相对的，有条件的。当条件改变时，化学平衡就会被破坏，各种物质的浓度（或分压）就会改变，直到建立新的平衡。这种因条件的改变而导致反应从一种平衡状态向另一种平衡状态变化的过程称之为化学平衡的移动（shift of chemical equilibrium）。下面讨论浓度、压力和温度变化对化学平衡的影响。

（一）浓度对化学平衡的影响

在一定温度下，反应达到平衡时，$Q=K$。若改变体系中某物质的浓度，则 $Q\neq K$，原有的平衡状态被破坏，导致化学平衡发生移动，直至达到新的平衡。在新的平衡体系中，各物质的平衡浓度会发生相应的变化。

增加反应物的浓度或减小生成物的浓度，可使 $Q<K$，则平衡向正反应方向移动。增加生成物的浓度或减小反应物的浓度，可使 $Q>K$，则平衡向逆反应方向移动。

（二）压力对化学平衡的影响

1. 改变分压　对于有气体参与的反应，若改变体系中某气态物质的分压，则 $Q\neq K$，从而使化学平衡发生移动。这与浓度对化学平衡的影响完全相同。

2. 改变总压　对一个已达平衡的气相反应，增加或减小系统的总压，对化学平衡的影响将分两种情况：①如果反应方程式两边气体分子总数相等，改变体系总压力时，反应物和生成

物的分压会同等程度地受到影响，结果使反应商 Q 维持不变，仍然有 $Q=K$，平衡不发生移动。②当反应方程式两边的气体分子总数不相等，改变总压将改变 Q 值，使 $Q\neq K$，平衡将发生移动。增加总压力，平衡将向气体分子总数减少的方向移动；减小总压力，平衡将向气体分子总数增加的方向移动。

（三）温度对化学平衡的影响

温度对化学平衡的影响与浓度、压力的影响有本质上的区别。浓度或压力改变时，只改变反应商 Q，而平衡常数 K 不变，使得 $Q\neq K$，平衡发生移动。但是温度改变使 K 发生变化，导致 $Q\neq K$，从而使化学平衡发生移动。

温度与平衡常数 K 的关系可通过热力学公式推导得出。若在温度为 T_1 和 T_2 时反应的平衡常数分别为 K_1 和 K_2，则有

$$\ln\frac{K_2}{K_1}=\frac{\Delta_r H_m^{\ominus}}{R}\left(\frac{T_2-T_1}{T_1T_2}\right) \tag{4-17}$$

由式（4－17）可知，温度对平衡常数 K 的影响与反应热有关。对于正向吸热反应（$\Delta_r H_m^{\ominus}>0$），当 $T_2>T_1$ 时，则 $K_2>K_1$，即升高温度，平衡常数增大（使得 $Q<K$），平衡向正反应方向移动。对于放热反应（$\Delta_r H_m^{\ominus}<0$），当 $T_2>T_1$ 时，则 $K_2<K_1$，即升高温度，平衡常数减小，（使得 $Q>K$），平衡向逆反应方向移动。因此，在不改变浓度、压力的条件下，升高温度时平衡向吸热反应方向移动；反之，降低温度时平衡向放热反应方向移动。

习　题

1. 解释下列名词：

（1）活化能	（2）元反应
（3）反应速率常数	（4）反应级数
（5）半衰期	（6）催化剂
（7）化学平衡	（8）平衡常数

2. 下列情况下，某化学反应的反应速率和速率常数是否相同？

（1）温度相同，起始浓度不同；

（2）温度不同，起始浓度相同。

3. 化学平衡移动时，平衡常数（K）是否发生变化？K 改变时，化学平衡是否发生移动？

4. 气体 A 的分解反应为 A（g）$\longrightarrow$ 产物，当 A 的浓度为 0.50mol·L^{-1} 时，反应速率为 0.014mol·L^{-1}·s^{-1}。如果该反应分别属于（1）零级反应（2）一级反应（3）二级反应，则当 A 的浓度等于 1.0mol·L^{-1} 时，反应速率分别是多少？

5. 已知某药物分解 30% 即为失效。药物溶液的质量浓度为 5g·L^{-1}，1 a（年）后质量浓度降为 4.2g·L^{-1}。若此药物分解反应为一级反应，计算此药物的半衰期和有效期。

6. 某物质 A 的分解为二级反应，在定温下，反应进行到 A 消耗掉初始浓度的 1/3 时，需要的时间为 2min，计算 A 消耗掉初始浓度的 2/3 时需要的时间。

7. 已知在 298.15K 时，

（1）$2N_2(g)+O_2(g)\rightleftharpoons 2N_2O(g)$　　　$K_1=4.8\times10^{-37}$

（2）$N_2(g)+2O_2(g)\rightleftharpoons 2NO_2(g)$　　　$K_2=8.8\times10^{-19}$

计算反应 $2N_2O(g)+3O_2(g)\rightleftharpoons 4NO_2(g)$ 的平衡常数 K。

8. 在 298.15K 时，反应 $2Ag^+(0.2mol\cdot L^{-1})+2Hg(l)=Hg_2^{2+}(0.02mol\cdot L^{-1})+2Ag(s)$ 的 $K=2.5$。试计算：

（1）该反应的反应商并判断反应进行的方向。

（2）计算上述反应达到平衡时 Ag^+ 和 Hg_2^{2+} 的平衡浓度。

（赵全芹）

第五章　氧化还原反应和电极电位

氧化还原反应（oxidation-reduction reaction）是自然界存在的一类非常重要的化学反应。它在生命过程中扮演着十分重要的角色，如光合作用、呼吸过程、能量转换、新陈代谢、神经传导、心电、脑电、肌电等生物电现象，都与氧化还原反应中电子转移所产生的电池电动势有关。

第一节　氧化还原反应

一、氧化值

为表示各元素在化合物中所处的化合状态，无机化学中引进了氧化值（oxidation number）的概念，氧化值又称为氧化数。1970 年 IUPAC 定义：氧化值是某元素一个原子的表观荷电数，这种荷电数是假设把每个化学键中的成键电子指定给电负性较大的原子而求得。

根据元素氧化值的定义，确定元素氧化值的规则如下：

（1）单质中元素的氧化值为零。如臭氧（O_3）中，O 的氧化值为 0。

（2）在电中性的化合物中，所有元素的氧化值之和为零。

（3）单原子离子的氧化值等于它所带的电荷数；多原子离子中所有元素的氧化值之和等于该离子所带的电荷数。

（4）氢在化合物中的氧化值一般为＋1，但在金属氢化物中，如 NaH、CaH_2 中，H 的氧化值为－1。氧在化合物中的氧化值一般为－2，但在过氧化物中，如 H_2O_2、Na_2O_2 中，O 的氧化值为－1；超氧化物中，如 KO_2 中，O 的氧化值为 $-\frac{1}{2}$；在氟氧化物中，如 OF_2 中，O 的氧化值为＋2；氟在化合物中的氧化值均为－1。

可见元素的氧化值可以是整数也可以是分数（或小数）。

例 5－1　计算 $S_2O_3^{2-}$ 中 S 的氧化值。

解　设 $S_2O_3^{2-}$ 中 S 的氧化值为 x，由于氧的氧化值为－2，则

$$2x + 3\times(-2) = -2$$

$$x = +2$$

故 S 的氧化值为＋2。

二、氧化还原反应

（一）氧化剂和还原剂

元素氧化值发生变化的化学反应称为氧化还原反应。元素氧化值升高（即失去电子）的过程称为氧化（oxidation），含氧化值升高元素的物质叫还原剂（reducing agent），还原剂发生氧化反应；元素氧化值降低（即得到电子）的过程称为还原（reduction），含氧化值降低元素的物质叫氧化剂（oxidizing agent），氧化剂发生还原反应。例如，锌和盐酸发生的反应：Zn＋

$2HCl \longrightarrow ZnCl_2 + H_2\uparrow$ 是氧化还原反应。其中，Zn 失去了两个电子生成了 Zn^{2+}，锌的氧化值从 0 升到了 +2，Zn 被氧化，为还原剂；HCl 中的氢离子得到两个电子生成了 H_2，氢的氧化值从 +1 降到了 0，HCl 中的氢离子被还原，HCl 为氧化剂。

氧化值升高和降低的元素属于同一物质的氧化还原反应叫自身氧化还原反应；自身氧化还原反应中氧化值升高和降低的是同一元素的反应叫歧化反应。

（二）氧化还原电对

在氧化还原反应中，包含氧化和还原两个过程。例如：

$$Fe(s) + Cu^{2+}(aq) \longrightarrow Cu(s) + Fe^{2+}(aq)$$

所以一个氧化还原反应可以分解为氧化和还原两个半反应。每个半反应中都包含同一元素的两种不同氧化态，同一元素的两种不同氧化态的物质构成氧化还原电对，一般把氧化值高的称为氧化态（oxidation state，Ox），而把氧化值低的称为还原态（reduction state，Red）。氧化还原电对的表示方法为：氧化态/还原态（Ox/Red）。如：

$$Cu^{2+}/Cu、Fe^{2+}/Fe$$

上述反应中 Fe 失去电子，生成 Fe^{2+}，发生氧化反应，其氧化半反应为

$$Fe(s) - 2e^- \longrightarrow Fe^{2+}(aq)$$

Cu^{2+} 得到电子，生成 Cu，发生还原反应，其还原半反应为：

$$Cu^{2+}(aq) + 2e^- \longrightarrow Cu(s)$$

氧化还原半反应的通式为：

$$\text{氧化态} + ne^- \rightleftharpoons \text{还原态}$$

$$\text{或 } Ox + ne^- \rightleftharpoons Red$$

式中 n 为半反应中电子转移的数目，氧化态应包括氧化剂及其相关介质，还原态应包括还原剂及其相关介质。如半反应

$$Cr_2O_7^{2-}(aq) + 14H^+(aq) + 6e^- \longrightarrow 2Cr^{3+}(aq) + 7H_2O(l)$$

式中电子转移数为 6，氧化态为 $Cr_2O_7^{2-}$ 和 H^+，还原态为 Cr^{3+}（H_2O 是溶剂不包括在内）。

氧化半反应和还原半反应不能单独存在，必须同时并存，在反应过程中得失电子的数目必须相等，因此，在配平的氧化还原反应方程中得失电子的数目相等。

第二节　原电池和电极电位

一、原电池

（一）原电池的概念

将锌片置于 $CuSO_4$ 溶液中，一段时间后可以观察到：$CuSO_4$ 溶液的蓝色渐渐变浅，而锌片上会沉积出一层红棕色的铜。这是一个自发进行的氧化还原反应。

$$Zn(s) + Cu^{2+}(aq) \longrightarrow Cu(s) + Zn^{2+}(aq)$$

反应中 Zn 失去电子生成 Zn^{2+}，发生氧化反应；Cu^{2+} 得到电子生成 Cu，发生还原反应。由于 Zn 与 $CuSO_4$ 溶液直接接触，反应在锌片和 $CuSO_4$ 溶液的界面上进行，电子直接由 Zn 传递给 Cu^{2+}，因此，无法形成电流。如将 Zn 片插入盛 $ZnSO_4$ 溶液的烧杯中，Cu 片插入盛 $CuSO_4$ 溶液的另一烧杯中，用导线把两金属片连接起来，两烧杯的溶液用盐桥沟通（图 5-1）。可观察到 Zn 片逐渐溶解，Cu 片上有金属 Cu 析出，检流计指针发生偏转，说明导线上有电流通过。这种将化学能转化成电能的装置称为原电池（primary cell），简称电池。

原电池由两个半电池（或两个电极）组成，每一半电池由一种元素的不同氧化态即氧化还

原电对组成，高价态可作氧化剂，低价态可作还原剂。如上述铜锌电池，Cu、$CuSO_4$组成铜半电池，Zn、$ZnSO_4$组成锌半电池。

根据图 5-1 检流计指针的偏转方向可判断电子是从 Zn 片流向 Cu 片（与电流方向相反）。在原电池中，电子输出处，称为负极（cathode）；电子输入处，称为正极（anode）。由正极反应和负极反应所构成的总反应，称为电池反应（cell reaction）。反应如下：

正极反应 $Cu^{2+}(aq) + 2e^- \longrightarrow Cu(s)$

负极反应 $Zn(s) - 2e^- \longrightarrow Zn^{2+}(aq)$

电池反应 $Zn(s) + Cu^{2+}(aq) \longrightarrow Cu(s) + Zn^{2+}(aq)$

电池反应属于氧化还原反应。其正极反应是还原半反应，负极反应是氧化半反应。

原电池的构成条件：

(1) 自发的氧化还原反应才能设计成原电池；

(2) 氧化反应和还原反应要在不同容器中分别进行；

(3) 使用导线和盐桥构成电池通路。

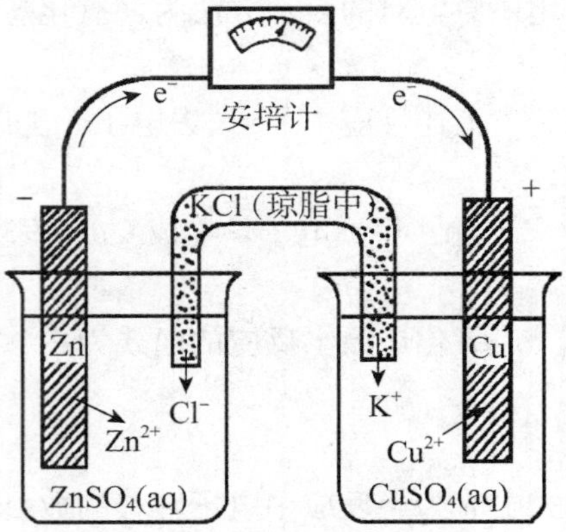

图 5-1 原电池结构示意图

盐桥在构成原电池中的电池通路的原理是：盐桥是装有饱和 KCl 琼脂凝胶的 U 形管，溶液不致流出来，但离子则可以在其中自由移动。当 Zn 失去电子成为 Zn^{2+} 进入溶液中，使 $ZnSO_4$ 溶液中 Zn^{2+} 过多，带正电荷；Cu^{2+} 获得电子沉积为 Cu，溶液中 Cu^{2+} 减少，$SO_4{}^{2-}$ 过多，溶液带负电荷。当反应进行一段时间后，将阻止放电作用的继续进行。盐桥的存在，使其中 Cl^- 向 $ZnSO_4$ 溶液迁移，K^+ 向 $CuSO_4$ 溶液迁移，分别中和过剩的电荷，使溶液保持电中性，反应可以继续进行。取出盐桥，检流计指针归零，重新放入盐桥，指针又发生偏转，说明盐桥起到了使整个装置构成通路的作用。盐桥中离子的定向迁移构成了电流通路，盐桥既可沟通两方溶液，又能阻止反应物的直接接触。

（二）电池组成式

原电池的装置常用统一的标记方法表示，这种表示式称为电池组成式或电池符号。如 Cu-Zn 原电池的电池组成式为：

$$(-)\ Zn(s) \mid Zn^{2+}(c_1) \parallel Cu^{2+}(c_2) \mid Cu(s)\ (+)$$

书写电池组成式时，需要注意：

(1) 盐桥用双竖线“‖”表示。盐桥两边是相关离子的溶液，通常负极写在左边，以“(−)”表示；正极写在右边，以“(+)”表示。

(2) 用单竖线“|”表示物质两相间的界面，同一相中的不同物质用“,”隔开。各物质的物理状态应标出，如气态（g）、液态（l）、固态（s）。溶液中的溶质应在括号内标注浓度；气体物质必须在括号内标注分压。当溶液浓度为 $1mol \cdot L^{-1}$或气体分压为 100kPa 时，可以不标注。

(3) 电极板写在外侧，纯气体、液体和固体物质紧靠电极板，溶液紧靠盐桥。

(4) 无金属导电的电极，要加惰性辅助电极（如铂、石墨等）导电。

如 $MnO_4{}^- + 8H^+ + 5Fe^{2+} \longrightarrow Mn^{2+} + 5Fe^{3+} + 4H_2O$，其原电池的电池组成式为：

$$(-)\ Pt(s) \mid Fe^{2+}(c_1),\ Fe^{3+}(c_2) \parallel MnO_4{}^-(c_3),\ Mn^{2+}(c_4),\ H^+(c_5) \mid Pt(s)\ (+)$$

（三）常用的电极类型

1. 金属-金属离子电极 将金属插入其盐溶液中构成的电极。如 Fe^{2+}/Fe 电极。

电极组成式 $Fe(s) \mid Fe^{2+}(c)$

电极反应　　$Fe^{2+}(aq) + 2e^- \longrightarrow Fe(s)$

2. 气体-离子电极　将气体通入其相应离子溶液中，并用惰性导体作导电极板所构成的电极。如氢气电极。

电极组成式　　$Pt(s) \mid H_2(p) \mid H^+(c)$

电极反应　　$2H^+(aq) + 2e^- \longrightarrow H_2(g)$

3. 金属-金属难溶盐-阴离子电极　将金属表面覆盖有其金属难溶盐的固体，浸入与该盐具有相同阴离子的溶液中所构成的电极。如甘汞电极。

电极组成式　　$Pt(s) \mid Hg(l) \mid Hg_2Cl_2(s) \mid Cl^-(c)$

电极反应　　$Hg_2Cl_2(s) + 2e^- \longrightarrow 2Hg(l) + 2Cl^-(aq)$

4. 氧化还原电极　将惰性导体浸入含有同一元素的两种不同氧化值的离子溶液中所构成的电极。如将 Pt 浸入含有 Fe^{2+}、Fe^{3+} 的溶液，就构成了 Fe^{3+}/Fe^{2+} 电极。

电极组成式　　$Pt(s) \mid Fe^{2+}(c_1), Fe^{3+}(c_2)$

电极反应　　$Fe^{3+}(aq) + e^- \longrightarrow Fe^{2+}(aq)$

例 5-2　把下列反应设计成电池，写出正、负极的反应，电池反应和电池组成式。

(1) $Cu^{2+}(aq) + H_2(g) \longrightarrow Cu(s) + 2H^+(aq)$

(2) $MnO_4^-(aq) + 5Fe^{2+}(aq) + 8H^+(aq) \longrightarrow 5Fe^{3+}(aq) + Mn^{2+}(aq) + 4H_2O(l)$

解　(1)　负极反应　$H_2(g) - 2e^- \longrightarrow 2H^+(aq)$

正极反应　$Cu^{2+}(aq) + 2e^- \longrightarrow Cu(s)$

电池反应　$Cu^{2+}(aq) + H_2(g) \longrightarrow Cu(s) + 2H^+(aq)$

电池组成式　$(-)\ Pt(s) \mid H_2(p) \mid H^+(c_1) \| Cu^{2+}(c_2) \mid Cu(s)\ (+)$

(2)　负极反应　$Fe^{2+}(aq) - e^- \longrightarrow Fe^{3+}(aq)$

正极反应　$MnO_4^-(aq) + 8H^+(aq) + 5e^- \longrightarrow Mn^{2+}(aq) + 4H_2O$

电池反应　$MnO_4^-(aq) + 5Fe^{2+}(aq) + 8H^+(aq) \longrightarrow 5Fe^{3+}(aq) + Mn^{2+}(aq) + 4H_2O$

电池组成式

$(-)Pt(s) \mid Fe^{2+}(c_1), Fe^{3+}(c_2) \| MnO_4^-(c_3), Mn^{2+}(c_4), H^+(c_5) \mid Pt(s)\ (+)$

二、电极电位的产生

原电池能够产生电流，表明在原电池的两极之间存在电位差。关于电极电位是如何产生的，德国化学家 Nernst 提出的双电层理论给予了很好的解释。

当把金属电极 M 浸入其相应的盐（M^{n+}）溶液中时，存在两个相反的变化倾向。一方面金属表面的原子由于本身热运动及溶剂水分子的作用，溶解进入溶液生成溶剂化离子，同时将电子留在金属表面；另一方面，盐溶液中的金属离子受金属表面电子的吸引，重新沉积于金属表面。当这两个相反过程的速率相等时，就达到动态平衡。若金属溶解的趋势大于金属离子析出的趋势，达到平衡时金属表面会带有过剩的负电荷。受金属表面负电荷的静电吸引，进入溶液的金属离子主要集中在金属板界面附近，成为一个正电荷层，这样就和金属表面的负电荷形成双电层（图 5-2）。反之，当金属溶解的趋势小于金属离子析出的趋势，达到平衡时金属界面由于沉积了多余的金属离子带正电荷，而金属界面附近则有多余的负电荷。这样也可在金属表面和其附近的溶液间形成双电层。双电层之间存在着一定的电位差，这种电位差称为该电极的电极电位（electrode potential）。

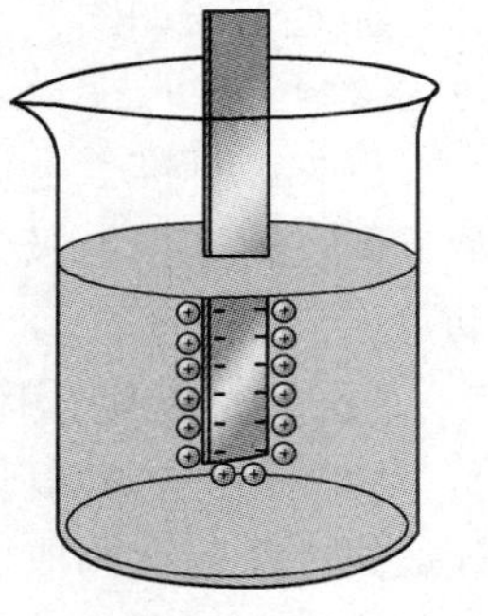

图 5-2　双电层示意图

金属越活泼，金属离子浓度越小，金属溶解趋势就越大，该金属电极的电极电位就越低。金属越不活泼，金属离子浓度越大，金属沉积趋势就越大，该金属电极的电极电位就越高。

一般说来，电极电位的大小取决于金属的本性、温度、金属离子的浓度（或活度）、溶液的酸碱性等。

三、标准电极电位

电极电位的绝对值是无法求得的，但从实际需要来看，只要知道其相对值即可。为了测定电极电位的相对值，可以选定一个标准电极作参照。

（一）标准氢电极

按照 IUPAC 的建议，采用标准氢电极（standard hydrogen electrode，缩写为 SHE）作为标准电极，并规定其电极电位为 0.0000V，即 $\varphi^{\ominus}_{SHE}=0.0000V$。标准氢电极（图 5-3）是将镀有一层海绵状铂黑的铂片浸入含有氢离子浓度为 $1mol\cdot L^{-1}$（严格讲应为活度）的硫酸溶液中，在 298.15K 时不断通入纯氢气，保持氢气的压力为 100kPa，使铂黑所吸附氢气至饱和。被铂黑吸附的氢气与溶液中的氢离子建立了如下的动态平衡：

$$2H^+(aq)+2e^- \rightleftharpoons H_2(g)$$

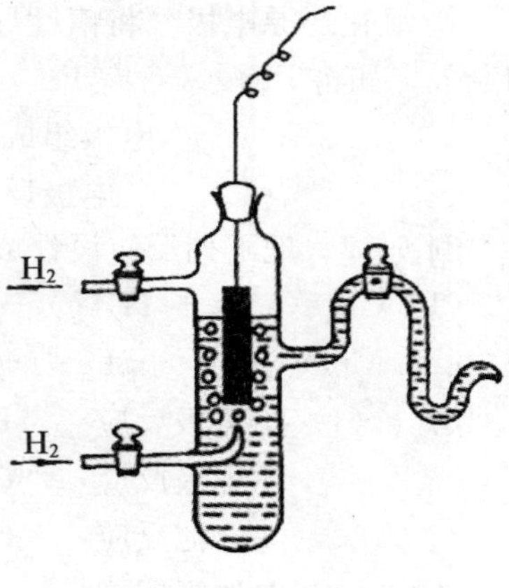

图 5-3 标准氢电极

（二）标准电极电位的测定

将两个电极组成原电池时，电极电位较大的电极是正极，电极电位较小的电极是负极。原电池的电动势等于正极的电极电位减去负极的电极电位。

$$E=E_+-E_- \tag{5-1}$$

如果将待测电极和标准氢电极组成一个原电池，通过测定该电池的电动势，就可求出待测电极电位的相对值。

$$(-)\ Pt\ (s)\ |\ H_2(100kPa)\ |\ H^+(1\ mol\cdot L^{-1})\|M^{n+}(c)\ |\ M(s)\ (+)$$

由于标准氢电极的电极电位规定为 0.0000V，测出的电池电动势就等于待测电极的电极电位，即：

$$E=\varphi_{待测}-\varphi^{\ominus}_{SHE}=\varphi_{待测} \tag{5-2}$$

如果待测电极处于标准态，即对于溶液，各电极物质浓度为 $1\ mol\cdot L^{-1}$，若有气体参与反应，则分压为 100kPa，反应温度未明确规定，推荐参考温度为 298.15K，则其电极电位为标准电极电位，通过测定该电极与标准氢电极组成的原电池的电动势，就可测定其标准电极电位。

$$E=\varphi^{\ominus}_{待测}-\varphi^{\ominus}_{SHE}=\varphi^{\ominus}_{待测} \tag{5-3}$$

测定方法如图 5-4 所示。测得的相对平衡电位就为标准电极电位，符号用 $\varphi^{\ominus}$ 表示，单位为 V。

例如，标准氢电极与标准铜电极组成的原电池，根据电流方向，得知铜电极为正极，氢电极为负极，测得的电池电动势 $E^{\ominus}=0.3419V$，则 $\varphi^{\ominus}(Cu^{2+}/Cu)$ 为 0.3419V。

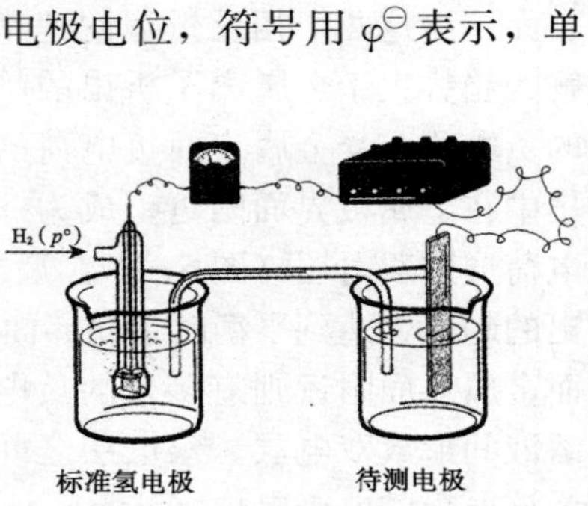

图 5-4 电极电位测定图

（三）标准电极电位表

将测得的各种氧化还原电对的标准电极电位按一定的方式汇集在一起就构成标准电极电位表。部分常见氧化还原电对的标准电极电位见表 5-1。

表 5-1　一些常见的氧化还原半反应和标准电极电位（298.15K）

半反应	$\varphi^{\ominus}$/V
$Li^{+}+e^{-} \rightleftharpoons Li$	−3.0401
$Na^{+}+e^{-} \rightleftharpoons Na$	−2.71
$Zn^{2+}+2e^{-} \rightleftharpoons Zn$	−0.7618
$AgCl+e^{-} \rightleftharpoons Ag+Cl^{-}$	0.22233
$Cu^{2+}+2e^{-} \rightleftharpoons Cu$	0.3419
$I_2+2e^{-} \rightleftharpoons 2I^{-}$	0.5355
$O_2+2H^{+}+2e^{-} \rightleftharpoons H_2O_2$	0.695
$Fe^{3+}+e^{-} \rightleftharpoons Fe^{2+}$	0.771
$Ag^{+}+e^{-} \rightleftharpoons Ag$	0.7996
Br_2（l）$+2e^{-} \rightleftharpoons 2Br^{-}$	1.066
$Cr_2O_7^{2-}+14H^{+}+6e^{-} \rightleftharpoons 2Cr^{3+}+7H_2O$	1.232
$Cl_2+2e^{-} \rightleftharpoons 2Cl^{-}$	1.358 27
$MnO_4^{-}+8H^{+}+5e^{-} \rightleftharpoons Mn^{2+}+4H_2O$	1.507
$F_2+2e^{-} \rightleftharpoons 2F^{-}$	2.866

氧化剂的氧化能力增强 ↓　　还原剂的还原能力增强 ↑

标准电极电位表是电化学中非常重要的数据表，下面对其使用做几点说明：

（1）标准电极电位是指在热力学标准态下的电极电位，应在满足标准态的条件下使用。对于非标准状态，非水溶液体系，都不能使用标准电极电位值比较物质的氧化还原能力。

（2）因为电池半反应通常是用 $Ox+ne^{-} \rightleftharpoons Red$ 表示的，所以电极电位又可称为还原电位。

（3）电极电位的数值反映了氧化还原电对得失电子的趋向，它是一个强度性质，大小与反应方程式的书写方向无关，也与电极反应中物质的计量系数无关。

例如：$Zn^{2+}+2e^{-} \rightleftharpoons Zn$　　$\varphi^{\ominus}(Zn^{2+}/Zn)=-0.7618V$

$\frac{1}{2}Zn^{2+}+e^{-} \rightleftharpoons \frac{1}{2}Zn$　　$\varphi^{\ominus}(Zn^{2+}/Zn)=-0.7618V$

（4）该表为 298.15K 时的标准电极电位。由于电极电位随温度变化并不大，其他温度下的电极电位也可参照使用此表。

（四）标准电极电位的应用

1. 比较氧化剂和还原剂的相对强弱　电极电位越高，电对中氧化态的氧化能力越强，还原态的还原能力越弱；电极电位越低，电对中还原态的还原能力越强，氧化态的氧化能力越弱。如 MnO_4^{-}/Mn^{2+} 和 $Cr_2O_7^{2-}/Cr^{3+}$ 相比，MnO_4^{-} 的氧化能力较 $Cr_2O_7^{2-}$ 强，而 Mn^{2+} 的还原能力较 Cr^{3+} 弱。在表 5-1 中，最强的氧化剂是 F_2，最强的还原剂是 Li。

例 5-3　试用电极电位解释以下现象：铁能使 Cu^{2+} 离子还原；铜能使 Fe^{3+} 离子还原。

解　查表 $\varphi^{\ominus}(Fe^{2+}/Fe)=-0.447V$，$\varphi^{\ominus}(Fe^{3+}/Fe^{2+})=0.771V$，$\varphi^{\ominus}(Cu^{2+}/Cu)=0.342V$

因为 $\varphi^{\ominus}(Cu^{2+}/Cu)>\varphi^{\ominus}(Fe^{2+}/Fe)$

得到　$Fe+Cu^{2+} \longrightarrow Cu+Fe^{2+}$

而 $\varphi^{\ominus}(Fe^{3+}/Fe^{2+})>\varphi^{\ominus}(Cu^{2+}/Cu)$

得到　$2Fe^{3+}+Cu \longrightarrow 2Fe^{2+}+Cu^{2+}$

所以，铁能使 Cu^{2+} 离子还原，铜能使 Fe^{3+} 离子还原。

2. 判断氧化还原反应进行的方向　在标准状态下，$E^{\ominus}>0$（即 $\varphi_{+}^{\ominus}>\varphi_{-}^{\ominus}$），则反应按给定的方向正向进行；若 $E^{\ominus}<0$（即 $\varphi_{+}^{\ominus}<\varphi_{-}^{\ominus}$），反应按给定的方向逆向进行。

例 5-4　在标准状态下，判断反应 $Zn+Fe^{2+} \longrightarrow Zn^{2+}+Fe$ 能否自左向右自发进行？

解 查表，$\varphi^{\ominus}(Zn^{2+}/Zn)=-0.762V$，$\varphi^{\ominus}(Fe^{2+}/Fe)=-0.447V$

比较两电对的 $\varphi^{\ominus}$ 值，$\varphi^{\ominus}(Fe^{2+}/Fe)>\varphi^{\ominus}(Zn^{2+}/Zn)$，可知 Fe^{2+} 是较强的氧化剂，Zn 是较强的还原剂，因此，上述反应能自左向右自发进行。

3. 选择适当的氧化剂和还原剂

例 5-5 在含有等浓度 Cl^-、Br^-、I^- 三种离子的溶液中，欲使 I^- 氧化为 I_2，而不使 Br^- 和 Cl^- 被氧化，问选 $KMnO_4$ 与 $Fe_2(SO_4)_3$ 中哪个最为适宜？

解 查标准电极电位得 $\varphi^{\ominus}(I_2/I^-)=+0.5355V$，$\varphi^{\ominus}(Br_2/Br^-)=+1.066V$，$\varphi^{\ominus}(Cl_2/Cl^-)=+1.358V$，$\varphi^{\ominus}(Fe^{3+}/Fe^{2+})=+0.771V$，$\varphi^{\ominus}(MnO_4^-/Mn^{2+})=+1.507V$

因为 $\varphi^{\ominus}(Fe^{3+}/Fe^{2+})>\varphi^{\ominus}(I_2/I^-)$

$\varphi^{\ominus}(Fe^{3+}/Fe^{2+})<\varphi^{\ominus}(Br_2/Br^-)$

$\varphi^{\ominus}(Fe^{3+}/Fe^{2+})<\varphi^{\ominus}(Cl_2/Cl^-)$

所以 $Fe_2(SO_4)_3$ 只能氧化 I^-，而不能氧化 Br^- 和 Cl^-，故可选用 $Fe_2(SO_4)_3$ 作氧化剂。而 $\varphi^{\ominus}(MnO_4^-/Mn^{2+})>\varphi^{\ominus}(Cl_2/Cl^-)>\varphi^{\ominus}(Br_2/Br^-)>\varphi^{\ominus}(I_2/I^-)$，即 $KMnO_4$ 可氧化 Cl^- 和 Br^- 及 I^-，因此，不能选用 $KMnO_4$ 作氧化剂。

4. 判断溶液中离子的共存性

例 5-6 判断在水溶液中 MnO_4^- 与 Mn^{2+} 能否大量共存。

解 查表 $\varphi^{\ominus}(MnO_4^-/MnO_2)=1.679V$，$\varphi^{\ominus}(MnO_2/Mn^{2+})=1.224V$

因为 $\varphi^{\ominus}(MnO_4^-/MnO_2)>\varphi^{\ominus}(MnO_2/Mn^{2+})$，则会发生以下反应

$$2MnO_4^-+3Mn^{2+}+2H_2O \longrightarrow 5MnO_2+4H^+$$

所以，MnO_4^- 与 Mn^{2+} 在水溶液中不能大量共存。

第三节 影响电极电位的因素

标准电极电位是在标准态下测得的，一般它也只能在标准态下应用，但绝大多数氧化还原反应都是在非标准态下进行的，那么非标准态的电极电位和电池电动势受哪些因素影响，标准电极电位又怎样应用于非标准态呢？

一、Nernst 方程式

影响电极电位的因素很多，除了电极本性外，还与反应温度、反应物浓度（或气体分压）及溶液的 pH 值等因素有关，Nernst 方程式给出了这些影响因素与电极电位之间的定量关系，用于计算非标准态的电极电位。

对于任意电极反应

$$a\text{Ox} + ne^- \longrightarrow b\text{Red}$$

其电极电位 φ 通过 Nernst 方程式表示为：

$$\varphi(\text{Ox/Red}) = \varphi^{\ominus}(\text{Ox/Red}) + \frac{RT}{nF}\ln\frac{c^{a}(\text{Ox})}{c^{b}(\text{Red})} \quad (5-4)$$

式中 $\varphi^{\ominus}$ 为标准电极电位，R 为气体常数（$8.314J\cdot mol^{-1}\cdot K^{-1}$），$F$ 为 Faraday 常数（$9.6485\times10^4C\cdot mol^{-1}$），$T$ 为热力学温度，n 为电极反应中转移的电子数。

应该注意的是，c(Ox)、c(Red) 分别表示氧化型、还原型物质的浓度对标准浓度（$c^{\ominus}=1mol\cdot L^{-1}$）的相对值；当氧化型或还原型是气体时，则用分压对标准压力（$p^{\ominus}=100kPa$）的相对值；当 T 为 298.15K 时，代入有关常数，得：

$$\varphi(\text{Ox/Red}) = \varphi^{\ominus}(\text{Ox/Red}) + \frac{0.05916V}{n}\lg\frac{c^{a}(\text{Ox})}{c^{b}(\text{Red})} \quad (5-5)$$

从式（5－5）可以看出，氧化型物质浓度越大，则 φ（Ox/Red）值越大；还原型浓度越大，则 φ(Ox/Red) 值越小。浓度对电极电位的影响是对数关系，还要乘上小于 1 的量$\frac{0.05916}{n}$，因此，在一般情况下浓度不是影响电极电位的主要因素，电极电位的大小主要决定于体现电极本性的标准电极电位 $\varphi^{\ominus}$(Ox/Red)。通常，若不指明温度，即表示温度为 298.15K。

应用 Nernst 方程式时应注意：

（1）氧化型、还原型物质若是固体或是纯液体，如金属 Cu(s)、难溶盐 AgCl(s)，纯液体 Br_2(l) 等，则不列入方程式中。如：

$$Br_2(l) + 2e^- \longrightarrow 2Br^-(aq)$$

$$\varphi(Br_2/Br^-) = \varphi^{\ominus}(Br_2/Br^-) - \frac{0.05916V}{2}\lg c^2(Br^-) = \varphi^{\ominus}(Br_2/Br^-) - 0.05916V \cdot \lg c(Br^-)$$

（2）若有 H^+、OH^- 或 Cl^- 等介质参加电极反应，则它们的浓度也必须写入 Nernst 方程式中。介质若处于反应式氧化型一侧，就当作氧化型处理；若处于反应式还原型一侧，则当作还原型处理。如

$$Cr_2O_7^{2-}(aq) + 14H^+(aq) + 6e^- \longrightarrow 2Cr^{3+}(aq) + 7H_2O(l)$$

$$\varphi(Cr_2O_7^{2-}/Cr^{3+}) = \varphi^{\ominus}(Cr_2O_7^{2-}/Cr^{3+}) + \frac{0.05916V}{6}\lg\frac{c(Cr_2O_7^{2-}) \cdot c^{14}(H^+)}{c^2(Cr^{3+})}$$

二、电极溶液中各物质浓度对电极电位的影响

从 Nernst 方程式可知，各物质的浓度发生变化可以对电极电位产生影响，下面就离子浓度、溶液的酸度和沉淀的生成对电极电位的影响分别进行讨论。

（一）溶液离子浓度改变对电极电位的影响

例 5－7 计算 298.15K 时，Zn/Zn^{2+}（0.01mol·L^{-1}）的电极电位。

解 查表得 $\varphi^{\ominus}(Zn^{2+}/Zn) = -0.762V$

根据 Nernst 方程

$$\varphi(Zn^{2+}/Zn) = \varphi^{\ominus}(Zn^{2+}/Zn) + \frac{0.05916V}{2}\lg c(Zn^{2+})$$

$$= -0.762V + \frac{0.05916V}{2}\lg 0.01 = -0.821V$$

由计算结果表明，氧化态物质浓度减小时，电极电位值减小，还原剂失电子的能力增强。

（二）沉淀的生成对电极电位的影响

例 5－8 已知 $Ag^+ + e^- \longrightarrow Ag$，$\varphi^{\ominus} = 0.7996V$，若在电极溶液中加入 NaCl，使其生成 AgCl 沉淀，并保持 Cl^- 浓度为 1mol·L^{-1}，求 298.15K 时的电极电位。

解

$$Ag^+ + e^- \longrightarrow Ag$$

$$\varphi(Ag^+/Ag) = \varphi^{\ominus}(Ag^+/Ag) + 0.05916V\lg c(Ag^+)$$

$$Ag^+ + Cl^- \rightleftharpoons AgCl$$

$$[Ag^+][Cl^-] = K_{sp} = 1.77 \times 10^{-10}$$

$$[Ag^+] = K_{sp}/[Cl^-] = 1.77 \times 10^{-10}$$

$$\varphi(Ag^+/Ag) = 0.7996V + 0.05916V \cdot \lg 1.77 \times 10^{-10}$$

$$= 0.7996V - 0.577V = 0.223V$$

由于有沉淀生成，使 Ag^+ 的浓度急剧降低，对 $\varphi(Ag^+/Ag)$ 造成了较大的影响。实际上，在 Ag^+ 溶液中加入 Cl^-，则 Ag^+ 转化为 AgCl 沉淀，并组成了一个新的 AgCl/Ag 电对，电极反应为：

$$AgCl + e^- \longrightarrow Ag + Cl^-$$

由于溶液中的 Cl^- 平衡浓度为 1 mol · L^{-1}，这时

$$\varphi(Ag^+/Ag) = \varphi^{\ominus}(AgCl/Ag) = 0.223V。$$

(三) 酸度对电极电位的影响

在许多电极反应中，H^+ 和 OH^- 参加了反应，按照 Nernst 方程，H^+ 和 OH^- 的浓度将对电极电位产生影响。

例 5-9 在 MnO_4^-/Mn^{2+} 电对中，若 $c(MnO_4^-)=c(Mn^{2+})=1.0mol \cdot L^{-1}$，试分别计算 $c(H^+)=1.0mol \cdot L^{-1}$，$c(H^+)=0.01mol \cdot L^{-1}$，$c(H^+)=10mol \cdot L^{-1}$ 时，该电对的电极电位。

解 电极反应 $MnO_4^- + 8H^+ + 5e^- \longrightarrow Mn^{2+} + 4H_2O$

电极电位 $\varphi^{\ominus}(MnO_4^-/Mn^{2+}) = +1.51V$

$$\varphi(MnO_4^-/Mn^{2+}) = \varphi^{\ominus}(MnO_4^-/Mn^{2+}) + \frac{0.05916V}{5}\lg\frac{c(MnO_4^-) \cdot c^8(H^+)}{c(Mn^{2+})}$$

当 $c(H^+)=1.0mol \cdot L^{-1}$ 时

$$\varphi(MnO_4^-/Mn^{2+}) = 1.51V + \frac{0.05916V}{5}\lg\frac{1.0^8}{1} = +1.51V$$

当 $c(H^+)=0.01mol \cdot L^{-1}$ 时

$$\varphi(MnO_4^-/Mn^{2+}) = 1.51V + \frac{0.05916V}{5}\lg\frac{0.01^8}{1} = +1.32V$$

同理，当 $c(H^+)=10.0mol \cdot L^{-1}$ 时

$$\varphi(MnO_4^-/Mn^{2+}) = +1.60V$$

由此例可见，MnO_4^- 的氧化性随 H^+ 浓度的降低而减弱，反之，随 H^+ 浓度的增大而增强。同理可以推出许多含氧酸根的氧化态物质的氧化能力随溶液酸度增大而增强，随溶液酸度降低而减弱。

三、非标准态下电极电位的应用示例

标准电极电位是在标准态下测得的，一般它只能在标准态下应用。但绝大多数氧化还原反应都是在非标准态下进行的，因此，通过 Nernst 方程计算出非标准态下的电极电位值，就能在非标准态下应用。

例 5-10 判断标准状态下，反应 $MnO_2 + 2Cl^- + 4H^+ \longrightarrow Mn^{2+} + Cl_2 + 2H_2O$ 能否正向自发进行？若改用 $c(HCl)=12.0mol \cdot L^{-1}$ 的盐酸与 MnO_2 作用，假设 $c(Mn^{2+})=1.0mol \cdot L^{-1}$、$p(Cl_2)=100kPa$，反应能否正向自发进行？已知：$\varphi^{\ominus}(MnO_2/Mn^{2+})=1.224V$，$\varphi^{\ominus}(Cl_2/Cl^-)=1.358V$。

解 若利用该反应的正向反应设计原电池，则电极反应为：

正极：$MnO_2 + 4H^+ + 2e^- \longrightarrow Mn^{2+} + 2H_2O$

负极：$2Cl^- \longrightarrow Cl_2 + 2e^-$

(1) 标准状态下 $\varphi^{\ominus}(MnO_2/Mn^{2+}) < \varphi^{\ominus}(Cl_2/Cl^-)$

所以，在标准状态下，反应不能自发正向进行。

(2) 在 $c(HCl)=12.0mol \cdot L^{-1}$，$c(Mn^{2+})=1.0mol \cdot L^{-1}$，$p(Cl_2)=100kPa$ 条件下

$$\varphi(MnO_2/Mn^{2+}) = \varphi^{\ominus}(MnO_2/Mn^{2+}) + \frac{0.05916V}{2}\lg\frac{[c(H^+)]^4}{c(Mn^{2+})}$$

$$= 1.224V + \frac{0.05916V}{2}\lg 12^4 = 1.352V$$

$$\varphi(Cl_2/Cl^-) = \varphi^{\ominus}(Cl_2/Cl^-) + \frac{0.05916V}{2}\lg\frac{p(Cl_2)}{c^2(Cl^-)}$$

$$=1.358V+\frac{0.05916V}{2}\lg\frac{1}{12.0^2}=1.294V$$

$\varphi(MnO_2/Mn^{2+})>\varphi(Cl_2/Cl^-)$。所以反应可以正向自发进行。

第四节　电位法测定溶液的 pH 值

由 Nernst 方程可知，电极电位与组成电极的各物质浓度有关。原电池由两个电极组成，若其中一个电极的电极电位不受待测离子浓度的影响，具有恒定的数值，可作为参照标准，称为参比电极（reference electrode）。而电极电位随待测离子浓度变化而变化的另一电极，称为指示电极（indicator electrode）。将参比电极、指示电极与被测溶液共同组成原电池，通过测定该电池的电动势可确定待测离子浓度。若指示电极的电极电位随 H^+ 浓度变化而变化，则可确定被测溶液的 pH 值。

一、参比电极

标准氢电极是测量标准电极电位的基础，可作为参比电极。但由于制作麻烦，操作条件苛刻，还容易受到其他物质的毒化，因此，在实际应用中很少使用。常用的参比电极是甘汞电极和氯化银电极。

（一）甘汞电极

甘汞电极属于金属-金属难溶盐-阴离子电极。电极由两个玻璃套管组成，内管上部为汞，连接电极引线，中部为汞和氯化亚汞的糊状物，下端用玻璃纤维或石棉塞紧，外管盛有 KCl 溶液，下部端口用多孔素烧瓷堵塞。外管上端侧口便于补充 KCl 溶液。在测定中，盛有 KCl 溶液的外管还可起到盐桥的作用。

电极组成式　$Pt(s) \mid Hg(l), Hg_2Cl_2(s) \mid Cl^-(c)$

电极反应　$Hg_2Cl_2(s) + 2e^- \longrightarrow 2Hg(l) + 2Cl^-$

电极的 Nernst 方程为　$$\varphi=\varphi^{\ominus}-\frac{RT}{2F}\ln c^2(Cl^-) \qquad (5-6)$$

甘汞电极的电极电位随 KCl 溶液的浓度变化而变化。若 KCl 为饱和溶液，则称为饱和甘汞电极（saturated calomel electrode，SCE），298.15K 时，$\varphi_{SCE}=0.2412V$。

甘汞电极在给定温度下的电极电位数值比较稳定，并且容易制备，使用方便，但其温度系数较大，即电极电位随温度变化较大。

（二）AgCl/Ag 电极

AgCl/Ag 电极属于金属-金属难溶盐-阴离子电极。玻璃管的下端用石棉丝封住，内盛有 KCl 溶液，溶液中插入一根镀有 AgCl 的银丝，上端用导线引出。

电极组成式　$Ag(s) \mid AgCl(s) \mid Cl^-(c)$

电极反应　$AgCl(s) + e^- \longrightarrow Ag(s) + Cl^-(aq)$

电极的 Nernst 方程为　$$\varphi=\varphi^{\ominus}-\frac{RT}{F}\ln c(Cl^-) \qquad (5-7)$$

298.15K 时，$\varphi(AgCl/Ag)=0.2223V-0.05916V\cdot \lg c(Cl^-)$

298.15K 时，若 KCl 溶液为饱和溶液、$1.0mol\cdot L^{-1}$ 和 $0.1mol\cdot L^{-1}$ 时，$\varphi(AgCl/Ag)$ 分别为 0.1971V、0.2223V 和 0.2880V。此电极对温度变化不敏感，甚至可以在 353.15K 以上使用。

二、指示电极

电极电位对 H^+ 浓度（活度）的变化有 Nernst 响应，符合 Nernst 方程的电极，称为 pH 指示电极。使用最广泛的 pH 指示电极为玻璃电极。

玻璃电极的结构见图 5－5。下部是用特殊的玻璃制成的半球形玻璃薄膜球（约为 0.1mm），膜内装有一定 pH 值的盐酸溶液，并用氯化银－银电极作内参比电极。

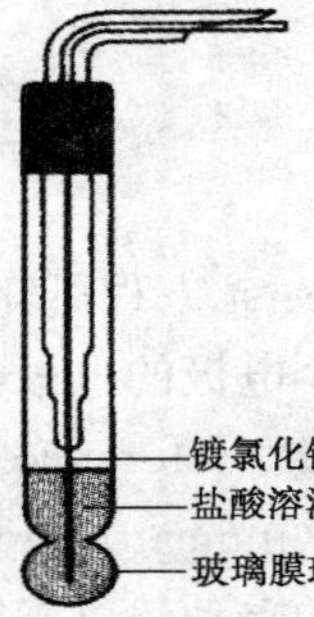

图 5－5 玻璃电极示意图

玻璃电极能用于测定 pH 值是与它的膜电位有关，在薄膜球两侧溶液的 pH 值不同时，在膜内、外的固－液界面上的电荷分布不同，使得膜两侧产生一定的电位差，这种电位差称为膜电位。由于膜内盐酸的浓度固定，膜电位的数值就取决于膜外待测溶液的氢离子浓度（严格讲应为活度），即 pH 的数值，这就是玻璃电极可用作 pH 指示电极的基本原理。

玻璃电极的电极电位也符合 Nernst 方程：

$$\varphi_{玻}=K_{玻}+\frac{2.303RT}{F}\lg a(H^+)=K_{玻}-\frac{2.303RT}{F}pH \qquad (5-8)$$

式中 $K_{玻}$ 在理论上说是常数，但实际上是一个未知数，原因是玻璃电极在制造过程中玻璃表面存在一定的差异，不同的玻璃电极可能有不同的 $K_{玻}$ 值，即使是同一支玻璃电极在使用过程中 $K_{玻}$ 也有可能会发生缓慢变化。

三、复合电极

将指示电极和参比电极组装在一起就构成复合电极（combination electrode）。测定 pH 值使用的复合电极通常由玻璃电极－AgCl/Ag 电极或玻璃电极－甘汞电极组合而成。复合电极的优点在于使用方便，并且测定值较稳定。

四、电位法测定溶液的 pH 值

电位法也称离子选择电极法，它是利用膜电极将被测离子的活度转换为电极电位而加以测定的一种方法。测定溶液的 pH 值时，通常用玻璃电极作 pH 指示电极，饱和甘汞电极作参比电极，组成原电池。

（－）玻璃电极 | 待测 pH 溶液 ‖ SCE（＋）

电池电动势为 $$E=\varphi_{SCE}-\varphi_{玻}=\varphi_{SCE}-\left(K_{玻}-\frac{2.303RT}{F}pH\right)$$

在一定温度下，φ_{SCE} 为常数，令 $K_E=\varphi_{SCE}-K_{玻}$

$$E=K_E+\frac{2.303RT}{F}pH \qquad (5-9)$$

式（5－9）中有两个未知数 K_E 和 pH。因此，首先将玻璃电极和饱和甘汞电极插入 pH 值为 pH_s 的标准缓冲溶液中进行测定，测定的电池电动势为 E_s。

$$E_s=K_E+\frac{2.303RT}{F}pH_s \qquad (5-10)$$

然后将玻璃电极和饱和甘汞电极插入待测 pH 值的溶液中进行测定，测定的电池电动势为 E，即式（5－9）所表示。将式（5－9）和式（5－10）合并，消去 K_E，即得待测溶液的 pH 值。

$$pH = pH_s + \frac{(E - E_s)F}{2.303RT} \quad (5-11)$$

根据以上原理，人们设计制造了测定溶液 pH 值的酸度计。

习　题

1. 解释下列名词：

(1) 原电池和半电池

(2) 半电池反应和电池反应

(3) 氧化剂和还原剂

2. 指出下列化合物中划线元素的氧化值：$K_2\underline{Cr}O_4$、$Na_2\underline{S}_2O_3$、$Na_2\underline{S}O_3$、$\underline{N}_2O_5$、$Na\underline{H}$、$Na_2\underline{O}_2$、$K_2\underline{Mn}O_4$

3. 浓盐酸与高锰酸钾作用制取氯气的反应为：

$$2KMnO_4 + 16HCl \longrightarrow 2KCl + 2MnCl_2 + 5Cl_2 + 8H_2O$$

将此反应设计为原电池，写出电极反应、电池反应、电极组成式和电池组成式。

4. 根据标准电极电位和电极电位 Nernst 方程计算下列电极电位：

(1) $2H^+(0.10mol \cdot L^{-1}) + 2e^- \longrightarrow H_2(200kPa)$

(2) $Cr_2O_7^{2-}(1.0mol \cdot L^{-1}) + 14H^+(0.0010mol \cdot L^{-1}) + 6e^- \longrightarrow 2Cr^{3+}(1.0mol \cdot L^{-1}) + 7H_2O$

5. 设溶液中 MnO_4^- 和 Mn^{2+} 的浓度相等，问在下列酸度：(1) pH＝0.0，(2) pH＝6.0，MnO_4^- 能否氧化 I^- 和 Br^-（其他离子浓度均处于标准状态）。

6. 根据标准电极电位表的数据，判断下列每一组中较强的氧化剂和较强的还原剂（均为标准状态）。

(1) Fe^{3+}/Fe^{2+}，Ag^+/Ag，Fe^{2+}/Fe　　(2) Sn^{4+}/Sn^{2+}，MnO_4^-/Mn^{2+}，Cl_2/Cl^-

7. 实验测得下列电池在 298.15K 时电动势 E＝0.420V。求胃液的 pH 值（SCE 的电极电位为 0.2412V）。

$$(-)\ Pt(s) \mid H_2(100KPa) \mid 胃液 \parallel SCE(+)$$

8. 标准状态下，反应 $MnO_2 + 2Cl^- + 4H^+ \longrightarrow Mn^{2+} + Cl_2 + 2H_2O$ 能否正向自发进行？若用 $c(HCl)$ ＝ 12.0mol·L^{-1} 的盐酸与 MnO_2 作用，且假设 $c(Mn^{2+})$＝1.0mol·L^{-1}，$p(Cl_2)$＝100kPa，反应能否正向自发进行？

（胡庆红）

第六章　原子结构和分子结构

对物质本质的认识，可以阐明元素间的相互作用原理，从而得到元素及其化合物的性质与变化规律，这种本质正是来源于原子和分子的微观结构。

第一节　原子结构

一、原子核外电子的运动

原子（atom）一词来自希腊语，是不可分割的意思。在1897年英国物理学家J. J. Thomson证实电子存在后，科学家们又陆续发现质子和中子的存在，并且认识到核外电子（特别是价电子）的排布和运动是影响元素化学性质的主要因素。根据不同的实验事实，J. J. Thomson、E. Rutherford和N. Bohr分别提出了不同的原子模型理论，这些理论能解释一部分科学事实，但在解释其他现象时却遇到了无法克服的困难。目前，利用现代量子力学方法能较完全的揭示电子等微观粒子的运动规律。

（一）微观粒子的波粒二象性

1924年，法国物理学家Louis de Broglie在光的波粒二象性启发下，提出电子等实物微观粒子的运动也具有波粒二象性的假设。他将反映光的波粒二象性公式应用到电子等实物微观粒子上。即：

$$\lambda=\frac{h}{p}=\frac{h}{m\upsilon} \tag{6-1}$$

式中λ为电子的波长，称为de Broglie波长，m为电子的质量，υ为电子的运动速度，h为Plank常量，等于6.626×10^{-34}J·s。

1927年，de Broglie的假设分别被美国C. J. Davisson和L. H. Germer的电子束在镍单晶上的反射及英国G. P. Thomson的电子衍射实验证实。当电子射线穿过一薄层镍的晶体投射在后面的屏幕上时，在荧光屏上得到了与光的衍射图相类似的衍射图像（图6-1）。由电子衍射图计算得到的电子射线波长与式（6-1）计算的波长完全一致。后来进一步的实验证实了分子、原子、质子、中子等一切微观粒子都具有波动性，证明了波粒二象性是微观粒子的基本属性。需要注意的是，电子波与经典的机械波、电磁波的物理意义不同，电子波是概率波，其明暗环纹是电子运动的统计结果。波的衍射强度大的地方说明电子出现概率大，衍射强度小的地方，说明电子出现的概率小。

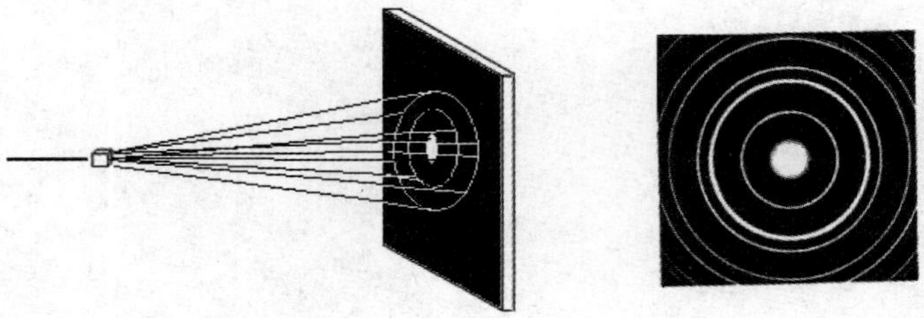

图6-1　电子衍射图

（二）不确定原理

在经典力学中，宏观物体的运动在任意瞬间都有确定的坐标和动量（或速度），即宏观物体的运动具有固定的轨道，那么原子核外电子运动是否具有同样的含义呢？1927 年，德国科学家 Heisenberg 给出了否定的答案，即不可能同时准确地测定微观粒子运动的坐标和动量。当微观粒子的坐标被确定得越精确，则在这个方向上的动量就越不确定，反之亦然。这就是著名的不确定原理（uncertainty principle）。其数学关系式为：

$$\Delta x \cdot \Delta p_x \geqslant \frac{h}{4\pi} \qquad (6-2)$$

式中，Δx 为微观粒子在 x 方向的位置误差，Δp_x 为动量在 x 方向上的误差。

不确定原理是粒子波动性的必然结果。实际上宏观物体也具有波粒二象性，只不过其质量和体积都很大，可以忽略其波动性，它所引起的坐标和动量的误差也可以忽略，因此，宏观物体的运动服从经典力学规律。而微观粒子质量和体积都很小，不能忽略波动性的影响，其运动无确定的轨迹，不遵守经典力学规律，微观粒子的运动只能用统计学的方法来描述。

（三）波函数与量子数

1926 年，奥地利物理学家 Schrödinger 根据电子的波粒二象性，建立了描述核外电子运动状态的 Schrödinger 方程（Schrödinger's equation）。

$$\frac{\partial^2\psi}{\partial x^2}+\frac{\partial^2\psi}{\partial y^2}+\frac{\partial^2\psi}{\partial z^2}+\frac{8\pi^2 m}{h^2}(E-V)\psi=0 \qquad (6-3)$$

式中 m 为电子的质量，ψ 为波函数（wave function），是坐标 x，y，z 的函数，E 是电子的总能量，即电子的动能和势能之和，V 为电子的势能，h 为 Plank 常数。

Schrödinger 方程可以作为处理原子、分子中电子运动的基本方程，其每个合理的 ψ 解都描述该电子运动的某一状态，与之相对应的 E 值就是电子在这个状态下的能量。波函数又称原子轨道（atomic orbit），这里所说的原子轨道和宏观物体的运动轨迹不同，它只反映核外电子的一种空间运动状态，或者表示电子在核外运动的某个空间范围。

氢原子和类氢离子（如 He^+、Li^{2+} 等）核外只有一个电子，其 Schrödinger 方程可以精确求解。为了求解方便，需要把直角坐标系转换成球坐标系，即 $\psi(x, y, z)$ 转换为 $\psi(r, \theta, \varphi)$（图 6-2）。

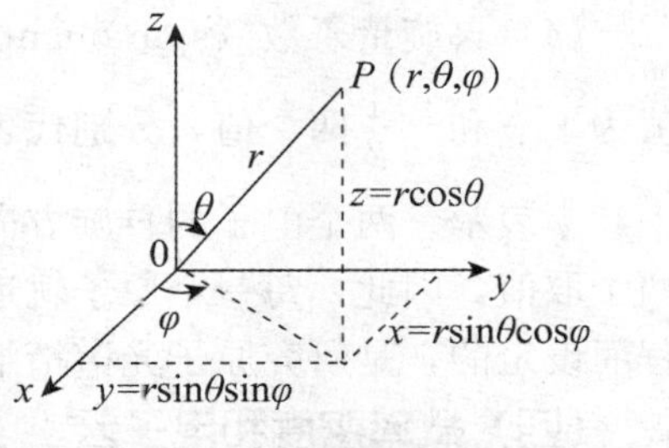

图 6-2　球坐标系与直角坐标系的关系

Schrödinger 方程在数学上有很多解，但并不是每个解都能合理描述核外电子运动状态，在求解过程中必须设置一系列整数条件——量子数（quantum number），分别是 n、l、m。只有三个量子数的取值符合一定条件时才能得到合理的波函数 $\psi_{n,l,m}(r,\theta,\varphi)$，即运用一组量子数就可以表示原子轨道，而不必记忆波函数复杂的数学式。

（1）主量子数（principal quantum number）　用符号 n 表示。n 可以取 1、2、3、4……等正整数，是决定轨道能量的主要因素，对于氢原子和类氢离子，电子的能量只由 n 决定。n 越大电子离核的平均距离越远，能量越高。n 又称电子层数（electron shell number），在光谱学上，当 n=1、2、3、4、5、6、7 时，分别用符号 K、L、M、N、O、P、Q 表示。

（2）角量子数（angular quantum number）　用符号 l 表示。l 的取值受主量子数 n 的限制，可以取 0、1、2、3……（$n-1$），共 n 个数值，按光谱学的习惯，l =0、1、2、3……时，分别用符号 s、p、d、f……来表示。n 一定，l 的不同取值代表同一电子层中不同状态的亚层，例如 n=1，l=0 表示 1s 亚层，n=2，l=0 表示 2s 亚层，n=2，l=1 表示 2p 亚层。

角量子数决定原子轨道的形状。l=0、1、2 的原子轨道分别呈球形、哑铃形和花瓣形分布。在多电子原子中，l 与 n 一起决定电子能量的高低，n 相同时 l 越大，能量越高。

(3) 磁量子数（magnetic quantum number）用符号 m 表示。m 的取值受 l 限制，可以取 0、±1、±2……± l，共（$2l+1$）个数值，m 决定原子轨道在核外空间的取向。例如 $l=0$ 时，m 只能取 0 一个值，表示 s 轨道在核外空间只有一种分布方向；$l=1$ 时，m 可取 0、+1 和 −1 三个值，表示 p 亚层有三种不同空间取向，分别为沿着 z 轴、x 轴和 y 轴的 p_z、p_x 和 p_y 轨道。

磁量子数与电子能量无关，n 和 l 相同但 m 不同的各原子轨道的能量相等，只是空间取向不同，在量子力学中，把这些轨道称为等价轨道（equivalent orbital）或简并轨道。

若 3 个量子数 n，l，m 都确定，则波函数（原子轨道）就确定，量子数 n，l，m 与原子轨道间的关系归纳于表 6－1 中。

表 6－1 三个量子数及对应的原子轨道

n	*l*	*m*	轨道名称	轨道数	轨道总数
1	0	0	1s	1	1
2	0	0	2s	1	4
	1	−1，0，+1	2p	3	
3	0	0	3s	1	9
	1	−1，0，+1	3p	3	
	2	−2，−1，0，+1，+2	3d	5	
4	0	0	4s	1	16
	1	−1，0，+1	4p	3	
	2	−2，−1，0，+1，+2	4d	5	
	3	−3，−2，−1，0，+1，+2，+3	4f	7	

(4) 自旋量子数（spin quantum number） 用符号 m_s 表示。m_s 决定电子自旋的方向，取值为 $+\frac{1}{2}$ 和 $-\frac{1}{2}$ 两个值，分别代表电子是顺时针或逆时针两种不同的自旋方向，常用箭头符号 ↑ 和 ↓ 表示。两个电子的自旋方向相同称为自旋平行，方向相反称为自旋相反。由于 m_s 只有两个取值，因此，每一个原子轨道最多只能容纳两个电子，其能量相等。m_s 不是为解薛定谔方程而设定的，是研究原子光谱精细结构时，发现电子除了空间运动外，本身还有自旋运动。

（四）概率密度和电子云

通过求解 Schrödinger 方程，人们得到描述单个电子运动状态的波函数 ψ，ψ 本身物理意义不明确，而 $|\psi|^2$ 与空间某点波的强度成正比。因此，可以用 $|\psi|^2$ 表示核外电子出现的概率密度。

概率密度是空间某单位体积内粒子出现的概率，电子在核外空间某区域内出现的概率等于概率密度与该区域体积的乘积。

为了形象地表示电子在核外空间出现的概率分布情况，可以用小黑点的疏密程度来表示电子在核外空间各处的概率密度。黑点密集的地方表示电子在该处出现的概率密度大，黑点稀疏的地方表示电子在该处出现的概率密度小。这种图形称为电子云（electron cloud）图，电子云就是概率密度的形象化描述。图 6－3 是 1s 轨道和 2s 轨道的电子云图。

绘制原子轨道的图像对理解电子在原子核外空间的概率密度分布有直观的效果。然而 $\psi_{n,l,m}(r,\theta,\varphi)$ 是由 n、l 和 m 三个量子数确定的波函数，直接描绘其图像比较困难。可以通过分离变量法将 $\psi_{n,l,m}(r,\theta,\varphi)$ 转换成径向波函数 $R_{n,l}(r)$ 和角度波函数 $Y_{l,m}(\theta,\varphi)$

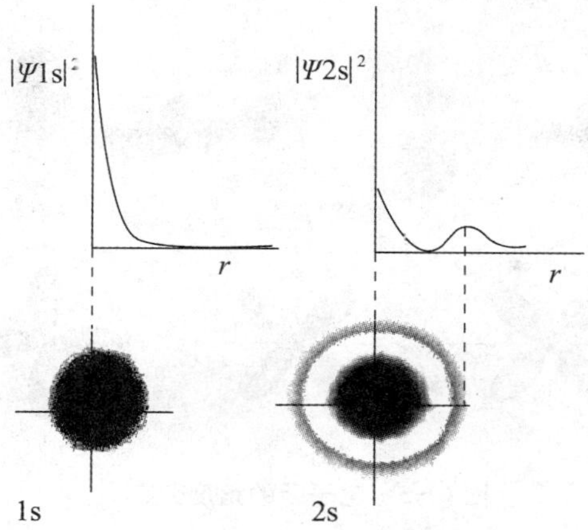

图 6-3　1s 和 2s 电子云图和 $|\psi|^2-r$ 图

$$\psi_{n,l,m}(r,\theta,\varphi)=R_{n,l}(r)\cdot Y_{l,m}(\theta,\varphi) \tag{6-4}$$

径向波函数（radial wave function）$R_{n,l}(r)$ 是电子离核距离 r 的函数，与量子数 n 和 l 有关，表示电子出现的概率随半径的变化情况。角度波函数（angular wave function）$Y_{l,m}(\theta,\varphi)$ 是方位角 θ 和 φ 的函数，与量子数 l 和 m 有关，表示原子轨道在核外空间的取向。表 6-2 是氢原子的部分波函数及其能量。

表 6-2　氢原子的一些波函数及其能量

轨道	$\psi_{n,l,m}(r,\theta,\varphi)$	$R_{n,l}(r)$	$Y_{l,m}(\theta,\varphi)$	能量/J
1s	$A_1e^{-Br}\sqrt{\frac{1}{4\pi}}$	A_1e^{-Br}	$\sqrt{\frac{1}{4\pi}}$	-2.18×10^{-18}
2s	$A_2re^{-Br/2}\sqrt{\frac{1}{4\pi}}$	$A_2re^{-Br/2}$	$\sqrt{\frac{1}{4\pi}}$	$-2.18\times10^{-18}/2^2$
$2p_z$	$A_3re^{-Br/2}\sqrt{\frac{1}{4\pi}}\cos\theta$	$A_3re^{-Br/2}$	$\sqrt{\frac{1}{4\pi}}\cos\theta$	$-2.18\times10^{-18}/2^2$

注：A_1、A_2、A_3、B 均为常数

径向波函数 $R_{n,l}(r)$ 对 r 作图可以得到原子轨道的径向分布图，角度波函数 $Y_{l,m}(\theta,\varphi)$ 对 θ 和 φ 作图可以得到原子轨道的角度分布图。这里我们只介绍原子轨道的角度分布图。

在球坐标系中，以原子核为原点，从原点向每一个方向（θ,φ）上引一直线，长度取 $|Y|$ 值，连接各直线的端点，形成一个空间曲面，即为原子轨道的角度分布图（图 6-4）。若长度取 $|Y|^2$ 值，则得到的空间曲面就是电子云的角度分布图（图 6-5）。

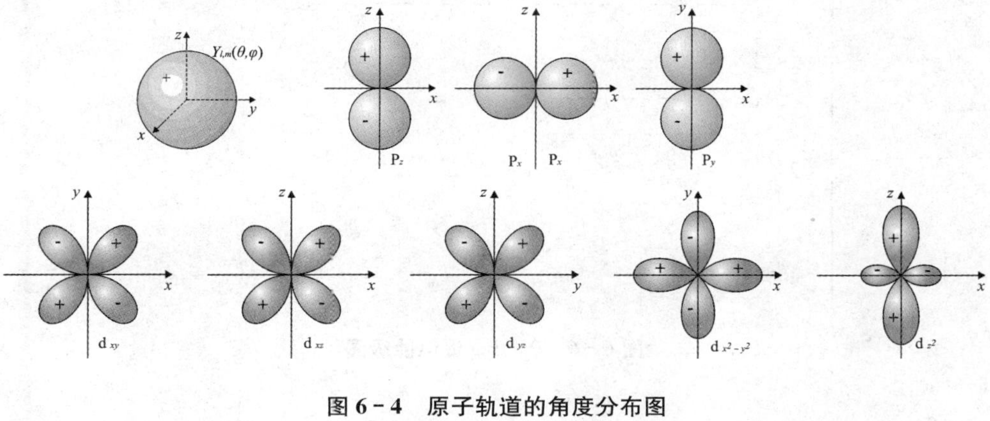

图 6-4　原子轨道的角度分布图

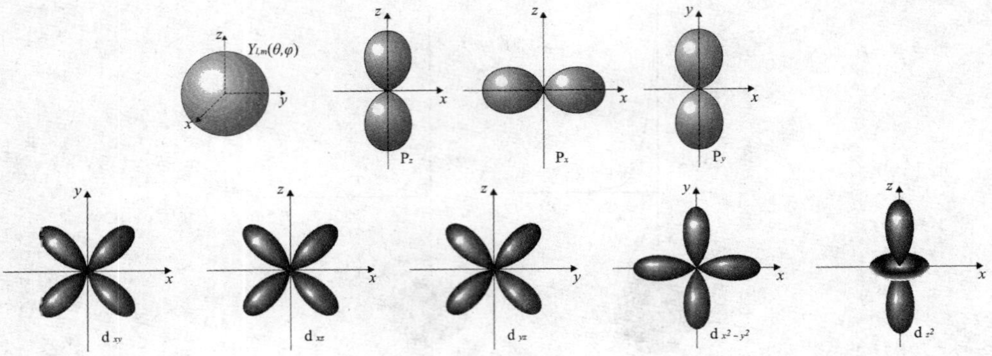

图 6-5　电子云的角度分布图

原子轨道角度分布图中的“+”、“-”是 Y 函数值符号，反映了电子运动的波动性特征，类似于经典波中的波峰与波谷，当两个波相遇产生干涉时，同号则相互加强，异号则相互减弱或抵消。电子云角度分布图是 $|Y|^2$，则没有“+”、“-”号，且形状较原子轨道角度分布图细长。

二、原子核外电子的排布

Schrödinger 方程可以精确求解氢原子或类氢离子的核外电子所具有的能量和原子轨道半径。对于多电子原子系统，由于电子之间存在排斥能，系统能量难以用 Schrödinger 方程精确求解。只能用光谱实验数据，经过理论分析得到。

1939 年，美国化学家 Pauling 根据光谱实验数据及理论计算结果，总结出多电子原子的近似能级图（图 6-6）。用小圆圈代表原子轨道，能量相近的归为一组，称为能级组，能级组方框内圆圈的数目表示各能级组所包含的原子轨道数目。从能级图中可以看出，角量子数 l 相同时，主量子数 n 越大，原子轨道能量越高。例如，$E_{1s}<E_{2s}<E_{3s}<E_{4s}$……。主量子数 n 相同时，角量子数 l 越大，原子轨道能量越高。例如，$E_{ns}<E_{np}<E_{nd}<E_{nf}$，这种现象称为“能级分裂”。当 n 和 l 均不相同时，可能会出现“能级交错”现象，例如，$E_{4s}<E_{3d}$。

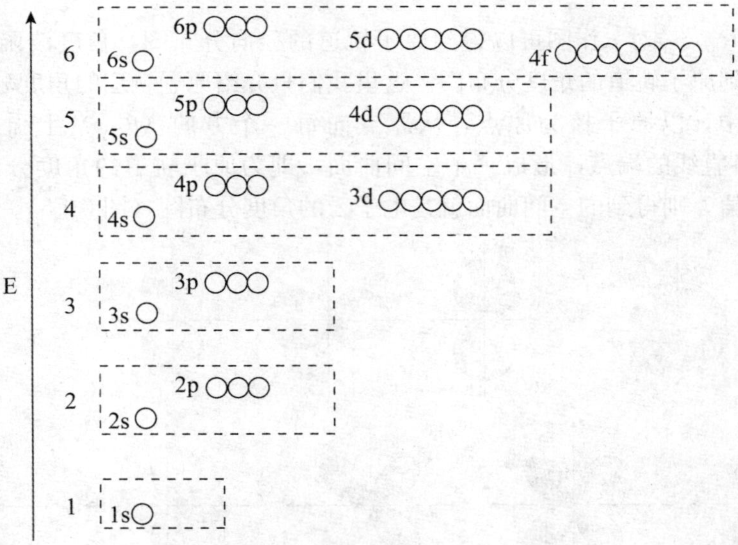

图 6-6　Pauling 近似能级图

我国化学家徐光宪也提出一种比较原子轨道能级的近似方法：对原子的外层电子来说，原子轨道的（$n+0.7l$）数值越大，能级越高，（$n+0.7l$）整数部分相同的能级组成一个能级组，这种计算结果与 Pauling 近似能级顺序相同。

原子核外电子的排布方式，称为原子的电子组态（electron configuration）。基态时，电子在各原子轨道上排布时需遵循一定的规则，人们根据原子光谱实验和量子力学理论，总结出三个排布原则：

（1）Pauli 不相容原理（Pauli exclusion principle）：1925 年，奥地利物理学家 Pauli 在总结大量实验事实后指出：同一原子轨道最多容纳两个自旋方式相反的电子，或者说，同一原子中不能有 2 个电子具有四个完全相同的量子数。

（2）能量最低原理（building-up principle）：在遵守 Pauli 不相容原理的原则下，核外电子尽可能占据能量低的轨道。当低能量轨道占满后，才排入高能量的轨道，以使整个原子系统能量最低。轨道能量的高低顺序依据 Pauling 近似能级图。

（3）Hund 规则（Hund's rule）：在 n 和 l 相同的轨道上分布的电子，将尽可能分占 m 值不同的轨道，且自旋平行。这是 Hund 在 1925 年根据光谱学实验数据总结出来的。例如基态氮原子电子排布式为：$1s^2 2s^2 2p^3$，三个 2p 电子的运动状态是：2，1，0，$+\frac{1}{2}$；2，1，1，$+\frac{1}{2}$；2，1，−1，$+\frac{1}{2}$；或 2，1，0，$-\frac{1}{2}$；2，1，1，$-\frac{1}{2}$；2，1，−1，$-\frac{1}{2}$。

用原子轨道方框图表示为：

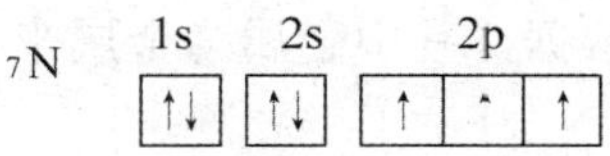

作为 Hund 规则的特例，量子力学理论和光谱实验证明：简并轨道在全充满（p^6、d^{10}、f^{14}），半充满（p^3、d^5、f^7）或全空（p^0、d^0、f^0）的状态时，原子处于比较稳定的状态。例如，基态$_{24}Cr$ 的电子排布式是 $1s^2 2s^2 2p^6 3s^2 3p^6 3d^5 4s^1$，而不是 $1s^2 2s^2 2p^6 3s^2 3p^6 3d^4 4s^2$。

在书写基态原子的电子排布式时要注意：虽然电子填充时按近似能级顺序填充，但书写时必须按电子层顺序排列。在填充电子时，4s 比 3d 能量低，电子先填充到 4s 轨道，再填充到 3d 轨道。但书写时 3d 在前面 4s 在后面。例如 Fe 原子的电子排布式是 $1s^2 2s^2 2p^6 3s^2 3p^6 3d^6 4s^2$。

为简化电子排布式的书写，通常将内层已达到稀有气体元素电子层结构的部分，用稀有气体的元素符号表示，称为原子芯（atomic core）。例如基态$_{29}Cu$ 的电子排布式可表示为 $[Ar]3d^{10}4s^1$。

应当注意周期表中有少数元素的核外电子排布不符合上述规则，必须尊重事实，并在此基础上去探求更符合实际的理论解释。

三、原子结构与元素性质的关系

元素的性质随核电荷数的递增呈现周期性变化的规律称为元素周期律。元素周期表是元素周期律的具体表现。

（一）元素周期表

1. 周期　元素周期表共有七个横行，每一横行为一个周期，共有 7 个周期。每一个周期对应一个能级组，周期数等于能级组的序数。元素在周期表中所属周期数等于该元素基态原子的电子层数，或者说是元素原子的最外电子层的主量子数。一般将第一至三周期称为短周期，四至六周期称为长周期，第七周期为不完全周期。

2. 族　周期表中共 18 列，分为 16 个族。其中，既有长周期又有短周期的族称为主族，从ⅠA 到ⅧA 族，ⅧA 族又称 0 族；仅有长周期的族称为副族，即ⅠB 到ⅧB 族，第ⅧB 族又称Ⅷ族，包括 8、9、10 三列。

3. 分区　根据元素原子的外层电子组态，可将周期表中的元素分为 5 个区：

s 区元素　包括ⅠA 和ⅡA，最后 1 个电子填充在 ns 轨道上，价电子排布为 $ns^{1\sim2}$，除氢元素外均为活泼的金属元素。

p 区元素　包括ⅢA～ⅧA，最后 1 个电子填充在 np 轨道上，价电子排布为 $ns^2np^{1\sim6}$，大部分是非金属元素。ⅧA 为稀有气体元素。

d 区元素　包括ⅢB～ⅧB，最后 1 个电子基本都是填充在（n−1)d 轨道上，价电子排布一般为（n−1)$d^{1\sim10}ns^{0\sim2}$，d 区元素都是金属。

ds 区元素　包括ⅠB 和ⅡB，价电子排布为$(n-1)d^{10}ns^{1\sim2}$，为金属元素。该区不同于 d 区元素，它们次外层(n−1)d 轨道是充满的，比较稳定，能提供的价电子数比较少。

f 区元素　包括镧系和锕系元素，最后 1 个电子填充在 f 轨道上，价电子排布一般为$(n-2)f^{0\sim14}(n-1)d^{0\sim2}ns^2$，该区元素原子的最外层电子数目相同，次外层电子数目在 0 至 2 的狭小范围内，只有(n−2)f 层电子数目变化较大，因此，镧系和锕系内各元素化学性质极为相似。

（二）原子半径

核外电子的运动没有固定轨道，只是概率分布不同，因此，原子没有明确的界面，也不存在固定的半径。通常所说的原子半径是实验测定的分子或晶体中相邻同种原子的核间距离的一半，分为金属半径（金属单质的晶体中相邻两个原子核间距离的一半）、共价半径（以共价单键结合的两个相同原子核间距离的一半）和范德华半径（单质分子晶体中相邻分子间两个非键合原子核间距离的一半）。

表 6－3 是各元素原子半径的数据，其中金属为金属半径，稀有气体为范德华半径，其余均为共价半径。

从表中数据可以看出，随原子序数的增加，原子半径呈现周期性变化。同一周期的主族元素，从左到右，原子半径逐渐减少。原子半径受两个因素影响：一是随着核电荷的增加使原子核对外层电子的吸引力增强，原子半径减小；二是电子数的增多又加剧电子之间的排斥，使原子半径增大。同一周期的主族元素，由于电子层数不变，核对外层电子的引力起主要作用，因此，从左到右，原子半径逐渐减小。而同一主族元素，电子数的增加导致电子层数的增加，所以原子半径从上到下明显增大。

表 6－3　元素的原子半径/pm

H 37																	He 122
Li 152	Be 111											B 88	C 77	N 70	O 66	F 64	Ne 160
Na 186	Mg 160											Al 143	Si 117	P 110	S 104	Cl 99	Ar 191
K 227	Ca 197	Sc 161	Ti 145	V 132	Cr 125	Mn 124	Fe 124	Co 125	Ni 125	Cu 128	Zn 133	Ga 122	Ge 122	As 121	Se 117	Br 114	Kr 198
Rb 248	Sr 215	Y 181	Zr 160	Nb 143	Mo 136	Tc 136	Ru 133	Rh 135	Pd 138	Ag 144	Cd 149	In 163	Sn 141	Sb 141	Te 137	I 133	Xe 217
Cs 265	Ba 217	La 173	Hf 159	Ta 143	W 137	Re 137	Os 134	Ir 136	Pt 136	Au 144	Hg 160	Tl 170	Pb 175	Bi 155	Po 153	At 145	

La	Ce	Pr	Nd	Pm	Sm	Eu	Gd	Tb	Dy	Ho	Er	Tm	Yb
188	183	183	182	181	180	204	180	178	177	177	176	175	194

同一周期中的副族元素，从左到右，增加的电子填充在$(n-1)$d轨道上，核电荷数的增加几乎被增加的$(n-1)$d电子抵消. 原子核对外层电子的吸引力增加很少。同一副族元素的原子半径变化趋势与主族元素的变化趋势相似，但原子半径增加幅度较小。对于f区元素，从左到右，由于增加的电子排在$(n-2)$f轨道上，电子层数不变，核对最外层电子的吸引力变化不大，原子半径几乎不变。表中稀有气体原子半径突然增大，因为它们属于范德华半径。

(三) 电负性

为了比较元素原子吸引成键电子的能力，Pauling在1932年提出电负性的概念。元素的原子在分子中吸引成键电子的能力，称为元素的电负性（electronegativity）。Pauling把氟的电负性指定为4，以相关分子的键能数据为基础进行计算，与氟的电负性对比，得到其他元素的电负性数据，称为Pauling电负性标度，见表6-4。

表6-4 Pauling的元素电负性

H 2.20							He
Li 0.98	Be 1.57	B 2.04	C 2.55	N 3.04	O 3.44	F 3.98	Ne
Na 0.93	Mg 1.31	Al 1.61	Si 1.90	P 2.19	S 2.588	Cl 3.16	Ar
K 0.82	Ca 1.00	Ga 1.81	Ge 2.01	As 2.18	Se 2.55	Br 2.96	Kr 3.0
Rb 0.82	Sr 0.95	In 1.78	Sn 1.96	Sb 2.05	Te 2.10	I 2.66	Xe 2.6
Cs 0.79	Ba 0.89	Tl 2.04	Pb 2.33	Bi 2.02			

元素的电负性也呈现周期性的变化。同一周期中，从左到右电负性递增；同一主族中，从上到下电负性递减。副族元素电负性没有明显的变化规律。元素的电负性值越大，表明原子在分子中吸引电子的能力越强，元素的非金属性越强；元素的电负性值越小，原子在分子中吸引电子的能力就越弱，元素的金属性就越强。电负性大的元素集中在周期表的右上角，如F、O、Cl等非金属元素；电负性小的元素位于周期表的左下角，如Cs、Rb、Ba等金属元素。

第二节 分子结构

分子或晶体中直接相邻原子之间的强烈的相互作用称为化学键（chemical bond）。按成键方式不同化学键可以分为离子键、共价键（包括配位键）和金属键，本节主要介绍共价键理论和分子之间的相互作用。

一、价键理论

1916年，美国化学家Lewis提出共价键理论，认为分子中原子之间通过共用电子对使每个原子具有稳定的稀有气体原子的8电子外层电子构型（He除外），这样形成的分子称为共价分子。原子间通过共用电子对形成的化学键称为共价键（covalent bond）。

Lewis共价键理论又称为经典价键理论，初步揭示了共价键与离子键的区别。但是，这一理论不能解释两个带负电荷的电子，为什么能够相互配对成键？为什么共价键有方向性？此外，许多化合物不符合Lewis的8电子构型，却能稳定存在（如BF_3、SF_6等）。

1927 年德国化学家 Heitler 和 London 应用量子力学处理氢分子的 Schrödinger 方程，从理论上揭示了共价键的本质。

（一）氢分子的形成和共价键的本质

用量子力学处理氢分子形成的过程，得到体系能量与核间距的关系曲线（图 6-7）。当两个具有自旋方向相反电子的氢原子相互靠近时，随着核间距的减小，两个 1s 原子轨道发生重叠（波函数相加），核间形成一个电子概率密度较大区域，两个氢原子核被电子概率密度大的区域吸引，体系能量降低。当核间距降到 74 pm 时，体系能量达到最低，两个氢原子间形成了稳定的共价键，这种状态称为氢分子的基态。当两个氢原子核再靠近时，原子核之间斥力增大，体系能量迅速升高，排斥作用将氢原子推回基态位置。

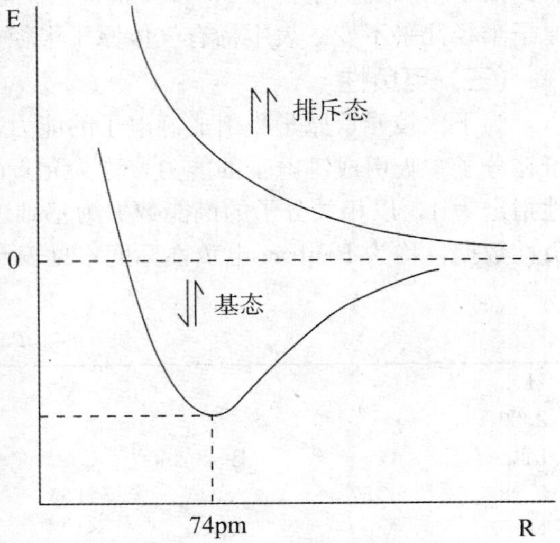

图 6-7 两个氢原子接近时的能量变化曲线

当两个具有自旋方向相同电子的氢原子相互靠近时，两个原子轨道异号叠加（波函数相减），互相抵消，核间电子的概率密度减小，两核间的斥力增大，核间距越小体系能量越高、越不稳定，两个氢原子不能成键，这种不稳定的状态称为排斥态。

总之，形成共价键的两个原子必须提供自旋方向相反的单电子，其本质是原子轨道重叠，原子核间电子概率密度增大，吸引原子核而成键。

（二）现代价键理论的基本要点

Pauling 和 Slater 等将量子力学处理氢分子形成的结果推广到其他分子体系，建立了现代价键理论（valence bond theory，简称 VB 法）。现代价键理论的基本要点是：

1. 共价键的形成条件 两个原子相互接近时，两个自旋方向相反的单电子可以相互配对，两原子轨道重叠程度越大，两核间电子的概率密度就越大，形成的共价键就越稳定。

2. 共价键具有饱和性 以共价键结合的分子中，每个原子所能形成的共价键数目取决于该原子中的单电子数目，这就是共价键的饱和性。例如，第二周期的 C 元素最多只能形成四个共价键，就是因为共价键具有饱和性。

3. 共价键具有方向性 除 s 轨道外，p、d 和 f 轨道都有一定的空间取向，成键时只有沿着一定的方向靠近达到最大程度的重叠，才能形成稳定的共价键，这就是共价键的方向性。例如 HCl 分子形成时，若在 x 轴方向成键，氢原子的 1s 轨道与氯原子的 $3p_x$ 轨道只有沿着 x 轴方向最大限度重叠，才能形成稳定的共价键（图 6-8a）。而其他的重叠方式均不能有效地重叠，不能形成稳定的共价键（图 6-8b～c）。

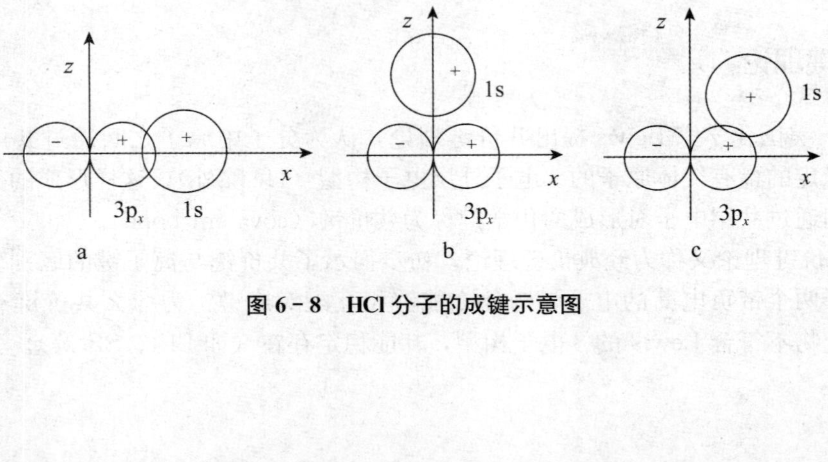

图 6-8 HCl 分子的成键示意图

(三) 共价键的类型

1. σ键和π键　根据原子轨道重叠方式不同，共价键可以分为σ键和π键。

原子轨道沿核间连线方向进行同号重叠形成的共价键称为σ键。例如，H_2分子的s－s轨道重叠，HCl分子的s－p_x轨道重叠，F_2分子的p_x－p_x轨道重叠（图6－9a～c所示）。两原子轨道沿垂直于核间连线方向进行同号平行重叠形成的共价键称为π键（图6－9d）。

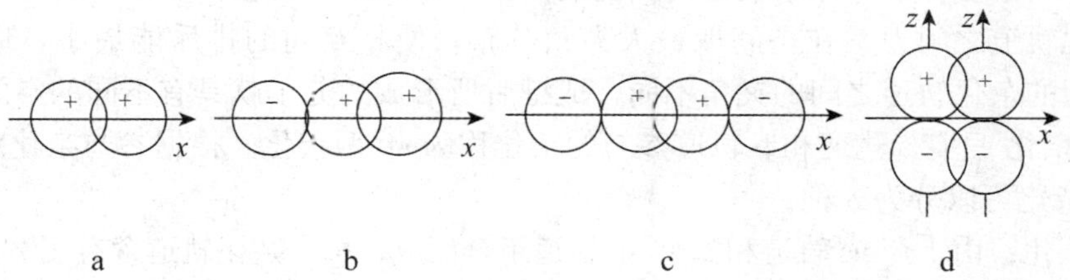

图6－9　σ键和π键示意图

以N_2分子为例，N原子的电子组态为$1s^2 2s^2 2p_x^1 2p_y^1 2p_z^1$，其中3个单电子分别占据3个互相垂直的p轨道。成键时，若2个N原子沿x轴方向靠近，p_x与p_x轨道"头碰头"重叠形成σ键，而垂直于x轴的两对p_y轨道和p_z轨道只能在x轴两侧"肩并肩"重叠形成π键（图6－10）。

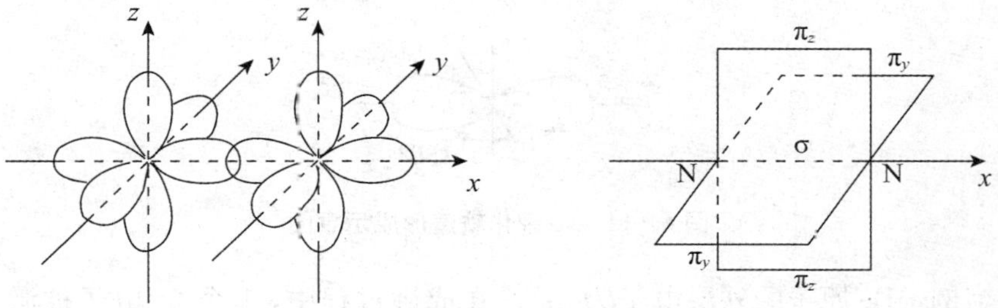

图6－10　N_2分子形成示意图

σ键的轨道重叠程度大，较π键稳定，π键较易断裂，化学活泼性强。σ键是构成分子的骨架，可单独存在，共价单键都是σ键。π键不能单独存在，双键中有1个σ键和1个π键，三键中有1个σ键和2个π键。

2. 配位键　σ键和π键中的共用电子对是由两个原子分别提供的，有时共价键的形成也可以是由一个原子单独提供一对电子，被两个原子共用。凡共用电子对由一个原子单独提供的共价键称为配位键（coordination bond）。配位键用"→"表示（箭头由电子对给予体指向电子对接受体），以区别于普通共价键。例如在CO分子中，碳原子的两个未成对的2p电子和氧原子的两个未成对的2p电子形成一个σ键和一个π键，氧原子还有一对已成对的2p电子可与碳原子的一个2p空轨道形成一个配位键，CO分子的结构式可写成：$:C\overset{\leftarrow}{=}O:$。

由此可见，形成配位键必须同时满足两个条件：一个成键原子的价电子层有孤对电子；另一成键原子的价电子层有空轨道。配位键的形成方式虽和正常共价键不同，但形成以后，两者是没有区别的。

(四) 杂化轨道理论

价键理论成功阐述了共价键的形成、本质及其方向性和饱和性，但对于多原子分子或离子的空间构型的阐释却遇到了困难。为了解释多原子分子或离子的空间构型，1931年Pauling提出了杂化轨道理论（hybrid orbital theory），进一步发展了现代价键理论。

1. 杂化轨道理论的要点

（1）由于原子间的相互影响，在成键过程中，同一原子中能量相近的原子轨道线性组合，重新分配能量和空间方向，组成数目相等的新的原子轨道，这种轨道重新组合的过程称为杂化（hybridization），杂化后形成的新轨道称为杂化轨道（hybrid orbital）。

（2）有几个原子轨道参加杂化，就能组合成几个杂化轨道。杂化轨道的角度波函数在某个方向的值比杂化前的大得多，每一个杂化轨道均为一头大一头小，更有利于原子轨道间最大程度地重叠，因而杂化轨道比原来轨道的成键能力强，形成的共价键更稳定。

（3）杂化轨道之间力图在空间取最大夹角分布，使相互间的排斥能最小，形成的键较稳定。不同类型的杂化轨道之间的夹角不同，成键后所形成的分子就具有不同的空间构型。

2. sp 型杂化　只有 s 轨道和 p 轨道参与的杂化称为 sp 型杂化。根据参与杂化的 p 轨道数目不同，sp 型杂化可以分为 3 种：

（1）sp 杂化：由 1 个 ns 轨道和 1 个 np 轨道组合而成，每个杂化轨道含有 1/2 的 s 轨道成分和 1/2 的 p 轨道成分，两个杂化轨道间的夹角为 180°，成键后形成直线形构型的分子（图 6 - 11）。

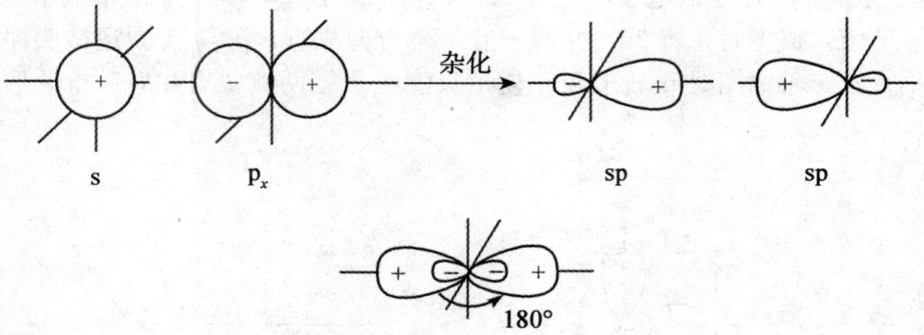

图 6 - 11　sp 杂化轨道形成示意图

以 $BeCl_2$ 为例，Be 原子的外层电子为 $2s^2$，在成键过程中，1 个 2s 电子被激发到 2p 空轨道，与此同时 2 个含有单电子的 2s 轨道和 2p 轨道组合成 2 个 sp 杂化轨道。两个 sp 杂化轨道分别与两个氯原子中含单电子的 3p 轨道形成 2 个 σ 键，$BeCl_2$ 分子空间构型为直线型（图 6 - 12）。

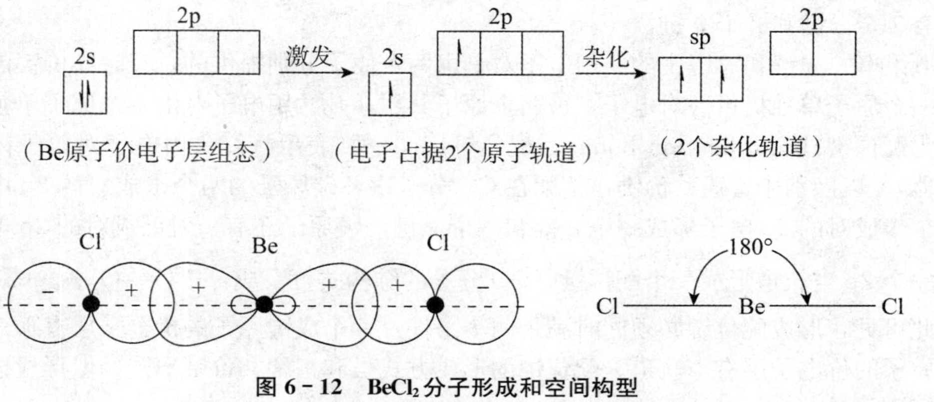

图 6 - 12　$BeCl_2$ 分子形成和空间构型

（2）sp^2 杂化：由 1 个 ns 轨道和 2 个 np 轨道组合而成，每个杂化轨道含有 1/3 的 s 轨道成分和 2/3 的 p 轨道成分，sp^2 杂化轨道间的夹角为 120°，空间构型为平面正三角形（图 6 - 13a）。

以 BF_3 为例，B 原子的外层电子为 $2s^2 2p^1$，成键时 1 个 2s 电子被激发到 2p 空轨道，与此同时 1 个 2s 轨道和两个含有单电子的 2p 轨道组合成 3 个 sp^2 杂化轨道。当他们各与一个氟原子的 2p 轨道重叠时，形成三个 sp^2-p 的 σ 键，BF_3 分子的空间构型是平面正三角形（图 6-13b）。

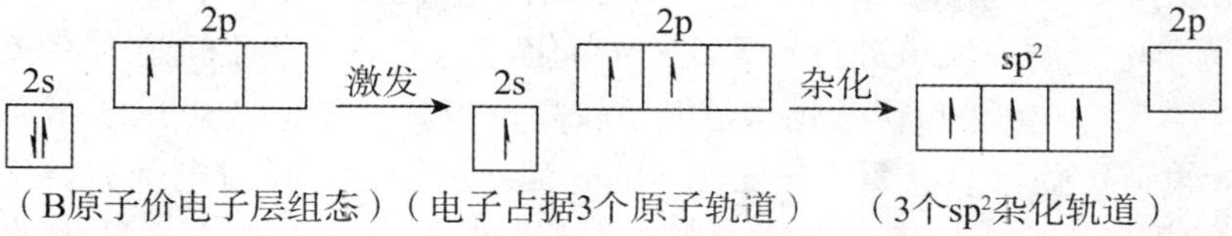

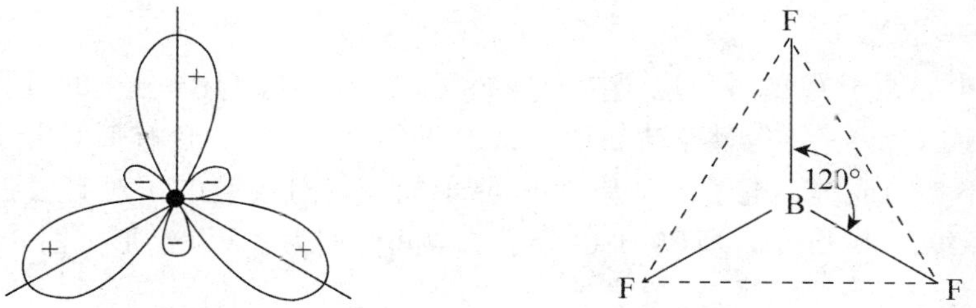

a 3个sp^2杂化轨道　　b 平面三角形构型的BF_3分子

图 6-13　sp^2 杂化轨道的空间取向和 BF_3 分子构型

（3）sp^3 杂化：由 1 个 ns 轨道和 3 个 np 轨道组合而成，每个杂化轨道含有 1/4 的 s 轨道成分和 3/4 的 p 轨道成分，sp^3 杂化轨道间的夹角为 109°28′，空间构型为正四面体（图 6-14a）。

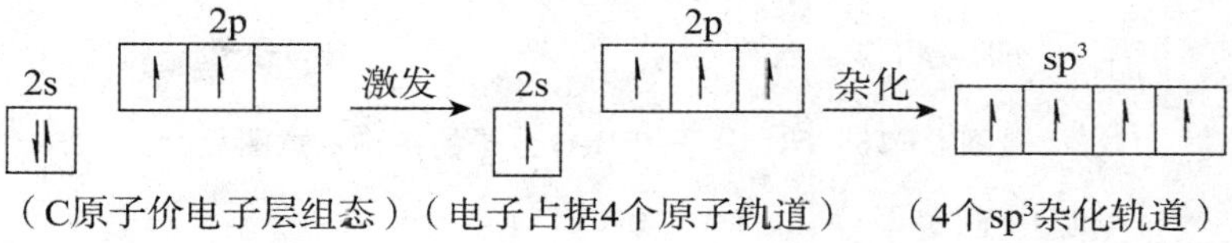

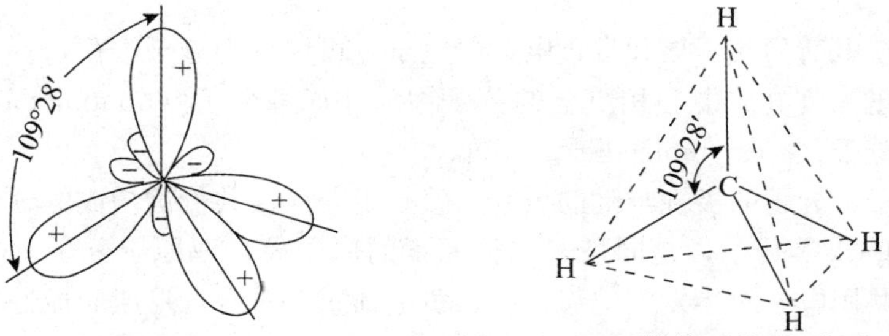

a 4个sp^3杂化轨道　　b 正四面体构型的CH_4分子

图 6-14　sp^3 杂化轨道的空间取向和 CH_4 分子构型

以 CH_4 为例，C 原子的外层电子为 $2s^22p^2$，在形成 CH_4 分子的过程中，C 原子 2s 轨道上的 1 个电子被激发到 2p 空轨道上去，1 个 2s 轨道和 3 个 2p 轨道进行 sp^3 杂化，形成夹角为 109°28′的 4 个完全等同的 sp^3 杂化轨道，当它们各与 1 个 H 原子的 1s 轨道重叠时，形成 4 个完全等同的 σ 键。CH_4 分子的空间构型是正四面体（图 6-14b）。

3. 等性杂化和不等性杂化　同一组杂化轨道在组成和能量上完全一致，这样的杂化称为等性杂化（equivalent hybridization）。有些分子的杂化情况则不同，参与杂化的原子轨道既有含未成对电子的原子轨道，也有包含孤对电子的原子轨道或者是没有电子的空原子轨道。像这样参与杂化的各原子轨道的成分不一致，所形成的杂化轨道是一组能量彼此不相等的轨道，这种杂化称为不等性杂化（nonequivalent hybridization）。例如 NH_3 分子和 H_2O 分子中的中心原子的杂化就属于不等性 sp^3 杂化。

NH_3 分子中有 3 个 N—H 键，键角为 107°，分子的空间构型为三角锥形。NH_3 分子中的 N 原子的外层电子构型为 $2s^22p^3$。在形成 NH_3 分子的过程中，N 原子中含有一对孤对电子的 2s 轨道与 3 个含有单电子的 p 轨道进行不等性 sp^3 杂化，其中一个杂化轨道含有孤对电子，能量较低，其余 3 个含有单电子的 sp^3 杂化轨道能量较高；当 3 个含有单电子的 sp^3 杂化轨道各与 1 个 H 原子的 1s 轨道重叠，形成 3 个完全等同的 σ 键。由于含有孤对电子的杂化轨道不参与成键，其电子云密集于 N 原子周围，对成键电子对产生排斥作用，使 N—H 键的夹角被压缩至 107°（小于 109°28′）。习惯上孤对电子不包括在分子的空间构型中，所以 NH_3 分子的空间构型呈三角锥形（图 6-15）。

H_2O 分子的中心原子 O 的外层电子构型为 $2s^22p^4$。在形成 H_2O 分子的过程中，O 原子以 sp^3 不等性杂化形成 4 个 sp^3 不等性杂化轨道，其中两个杂化轨道中含有孤对电子。由于含孤对电子的杂化轨道不参与成键，电子云密集于 O 原子周围，对成键电子对有较强排斥作用，使 O—H 键间夹角压缩至 104°45′，所以 H_2O 分子的空间构型为“V”字形（图 6-15）。

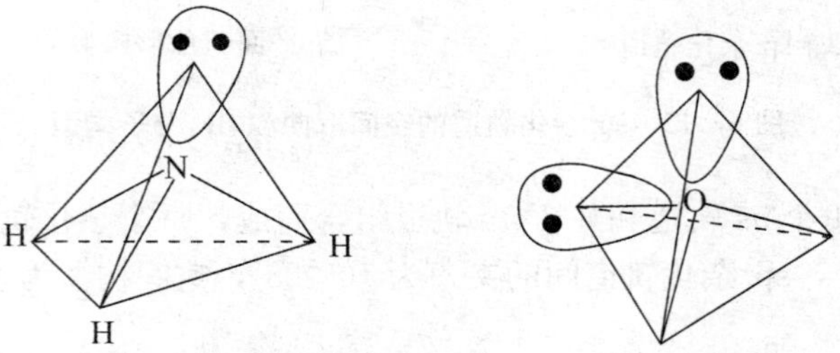

NH_3 分子　　　　H_2O 分子

图 6-15　NH_3 分子和 H_2O 分子的结构示意图

二、分子的极性

分子中含有带正电荷的原子核和带负电荷的电子，可以认为分子中存在一个正电荷中心和一个负电荷中心。正、负电荷中心相重合的分子称为非极性分子（nonpolar molecule），不重合的分子称为极性分子（polar molecule）。

对于双原子分子，分子的极性与键的极性一致。由非极性共价键构成的分子一定是非极性分子，如 H_2、O_2 和 Cl_2 等分子，是同核（同种元素的原子核）双原子分子，成键原子的电负性相等，两原子间共用电子对不发生偏移，正、负电荷重心重合，形成非极性共价键（nonpolar covalent bond），是非极性分子。由极性共价键构成的双原子分子一定是极性分子，如 HCl、HF 等分子，是由异核（不同种元素的原子核）双原子分子组成，成键原子的电负性不相等，两原子间共用电子对向电负性大的原子一端偏移，正、负电荷重心不重合，形成极性共价键（pclar covalent bond），是极性分子。

对于多原子分子，分子的极性不仅与键的极性有关，而且也与分子的空间构型有关。CO_2、BF_3、CH_4 等分子，虽然都含有极性键，但他们的空间构型分别为直线形、平面正三角形和正四面体，具有对称的分子空间结构，分子中键的极性相互抵消，整个分子的正负电荷重心重合，他们都是非极性分子。而如 H_2O、NH_3 等分子，分子的空间结构不对称，其正负电荷重心不重合，键的极性不能抵消，为极性分子。

三、分子间作用力

在共价分子中，原子之间通过共价键相互作用，而分子之间靠的是分子间的相互作用，分子之间的这种相互作用称为分子间作用力，主要包括 van der Waals 力和氢键。

（一）van der Waals 力

van der Waals 力最早是由荷兰物理学家 van der Waals 提出的。这种力通常只有化学键键能的 1/100～1/10，一般在几十千焦每摩尔。按产生的原因和性质不同，van der Waals 力可分为取向力、诱导力和色散力三种。

1. 取向力　极性分子的正负电荷中心不重合，分子中始终存在一个正极和一个负极，通常把极性分子的这种固有偶极称为永久偶极（permanent dipole）。当极性分子相互靠近时，它们的永久偶极之间因同极相斥，异极相吸，分子将发生相对运动而取向，使分子处于异极相邻的状态（图 6－16）。这种由于永久偶极的取向而产生的分子间吸引力称为取向力（orientation force）。

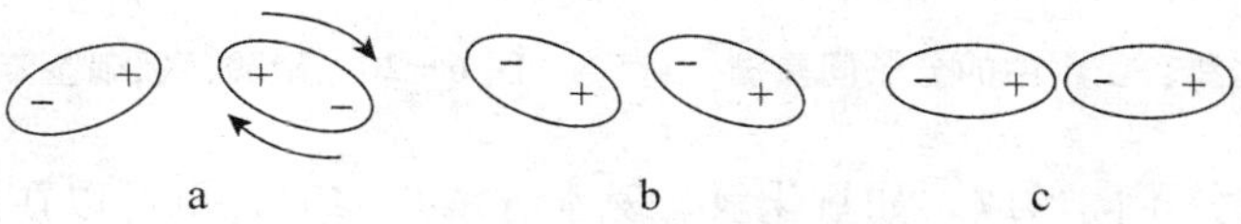

图 6－16　取向力产生示意图

2. 诱导力　当极性分子与非极性分子接近时，由于极性分子的永久偶极所产生的电场对非极性分子产生了影响，使非极性分子变形，正负电荷重心发生相对位移而产生诱导偶极（induced dipole）（图 6－17）。这种诱导偶极与极性分子的永久偶极之间产生的相互吸引力称为诱导力（induction force）。极性分子之间也存在诱导力。

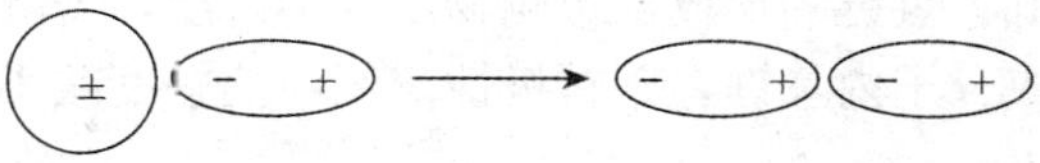

图 6－17　诱导力产生示意图

3. 色散力　非极性分子之间也存在作用力，由于分子内部的电子在不停地运动和原子核不停地振动，使分子的正负电荷重心会发生瞬间相对位移，从而产生瞬间偶极。瞬间偶极将诱导与它相邻的分子产生瞬间偶极，这种由于瞬间偶极间所产生的相互作用力，称为色散力（dispersion force）（图 6－18）。色散力普遍存在于各种分子之间。

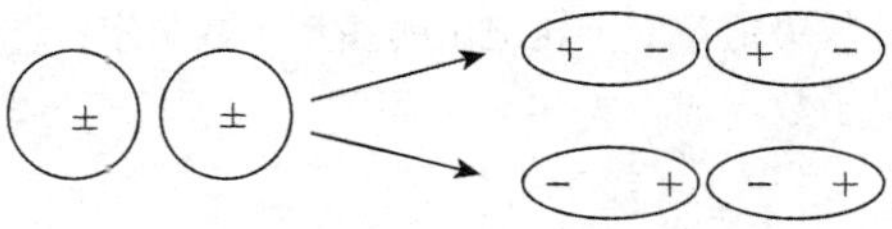

图 6－18　色散力产生示意图

综上所述，在非极性分子之间，只有色散力；极性分子与非极性分子之间，既有诱导力，又有色散力；极性分子之间存在取向力、诱导力、色散力。对于大多数分子来说，色散力是主要的，只有极性很强的分子（如 H_2O 分子）取向力比较显著，而诱导力通常都比较小。

分子间作用力是影响物质的熔点、沸点及溶解度等物理性质的主要因素，例如，卤族元素从 F_2 到 I_2，熔沸点逐渐升高，就是由于从 F_2 到 I_2 随着相对分子质量的增大，色散力增大，所以熔沸点升高。

（二）氢键

当 H 原子与电负性很大、半径很小的原子 X（如 F、O、N 等）形成共价键时，密集于两核间的电子云强烈地偏向于 X 原子，使 H 原子几乎变成裸露的质子而具有大的正电荷场强，这个 H 原子还能与另一个电负性大、半径小并在外层有孤对电子的 Y 原子（如 F、O、N 等）

产生定向的吸引作用，形成X—H…Y结构，其中H原子与Y原子间的静电吸引作用（虚线所示）称为氢键（hydrogen bond）。X、Y可以是同种元素的原子，也可以是不同元素的原子。

形成氢键的三个原子尽可能在一条直线上，此时X原子和Y原子相对距离最远，斥力最小；同时一个H原子通常只能形成一个氢键。所以氢键具有方向性和饱和性。氢键的键能一般在42kJ · mol^{-1}以下，比化学键弱得多，但比van der Waals力强。

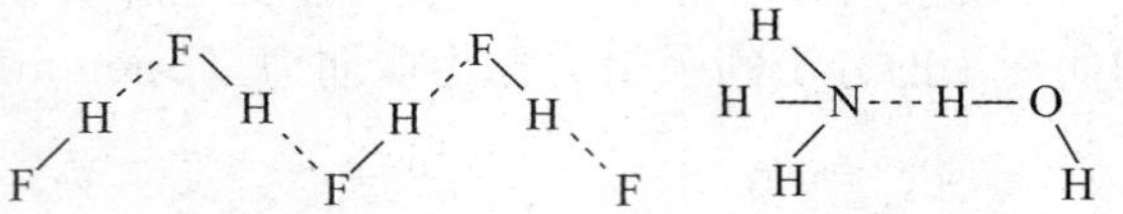

图6-19　氟化氢、氨水中的分子间氢键

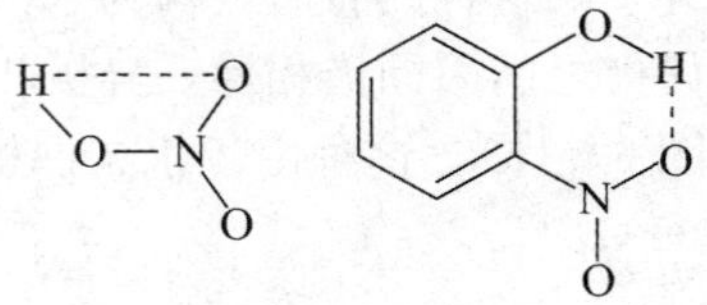

图6-20　硝酸、邻硝基苯酚中的分子内氢键

氢键可以在两个分子间形成，如氟化氢、氨水（图6-19）；也可以在同一分子内形成，如硝酸、邻硝基苯酚（图6-20）。形成分子内氢键的三个原子虽不在一条直线上，但形成了较稳定的环状结构。

氢键存在于许多化合物中，对物质的性质有一定影响。因为破坏氢键需要能量，所以在同类化合物中能形成分子间氢键的物质，其沸点、熔点比不能形成分子间氢键的物质高。如ⅤA～ⅦA元素的氢化物中，NH_3、H_2O和HF的沸点比同族其他相对原子质量较大元素的氢化物的沸点高，这种反常行为是由于它们各自的分子间形成了氢键。而分子内形成氢键，一般使化合物的沸点和熔点降低。氢键的形成也影响物质的溶解度，若溶质和溶剂间形成氢键，可使溶解度增大；若溶质形成分子内氢键，则在极性溶剂中溶解度减小，而在非极性溶剂中溶解度增大。

一些生物大分子物质如蛋白质、核酸中均有分子内氢键。氢键可使它们的空间结构保持稳定，并使之具有不同的生理功能。一旦氢键被破坏，分子的空间结构发生改变，生理功能就会丧失。因此，对医学来说，氢键具有相当重要的意义。

习　题

1. 如何理解电子的波动性？电子波与电磁波有什么不同？
2. 电子的运动状态由哪些量子数决定？原子轨道由哪些量子数决定？
3. 写出下列各组中所缺少的量子数。

(1) $n=?$，$l=2$，$m=0$，$m_s=+\frac{1}{2}$；

(2) $n=2$，$l=0$，$m=?$，$m_s=-\frac{1}{2}$；

(3) $n=4$，$l=?$，$m=-2$，$m_s=+\frac{1}{2}$

4. 基态氮原子的2p轨道有3个电子，试用4个量子数分别表示每个电子的运动状态。
5. 请填下表：

原子序数	电子排布	价层电子排布	周期	族
35				
	$1s^2 2s^2 2p^6$			
		$3d^{10} 4s^1$		
			6	ⅥB

6. 用杂化轨道理论说明下列分子或离子的中心原子可能采取的杂化类型及分子空间构型。

(1) BCl_3　　(2) PCl_3　　(3) H_2S　　(4) $HgCl_2$

7. 判断下列分子间存在哪些分子间力。

(1) H_2O 和甲醇　　(2) 碘液（I_2）

(3) CCl_4 和苯　　(4) CO_2 和 H_2O

8. 乙醇（C_2H_5OH）和二甲醚（CH_3OCH_3）组成相同，但乙醇的沸点比二甲醚的沸点高，何故？

（于　昆）

第七章　配位化合物

配位化合物（coordination compound）简称配合物，是一类组成复杂、应用十分广泛的化合物。在生物体和医学方面，配合物具有广泛而重要的应用。生物体中对生化反应起特殊作用的酶，许多都是复杂的金属配合物。生命体内的各种代谢作用、能量转移以及氧的输送，也与金属配合物密切相关。有些药物本身就是配合物或通过在体内形成配合物才能产生药效。此外，以配位反应为基础的分析方法也广泛应用于临床检验和生化实验中。

第一节　配位化合物的基本知识

一、配位化合物的定义

什么是配位化合物，我们先看以下实验：在盛有 $CuSO_4$ 溶液的试管中逐滴加入浓氨水，开始有天蓝色 $Cu(OH)_2$ 沉淀生成，继续加入氨水，沉淀消失而形成深蓝色的澄清溶液。再向此溶液中加入适量乙醇，有深蓝色的结晶析出。将这种结晶溶于水后加入少量 NaOH 溶液，既无氨气产生也无天蓝色 $Cu(OH)_2$ 沉淀生成，但加入 $BaCl_2$ 溶液时，立即有白色 $BaSO_4$ 沉淀产生。以上事实说明溶液中存在大量的 SO_4^{2-}，却检测不到游离的 Cu^{2+} 和 NH_3 分子。经 X 射线分析上述深蓝色结晶的化学组成为 $[Cu(NH_3)_4]SO_4$，它由 $[Cu(NH_3)_4]^{2+}$ 复杂离子与 SO_4^{2-} 以离子键结合组成。根据现代价键理论，Cu^{2+} 的价电子层具有空轨道，NH_3 分子中 N 原子上有孤对电子，它们之间可以形成配位键。$[Cu(NH_3)_4]^{2+}$ 是 Cu^{2+} 与四个 NH_3 分子中的 N 原子以配位键相连形成的复杂离子。

化学上把 $[Cu(NH_3)_4]^{2+}$ 这种由阳离子（或原子）与一定数目的阴离子（或中性分子）以配位键结合形成的复杂离子（或分子）称为配离子（或配位分子）。其中带正电荷的配离子称为配阳离子，如 $[Ag(NH_3)_2]^+$、$[Cu(NH_3)_4]^{2+}$ 等；带负电荷的配离子称为配阴离子，如 $[Fe(NCS)_6]^{3-}$、$[PtCl_6]^{2-}$ 等。含有配离子的化合物和配位分子统称为配合物。配合物可以是酸、碱、盐等，也可以是呈电中性的配位分子。如 $[Ag(NH_3)_2]OH$、$K_3[Fe(CN)_6]$、$H_2[PtCl_6]$、$[Ni(CO)_4]$ 都是配合物。

二、配位化合物的组成

如同 $[Cu(NH_3)_4]SO_4$ 结构的配合物分为内层（inner sphere）和外层（outer sphere）两部分（图 7-1）。内层为配离子，由中心原子与配体通过配位键结合形成，是配合物的特征部分，一般写在方括号内。外层与内层之间通过离子键结合，所以在水溶液中易解离出外层离子和配离子。有部分配合物只有内层，没有外层，如 $[Ni(CO)_4]$。

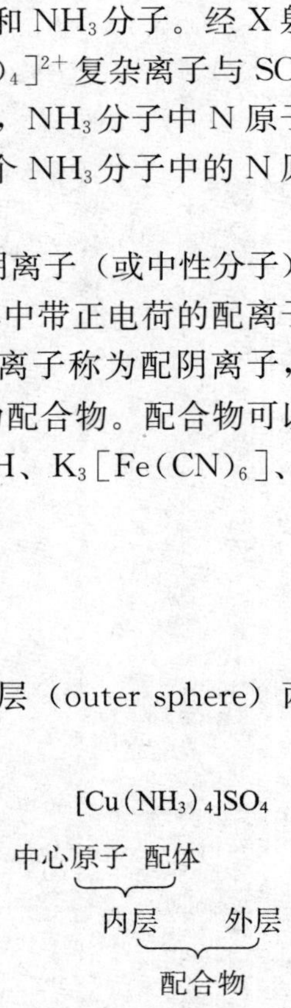

图 7-1　配合物的组成

（一）中心原子

在配离子的中心位置，接受孤对电子的阳离子或原子称为中心原子（central atom）。中心原子具有空轨道，常见的中心原子为金属离子，特别是过渡金属离子，如 $[Cu(NH_3)_4]SO_4$ 和 $[Co(NH_3)_3Cl_3]$ 中的中心原子分别为 Cu^{2+} 和 Co^{3+}。一些具有高氧化值的非金属元素也可作为中心原子，如 $[SiF_6]^{2-}$、$[PF_6]^-$ 中的 Si(Ⅳ)、P(Ⅴ) 等。

（二）配体和配位原子

以配位键直接与中心原子相结合的阴离子或中性分子称为配位体（ligand），简称配体。如 $[Fe(CN)_6]^{3-}$、$[Ag(NH_3)_2]^+$、$[Fe(CO)_5]$ 和 $[SiF_6]^{2-}$ 中的 CN^-、NH_3、CO 和 F^- 都是配体。在配体中，提供孤对电子直接与中心原子形成配位键的原子称为配位原子（ligating atom）。如 CN^- 中的 C 原子，NH_3 中的 N 原子，CO 中的 C 原子，F^- 中的 F 原子等。常见的配位原子多为电负性较大的非金属元素原子，如 N、F、Cl、I、O、C 等。

按照配体中所含配位原子的数目，配体可分为单齿配体（monodentate ligand）和多齿配体（multidentate ligand）。只含有一个配位原子的配体为单齿配体，如 NH_3、H_2O、CN^-、F^-、Cl^- 等。含有两个或两个以上配位原子的配体称为多齿配体，如乙二胺（简写为 en）和草酸根 $C_2O_4{}^{2-}$ 为双齿配体，而乙二胺四乙酸根（常用符号 Y^{4-} 表示）则为六齿配体（图 7-2）。

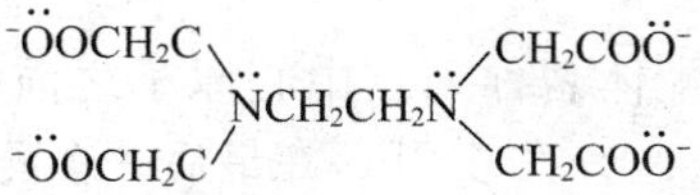

图 7-2　Y^{4-} 的结构

表 7-1 列出了一些常见的配体和配位原子。部分配体中尽管有两个配位原子，但是由于两个配位原子靠得很近，只能由其中一个配位原子与中心原子形成配位键，故仍是单齿配体。如硝基—NO_2、亚硝酸根 ONO^-、硫氰酸根 SCN^-、异硫氰酸根 NCS^- 等。

表 7-1　一些常见配体和配位原子

类型	配位原子	配体名称	化学式
单齿配体	C	氰根	CN^-
	N	氨、硝基、异硫氰酸根	NH_3、$NO_2{}^-$、NCS^-
	O	水、羟基、亚硝酸根	H_2O、OH^-、ONO^-
	S	硫氰酸根	SCN^-、
	X	卤素离子	F^-、Cl^-、Br^-、I^-
多齿配体	N	乙二胺	$H_2N-CH_2-CH_2-NH_2$
	O	草酸根	$^-OOC-COO^-$
	N、O	乙二胺四乙酸根	$(^-OOCH_2C)_2NCH_2CH_2N(CH_2COO^-)_2$

（三）配位数

在配合物中，直接与中心原子以配位键结合的配位原子的数目称为配位数（coordination number）。如果配体均为单齿配体，则中心原子的配位数等于配体数。如 $K_4[Fe(CN)_6]$ 和 $[Cu(NH_3)_4]SO_4$ 的配位数分别为 6 和 4。如果配体中有多齿配体，则中心原子的配位数大于配体数。如 $[Cu(en)_2]SO_4$ 中配体 en 是多齿配体，一分子 en 中有 2 个 N 原子与 Cu^{2+} 形成配位键，因此，Cu^{2+} 的配位数是 4 而不是 2；$[Co(NH_3)_2(en)_2]Cl_3$ 中 Co^{3+} 的配位数是 6 而不是 4。

中心原子配位数的多少与中心原子和配体的半径、电荷数、电子层结构以及形成配合物时的外界条件等多种因素有关。常见的配位数为2、4、6。

(四)配离子的电荷数

配离子的电荷数等于中心原子的氧化值与配体总电荷数的代数和。如配离子$[Fe(CN)_6]^{4-}$所带的电荷数为$(+2)+(-1)\times6=-4$；配离子$[Co(NH_3)_2(en)_2]^{3+}$所带的电荷数为$(+3)+0\times2+0\times2=+3$。由于配合物通常是电中性分子，外层离子的电荷总数等于配离子的电荷总数，且符号相反。因此，可以通过外层离子的电荷数推断出配离子的电荷数以及中心原子的氧化值。如$[Co(NH_3)_6]Cl_2$中，外层2个Cl^-的总电荷数为-2，则配离子$[Co(NH_3)_6]^{2+}$的电荷数为$+2$，中心原子的氧化值为$+2$；而在$[Co(NH_3)_6]Cl_3$中，则配离子$[Co(NH_3)_6]^{3+}$的电荷数为$+3$，中心原子的氧化值为$+3$。

三、配位化合物的命名

配合物内层和外层之间的命名与一般无机化合物的命名原则相同，即阴离子名称在前，阳离子名称在后，与一般无机化合物中的二元化合物、酸、碱、盐一样命名为“某化某”“某酸某”“某酸”“氢氧化某”等。

配合物内层离子命名时，将配体名称列在中心原子之前，相同配体的数目用二、三、四……表示。不同配体之间用中圆点“·”分开，在最后一个配体名称后缀以“合”字，在中心原子名称之后用加括号的罗马数字（Ⅰ、Ⅱ、Ⅲ、Ⅳ等）表示中心原子的氧化值。即配合物内层按下列顺序命名：配体数—配体名称—“合”—中心原子名称（氧化值）。

对于含有多种配体的配离子命名时，一般按先无机配体，后有机配体（复杂配体写在括号内）；先阴离子后中性分子；当配体为同类型（同为阴离子或同为中性分子）时，按配位原子元素符号的英文字母顺序排列。

例如：

$[Ag(NH_3)_2]^+$	二氨合银（Ⅰ）离子
$[CoCl_2(en)_2]^+$	二氯·二（乙二胺）合钴（Ⅲ）离子
$H[AuCl_4]$	四氯合金（Ⅲ）酸
$[Zn(NH_3)_4](OH)_2$	氢氧化四氨合锌（Ⅱ）
$K_3[Fe(CN)_6]$	六氰合铁（Ⅲ）酸钾
$[CoCl_2(NH_3)_3H_2O]Cl$	氯化二氯·三氨·一水合钴（Ⅲ）
$[Co(ONO)(NH_3)_5]SO_4$	硫酸亚硝酸根·五氨合钴（Ⅲ）

对于没有外层离子的配合物（即配位分子），命名时中心原子的氧化值可不必标出，例如：

$[Fe(CO)_5]$	五羰基合铁
$[Cr(OH)_3(H_2O)(en)]$	三羟基·一水·乙二胺合铬

第二节 配位化合物在水溶液中的稳定性

在水溶液中，配合物有两种解离：一种是配合物内层与外层之间的完全解离，解离成配离子和外层离子；另一种是配离子的部分解离，即中心原子与配体之间的部分解离（类似弱电解质）。配合物在水溶液中的稳定性就是指配离子或配位分子在水溶液中的解离程度。解离程度越小，配合物在水溶液中越稳定。

一、配合物的稳定常数

向含有Cu^{2+}的溶液中加入过量氨水，有$[Cu(NH_3)_4]^{2+}$配离子生成。

$$Cu^{2+} + 4NH_3 \rightleftharpoons [Cu(NH_3)_4]^{2+}$$

这类由中心原子与配体生成配离子（或配位分子）的反应称为配位反应。而配离子（或配位分子）解离成中心原子和配体的反应称为解离反应。在一定条件下，当配位反应和解离反应的速率相等时的状态称为配位平衡（coordination equilibrium）。

当上述反应达到配位平衡时，由化学平衡原理，其平衡常数表达式为

$$K_s = \frac{[Cu(NH_3)_4{}^{2+}]}{[Cu^{2+}][NH_3]^4} \tag{7-1}$$

K_s称为配合物的稳定常数（stability constant），是配合物在水溶液中稳定程度的量度。对于配体个数相同的配离子（或配位分子），K_s数值越大，说明生成配离子（或配位分子）的倾向越大，配离子（或配位分子）的稳定性也越大，愈难解离。例如，298.15K 时，$[Zn(NH_3)_4]^{2+}$和$[Zn(CN)_4]^{2-}$的K_s分别为2.88×10^9和5.01×10^{16}，所以，$[Zn(CN)_4]^{2-}$比$[Zn(NH_3)_4]^{2+}$更稳定。

对于配体数目不相同的配离子（或配位分子），不能直接由K_s的大小判断稳定性，需通过计算才能比较。

事实上，配离子（或配位分子）在溶液中的形成或解离一般是分步逐渐进行的。例如：

$$Cu^{2+} + NH_3 \rightleftharpoons [Cu(NH_3)]^{2+} \qquad K_{s1} = \frac{[Cu(NH_3)^{2+}]}{[Cu^{2+}][NH_3]}$$

$$[Cu(NH_3)]^{2+} + NH_3 \rightleftharpoons [Cu(NH_3)_2]^{2+} \qquad K_{s2} = \frac{[Cu(NH_3)_2{}^{2+}]}{[Cu(NH_3)^{2+}][NH_3]}$$

$$[Cu(NH_3)_2]^{2+} + NH_3 \rightleftharpoons [Cu(NH_3)_3]^{2+} \qquad K_{s3} = \frac{[Cu(NH_3)_3{}^{2+}]}{[Cu(NH_3)_2{}^{2+}][NH_3]}$$

$$[Cu(NH_3)_3]^{2+} + NH_3 \rightleftharpoons [Cu(NH_3)_4]^{2+} \qquad K_{s4} = \frac{[Cu(NH_3)_4{}^{2+}]}{[Cu(NH_3)_3{}^{2+}][NH_3]}$$

若将第一、二两步平衡式相加，得

$$Cu^{2+} + 2NH_3 \rightleftharpoons [Cu(NH_3)_2]^{2+}$$

其平衡常数的表达式为：

$$\beta_2 = \frac{[Cu(NH_3)_2{}^{2+}]}{[Cu^{2+}][NH_3]^2} = \frac{[Cu(NH_3)^{2+}]}{[Cu^{2+}][NH_3]} \times \frac{[Cu(NH_3)_2{}^{2+}]}{[Cu(NH_3)^{2+}][NH_3]} = K_{s1} \cdot K_{s2}$$

β_2称为配离子$[Cu(NH_3)_2]^{2-}$的累积稳定常数。若配合物为ML_n，溶液中存在着 n 个分步平衡，各级配合物的逐级稳定常数分别为K_{s1}、K_{s2}……K_{sn}，则

$$\beta_n = K_{s1}K_{s2}\cdots\cdots K_{sn} \tag{7-2}$$

β_n称为配合物的累积稳定常数。显然，将配合物的各逐级稳定常数相乘，就是该配合物的总稳定常数K_s。常见配合物的稳定常数见附录二中的表 4。利用配合物的稳定常数可以计算配合物溶液中有关物质的浓度以及讨论配位平衡与其他平衡之间的关系。

例 7-1　向 $0.10mol\cdot L^{-1}$ $CuSO_4$溶液中加入过量氨气至溶液中游离氨浓度 $c(NH_3)=1.0mol\cdot L^{-1}$，计算溶液中$Cu^{2+}$的浓度。{$[Cu(NH_3)_4]^{2+}$的$K_s=2.09\times10^{13}$}

解　设平衡时溶液中Cu^{2+}的浓度为 x $mol\cdot L^{-1}$

溶液中存在如下平衡：

$$[Cu(NH_3)_4]^{2+} \rightleftharpoons Cu^{2+} + 4NH_3$$

平衡浓度/$mol\cdot L^{-1}$	$(0.10-x)$	x	$1.0+4x$
	≈0.10		≈1.0

$$K_s = \frac{[Cu(NH_3)_4{}^{2+}]}{[Cu^{2+}][NH_3]^4} = \frac{0.10mol\cdot L^{-1}/1mol\cdot L^{-1}}{(x mol\cdot L^{-1}/1mol\cdot L^{-1})\times(1.0mol\cdot L^{-1}/1mol\cdot L^{-1})^4} = 2.09\times10^{13}$$

$$x = [Cu^{2+}] = \frac{0.10mol\cdot L^{-1}/1mol\cdot L^{-1}}{2.09\times10^{13}\times(1.01mol\cdot L^{-1}/1mol\cdot L^{-1})^4} = 4.9\times10^{-15}$$

溶液中Cu^{2+}的浓度为4.9×10^{-15} mol·L^{-1}。

二、配位平衡的移动

与其他化学平衡一样，配位平衡也是在一定条件下的动态平衡。如果改变平衡体系的条件，平衡将会发生移动。

（一）溶液 pH 值的影响

从配体方面考虑，配体都是有孤对电子的，根据酸碱质子理论，都可以作为质子碱，接受质子生成其共轭酸。当配位平衡体系中溶液 pH 值减小时，配体将与H^+结合生成较难解离的共轭酸，使配离子解离度增大。例如：

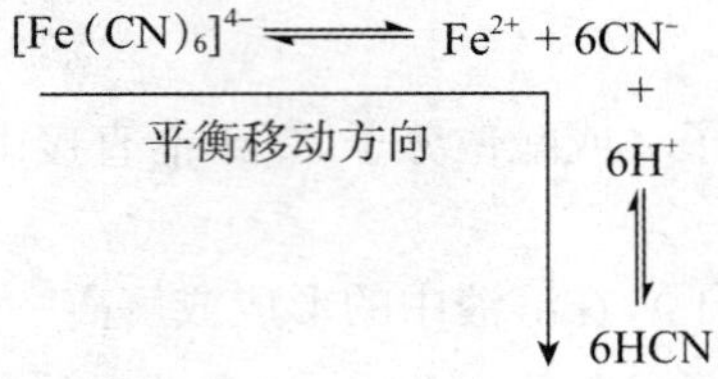

我们把这种由于溶液 pH 值减小而导致配离子解离，稳定性降低的现象称为酸效应。溶液的 pH 值越小，配离子越不稳定。当溶液的 pH 值一定时，配体碱性越强，配离子越不稳定。

另一方面，配合物的中心原子通常是过渡金属元素离子，在水溶液中往往存在着不同程度的水解反应，使得中心原子浓度降低，使配位平衡向配离子解离的方向移动。如：

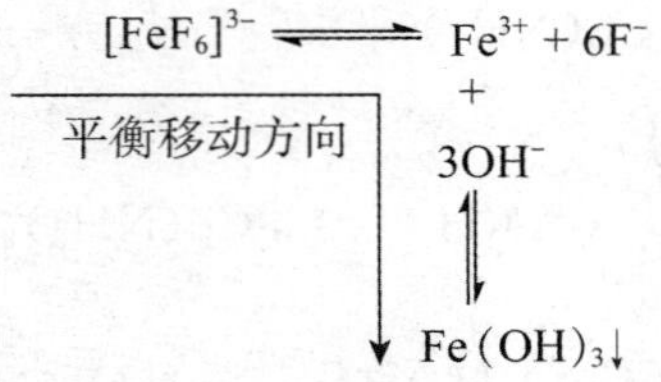

这种由于溶液中的OH^-与中心原子发生水解反应，导致配离子发生解离，稳定性降低的现象称为水解效应。溶液的 pH 值越大，配离子越不稳定。

在水溶液中，酸效应和水解效应同时存在，究竟以哪种效应为主，将取决于溶液的 pH 值、配离子的稳定常数、配体的碱性强弱以及中心原子的氢氧化物的溶解度等因素。一般采取在不生成氢氧化物沉淀的前提下提高溶液 pH 值的办法，以保证配离子的稳定性。

（二）沉淀平衡的影响

配位平衡与沉淀溶解平衡之间可以相互转化。例如向含有 AgCl 沉淀的溶液中加入大量氨水，可使白色 AgCl 沉淀溶解生成无色透明的［$Ag(NH_3)_2$］$^+$配离子。向上述溶液中加入 NaBr 溶液，立即有淡黄色 AgBr 沉淀出现，反应如下：

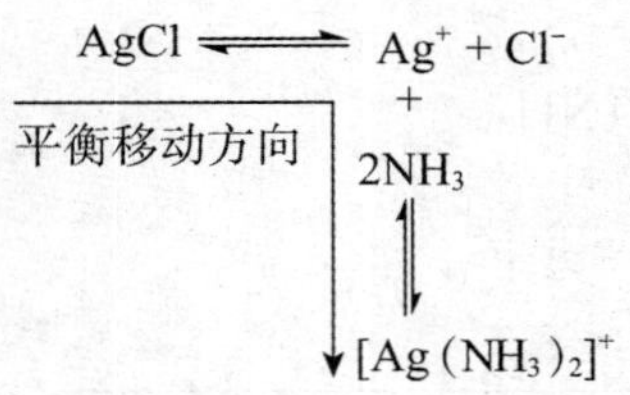

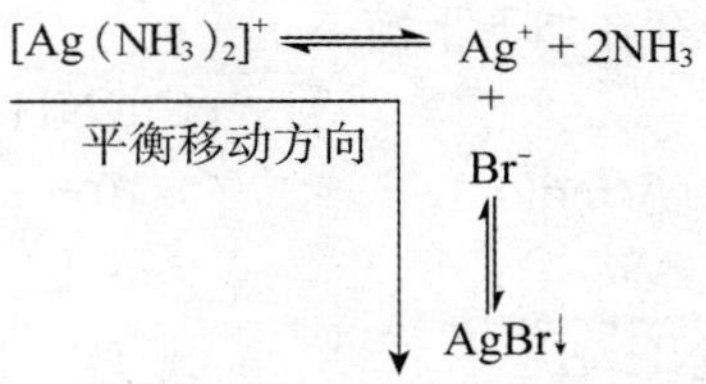

前者的变化是由于加入了配位剂NH_3使沉淀溶解平衡转化为配位平衡，后者的变化是由于加入了较强的沉淀剂使配位平衡转化为沉淀溶解平衡。在两种平衡的转化过程中，配离子稳

定常数 K_s 越小，生成的沉淀 K_{sp} 越小，就越容易由配位平衡转化为沉淀溶解平衡。相反，配离子稳定常数 K_s 越大，生成的沉淀 K_{sp} 越大，就越容易由沉淀溶解平衡转化为配位平衡。

例 7-2　将 0.20mol·L^{-1} 的 $AgNO_3$ 溶液与 0.60mol·L^{-1} 的 KCN 溶液等体积混合后，加入固体 KI（忽略体积的变化），使 I^- 浓度为 0.10mol·L^{-1}，问能否产生 AgI 沉淀？溶液中 CN^- 浓度低于多少时才可出现 AgI 沉淀？{已知 $[Ag(CN)_2]^-$ 的 $K_s = 1.26\times10^{21}$，$K_{sp}(AgI) = 8.52\times10^{-17}$}

解　设配位反应达平衡时溶液中 Ag^+ 的浓度为 $x$mol·L^{-1}

等体积混合后 $c(Ag^+) = 0.20\times1/2 = 0.10$mol·L^{-1}；$c(CN^-) = 0.60\times1/2 = 0.30$mol·L^{-1}

溶液中存在	Ag^+	+ 　$2CN^-$	$\rightleftharpoons$	$[Ag(CN)_2]^-$
反应前的浓度/mol·L^{-1}	0.10	0.30		0
平衡时浓度/mol·L^{-1}	x	$0.30-0.20+2x$ ≈ 0.10		$0.10-x$ ≈ 0.10

$$K_s = \frac{[Ag(CN)_2^-]}{[Ag^+][CN^-]^2} = \frac{0.10\text{mol}\cdot\text{L}^{-1}/1\text{mol}\cdot\text{L}^{-1}}{(x\text{mol}\cdot\text{L}^{-1}/1\text{mol}\cdot\text{L}^{-1})\cdot(0.10\text{mol}\cdot\text{L}^{-1}/1\text{mol}\cdot\text{L}^{-1})^2} = 1.26\times10^{21}$$

$$x = [Ag^+] = \frac{0.10\text{mol}\cdot\text{L}^{-1}/1\text{mol}\cdot\text{L}^{-1}}{1.26\times10^{21}\times(0.10\text{mol}\cdot\text{L}^{-1}/1\text{mol}\cdot\text{L}^{-1})^2} = 7.94\times10^{-21}$$

因为　$Q_c = c(Ag^+)\cdot c(I^-)$，而此溶液中 $c(Ag^+)$ 和 $c(I^-)$ 就等于配位平衡中的 $[Ag^+]$ 和 $[I^-]$，

所以 $Q_c = [Ag^+][I^-] = 7.94\times10^{-21}\times0.10 = 7.94\times10^{-22} < K_{sp}(AgI) = 8.52\times10^{-17}$

无 AgI 沉淀生成。

若要在 I^- 浓度为 0.10mol·L^{-1} 的条件下形成 AgI 沉淀，则溶液中 Ag^+ 浓度为：

$$[Ag^+] > \frac{K_{sp}(AgI)}{[I^-]} = \frac{8.52\times10^{-17}}{0.10\text{mol}\cdot\text{L}^{-1}/1\text{mol}\cdot\text{L}^{-1}} = 8.52\times10^{-16}$$

即 Ag^+ 浓度为 8.52×10^{-16} mol·L^{-1}

$$[CN^-] = \sqrt{\frac{[Ag(CN)_2^-]}{[Ag^+]\cdot K_s}} = \sqrt{\frac{0.10\text{mol}\cdot\text{L}^{-1}/1\text{mol}\cdot\text{L}^{-1}}{8.52\times10^{-16}\times1.3\times10^{21}}} = 3.0\times10^{-4}$$

即 CN^- 浓度为 3.0×10^{-4} mol·L^{-1}

因此，要使上述溶液生成 AgI 沉淀，必须使 $[CN^-] < 3.0\times10^{-4}$mol·L^{-1}。

（三）氧化还原平衡的影响

在配离子溶液中，加入能与中心原子或配体反应的氧化剂或还原剂时，由于氧化还原反应的发生而影响配位平衡，使配位平衡移动。如在含 $[Fe(SCN)_6]^{3-}$ 配离子的溶液中加入 $SnCl_2$ 溶液，Sn^{2+} 具有还原性，可发生下列反应：

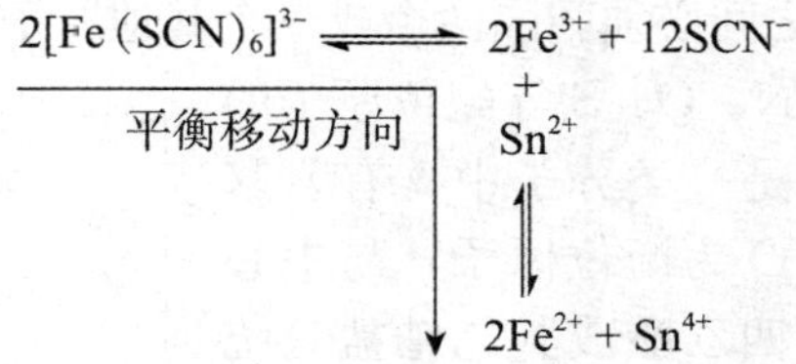

另一方面，配位平衡也可改变氧化还原平衡的方向，使原来不能发生的氧化还原反应在配体存在下进行。如标准状态下 $\varphi^{\ominus}_{Fe^{3+}/Fe^{2+}}$（+0.771V）$>\varphi^{\ominus}_{I_2/I^-}$（+0.5355V），$I_2$ 不可能将 Fe^{2+} 氧化为 Fe^{3+}，但在 F^- 的存在下生成 $[FeF_6]^{3-}$，使电对 Fe^{3+}/Fe^{2+} 的电极电位降低很多，从而使得 I_2 将 Fe^{2+} 氧化，反应如下：

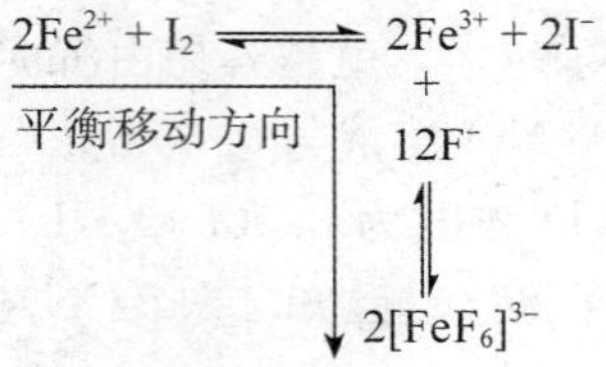

(四) 其他配位平衡的影响

在含有配离子的溶液中，加入另一种能与中心原子生成更加稳定配离子的配位剂时，则可使得原配位平衡发生转化，平衡由生成 K_s 较小的配离子向生成 K_s 较大的配离子转化，即平衡向生成更稳定配离子的方向移动。如在 $[Fe(SCN)_6]^{3-}$ 的血红色溶液中加入 NaF，血红色逐渐褪去，就是由于血红色 $[Fe(SCN)_6]^{3-}$ 转化为更稳定的无色 $[FeF_6]^{3-}$。

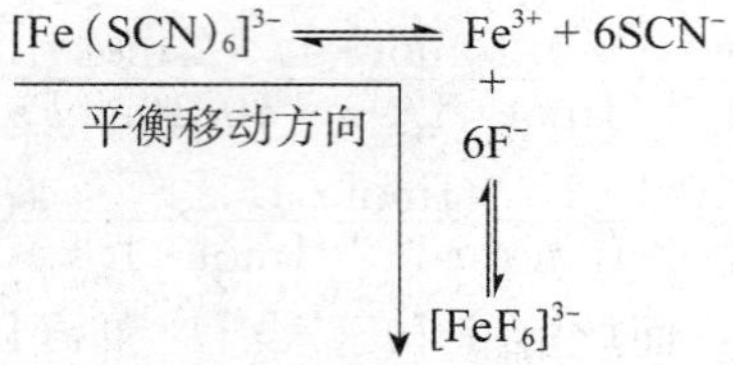

第三节 螯合物

螯合物（chelate）是一类由中心原子与多齿配体形成的具有环状结构的配合物。如 Cu^{2+} 与乙二胺形成含有两个五元环的螯合物（图 7－3）。

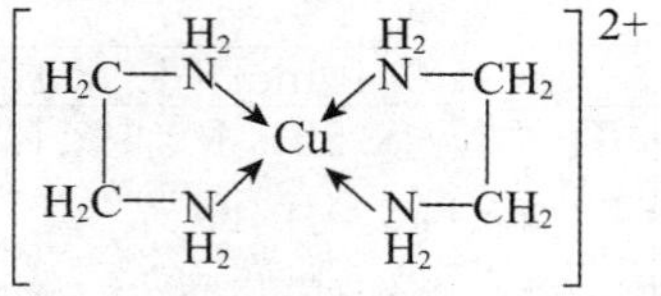

图 7－3 $[Cu(en)_2]^{2+}$ 的结构

通常把能够与中心原子形成螯合物的多齿配体称为螯合剂（chelating agent），螯合剂具有以下特点：

（1）有两个或两个以上能够给出孤对电子的配位原子；

（2）相邻的两个配位原子之间必须间隔两个或三个其他原子。

常见的螯合剂主要是含有 N、O、S 等配位原子的有机化合物。如氨羧螯合剂就是一类分子中含有氨基和羧基的有机化合物，以 N、O 为配位原子，与中心原子形成环状螯合物。乙二胺四乙酸或其二钠盐（统称为 EDTA）是最常用的氨羧螯合剂。乙二胺四乙酸根离子（Y^{4-}）是一个六齿配体，几乎能够与所有的金属离子形成稳定的螯合物，其中大多具有 5 个螯合环。如 Ca^{2+} 与 EDTA 形成的螯合物（图 7－4）。

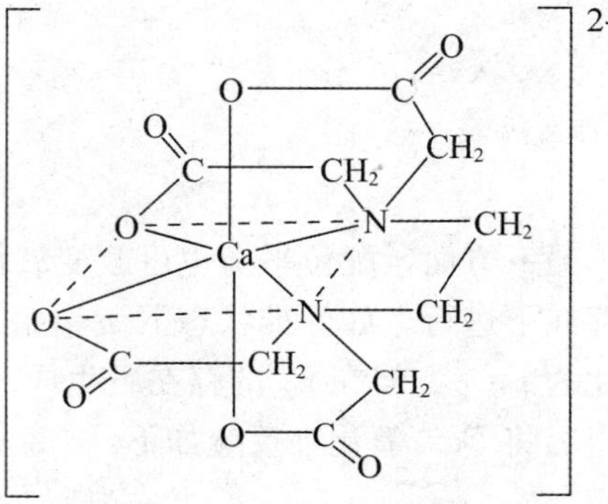

图 7－4 CaY^{2-} 的结构

由于具有稳定的环状结构，因此，螯合物的稳定性一般比组成和结构相似的简单配合物大得多。如简单配合物 $[Cu(NH_3)_4]^{2+}$ 的 K_s 为 2.09×10^{13}，而螯合

物 $[Cu(en)_2]^{2+}$ 的 K_s 为 1.0×10^{20}。这种由于螯合环的形成而使配合物的稳定性大大增加的作用称为螯合效应（chelating effect）。螯合物一般以五元环、六元环最稳定，且螯合剂与中心原子形成的螯合环数目越多，其稳定性越大。

第四节　配合物在生物医药方面的应用

许多微量金属元素都是以配合物的形式存在于生物体内，其中金属离子作为中心原子，生物大分子作为配体形成配合物，并发挥着重要作用。例如具有催化二氧化碳可逆水合作用的碳酸酐酶是含锌的酶，消除体内自由基的超氧化物歧化酶是含锌、铜等金属的酶；生物体内运输储存氧的血红蛋白中的血红素是 Fe^{2+} 与卟啉形成的螯合物（图 7－5），具有催化植物光合作用的叶绿素是 Mg^{2+} 与卟啉形成的螯合物。

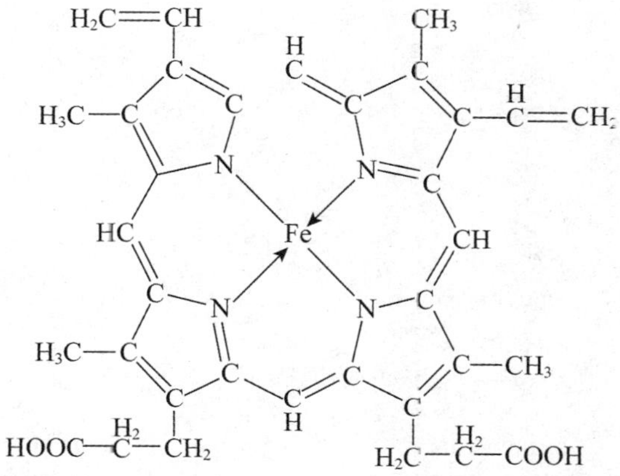

图 7－5　血红素的结构

许多药物本身就是配合物或配位剂，如治疗缺铁性贫血的枸橼酸铁铵、治疗糖尿病的胰岛素（Zn^{2+} 的配合物）、治疗血吸虫病的酒石酸锑钾、对人体有重要作用的维生素 B_{12}（Co^{3+} 的配合物）等都是含有金属离子的配合物。在癌症化疗中有显著疗效的顺铂［顺式-二氯・二氨合铂（Ⅱ）］、卡铂［1,1-环丁二羧酸二氨合铂（Ⅱ）］等都是铂族金属配合物。

一些配体能有选择性地与有毒金属或类金属离子形成水溶性的螯合物。如对于重金属或类金属中毒的患者，临床上常采用螯合疗法：选择合适的螯合剂与这些金属离子形成无毒水溶的螯合物经肾脏排出体外进行解毒。此方法中所用的螯合剂称为解毒剂。常用的解毒剂如二巯基丙醇、EDTA 二钠钙盐（$CaNa_2Y$）等，都可用于治疗 Hg、Pb、Cd 等金属中毒。

总之，配合物在生物医学方面有着重要的作用，随着研究的不断深入和发展，在未来它将会更好地帮助人们控制和战胜疾病。

习　题

1. 命名下列配合物，并指出中心原子、配体、配位原子和配位数。

(1) $K_2[PtCl_6]$　(2) $[Cu(en)_2]SO_4$　(3) $[CoCl_2(NH_3)_3H_2O]Cl$

(4) $[Ni(CO)_4]$　(5) $K_2[Zn(OH)_4]$　(6) $[Co(NO_2)_2(en)_2]$

2. 写出下列配合物的化学式。

(1) 六氰合铁（Ⅱ）酸铵　(2) 氢氧化二氨合银（Ⅰ）

(3) 氯化二氯・四水合铬（Ⅲ）　(4) 氯化二羟基・四水合铝（Ⅲ）

(5) 四羟基合金（Ⅲ）酸钾　(6) 二氯・二（乙二胺）合锌（Ⅱ）

3. 什么叫螯合物？作为螯合剂必须具备什么条件？

4. 为什么 EDTA 二钠钙盐（$CaNa_2Y$）可作为治疗一些金属中毒的药物？

5. 在 0.10mol·L^{-1} 的 $[Ag(CN)_2]^-$ 溶液中加入 KCl 固体，使 Cl^- 浓度为 0.10mol·L^{-1}，有何现象？$[Ag(CN)_2]^-$ 的稳定常数为 1.26×10^{21}，AgCl 的溶度积常数为 1.8×10^{-18}。

6. 有三种铂的配合物，其化学组成分别为：(a) $PtCl_4(NH_3)_6$；(b) $PtCl_4(NH_3)_4$；(c) $PtCl_4(NH_3)_2$。根据下述实验结果写出 (a)、(b)、(c) 三种配合物的化学式和名称。

(a) 的水溶液能导电，1mol (a) 与 $AgNO_3$ 溶液反应可得 4molAgCl 沉淀；

(b) 的水溶液能导电，1mol (b) 与 $AgNO_3$ 溶液反应可得 2molAgCl 沉淀；

(c) 的水溶液基本不导电，与 $AgNO_3$ 溶液反应基本无 AgCl 沉淀生成。

（王　丽）

第八章　滴定分析法

第一节　滴定分析法概述

一、滴定分析法基本概念及常用术语

滴定分析法是将已知准确浓度的试剂溶液（标准溶液，standard solution），由滴定管滴加到一定量的被测测试样（sample）的溶液中，直到所加的标准溶液与被测物质按化学计量关系定量反应为止。然后根据所消耗的标准溶液（或滴定剂）的浓度和体积，求算被测物质含量的一类分析方法。

我们将上述操作过程称为滴定（titration）。当标准溶液与被测物质按化学计量关系恰好反应完全时，即达化学计量点（stoichiometric point），亦称滴定反应的理论终点。计量点一般是根据在它附近所易观察到的外观变化来确定（颜色的改变、沉淀的生成等）。若反应自身无变化，常借助指示剂（indicator）颜色变化显示计量点的到达。指示剂发生颜色变化的转变点称滴定终点（end point of titration），滴定终点和计量点不一定恰好吻合，由此产生的分析误差称为滴定误差。因此，在滴定分析中应选择合适的指示剂，使滴定终点尽可能与计量点一致。

二、滴定分析对反应的分类及要求

滴定分析中，根据化学反应类型不同，滴定分析可分为酸碱滴定法、若氧化还原滴定法、配位滴定法和沉淀滴定法四种类型。

实际上能用于滴定分析的化学反应并不多，用于滴定分析的化学反应必须具备一定的条件：①反应必须按化学反应式进行完全，且应按化学计量关系定量完成。②反应必须迅速。对于速率较慢的反应，可通过加热或加催化剂等方法来加快反应速率。③无副反应发生。如试样中有杂质，必须不与标准溶液起作用，或可用适当的方法掩蔽。④有比较简便可靠的方法确定滴定终点。

能用标准溶液直接滴定被测物质溶液，称为直接滴定法。不能采用直接滴定法分析，可根据情况采用返滴定法、间接滴定法以及置换滴定法等进行分析测定。

三、标准溶液的配制

滴定分析过程一般包括三个步骤，即标准溶液的配制、标准溶液的标定和试样组分含量的测定。标准溶液的配制方法分为直接配制法和间接配制法。

（一）直接配制法

用分析天平准确称取一定质量的试剂，溶解后转移至容量瓶中定容，根据所称取试剂的质量和配制溶液的体积计算出标准溶液的准确浓度，这种配制标准溶液的方法称为直接配制法。这种能直接配制标准溶液的物质称为一级标准物质（primary standard substance）（又称基准物质）。一级标准物质必须具备一定的条件：①物质的组成应与其化学式完全一致；②物质纯

度一般要求在 99.9%以上；③一般情况下物质应该很稳定；④物质参加反应时要按化学反应式定量进行；⑤物质最好具有较大的摩尔质量，以减小称量误差。

（二）间接配制法

许多试剂不是一级标准物质，则需用间接法配制，即可粗略地称取一定质量的物质或量取一定体积的溶液，配制成接近所需浓度的溶液，然后用一级标准物质测定其准确浓度。利用一级标准物质或另一种物质的标准溶液来确定准确浓度。这种配制方法称为标准溶液的间接配制法。

利用一级标准物质或已知准确浓度的溶液确定标准溶液浓度的操作过程称为标定（standardization）。

四、滴定分析法的计算

在滴定分析中，任何滴定反应都应按化学反应式所表示的化学计量关系进行。如物质 A 和物质 B 的滴定反应为：$aA + bB = dD + eE$，若以 A 和 B 物质为参加反应的基本单元，则在计量点时的关系式为：

$$\frac{1}{a}n_A=\frac{1}{b}n_B \tag{8-1}$$

$$\frac{1}{a}c_AV_A=\frac{1}{b}c_BV_B \tag{8-2}$$

$$\frac{1}{a}c_AV_A=\frac{1}{b}\times\frac{m_B}{M_B} \tag{8-3}$$

式（8-2）和式（8-3）是滴定分析中最基本的计算依据。

五、分析结果的误差

在分析过程中，测定值与真实值之间的差值称为误差（error）。误差越小，则测定结果越准确。根据误差性质和产生的原因，一般可将误差分为系统误差（systematic error）和偶然误差（accidental error）两大类。

系统误差又称可测误差。它是由于某些固定的原因所造成的，使测定结果系统地偏高或偏低。在同一条件下重复测定时会重复出现，其值的大小和正负可以测定。系统误差是引起分析结果不准确的主要原因，可通过仪器校准、分析方法的选择、对照试验、空白试验等加以消除、减小或校正。

偶然误差是由一些难以控制的偶然因素所引起的。如在分析测定时，环境温度、湿度和气压等条件的微小波动及仪器性能的微小改变、分析人员对各份试样处理的微小差别，都将产生偶然误差。它的数值的大小、正负都难以控制，所以又称不可测误差。在实际工作中，常采用“多次测定，取平均值”的方法，以减小偶然误差。

（一）准确度与误差

准确度（accuracy）是指测定值（x）与真实值（T）相符合的程度。若测定值与真实值越接近，测定结果的准确度越高。准确度的高低常用误差来衡量，误差可用绝对误差（E）和相对误差（E_r）来表示。

$$E=x-T \tag{8-4}$$

$$E_r=\frac{E}{T}\times100\% \tag{8-5}$$

误差有正值和负值之分，分别表示测定结果偏高或偏低于真实值。

例 8-1　用分析天平称 Na_2CO_3两份，其质量分别为 2.5722g 和 0.2572g，这两份 Na_2CO_3

的真实质量分别为 2.5720g 和 0.2570g，试计算它们的绝对误差和相对误差。

解　绝对误差分别为：

$$E_1 = 2.5722\text{g} - 2.5720\text{g} = 0.0002\text{g}$$
$$E_2 = 0.2572\text{g} - 0.2570\text{g} = 0.0002\text{g}$$

相对误差分别为：

$$E_{r1} = \frac{E}{T} \times 100\% = \frac{0.0002\text{g}}{2.5720\text{g}} \times 100\% = 0.008\%$$

$$E_{r2} = \frac{E}{T} \times 100\% = \frac{0.0002\text{g}}{0.2570\text{g}} \times 100\% = 0.08\%$$

由上述计算可知：绝对误差相等时，测定值越大，则相对误差越小，这说明用相对误差表示结果的准确度较用绝对误差更为确切。

（二）精密度与偏差

精密度（precision）是指多次平行测定值之间相互接近的程度，精密度的大小用偏差表示。偏差越小说明精密度越高，测定结果的重现性越好。

每次测定值（x）与多次测定值的算术平均值（$\overline{x}$）的差值称绝对偏差（d）。

$$d = x - \overline{x} \tag{8-6}$$

在统计分析中还常用绝对平均偏差（$\overline{d}$）、相对平均偏差（d_r）、标准偏差（s）和相对标准偏差（RSD）来表示分析结果的精密度。

$$\overline{d} = \frac{|d_1| + |d_2| + |d_3| + \cdots\cdots + |d_n|}{n} \tag{8-7}$$

$$d_r = \frac{\overline{d}}{\overline{x}} \times 100\% \tag{8-8}$$

$$s = \sqrt{\frac{d_1{}^2 + d_2{}^2 + d_3{}^2 + \cdots\cdots d_n{}^2}{n-1}} \tag{8-9}$$

$$RSD = \frac{s}{\overline{x}} \times 100\% \tag{8-10}$$

式中 n 为测定次数。

准确度表示分析结果的正确性，它主要受系统误差的影响，精密度表示分析结果的重现性，它受偶然误差的影响。对某一分析结果，只有在消除系统误差之后，才能以精密度的高低衡量准确度的高低。

精密度高并不一定意味着准确度高，而分析结果的准确度高，则一定要以高精密度为基础。

（三）有效数字

有效数字（significant figure）是指实际能测量到的具有实际意义的数字，它包括所有的准确数字和最后一位可疑数字，有效数字保留位数应根据分析仪器及方法确定。

在有效数字表达中，数字 1～9 都是有效数字，而 0 则不一定，如某溶液的体积为 20.60ml，数中的两个 0 都是有效数字，若以 L 作为单位时则为 0.02060L，在 2 前的“0”只起定位作用，不是有效数字。由此可见，在数字（1～9）中间和有小数点时末尾的“0”均为有效数字，在第一个非零数字（1～9）前的“0”均为非有效数字。

使用中注意：①化学中常见的 pH、pK 及 lg$c$ 等对数值，其有效数字的位数仅取决于小数部分的位数。如 pH=6.53，有效数字的位数是二位。②分析化学中常会遇到一些非测量值（如分数等），如碳酸钠以 $\frac{1}{2}Na_2CO_3$ 为基本单元的摩尔质量为 $\frac{1}{2}\times 106.0\text{g}\cdot\text{mol}^{-1}$，其中的 $\frac{1}{2}$ 为自然数，它的有效数字的位数不受限制。③5300 这样数字的有效数字位数不确定，应根据实际的有效数字确定位数，它的有效数可分别写成 5.3×10^3（两位），5.30×10^3（三位），

5.300×10^3（四位）。

在进行有效数字计算时，应按照下列规则合理保留有效数字位数：

（1）各测定值的有效数字位数确定之后，就要将它们后面多余的数字舍弃，这称为数字修约，通常采用"四舍六入五留双"的原则进行修约。当被修约的数≤4时，舍弃；≥6时则进位；当被修约的数为5，而后面没有数字或为0时，如5前面是偶数（包括0）则舍去，是奇数则进位；当被修约的数为5，而后面有数字（0除外）时，无论5的前面是偶数还是奇数都进位。例如，将8.46、5.248、3.55、2.85、3.451修约为2位有效位数时，结果分别为8.5、5.2、3.6、2.8、3.5。

（2）几个数相加减时，所得结果的有效数字位数以参加运算各数字中小数点后位数最少的数（绝对误差最大的数）为准。例如：

$$0.0363+15.32+1.36545=0.04+15.32+1.37=16.73$$

（3）几个数相乘除时，运算所得结果的有效数字位数以参加运算各数字中有效数字位数最少的数（相对误差最大的数）为准。例如：

$$0.0363\times15.32\times1.36545=0.0363\times15.3\times1.37=0.761$$

使用计算器处理结果时，不必对每一步的计算数字进行取舍，只对最后结果保留合理的位数。

第二节 酸碱滴定法

酸碱滴定法又称中和滴定法，它是以酸碱中和反应为基础的滴定分析方法。酸碱滴定法一般常用酸碱指示剂来确定化学计量点，选择合适的酸碱指示剂确定化学计量点是酸碱滴定的关键。

一、酸碱指示剂

酸碱指示剂（acid-base indicator）是一类在一定的pH值范围内随着pH值的改变而显现不同颜色的有机化合物。常用的酸碱指示剂一般是有机弱酸（如酚酞、石蕊等）或有机弱碱（如甲基橙、甲基红等）。它们在溶液中都存在酸式和碱式两种形式，而且这两种形式具有不同的颜色。当溶液的pH值变化时，指示剂的酸式和碱式相互转变，从而引起颜色变化。

若用HIn和In^-表示酸碱指示剂的酸式和碱式时，在其溶液中存在如下质子转移平衡

$$\underset{\text{(酸式)}}{HIn}+H_2O \rightleftharpoons H_3O^+ + \underset{\text{(碱式)}}{In^-}$$

由上述质子转移平衡可得

$$K_{HIn}=\frac{[H_3O^+][In^-]}{[HIn]} \tag{8-11}$$

式中K_{HIn}是酸碱指示剂的解离常数，简称指示剂酸常数。

式（8-11）两边各取负对数，则得

$$pH=pK_{HIn}+\lg\frac{[In^-]}{[HIn]} \tag{8-12}$$

由式（8-12）可知：①$[In^-]$与$[HIn]$的比值决定于溶液的pH值。因此，指示剂在溶液中显现的颜色是随着pH值的变化而变化的。这就是酸碱指示剂的变色原理。②当$pH=pK_{HIn}$时，$[In^-]=[HIn]$，指示剂显示的颜色是酸色和碱色的混合色，此时溶液的pH值为酸碱指示剂的变色点（color change point）。③$[In^-]/[HIn]\geqslant10$，即$pH\geqslant pK_{HIn}+1$，溶液显示In^-的颜色；当$[In^-]/[HIn]\leqslant0.1$，即$pH\leqslant pK_{HIn}-1$，溶液显示HIn的颜色；因

此，当溶液的 pH 值由 $pK_{HIn}+1$ 变化到 $pK_{HIn}-1$，就能明显地观察指示剂由碱色渐变为酸色。所以，溶液的 $pH=pK_{HIn}\pm1$ 称为指示剂的变色范围（color change interval）。

由于人的视觉对不同颜色的敏感程度不同，加上两种颜色的互相掩盖，实际观察结果与理论计算并非完全一致。如甲基橙理论变色范围为 pH＝2.7～4.7。而实际变色范围为 pH＝3.1～4.4。几种常用的酸碱指示剂及变色范围列于表 8－1。

表 8－1　常用的酸碱指示剂及变色范围

指示剂	变色范围 pH	变色点 $pH=pK_{HIn}$	酸色	过渡色	碱色
百里酚蓝	1.2～2.8	1.7	红色	橙色	黄色
甲基橙	3.1～4.4	3.7	红色	橙色	黄色
溴酚蓝	3.1～4.6	4.1	黄色	蓝紫	紫色
甲基红	4.4～6.2	5.0	红色	橙色	黄色
溴百里酚蓝	6.0～7.6	7.3	黄色	绿色	蓝色
酚酞	8.0～9.6	9.1	无色	粉红	红色
百里酚酞	9.4～10.6	10.0	无色	淡蓝	蓝色

二、滴定曲线和指示剂的选择

在酸碱滴定中，必须选择使滴定终点与计量点尽量吻合的指示剂，滴定误差才会最小。因此，只有了解滴定过程中溶液 pH 值的变化情况，才能选择到合适的指示剂。

（一）强酸与强碱的滴定

强酸与强碱的基本反应式为：

$$H_3O^+ + OH^- = 2H_2O$$

1. 滴定曲线　以 $0.1000mol\cdot L^{-1}$ NaOH 溶液滴定 20.00ml $0.1000mol\cdot L^{-1}$ HCl 溶液为例，讨论滴定过程中溶液 pH 值的变化情况。

（1）滴定前：溶液的 pH 值取决于 HCl 的初始浓度

$$[H_3O^+]=0.1000mol\cdot L^{-1}$$

$$pH=1.00$$

（2）滴定开始至计量点前：溶液的 pH 值取决于剩余的 HCl 的浓度。当滴入 19.80ml NaOH 溶液（剩余 HCl 0.20ml）时，溶液的酸度为

$$[H_3O^+]=\frac{0.1000mol\cdot L^{-1}\times(20.00-19.80)ml}{20.00ml+19.80ml}=5.0\times10^{-4}mol\cdot L^{-1}$$

$$pH=3.30$$

当滴入 19.98ml NaOH 溶液（剩余 HCl 0.02ml）时，溶液的酸度为

$$[H_3O^+]=\frac{0.1000mol\cdot L^{-1}\times(20.00-19.98)ml}{20.00ml+19.98ml}=5\times10^{-5}mol\cdot L^{-1}$$

$$pH=4.3$$

（3）滴定至计量点时：滴入的 20.00ml NaOH 与 20.00ml HCl 恰好反应完全，此时溶液的酸度为

$$[H^+]=[OH^-]=1.00\times10^{-7}mol\cdot L^{-1}\qquad pH=7.00$$

（4）滴定至计量点后：溶液的酸度取决于过量的 NaOH 的浓度。当滴入 20.02ml NaOH

溶液（过量 NaOH 0.02ml）时，溶液的酸度为：

$$[OH^-]=\frac{0.1000mol\cdot L^{-1}\times(20.02-20.00)ml}{20.00ml+20.02ml}=5\times10^{-5}mol\cdot L^{-1}$$

$$pOH=4.3\qquad pH=9.7$$

按上述方法计算出的溶液 pH 值均列于表 8-2 中。

表 8-2　用 0.1000mol·L^{-1} NaOH 滴定 20.00ml 0.1000mol·L^{-1} HCl 溶液 pH 值的变化

加入 NaOH（ml）	中和百分数（%）	剩余 HCl（ml）	过量 NaOH（ml）	pH	
0.00	0.00	20.00		1.00	
18.00	90.00	2.00		2.28	
19.80	99.00	0.20		3.30	
19.98	99.90	0.02		4.3	突跃范围
20.00	100.0	0.00		7.00	
20.02	100.1		0.02	9.7	
20.20	101.0		0.20	10.70	
22.00	110.0		2.00	11.70	
40.00	200.0		20.00	12.50	

以 NaOH 溶液的加入量为横坐标，对应溶液的 pH 值为纵坐标作图，绘制得滴定曲线，如图 8-1 所示。

从表 8-2 和图 8-1 中可以看出：从滴定开始到加入 NaOH 溶液 19.98ml 时，溶液 pH 值从 1.00 增大到 4.3，pH 值仅改变了 3.3 个 pH 单位。在化学计量点前后，NaOH 溶液的加入量仅为 0.04ml（1 滴），即从 19.98ml 滴到 20.02ml，溶液的 pH 值则从 4.3 增到 9.7，pH 值迅速改变了 5.4 个单位。这种 pH 值的急剧改变，形成滴定曲线中的“突跃”部分，称为滴定突跃（titration jump）。突跃所在的 pH 值范围，称为滴定突跃范围。上述滴定的突跃范围为 pH=4.3～9.7。突跃后继续加入 NaOH 溶液，溶液的 pH 值变化越来越小，故曲线又转为平缓。

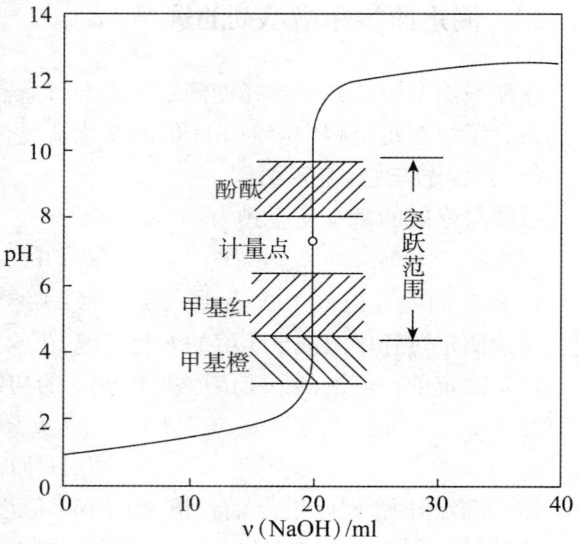

图 8-1　0.1000mol·L^{-1} NaOH 溶液滴定 20.00ml 0.1000mol·L^{-1} HCl 的滴定曲线

若用 0.1000mol·L^{-1} HCl 溶液滴定 20.00ml 0.1000mol·L^{-1}NaOH 溶液，则可得到一条与上述曲线对称的滴定曲线。

2. 指示剂的选择　选择指示剂的原则是：指示剂在滴定的突跃范围内能发生颜色的变化，即指示剂的变色范围在突跃范围内或至少占据突跃范围的一部分。根据这一原则，由于 NaOH 滴定 HCl 的突跃范围为 pH=4.3～9.7，故酚酞（8.0～9.6）、甲基红（4.4～6.2）等都是适用的指示剂。

3. 突跃范围与酸碱浓度的关系　突跃范围的大小，与滴定剂和试样的浓度有关。例如，分别用 1.000mol·L^{-1}、0.1000mol·L^{-1}、0.01000mol·L^{-1}的 NaOH 溶液滴定同浓度的 HCl

溶液，所得突跃范围分别为 pH＝3.30～10.70、pH＝4.30～9.70 和 pH＝5.30～8.70。可见，酸碱浓度降低 10 倍时，突跃范围将减少 2 个 pH 单位。即溶液太稀，突跃范围小，指示剂的选择受到限制；溶液浓度大，突跃范围大，有利于指示剂的选择，但计量点时误差较大。因而酸碱滴定中，溶液的浓度一般控制在 0.1～0.5mol·L^{-1}。

（二）强碱与弱酸的滴定

1. 滴定曲线　强碱滴定弱酸 HB 的基本反应为：

$$HB + OH^- = H_2O + B^-$$

以 0.1000mol·L^{-1} NaOH 滴定 20.00ml 0.1000mol·L^{-1} HAc 为例，来讨论这类滴定过程中溶液 pH 值的变化情况。

（1）滴定前：溶液是 0.1000mol·L^{-1} HAc，溶液的酸度为：

$$[H_3O^+] = \sqrt{K_a c} = \sqrt{1.75\times10^{-5}\times0.1000} = 1.32\times10^{-3}\text{mol}\cdot\text{L}^{-1}$$

$$pH = 2.88$$

（2）滴定开始至计量点前：溶液中过量的 HAc 及反应产物 NaAc 组成了一个缓冲体系，溶液中［H_3O^+］可用下式计算。

$$pH = pK_a + \lg\frac{[Ac^-]}{[HAc]}$$

当滴入 19.98 ml NaOH 溶液时，溶液的［HAc］和［Ac^-］分别为：

$$[HAc] = \frac{0.1000\text{mol}\cdot\text{L}^{-1}\times0.02\text{ml}}{20.00\text{ml}+19.98\text{ml}} = 5\times10^{-5}\text{mcl}\cdot\text{L}^{-1}$$

$$[Ac^-] = \frac{0.1000\text{mol}\cdot\text{L}^{-1}\times19.98\text{ml}}{20.00\text{ml}+19.98\text{ml}} = 5.000\times10^{-2}\text{mol}\cdot\text{L}^{-1}$$

$$pH = 4.75 + \lg\frac{5.000\times10^{-2}\text{mol}\cdot\text{L}^{-1}}{5\times10^{-5}\text{mol}\cdot\text{L}^{-1}} = 7.8$$

（3）滴定至计量点时：滴入的 20.00ml NaOH 与 20.00ml HAc 恰好反应完全，得到 0.05000mol·L^{-1}的 NaAc 溶液，溶液中［OH^-］为：

$$[OH^-] = \sqrt{K_b c} = \sqrt{5.6\times10^{-10}\times0.05000\text{mol}\cdot\text{L}^{-1}} = 5.3\times10^{-6}\text{mol}\cdot\text{L}^{-1}$$

$$pOH = 5.27 \quad pH = 14 - 5.27 = 8.73$$

（4）滴定至计量点后：由于 NaOH 溶液过量，溶液的组成为 NaAc＋NaOH，溶液的 pH 值取决于过量的 NaOH 的浓度。当滴入 20.02ml NaOH 溶液时，溶液的［OH^-］为

$$[OH^-] = \frac{0.1000\text{mol}\cdot\text{L}^{-1}\times(20.02-20.00)\text{ml}}{20.00\text{ml}+20.02\text{ml}} = 5\times10^{-5}\text{mol}\cdot\text{L}^{-1}$$

$$pOH = 4.3 \qquad pH = 9.7$$

用类似方法计算结果，列于表 8-3 中，并绘制滴定曲线如图 8-2 所示。

表 8-3　0.1000mol·L^{-1} NaOH 滴定 20.00ml 0.1000mol·L^{-1} HAc 溶液 pH 值的变化

加入 NaOH（ml）	中和百分数（%）	剩余 HAc（ml）	过量 NaOH（ml）	pH	
0.00	0.00	20.00		2.88	
18.00	90.00	2.00		5.70	
19.98	99.90	0.02		7.8	突跃范围
20.00	100.0	0.00		8.73	
20.02	100.1		0.02	9.7	
20.20	101.0		0.20	10.70	
40.00	200.0		20.00	12.50	

2. 指示剂的选择　由上图可知滴定突跃范围是 pH＝7.8～9.7，因此，应选择在碱性范围内变色的指示剂。酚酞和百里酚酞是较合适的指示剂。

3. 滴定突跃与弱酸强度的关系　弱酸的滴定突跃范围不仅与酸的浓度有关，而且还与其强弱有关。从 0.1000mol・L^{-1} NaOH 溶液滴定 0.1000mol・L^{-1}各种不同强度弱酸的滴定曲线（图 8－3）可以看出，弱酸的浓度相同时，K_a值越大，突跃范围越大；K_a值越小，突跃范围越小。当弱酸的浓度为 0.1000mol・L^{-1}且 $K_a \leqslant 10^{-7}$时，其滴定突跃已不明显，无法用一般的指示剂确定滴定终点。因此，只有当弱酸的 $c_aK_a \geqslant 10^{-8}$时，才能用指示剂准确地指示终点，故常将 $c_aK_a \geqslant 10^{-8}$ 作为弱酸能否用强碱准确进行滴定的依据。

强酸滴定弱碱与强碱滴定弱酸的情况类似。通常以 $c_bK_b \geqslant 10^{-8}$ 作为能否用强酸直接准确滴定弱碱的依据。

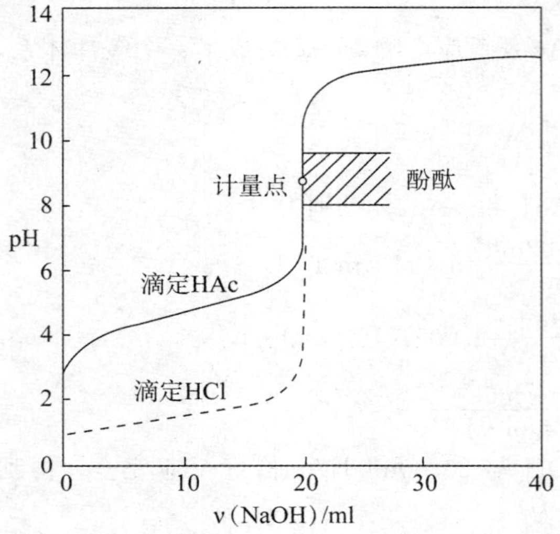

图 8－2　0.1000mol・L^{-1} NaOH 滴定 20.00ml 0.1000mol・L^{-1} HAc

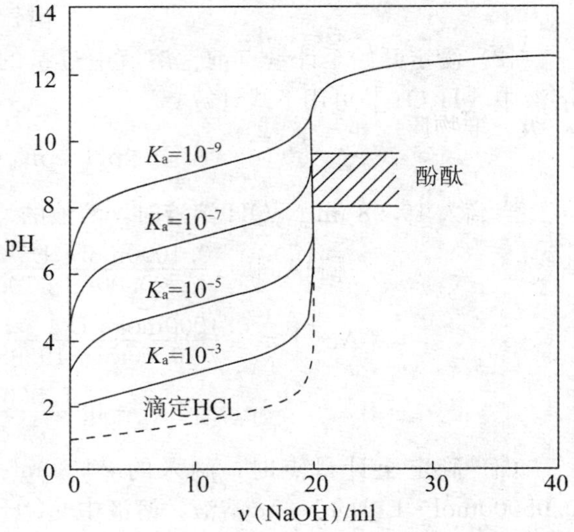

图 8－3　0.1000mol・L^{-1} NaOH 滴定 20.00ml 0.1000mol・L^{-1}各种不同强度弱酸

三、酸碱标准溶液的配制与标定

（一）酸标准溶液

盐酸和硫酸都能用来配制酸标准溶液，但以盐酸最为常用。浓盐酸易逸出 HCl 气体，所以不能直接配成浓度准确的溶液，而是先配成近似于所需浓度（一般为 0.1mol・L^{-1}）的溶液，然后用一级标准物质标定。最常用于标定盐酸溶液的一级标准物质是无水碳酸钠（Na_2CO_3）或硼砂（$Na_2B_4O_7 \cdot 10H_2O$）。

用 Na_2CO_3 标定 HCl 时，滴定反应为：

$$Na_2CO_3 + 2HCl = H_2CO_3 + 2NaCl$$

计量点时 pH 值为 3.8，选用甲基橙作指示剂，按下式计算 HCl 溶液的准确浓度。

$$c(HCl) = \frac{2m(Na_2CO_3)}{M(Na_2CO_3) \cdot V(HCl)}$$

若以硼砂标定 HCl 溶液时，其反应为：

$$Na_2B_4O_7 + 2HCl + 5H_2O = 4H_3BO_3 + 2\ NaCl$$

在计量点时

$$c(HCl) = \frac{2m(Na_2B_4O_7 \cdot 10H_2O)}{M(Na_2B_4O_7 \cdot 10H_2O) \cdot V(HCl)}$$

化学计量点的 pH 值为 5.1，可选择甲基红为指示剂。

例 8-2　称取一级标准物 Na_2CO_3 0.1386 g，标定近似浓度为 0.1mol·L^{-1} HCl 溶液，用甲基橙作指示剂，至终点共用 HCl 溶液 22.00ml。计算 HCl 溶液的准确浓度。

解　根据用 Na_2CO_3 标定 HCl 溶液的计量关系式，得

$$c(HCl)=\frac{2m(Na_2CO_3)}{M(Na_2CO_3)\cdot V(HCl)}$$

$$=\frac{2\times 0.1368g}{106.0g\cdot mol^{-1}\times 0.02200L}$$

$$=0.1117mol\cdot L^{-1}$$

（二）碱标准溶液

常用来配制碱标准溶液的物质有 NaOH 和 KOH，其中应用最多的是 NaOH 溶液。NaOH 有较强的吸湿性，且能吸收 CO_2，所以只能先配成近似于所需浓度（一般为 0.1mol·L^{-1}）的溶液，然后用一级标准物质标定。

标定 NaOH 溶液常用结晶草酸（$H_2C_2O_4\cdot 2H_2O$）或邻苯二甲酸氢钾（$KHC_8H_4O_4$）作一级标准物质。邻苯二甲酸氢钾稳定，不易吸收水分，摩尔质量较大，易制纯，所以是标定 NaOH 溶液较好的一级标准物质，其反应式为：

$$KHC_8H_4O_4+NaOH = KNaC_8H_4O_4+H_2O$$

在计量点时，溶液的 pH 值约为 9.1，可选用酚酞作指示剂。

结晶草酸相当稳定，但摩尔质量较小且是二元酸，它与 NaOH 的反应式为：

$$H_2C_2O_4+2NaOH = Na_2C_2O_4+2H_2O$$

计量点时，溶液的 pH 值约为 8.4，可选用酚酞指示剂指示滴定终点。

（三）应用实例

酸碱滴定法应用广泛，以食醋中酸度的测定为例说明酸碱滴定法的应用。

食醋中含有醋酸、乳酸及其他有机酸，其中以醋酸含量（约为 30～50g·L^{-1}）最多，测定它的总酸度常用含量较多的醋酸来表示。用 NaOH 标准溶液滴定，滴定反应为：

$$HAc+NaOH = NaAc+H_2O$$

计量点时的 pH=8.73，突跃范围为 pH=7.8～9.7，可用酚酞作指示剂。用移液管准确吸取市售食醋 Vml，置于 250ml 容量瓶中，用蒸馏水稀释至标线，充分摇匀。吸取稀释液 25.00ml 于锥形瓶中，加酚酞指示剂 2 滴，用 NaOH 标准溶液滴定，直到溶液显淡红色且在半分钟内不消失即达滴定终点。重复操作 2～3 次，按下式计算食醋中 HAc 的含量。

$$\rho(HAc)=\frac{c(NaOH)\cdot V(NaOH)\cdot M(HAc)}{V(食醋)}$$

式中 ρ 为 HAc 的质量浓度(g·L^{-1})，c(NaOH) 和 V(NaOH) 为 NaOH 标准溶液的浓度(mol·L^{-1}) 和体积 ml，M(HAc) 为 HAc 的摩尔质量(g·mol^{-1})，V(食醋) 为滴定所用市售食醋的实际体积(ml)。

第三节　氧化还原滴定法

氧化还原滴定法（oxidation-reduction titration）是以氧化还原反应为基础的滴定分析方法。它的应用非常广，许多物质都可用此方法确定其含量。用于滴定分析的氧化还原反应必须满足下列要求：

（1）氧化还原反应必须定量地进行完全，反应的平衡常数 $K\geqslant 10^6$。

（2）氧化还原反应必须有较快的反应速率，常采用升高温度或加催化剂等方法来提高反应

速率。

（3）必须有合适的指示剂指示氧化还原反应的滴定终点。

氧化还原滴定法根据所用的氧化剂标准溶液进行分类，可分为高锰酸钾法、碘量法、重铬酸钾法、铈量法等，本节介绍高锰酸钾法和碘量法。

一、高锰酸钾法

高锰酸钾法是指以 $KMnO_4$ 为标准溶液在酸性介质中进行滴定的氧化还原滴定法。高锰酸钾法适宜在强酸性溶液中进行，在强酸性溶液中，MnO_4^- 是强氧化剂，它被还原为 Mn^{2+}。其半反应式为：

$$MnO_4^- + 8H^+ + 5e^- \rightleftharpoons Mn^{2+} + 4H_2O \quad \varphi^{\ominus} = 1.507V$$

在弱酸性、中性或弱碱性溶液中，$KMnO_4$ 被还原为 MnO_2，如果酸度过高，MnO_4^- 会发生分解，因此，利用高锰酸钾标准溶液进行滴定时，溶液的酸度一般控制为 0.5～1mol·L^{-1} 为宜。常用 H_2SO_4 来调节溶液的酸度，而不能选用 HNO_3 和 HCl，因为 HNO_3 有氧化性，可能与被测物反应；HCl 中 Cl^- 有还原性，可被 MnO_4^- 氧化。

$KMnO_4$ 本身呈紫红色，其还原产物 Mn^{2+} 几乎无色，因此，可利用 $KMnO_4$ 自身作为指示剂。

（一）$KMnO_4$ 标准溶液的配制与标定

1. $KMnO_4$ 标准溶液的配制　$KMnO_4$ 标准溶液只能采取间接配制法，因试剂中常含有少量 MnO_2 和其他杂质，而且蒸馏水中也常含微量的还原性物质。通常是先配制成一近似浓度的 $KMnO_4$ 溶液，然后标定。配制时常将配好的溶液加热至沸 1 小时，然后放置 2～3 天。并用烧结的砂心漏斗过滤以除去 MnO_2，置于棕色玻璃瓶。待浓度恒定后方可进行标定，$KMnO_4$ 标准溶液浓度一般约为 0.02 mol·L^{-1}。

2. $KMnO_4$ 标准溶液的标定　标定 $KMnO_4$ 溶液常用的一级标准物质有 $Na_2C_2O_4$、$H_2C_2O_4 \cdot 2H_2O$ 及纯 Fe 等，其中以 $Na_2C_2O_4$ 最为常用，反应的方程式为：

$$2MnO_4^- + 5C_2O_4^{2-} + 16H^+ = 2Mn^{2+} + 10CO_2\uparrow + 8H_2O$$

此反应的平衡常数很大，但在常温下起始速率较慢。为了提高反应速率，可将 $Na_2C_2O_4$ 溶液预热到 70～80℃后再滴定。但溶液的温度不能高于 90℃，否则 $H_2C_2O_4$ 可能发生分解。滴定反应中产生具有催化作用的少量 Mn^{2+}，能使其反应速率大大加快。当滴定至溶液呈粉红色并在 30 秒内不褪色，即达到滴定终点。根据 $Na_2C_2O_4$ 的质量和滴定所消耗的 $KMnO_4$ 溶液的体积，即可计算出 $KMnO_4$ 溶液的准确浓度。

$$c(KMnO_4) = \frac{2m(NaC_2O_4)}{5M(NaC_2O_4) \cdot V(KMnO_4)}$$

（二）高锰酸钾法应用示例

双氧水中 H_2O_2 的测定　市售双氧水中 H_2O_2 质量浓度为 30 g·L^{-1}，浓度较大，须经稀释后方可滴定。H_2O_2 可用 $KMnO_4$ 标准溶液在酸性溶液中直接滴定，反应方程式为：

$$2MnO_4^- + 5H_2O_2 + 6H^+ = 2Mn^{2+} + 5O_2\uparrow + 8H_2O$$

此反应在常温下可在 H_2SO_4 介质中顺利进行，滴定反应开始时反应速率较慢，当 Mn^{2+} 生成后，Mn^{2+} 催化上述滴定反应，使其反应速率加快。当滴定至溶液呈粉红色并在 30 秒内不褪色，即为滴定终点。按下式计算出 H_2O_2 的质量浓度。

$$\frac{1}{2}n(KMnO_4) = \frac{1}{5}n(H_2O_2)$$

$$\rho(H_2O_2) = \frac{5c(KMnO_4) \cdot V(KMnO_4) \cdot M(H_2O_2)}{2V(H_2O_2)}$$

二、碘量法

（一）概述

碘量法是利用 I_2 的氧化性和 I^- 的还原性进行的氧化还原滴定分析方法，其半反应为：

$$I_2 + 2e^- \rightleftharpoons 2I^- \quad \varphi^{\ominus}=0.5355V$$

碘量法可分为直接碘量法和间接碘量法。凡是标准电极电位比 $\varphi^{\ominus}(I_2/I^-)$低的还原性物质可用 I_2 标准溶液直接测定，该方法称为直接碘量法。直接碘量法只能在酸性或中性溶液中进行，因为在碱性溶液中，I_2 会发生歧化反应。

直接碘量法的基本反应为：

$$I_2 + 2e^- \longrightarrow 2I^-$$

凡是标准电极电位比 $\varphi^{\ominus}(I_2/I^-)$ 高的氧化性物质适用间接碘量法。即先使其与过量的 I^- 作用，使一部分 I^- 被定量地氧化成 I_2，再用 $Na_2S_2O_3$ 标准溶液滴定 I_2，从而求出氧化性物质的含量，间接碘量法须在弱酸性或中性溶液中进行。

间接碘量法的基本反应为

$$2I^- - 2e^- = I_2$$

$$I_2 + 2S_2O_3^{2-} = S_4O_6^{2-} + 2I^-$$

碘量法中常用淀粉作指示剂。淀粉可与 I_2 作用形成蓝色配合物，其灵敏度很高。直接碘量法可在滴定前加入淀粉作指示剂。在间接碘量法中，淀粉指示剂应在临近终点（溶液呈黄色）时加入。

（二）标准溶液的配制和标定

1. 碘标准溶液的配制和标定　由于 I_2 有挥发性和腐蚀性。一般用间接方法配制碘标准溶液，然后标定。固体 I_2 在水中的溶解度很小，常将 I_2 溶于 KI 溶液中，配成的 I_2 溶液可用 $Na_2S_2O_3$ 标准溶液标定，也可用一级标准物质 As_2O_3 标定。

用 $Na_2S_2O_3$ 标准溶液标定，反应如下：

$$I_2 + 2Na_2S_2O_3 = Na_2S_4O_6 + 2NaI$$

$$c(I_2) = \frac{c(Na_2S_2O_3) \cdot V(Na_2S_2O_3)}{2V(I_2)}$$

2. 硫代硫酸钠标准溶液的配制和标定　硫代硫酸钠($Na_2S_2O_3 \cdot 5H_2O$)为无色晶体，常含有 S、Na_2SO_3 等微量的杂质，且易风化或潮解，不能直接配制标准溶液。配制 $Na_2S_2O_3$ 标准溶液需用新煮沸过的冷蒸馏水，以除去水中的 CO_2 和 O_2，并杀死细菌。加少量的 Na_2CO_3 作稳定剂，保持溶液 pH 值在 9～10，放置 8～9 天后进行标定。$Na_2S_2O_3$ 溶液可用碘标准溶液或一级标准物质 $K_2Cr_2O_7$ 标定。在酸性溶液中，$K_2Cr_2O_7$ 与过量的 KI 作用生成 I_2，再用 $Na_2S_2O_3$ 溶液滴定。

$$K_2Cr_2O_7 + 6KI + 14HCl = 2CrCl_3 + 3I_2 + 8KCl + 7H_2O$$

$$I_2 + 2Na_2S_2O_3 = 2NaI + Na_2S_4O_6$$

当反应达计量点时，存在下列计算关系

$$n(K_2Cr_2O_7) = \frac{1}{6}n(Na_2S_2O_3)$$

$$c(Na_2S_2O_3) = \frac{6m(K_2Cr_2O_7)}{M(K_2Cr_2O_7) \cdot V(Na_2S_2O_3)}$$

（三）碘量法应用示例

1. 直接碘量法测定维生素 C 的含量　维生素 C($C_6H_8O_6$)即抗坏血酸，分子中的烯二醇具有较强的还原性，能被 I_2 定量氧化成脱氢抗坏血酸($C_6H_8O_6$)。

$$C_6H_8O_6 + I_2 \!=\!=\!= C_6H_6O_6 + 2HI$$

维生素C的还原性很强，在碱性溶液中易被空气氧化，所以在滴定时需加入一些HAc，使溶液保持一定的酸度，以减少维生素C受其他氧化剂作用的影响。当反应达计量点时，有下列计算关系：

$$n(C_6H_8O_6) = n(I_2)$$

$$\omega(C_6H_8O_6) = \frac{c(I_2) \cdot V(I_2) \cdot M(C_6H_8O_6)}{m(\text{样品})}$$

2. 间接碘量法测定次氯酸钠含量　次氯酸钠为杀菌剂，在酸性溶液中能将I^-氧化成I_2，后者可用$Na_2S_2O_3$标准溶液滴定，有关反应如下：

$$NaClO + 2HCl \!=\!=\!= Cl_2 + NaCl + H_2O$$

$$Cl_2 + 2KI \!=\!=\!= I_2 + 2KCl$$

$$I_2 + 2Na_2S_2O_3 \!=\!=\!= 2NaI + Na_2S_4O_6$$

当反应达计量点时

$$n(NaClO) = n(Cl_2) = n(I_2) = n(2Na_2S_2O_3)$$

$$m(NaClO) = \frac{c(Na_2S_2O_3) \cdot V(Na_2S_2O_3) \cdot M(NaClO)}{2}$$

习　题

1. 下列数据，各包括几位有效数字？

(1) 3.072　(2) 0.05320　(3) 7.3×10^{-5}　(4) $pK_a=5.33$　(5) 600

2. 根据有效数字的运算规则，计算下列各式的结果。

(1) 1.3267+102.51+7.326=？

(2) 0.213×21.14×0.25/0.01023=？

3. 将下列数字修约到小数点后第三位。

(1) 6.14156　(2) 3.7166　(3) 1.50150　(4) 4.21450　(5) 0.5125

4. 下列酸碱能否用强碱或强酸溶液直接准确滴定？

(1) $0.10mol \cdot L^{-1}$ HCN　(2) $0.10mol \cdot L^{-1}$ HBO_3

(3) $0.10mol \cdot L^{-1}$ NaAc　(4) $0.10mol \cdot L^{-1}$ NH_4Cl

5. 计算用$0.1000mol \cdot L^{-1}$ NaOH溶液滴定$0.1000mol \cdot L^{-1}$甲酸（HCOOH）达化学计量点的pH值？并说明应选择何种指示剂？终点颜色变化如何？

6. 用移液管量取10.00ml食醋（密度为$1.055\ g \cdot cm^{-3}$）试样，用$0.3024mol \cdot L^{-1}$NaOH标准溶液滴定，用去20.17ml。试计算食醋试样中HAc的质量分数？

7. 称取一级标准物质草酸（$H_2C_2O_4 \cdot 2H_2O$）0.3125g，用少量蒸馏水溶解后，完全转入100.0ml容量瓶中，稀释至标线，摇匀。准确吸取此溶液20.00ml，置于锥形瓶中，用NaOH溶液滴定，消耗20.34ml，求此NaOH溶液物质的量浓度。

8. 准确取过氧化氢试样溶液1.00ml，置于100.0ml容量瓶中，加水至刻度，混匀。准确吸取20.00ml于锥形瓶中，加H_2SO_4酸化，用$0.02732mol \cdot L^{-1}$ $KMnO_4$标准溶液滴定，消耗28.56ml。计算样品中H_2O_2的质量分数。

（席晓岚）

第九章　分光光度法

分光光度法（spectrophotometry）是根据物质对光的选择性吸收而建立起来的分析方法。它具有灵敏度高、准确度好、操作简便、测定快速、应用广泛、仪器设备要求简单等优点，被测物质最低浓度一般为 $10^{-6}\sim10^{-5}$ mol·L^{-1}，测量相对误差一般为 2%～5%。常用于医药、卫生、工农业生产、环保等领域的微量及痕量组分分析。本章主要介绍可见分光光度法的基本原理、常用仪器及测量方法，紫外分光光度法仅作简要概述。

第一节　分光光度法的基本原理

一、物质的吸收光谱

光是一种电磁波，具有一定频率和波长。单一波长的光称为单色光，由不同波长组成的光称为复色光。人眼能看见自然光中的白光就是复色光，其波长范围约为 400～800nm。若让一束自然光通过棱镜，白光波段会按波长顺序色散为红、橙、黄、绿、青、蓝、紫等不同色光，但各种有色光之间并没有明显界线。

当两种适当颜色的单色光按一定强度比例混合可成为白光，这两种单色光彼此称为互补色光，如图 9-1 中直线相连的两种色光即为互补色光。物质呈现不同颜色与它选择性吸收一定波长的光有关。当一束白光通过溶液时，若溶液对所有颜色光都不吸收，则溶液无色透明；若溶液吸收了某些波长的可见光，不被吸收的光将透射过溶液，溶液所呈现颜色则是它吸收光的互补色。如：红色碱性酚酞溶液吸收白光中的青光；蓝色 $CuSO_4$ 溶液吸收白光中的黄光。

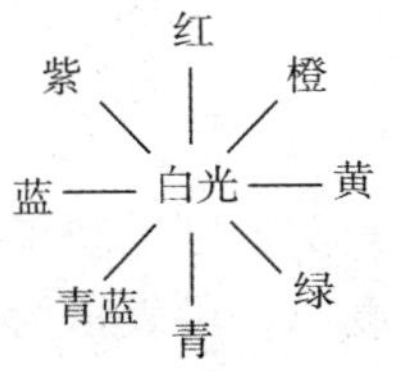

图 9-1　光的互补色示意图

溶液对一定波长光的吸收程度，称为吸光度（absorbance，A）。用不同波长的光照射某溶液时，可以分别测得各波长对应的吸光度，然后以波长 λ 为横坐标，吸光度 A 为纵坐标作图，所得 $A-\lambda$ 曲线称为吸收光谱（absorption spectrum）或吸收曲线（absorption curve）。由于各种物质结构不同，其吸收光的情况也不相同，因此，可根据 A-λ 曲线的形状特征和最大吸收波长位置对物质进行初步定性分析。图 9-2 为四种不同浓度的三（邻二氮菲）合铁（Ⅱ）配合物溶液的吸收光谱，各条曲线的形状基本相同，吸光度最大处所对应的波长（508 nm）也相同，此波长称为最大吸收波长（λ_{max}）。物质在最大吸收波长处对光的吸收能力最强。

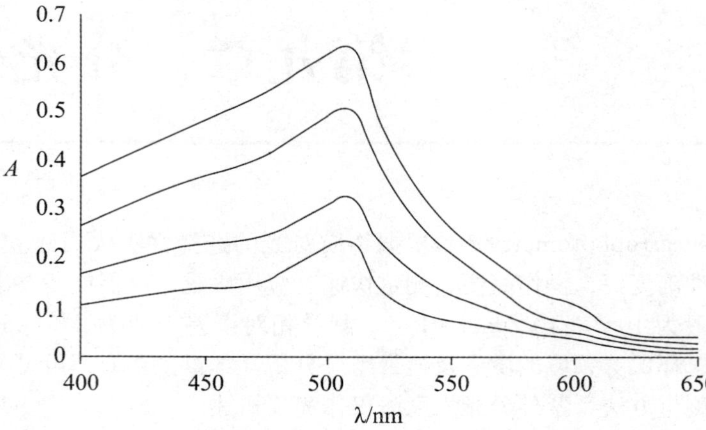

图 9-2 四种不同浓度三（邻二氮菲）合铁（Ⅱ）配合物溶液的吸收光谱

二、Lambert-Beer 定律

(一) 透光率（T）和吸光度（A）

当一定强度的单色光透过均匀、无散射溶液时，部分被反射、部分被吸收、部分透过溶液，如图 9-3，则

$$I_0 = I_a + I_t + I_r \quad (9-1)$$

式中：I_0 为入射光强度，I_a 为溶液吸收光强度，I_t 为透射光强度，I_r 为反射光强度。

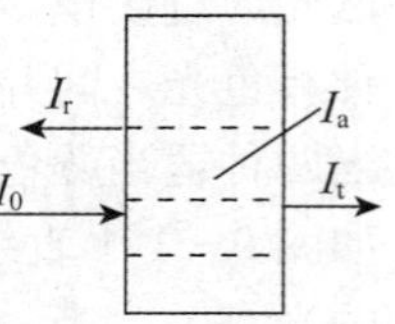

图 9-3 光通过溶液情况

在分光光度法中通常用参比溶液作参比对照，以扣除被分析物质周围环境对光吸收引起的干扰，此过程也消除了反射光的干扰，因此，式（9-1）可简化为：

$$I_0 = I_a + I_t \quad (9-2)$$

当入射光强度一定时，溶液吸收光强度 I_a 越大，溶液透射光强度 I_t 则越小，用透射光强度 I_t 与入射光强度 I_0 之比表示透光率（transmittance，T），即

$$T = \frac{I_t}{I_0} \quad (9-3)$$

透光率反映了光透过溶液的程度，其倒数则反映了物质对入射光的吸收程度，所以分光光度法中一般用透光率的负对数表示吸光度 A，可表示为：

$$A = -\lg T = \lg \frac{I_0}{I_t} \quad (9-4)$$

(二) Lambert-Beer 定律

Lambert 于 1760 年研究了吸光度与液层厚度的关系，Beer 于 1852 年研究了吸光度与浓度的关系，将两者综合起来即为 Lambert-Beer 定律，这是物质对光吸收的基本定律，也是分光光度法定量分析的基础。

Lambert-Beer 定律：当一束平行单色光通过均匀、无散射现象的溶液时，在光强度、溶液温度等条件不变情况下，溶液吸光度与溶液浓度及液层厚度之积成正比，可表示为：

$$A = kbc \quad (9-5)$$

式中 b 为液层厚度（单位：cm）；c 为溶液浓度；k 为吸光系数（absorptivity）。k 数值上等于吸光物质在单位浓度和单位液层厚度时的吸光度，与被测物质性质、入射光波长、溶液浓度表示方法、溶剂种类、温度等因素有关，根据溶液浓度单位不同，通常有以下两种表达方式。

（1）摩尔吸光系数（molar absorptivity）　一定波长单色光照射溶液，物质的量浓度 c（$mol \cdot L^{-1}$）为单位时，则 Lambert-Beer 定律可表示为：

$$A=\varepsilon bc \tag{9-6}$$

式中 ε 为摩尔吸光系数，单位为 $L \cdot mol^{-1} \cdot cm^{-1}$。

（2）质量吸光系数（mass absorptivity）　一定波长单色光照射溶液时，若用质量浓度 ρ（$g \cdot L^{-1}$）代替物质的量浓度 c，则 Lambert-Beer 定律可表示为：

$$A= ab\rho \tag{9-7}$$

式中的 a 为质量吸光系数，单位为 $L \cdot g^{-1} \cdot cm^{-1}$。

若被测物质的摩尔质量为 M_B，a 和 ε 可通过下式相互换算：

$$\varepsilon=aM_B \tag{9-8}$$

医药学上常用比吸光系数（specific extinction coefficient）来代替摩尔吸光系数，用 $E_{1cm}^{1\%}$ 表示，指溶液浓度为 $10g \cdot L^{-1}$时的吸光系数，它与 ε 和 a 的关系分别为：

$$E_{1cm}^{1\%}=\frac{\varepsilon \times 10}{M_B} \tag{9-9}$$

$$a=0.1E_{1cm}^{1\%} \tag{9-10}$$

用某波长单色光照射溶液时，若物质的 ε、a 或 $E_{1cm}^{1\%}$ 越大，表明一定浓度溶液对此波长入射光的吸收程度越强，测量这种物质的灵敏度也越高。一定条件下，吸光系数是定性鉴别物质的重要特征常数之一。

Lambert-Beer 定律适用于有色溶液、无色溶液、气体或固体等非散射均匀体系的测量，但入射光仅适用于单色光。

对于多组分体系，吸光度具有加和性，若溶液中各种吸光物质之间没有相互作用，此时体系的总吸光度等于各组分吸光度之和。

$$A_{总}=A_1+ A_2+ \cdots\cdots + A_n \tag{9-11}$$

式中 A_1、A_2……A_n分别为各组分吸光度，这是溶液中各组分能被分别测量的依据。

例 9－1　0.0420mg Fe^{3+} 在酸性溶液中用 KSCN 显色后稀释至 50.00ml，在波长为 480nm 处用 1.0cm 比色皿测得吸光度为 0.380，水样 10.00ml 同样条件下显色定容至 50.00ml，同样条件下测得吸光度为 0.366，分析水样的含铁量为多少 $mg \cdot ml^{-1}$？

解　根据 Lambert-Beer 定律有：$A=ab\rho$

对标准溶液有

$$0.380=a\times 1.0\times \frac{0.0420}{50.00} \tag{1}$$

对显色后的水样有

$$0.366=a\times 1.0\times \rho \tag{2}$$

（1）式与（2）相比有

$$\frac{0.380}{0.366}=\frac{0.000840}{\rho}$$

$$\rho=0.000809$$

$$\rho_{水样}=\rho\times\frac{50.00}{10.00}=0.000809\times 5=4.04\times 10^{-3}\ (mg \cdot ml^{-1})$$

第二节　测量仪器和测量方法

一、分光光度计

分光光度计（spectrophotometer）是测定吸光度的仪器，其型号种类很多，如：721 型、722 型可见分光光度计，基本部件及相互间的关系如下：

光源 → 单色器 → 吸收池 → 检测器 → 指示器

721 型可见分光光度计光学结构简图见图 9 - 4。

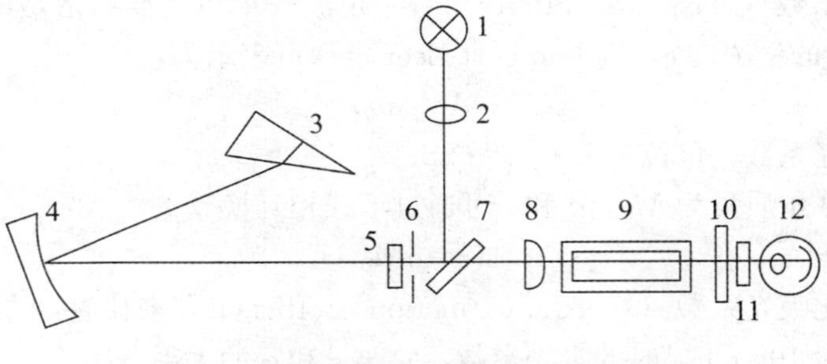

图 9 - 4 721 分光光度计光学系统示意图

1. 光源；2，8. 聚光透镜；3. 棱镜；4. 准直镜；5，11. 保护玻璃；6. 狭缝；7. 平面反射镜；9. 吸收池；10. 光门；12. 光电管

（一）光源

可见分光光度计光源（light source）常用钨灯或碘钨灯。能发出 320～3200nm 范围内的连续光谱，最适宜在 360～1000nm 波长范围内使用。分光光度计一般配有稳压装置，以提高光源辐射强度的稳定性。现代仪器多用辐射强度更大、寿命更长的碘钨灯做光源。

（二）单色器

单色器（monochromator）一般由入射狭缝、准光器、色散元件、聚焦元件和出射狭缝等几部分组成。作用是将光源发出的复色光按波长顺序分离出单色光，其性能差异直接影响入射光的单色性，从而影响测量灵敏度、选择性、标准曲线线性等。单色器核心部分是色散元件，一般为棱镜或光栅，功能是让复色光按波长顺序色散。

（三）吸收池

吸收池（absorption cell）是用于盛放分析试样的器皿，可见分光光度法一般用玻璃吸收池，常用规格有 0.5cm、1.0cm、2.0cm、3.0cm 等。实验中吸收池的光学面必须完全垂直于光束方向，且保持透光面的整洁性（透光面不能受磨损）。不同吸收池的微小差异性都会使分析结果产生误差，所以在实验中，配对使用的吸收池透光率差值应不大于 0.5%。

（四）检测器

分光光度计所用检测器（detector）是测量单色光透过溶液后光强度大小的一种装置。常用检测器有光电池、光电管和光电倍增管等，功能都是将透射光强度信号转变为电信号输出到指示器。理想的检测器要求高灵敏、响应快。目前应用最广的检测器是光电管，精密型仪器则采用光电倍增管。光电倍增管的灵敏度比一般光电管高 200 倍，因此，可使用较窄的单色器狭缝（狭缝越窄，单色光纯度越好），对吸收光谱测定的分辨率也越好。

（五）指示器

指示器（indicator）是以适当方式将检测器输出的电信号显示出来，一般显示为吸光度 A 或透光率 T。指示器一般有直读检流计、记录器、数字显示等。

二、定量分析方法

（一）标准曲线法

标准曲线法是可见分光光度法中最常用的定量方法。测定时，先取标准品，配成一系列不同浓度的标准溶液，置于相同厚度的吸收池中，在选定波长处（通常为 λ_{max}）分别测吸光度。

然后以标准溶液浓度 c 为横坐标，以各浓度对应吸光度 A 为纵坐标，绘制 $A-c$ 曲线图，若符合 Beer 定律，该曲线为通过坐标原点的直线——标准曲线（standard curve）。在相同条件下测出试样溶液吸光度，可在标准曲线上查出试样溶液浓度。此法对批量样品测量很方便，注意试样溶液测量条件应与标准溶液一致，且浓度须控制在标准曲线线性范围内。图 9-5 为 $CuSO_4$ 溶液的标准曲线。

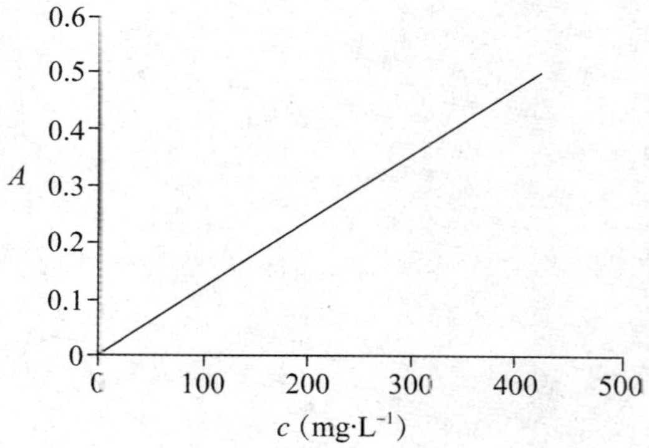

图 9-5　$CuSO_4$ 溶液的标准曲线

（二）标准对照法

配制一个与待测溶液浓度相近的标准溶液（浓度为 c_s），测得吸光度为 A_s。然后在相同条件下测得待测溶液吸光度为 A_x，根据 Lambert-Beer 定律，待测溶液浓度 c_x 的计算公式为：

$$c_x=\frac{A_x}{A_s}\times c_s \tag{9-12}$$

此法适用于非经常性分析工作。为了减少误差，用于对照的标准溶液浓度 c_s 应与样品溶液浓度 c_x 很接近。

第三节　分光光度法的误差及测定条件选择

一、分光光度法的误差

Beer 定律只适用于稀溶液。实际工作中发现，当溶液浓度较大时，将引起标准曲线顶端发生向上或向下的弯曲现象。该现象表示浓度超过一定量后与吸光度不成正比，导致分析结果产生较大误差。偏离 Beer 定律的原因很多，主要来源于仪器测量误差、溶液本身原因和主观误差三方面因素。

（一）仪器测定误差

仪器测定误差由光源不稳定、光电流测量不准等因素引起。假设仪器测量误差 ΔT 是恒定的，其对应计算出的浓度误差 Δc 也是恒定的，依据 Beer 定律推导得出浓度的相对误差 $\frac{\Delta c}{c}$ 与溶液透光率 T 的关系式为：

$$\frac{\Delta c}{c}=\frac{0.434\Delta T}{T\lg T} \tag{9-13}$$

若仪器测量误差 ΔT 恒为 0.01，以不同透光率 $T\times100$ 为横坐标，对应的浓度相对误差 $\frac{\Delta c}{c}$ 为纵坐标作图，如图 9-6 中的曲线，显示透光率很大或很小时测量浓度的相对误差都很大。

当 T 为 20%～65%（对应 A 值在 0.2～0.7）时，测量浓度的相对误差较小。曲线最低点处，即 $T=36.8\%$（$A=0.434$）所产生的浓度相对误差最小。因此，实际工作中可调节被测溶液浓度大小或液层厚度等方法，将所测 A 值控制在 0.2～0.7。

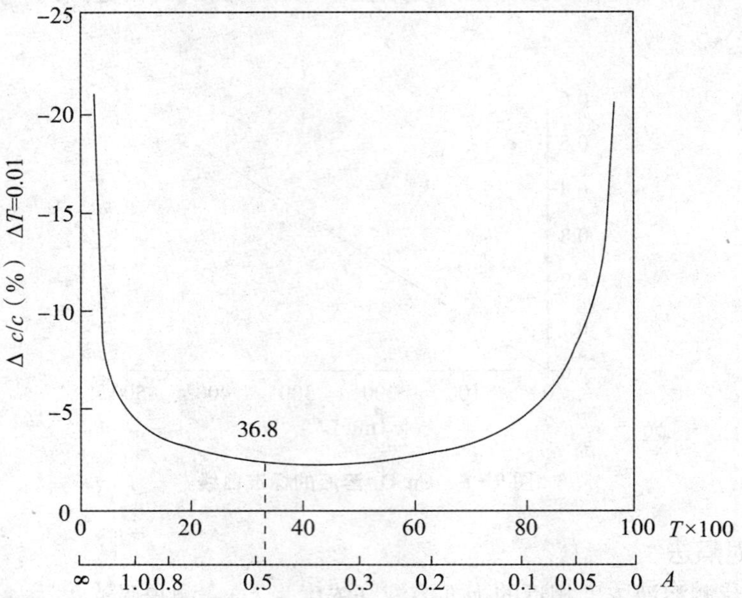

图 9-6　测量误差与透光率的关系

（二）溶液偏离 Beer 定律引起的误差

溶液偏离 Beer 定律引起的误差表现为 $A-c$ 曲线的线性较差，标准曲线常出现弯曲现象的主要原因有：

1. 化学方面　吸光物质不稳定，因浓度改变而发生缔合、解离、溶剂化等现象致使溶液的吸光度改变。

2. 光学方面　Beer 定律只适用于单色光，分光光度计单色器分离出的单色光实际上是一个狭小波长范围的复色光。入射光的单色性与仪器出射狭缝宽窄有关，狭缝较宽时，入射光纯度较差，标准曲线弯曲程度越显著，测量误差也越大。

（三）主观误差

由于操作不当引起的误差称为主观误差。测定过程应严格按操作步骤仔细进行，特别是标准溶液和试样溶液的处理过程须按相同条件和相同步骤进行，严格执行上述操作可减少或避免这类误差。

二、测定条件的选择

（一）选择适当的显色剂

对无色或颜色不明显的物质，不能直接用可见分光光度计进行测定。须通过显色反应生成结构稳定的有色物质才能测量。选择显色剂应满足以下要求：

（1）选择性好　显色剂尽可能只与被测组分发生显色反应。

（2）灵敏度高　选择生成有色物质吸光系数较大的反应，一般 ε 值应达到 10^4。

（3）显色剂在测定波长处无明显吸收。

（4）显色反应生成的有色化合物组成确定、性质稳定。

（二）选择合适的测定条件

（1）入射光波长的选择　入射光波长应根据吸收光谱选择。溶液中无干扰物质存在时，通常选择物质的最大吸收波长（λ_{max}）作入射光。该波长处测量灵敏度最高；且 λ_{max} 附近吸收曲线平坦，不同光的吸光系数变化不大，Beer 定律线性关系好。

（2）显色剂的用量　为保证被测组分全部转化成有色化合物，一般须过量添加显色剂，但过量显色剂也可能引起测量误差，甚至产生副反应干扰测定。所以须通过实验来确定显色剂用量：首先固定被测组分浓度和其他反应条件，只改变显色剂用量测定相应的吸光度，作吸光度与显色剂浓度关系曲线，根据曲线确定显色剂用量。

（3）溶液的酸度　许多有色物质颜色与溶液的 pH 值有关，对显色反应所需酸度环境一般也须通过实验确定：固定溶液中待测组分和显色剂浓度，只改变溶液 pH 值，分别测吸光度，作 A－pH 曲线，从中选择最适宜的 pH 值条件。通常情况下须用缓冲溶液来保持体系 pH 值的稳定。

（4）显色温度　显色反应一般在室温下进行，对一些需要加热，且有色产物在高温下易分解的反应，也须通过实验作 $A-T$（温度）曲线确定最适宜的显色温度。

（5）显色时间　不同的显色反应快慢也不相同，为了确定溶液颜色达到稳定所需的时间，一般通过实验测定 $A-t$ 曲线，以确定最适宜的显色时间。

（三）空白溶液的选择

分光光度法测定溶液吸光度时，希望测得的吸光度只反映被测物质对光的吸收程度，工作中常采用空白溶液作背景参比对照，以消除被测物质周围环境对入射光吸收引起的干扰，如：溶剂对光的吸收、吸收池界面对光反射等干扰因素。常见参比溶液有：

（1）溶剂空白　对于试样简单、共存其他成分对入射光无吸收时，只考虑消除溶剂与吸收池等影响因素，可选用溶剂作空白参比，即为溶剂空白。

（2）试样空白　若试样基体溶液对入射光有吸收，而显色剂不与试样基体显色时，可按显色反应相同条件处理试样，只是不加显色剂，所得溶液为试样空白。

（3）试剂空白　如果显色剂或其他试剂在入射光波长处有吸收，按显色反应相同条件，除不加入试样外，加入同样量的试剂和溶剂所得溶液，即为试剂空白。

（四）共存离子的干扰与消除

被测试样中含有一些有颜色或可与显色剂发生反应的杂质离子时，这些杂质离子将对试样测量产生干扰。实际操作中常通过加入掩蔽剂、控制酸度、沉淀分离、离子交换或溶剂萃取等方法消除共存离子的干扰。

第四节　紫外分光光度法简介

可见分光光度法测定对象为有色物质或可与显色剂反应生成有色物质的组分，测定波长范围约为 400～800nm。对于许多自身无色且无法通过反应显色的物质，若其在紫外光区有特征吸收，则可选用紫外分光光度法测定。所有可见分光光度法的定性、定量规律都适用于紫外分光光度法。

紫外分光光度法入射光波长范围一般约为 200～400nm 的近紫外光区，常用紫外分光光度计测定吸光度。常见的仪器型号有 UV751－G、UV752N 型等，仪器结构和设计基本原理与可见分光光度计相似，不同的是紫外光区用氢灯或氘灯作光源，单色器部件选用石英材质产品，盛放分析试样的吸收池也必须选用石英比色皿，检测器常采用灵敏度更高的光电倍增管。

紫外分光光度法除作物质的定性、定量分析外，还常用于物质的纯度鉴定，与其他分析方法配合也可进行有机化合物的结构分析。

习　题

1. 与化学分析法相比，分光光度法的主要特点有哪些？

2. 分光光度法中，如何绘制 $A-\lambda$ 曲线？该曲线有什么价值？

3. 什么是质量吸光系数？什么是摩尔吸光系数？两者关系如何？

4. 某符合 Beer 定律的溶液，当浓度为 c_1 时，测得透光率为 T_1，当溶液浓度为 $2c_1$ 时，液层厚度不变的情况下，透光率应为多少？

5. 用邻二氮菲光度法测定一含铁样品，已知标准溶液浓度为 7.50×10^{-4} g · L^{-1}，摩尔吸光系数 ε 为 2.24×10^{4} L · mol^{-1} · cm^{-1}，欲使标准溶液的吸光度约为 0.3，应选用多厚的比色皿（Fe=55.85g · mol^{-1}）。

6. 某水溶性样品中含有 $FeCl_3$，用硫氰酸钾法测定样品中含 Fe 量（杂质不干扰测量），用标准溶液测量 Fe^{3+} 显色后的比吸光系数 $E_{1cm}^{1\%}(\lambda_{480nm})$ 为 560，取样品 0.500g 溶于水并定容至 100ml，量取此溶液 2.00ml 按同样方法显色后稀释至 100.0ml，摇匀，用 1.0cm 吸收池，在 480nm 波长处测得 A 值为 0.350，求样品中 Fe 的质量分数。

（孙智勇）

第十章　有机化合物概述

17世纪中期，人们把自然界中的所有物质按照它们的来源分为动物物质、植物物质、矿物物质。其中，动、植物物质又合称为有机化合物（简称有机物），矿物物质称为无机化合物。当时认为有机化合物只能借助于有生命的动、植物体，在神秘的“生命力”作用下才能产生，这就是“生命力”学说。1828年德国化学家Wöhler在实验室用典型的无机物氰酸钾和氯化铵一起加热得到了有机物尿素；1845年德国化学家Kölber合成出了醋酸；1854年法国化学家Berthelot合成了油脂，这些事实彻底推翻了“生命力”学说。人们认识到有机物并不一定来自生物体，可以通过人工的方法由无机物合成，这就消除了有机物和无机物之间不能互相转变的界线。随后，以石油和煤焦油中得到的化合物为原料，人们合成了成千上万种有机物。有机化合物一词因习惯至今仍在沿用，但已反映不出它原来的含义。

事实证明有机化合物均含有碳元素，绝大多数还含有氢元素，从结构上看，可以认为其他有机化合物是以碳氢化合物为基础衍变而成的，因此，把有机化合物（organic compound）定义为碳氢化合物及其衍生物。

有机化学（organic chemistry）是研究有机化合物的组成、结构、性质及其变化规律的科学。组成人体、体现生命的主要物质是有机化合物，这些有机化合物是形成复杂生命现象的物质基础。

一、有机化合物的结构特点

有机化合物种类繁多，已知的有近2000万种，这是因为有机化合物分子中各原子间主要以共价键相结合，结构复杂；同分异构现象较为普遍。

（一）共价键

共价键是有机化合物分子结构的主要特点。在原子结构和分子结构中已对共价键进行了讨论，现仅介绍有机化合物中碳原子的轨道杂化类型和共价键参数。

1. 轨道杂化类型　有机物中碳原子以共价键结合有三种形式：单键、双键、三键，相对应的碳原子轨道杂化方式有三种：sp^3杂化、sp^2杂化、sp杂化。

（1）sp^3杂化：碳原子的核外电子排布为$1s^2 2s^2 2p_x^{\ 1} 2p_y^{\ 1}$（基态），成键时，碳原子$2s^2$上的一个电子激发到$2p_z$空轨道上，形成$1s^2 2s^1 2p_x^{\ 1} 2p_y^{\ 1} 2p_z^{\ 1}$（激发态），能量近似的2s和2p轨道重新组合，形成4个能量相同的sp^3杂化轨道。四个sp^3杂化轨道的轴在空间的取向相当于从正四面体的中心伸向四个顶点的方向，形成正四面体的空间构型，杂化轨道对称轴间夹角为109°28′（图10－1）。烷烃和其他有机化合物中的饱和碳原子都是sp^3杂化。

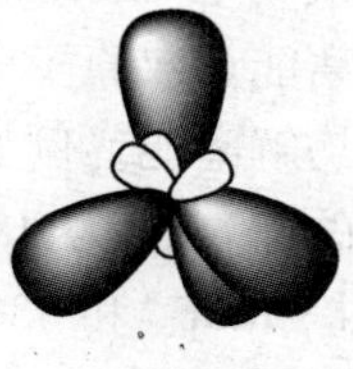

sp^3杂化轨道

图10－1　碳原子的sp^3杂化

（2）sp^2杂化：碳原子激发态中的2s与两个2p轨道重新组合，形成三个能量相同的sp^2杂化轨道。这三个sp^2杂化轨道的对称轴在同一平面上，杂化轨道对称轴间的夹角为120°，构成了三角形的平面构型，碳原子上余下一个未参与杂化的2p轨道，它的对称轴垂直于sp^2杂化轨道的平面（图10－2）。分子中具有双键的碳原子、氧原子、氮原子等都是sp^2杂化。

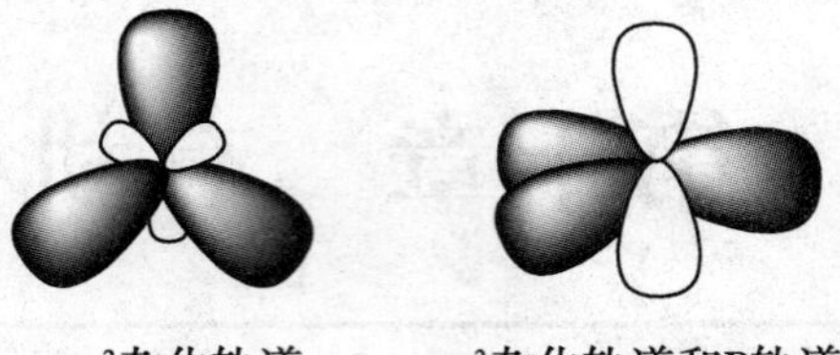

图 10－2 碳原子的 sp^2 杂化

(3) sp 杂化：碳原子激发态中的 2s 轨道与一个 2p 轨道组合形成两个能量相同的 sp 杂化轨道，该杂化轨道呈直线形构型，杂化轨道对称轴间的夹角为 180°。余下两个未参与杂化的 2p 轨道与 sp 杂化轨道相互垂直（图 10－3）。分子中具有三键的碳原子和氮原子都是 sp 杂化。

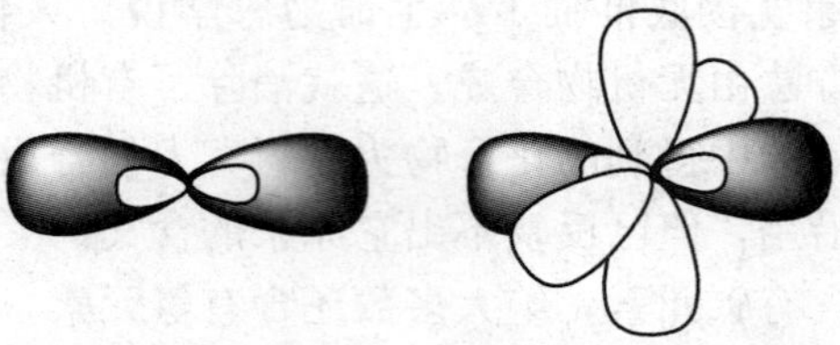

图 10－3 碳原子的 sp 杂化

采用不同的杂化方式，碳原子与碳原子、碳原子与其他原子通过共价键相结合，形成了许许多多不同结构的有机化合物。

2. 共价键参数 在形成共价键时，由于成键原子的结合方式和杂化类型不同等原因，使共价键的键长、键角、键能和键的极性有差别。这些差别直接影响了有机化合物的空间结构和理化性质。

(1) 键长（bond length）：是指成键的两个原子核间的距离。一些键的键长见表 10－1。同一种键在不同化合物中，其键长的差别是很小的，如 C—C 键在丙烷中为 154pm，在环己烷中为 153pm。键长越长，越易受外界电场影响，有时可以根据键长的长短来估计键的稳定性。

(2) 键角（bond angle）：是指两个共价键之间的夹角。同种原子在不同分子中形成的键角不一定相同，这是由于分子中各原子间相互影响的结果。键角决定有机化合物分子的某些性质和空间结构。

(3) 键能：标准状态下，当 A、B 两个气态原子结合成 1mol 气态分子时所放出的能量称为键能（bond energy）。同样状态下，使 1mol 气态双原子分子离解为气态原子所需要的能量，称为解离能。双原子分子的键能等于解离能。多原子分子键能不等于解离能，而是同一类共价键的平均解离能。例如，CH_4 中有 4 个 C—H 键，但每个键的解离能是不同的，离解 CH_4 时第一个键的解离能为 435.1kJ · mol^{-1}，第二、三、四个键的解离能分别为 443.5kJ · mol^{-1}、443.5kJ · mol^{-1} 和 338.9kJ · mol^{-1}，CH_4 中的 C—H 键键能应为上述 4 个键解离能的平均值（415.3kJ · mol^{-1}）。一些常见共价键键能见表 10－1。

键能是表示共价键牢固程度的一种物理量。键能越大，该键的强度越大，断裂时所需能量也愈大。

(4) 键的极性和极化：两个不同原子形成共价键时，由于电负性不同而产生极性。例如 C—Cl，氯原子的电负性大于碳原子，电子云偏向氯原子一端，因此，氯的一端带部分负电荷，常用 δ^- 表示，碳的一端带部分正电荷，用 δ^+ 表示。

表 10-1　一些常见多原子分子中的键长和键能

化合物	共价键	键长/pm	键能/$kJ \cdot mol^{-1}$
CH_4	C—H	109	415.3
$CH_2=CH_2$	C—H	107	460
CH_3CH_3	C—C	154	376
$CH_2=CH_2$	C=C	134	612
$CH\equiv CH$	C≡C	120	836
CH_3OH	C—O	143	389
$(CH_3)_2C=O$	C=O	122	749.3
CH_3OH	O—H	96	360
CH_3Cl	C—Cl	178	355

$$C^{\delta+} \rightarrow Cl^{\delta-}$$

在外界电场影响下，键的极性发生改变的现象，称为键的极化。不同的共价键受外界电场影响极化的难易程度不同。

共价键的极性和极化是共价键的重要性质之一，与分子的物理性质和化学键的反应性能密切相关。

（二）同分异构现象

同分异构现象（isomerism）是指分子式相同而结构不同的现象。有机化合物中普遍存在同分异构现象，它是导致有机物数量庞大的另一个重要原因。

- 同分异构
  - 构造异构
    - 碳链异构
    - 官能团异构
    - 位置异构
  - 立体异构
    - 构象异构
    - 构型异构
      - 顺反异构
      - 对映异构

分子中原子相互连接的顺序和方式称为构造（constitution），组成分子的原子或原子团的连接次序或方式不同而引起的异构现象，称为构造异构（structural isomerism）；构造相同的有机物分子，由于组成的原子或原子团在空间伸展方向不同所引起的异构现象，称为立体异构（stereoisomerism）。这些异构现象会在后续相关章节具体介绍。

二、有机化合物的结构表达方式

有机化合物的结构系指分子中各原子的结合方式、连接次序和空间排布。为了准确表达每一个有机化合物的结构，需要有合适的化学结构式。

（一）构造的表达

表示有机物分子构造的化学式称为构造式（constitution formula）。常用于表示构造式的方式有：价键式、简写式、键线式（骨架式）等。

价键式 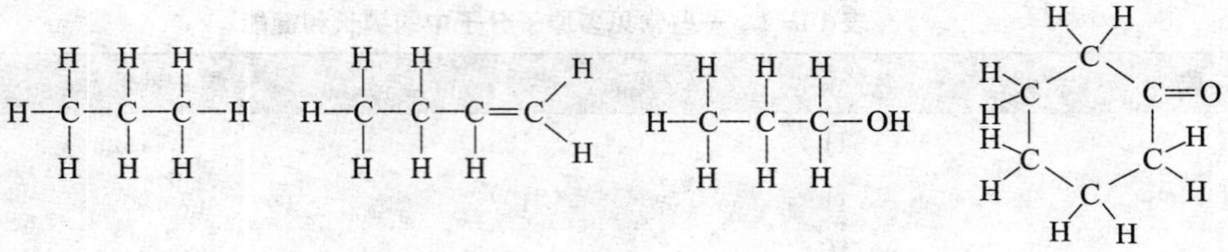

简写式 $CH_3CH_2CH_3$ $CH_3CH_2CH=CH_2$ $CH_3CH_2CH_2OH$

键线式 

其中简写式是价键式的简便写法，只需略去价键式中的短线，并用下标表示连在同一个原子上的相同原子或原子团数目。

键线式（骨架式）是更简化的价键式，常用于复杂碳链或环状化合物中。键线式中不需标出C、H，以短线端点或折点表示碳原子，线段“—”、“═”和“≡”分别代表C—C单键、C═C双键和C≡C三键，连接时两个相连碳键互为120°，若碳原子上结合有其他原子、官能团或特征化学键则需表示出来。

（二）立体结构的表达

为了形象地了解分子中各原子在空间的排列情况，有机物的立体结构可使用各种模型来表示，如球棒模型、比例模型。当需要在纸面上表示三维空间结构时，常用楔线式表示，楔线式中用细实线表示该键在纸面上、楔形实线表示该键伸向纸面前方、虚线表示该键伸向纸面后方。图10－4是甲烷分子立体结构的几种表示方式。

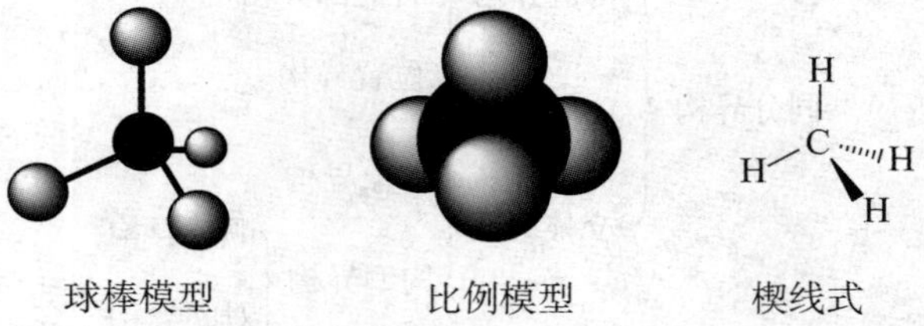

图10－4 甲烷立体结构的几种表示

在后续“立体异构”的学习中，对于不同类型的立体异构体，我们还规定利用特定的构象式、构型式来表达。

三、有机化合物的反应类型

有机化合物反应的本质上是旧键断裂和新键形成的过程。在有机化学反应中，共价键的断裂方式主要有均裂和异裂两种，由此可将有机反应分为自由基反应和离子型反应。

（一）自由基反应

共价键断裂时，共价键的两个共用电子平均分配到两个原子上，这种断裂方式称为均裂（homolytic bond cleavage）。

$$X:Y \longrightarrow X\cdot + \cdot Y$$

均裂生成的带有未成对电子的原子或原子团，称为自由基（free radical）或游离基。有自由基参与的反应称为自由基反应（free radical reaction）或游离基反应。自由基反应通常在加热、光照或引发剂（如过氧化物）存在下进行。

自由基非常活泼，能很快反应生成产物。而在体内产生自由基时，它易与氨基酸、蛋白质、糖等发生自由基反应，使这些物质的结构发生变化，从而对人体产生不良影响或毒害作用。癌症的产生，老年人皮肤上的“老年斑”等都是由于体内氧产生的自由基对人体损伤的表现。

（二）离子型反应

共价键断裂时，共价键的两个电子被分配到其中一个键合原子上形成正、负离子，这种断裂方式称为异裂（heterolytic bond cleavage）。

$$X:Y \longrightarrow X:^{-} + Y^{+}$$
$$X:Y \longrightarrow X^{+} + :Y^{-}$$

异裂产生的正离子或负离子也是较活泼的中间体，会进一步反应生成产物。经过离子中间体所进行的反应称为离子型反应（ionic reaction）。离子型反应通常在酸、碱等催化下或在极性溶剂中进行。

离子型反应根据进攻试剂性质不同分为亲电反应、亲核反应两种。亲电反应（electrophilic reaction）是由正离子或能接受一对电子的分子（如 $FeCl_3$，$AlCl_3$）进攻反应物分子中电子云密度高的原子引起的化学反应。亲核反应（nucleophilic reaction）是由负离子或带有孤对电子的分子（如 NH_3，H_2O）进攻反应物分子中电子云密度低的原子引起的化学反应。

有机化学反应还可根据反应物与生成物之间的关系，分为取代反应、加成反应、氧化反应、还原反应等。一般是把上述两种方法结合起来分类，如：自由基取代反应、亲电取代反应、亲电加成反应、亲核加成反应等。

需要说明的是，有机化学反应复杂，在相同条件下反应可能同时发生在分子的不同部位，而有多种不同的反应产物。常把在一定条件下主要发生在分子中某个特定部位的反应称为主反应，其产物称为主产物；其他部位发生的反应称为副反应，产物为副产物。在表示有机化学反应式时，一般只写主反应、主产物，并且反应式无需配平，在反应物和产物之间用箭头连接，必要时还需在箭头的上下方注明反应条件。如：

$$CH_3CH_2OH \xrightarrow[170℃]{浓H_2SO_4} H_2C=CH_2 + H_2O$$

$$CH_3CH_2OH \xrightarrow[140℃]{浓H_2SO_4} CH_3CH_2OCH_2CH_3 + H_2O$$

四、有机化合物的分类

有机化合物的数目繁多，性质各异。为了便于学习和研究，我们可以根据它们在结构或性质上的特点进行分类。

（一）按碳骨架分类

有机化合物根据碳骨架可分为以下三大类：

1. 开链化合物　分子中的碳原子与碳原子或碳原子与其他原子连接形成开放链状结构的物质，称为开链化合物（open chain compound）。这些化合物最初是在油脂中发现的，所以也称为脂肪族化合物（aliphatic compound）。例如：

$CH_3CH_2CH_2CH_3$　　$CH_3CH=CH_2$　　$CH_3OCH_2CH_3$　　CH_3CH_2COOH

2. 碳环化合物　分子中的碳原子连接成环状结构的化合物称为碳环化合物（carbon cyclic compound）。据碳环结构又可分为脂环族、芳香族化合物。

(1) 脂环族化合物（alicyclic compound）的性质与脂肪族化合物相似。

(2) 芳香族化合物（aromatic compound）分子中大多含有苯环，这类化合物具有特殊的性质。例如：

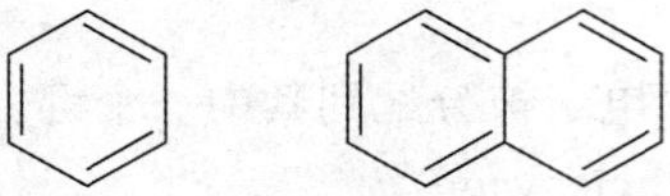

3. 杂环化合物 杂环化合物（heterocyclic compound）中含有由碳原子和杂原子（如 N、O、S 等）共同组成的环。例如：

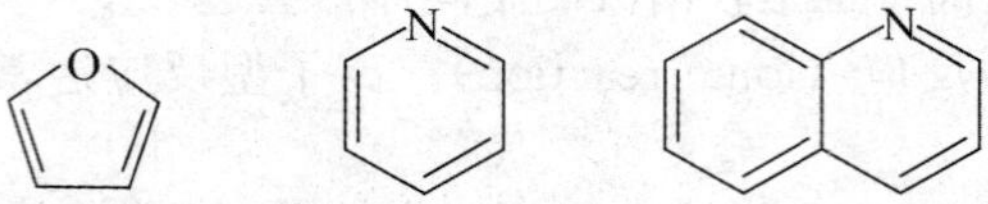

（二）按官能团分类

官能团（functional group）是指决定一类化合物一般化学性质的原子或原子团。有机化学中常把含有相同官能团或特征化学键的化合物归为一类。一些常见有机化合物的官能团或特征化学键见表 10－2。

表 10－2 一些常见有机化合物的官能团或特征化学键

化合物类别	官能团名称	官能团结构	实例
烯烃	碳碳双键	$>C=C<$	$H_2C=CH_2$
炔烃	碳碳三键	$-C\equiv C-$	$HC\equiv CH$
卤代烃	卤素	—X（F、Cl、Br、I）	CH_3Cl
醇	羟基	—OH	C_2H_5OH
酚	羟基	—OH	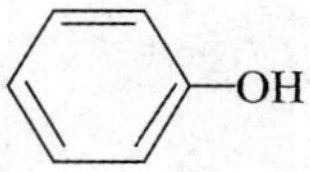
醚	醚键	$-\overset{\vert}{\underset{\vert}{C}}-O-\overset{\vert}{\underset{\vert}{C}}-$	CH_3OCH_3
醛	醛基	—CHO	HCHO
酮	羰基	$-\overset{O}{\overset{\Vert}{C}}-$	CH_3COCH_3
羧酸	羧基	$-\overset{O}{\overset{\Vert}{C}}-OH$	CH_3COOH
酯	酯键	$-\overset{O}{\overset{\Vert}{C}}-O-$	CH_3COOCH_3
胺	氨基	$-NH_2$	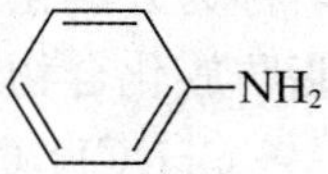
酰胺	酰胺键	$-\overset{O}{\overset{\Vert}{C}}-N<$	$H_3C-\overset{O}{\overset{\Vert}{C}}-NH_2$

习 题

1. 判断题。

(1) 成键两个原子的电负性差越大，键的极性就越强。

(2) 化合物 $CH_3CH{=}CH_2$ 中双键的稳定性大于单键。

(3) 键的解离能就是键能。

(4) sp^3 杂化轨道的形状是正四面体。

(5) sp^2 杂化轨道的形状是平面三角形。

(6) 有机化合物种类繁多的主要原因是有机化合物含有多种官能团。

2. 指出下列各化合物分子中所含官能团的名称和化合物的类别。

(1) CH_3CH_2OH (2) C_6H_5OH (3) $C_6H_5NH_2$ (4) $CH_2{=}CHCOOH$

3. 指出下列化合物中 * C 的杂化类型。

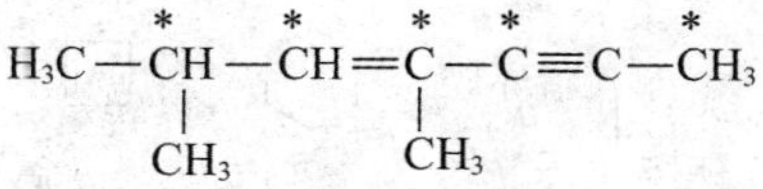

4. 用键线式表示下列化合物的结构。

(1) 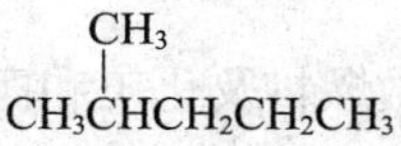 (2) 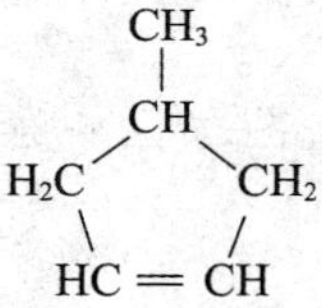 (3) 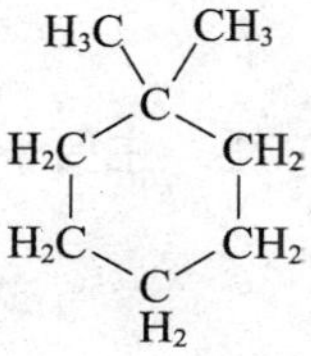 (4) 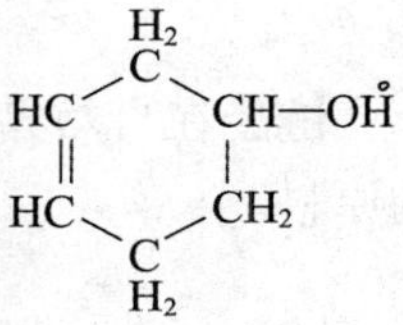

5. 指出自由基反应和离子型反应的区别。

（徐 红）

第十一章 链 烃

分子中只含有碳和氢两种元素的有机化合物称为烃（hydrocarbon）。根据烃分子中碳原子间化学键和连接方式的不同，可将烃分类如下：

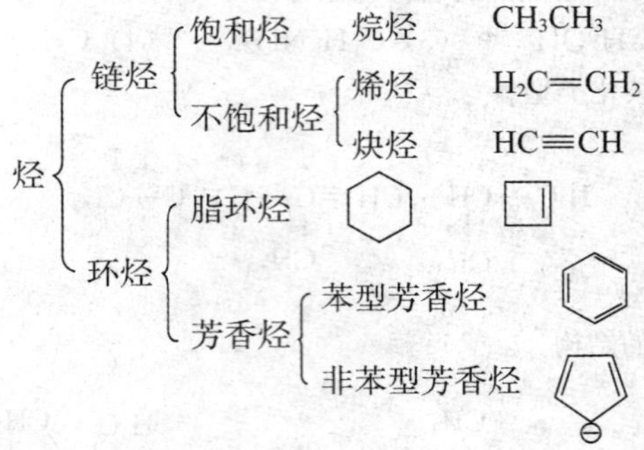

链烃在自然界中分布广泛，主要来源于石油和天然气。链烃常用做燃料及化工和医药产品的原料。

第一节 链烃的结构和构造异构

在有机化合物中，将结构特征相同，在分子组成上相差一个或几个“$-CH_2-$”的一系列化合物称为同系列（homologous series），同系列中的化合物互为同系物（homolog）。同系物化学性质相似，并且都满足相同的结构通式。链烃中，烷烃的结构通式为 C_nH_{2n+2}，单烯烃和单炔烃的结构通式分别为 C_nH_{2n} 和 C_nH_{2n-2}。

一、链烃的结构

（一）烷烃的结构

甲烷（CH_4）是最简单的烷烃，甲烷分子中碳原子的 4 个 sp^3 杂化轨道分别和 4 个氢原子的 s 轨道重叠形成 C—Hσ 键。电子衍射光谱证实，甲烷分子呈正四面体构型，碳原子位于正四面体的中心，4 个 C—H 键在空间互成 109°28′排列（图 11－1），这样原子间的斥力最小，能量最低，体系最稳定。

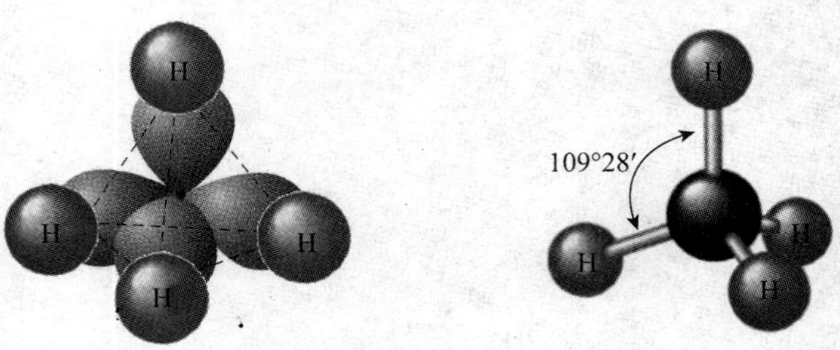

图 11－1 甲烷的分子结构示意图

其他烷烃碳原子都是 sp^3 杂化，均以同样的方式成键，各原子之间都以 σ 键相连。由于 σ 键是沿键轴方向“头碰头”相互重叠而成的，故电子云重叠程度最大，键较牢固；同时电子云沿键轴呈圆柱形对称分布，键合的两个原子可以绕键轴自由旋转而不会影响键的重叠程度。

（二）烯烃的结构

分子中含有碳碳双键的碳氢化合物称为烯烃。乙烯是最简单的烯烃，乙烯分子中的碳原子为 sp^2 杂化，成键时每个碳原子的三个 sp^2 杂化轨道分别与两个氢原子的 s 轨道和另一个碳原子的一个 sp^2 杂化轨道沿键轴重叠，共形成四个碳氢 σ 键和一个碳碳 σ 键，这五个 σ 键处于同一平面；每个碳上还各有一个未参与杂化的 p 轨道，垂直于这五个 σ 键所在的平面且彼此平行，侧面“肩并肩”重叠形成 π 键，π 电子云对称分布在平面的上下方（图 11－2）。因此，双键是由一个 σ 键和一个 π 键组成。

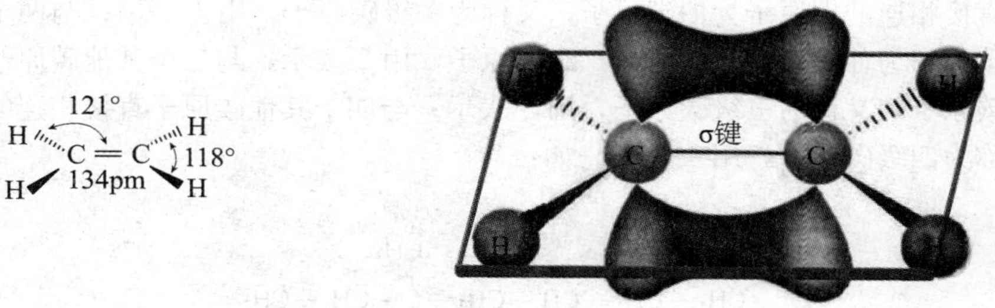

图 11－2　乙烯分子结构示意图

π 键是相互平行的 p 轨道侧面重叠形成的，电子云重叠程度较小，不能自由旋转。π 键电子云对称分布在分子平面的上方和下方，离核较远，受核束缚力小，当受到外界电场的影响时，π 电子云易流动、易变形。因此，π 键反应活性高，易发生化学反应。

（三）炔烃的结构

炔烃分子中存在碳碳三键。以乙炔为例，分子中的两个碳原子均为 sp 杂化，它们各自用一个 sp 杂化轨道头碰头形成碳碳 σ 键，余下的另一个杂化轨道分别与一个氢原子形成碳氢 σ 键。分子中四个原子在同一直线上。每个 sp 杂化的碳原子还各有两个没有参与杂化且相互垂直的 p 轨道，相互平行侧面重叠，形成两个彼此垂直的 π 键（图 11－3）。

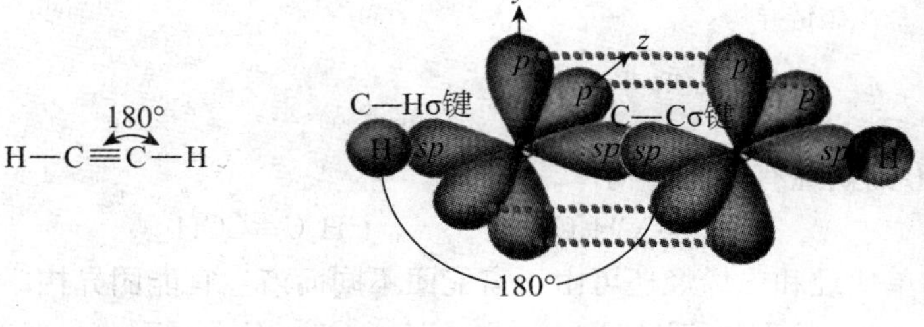

图 11－3　乙炔分子的结构

二、链烃的构造异构

（一）烷烃的构造异构

由于碳原子之间连接的方式和顺序不同产生的异构称为碳链异构（carbonchain isomer），它是分子构造异构的一种。

烷烃同系物中除甲烷、乙烷和丙烷外，其余烷烃都存在碳链异构。如分子式为 C_4H_{10} 的烷烃有两种碳链异构体。

分子式为 C_5H_{12} 的烷烃有三种碳链异构体。

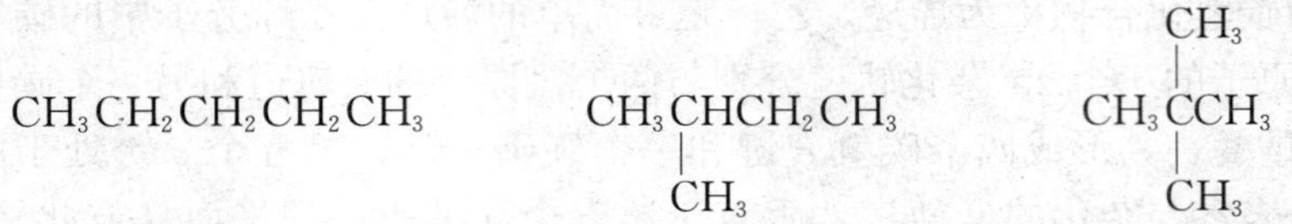

随着烷烃分子中碳原子数目的增加，异构体的数目迅速增多。如 C_6H_{14} 有 5 个异构体，$C_{10}H_{22}$ 有 75 个异构体，$C_{20}H_{42}$ 有 366319 个异构体之多。

烷烃分子中碳原子根据与之直接相连的其他碳原子数目的不同，分为四种类型：只与一个其他碳原子直接相连的碳原子为伯碳原子，又称为一级碳原子，用 1°表示；与两个其他碳原子直接相连的碳原子为仲碳原子，又称为二级碳原子，用 2°表示；与三个其他碳原子直接相连的碳原子为叔碳原子，又称为三级碳原子，用 3°表示；与四个其他碳原子直接相连的碳原子为季碳原子，又称为四级碳原子，用 4°表示。如：

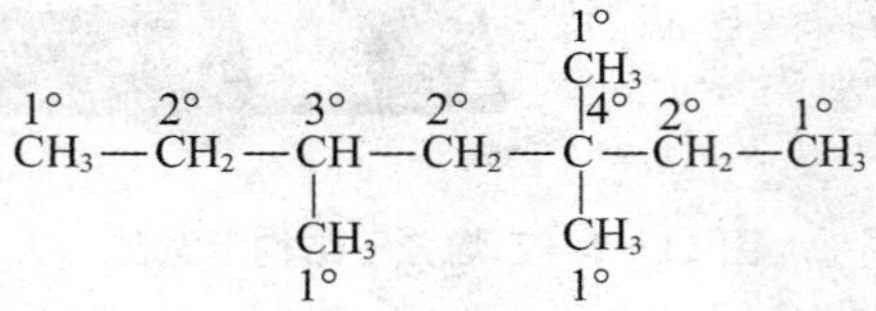

伯、仲、叔碳上的氢原子分别称为伯氢原子（1°氢原子）、仲氢原子（2°氢原子）和叔氢原子（3°氢原子），季碳上没有氢。不同类型的氢原子相对反应活性各不相同。

（二）烯烃、炔烃的构造异构

烯烃和炔烃的构造异构除碳链异构外，还有由于 C═C 双键或 C≡C 三键的位置不同而产生的位置异构。受 C≡C 三键的限制，碳数相同的炔烃比烯烃的异构体数目少。

如分子式为 C_4H_8 的烯烃有三种构造异构体。

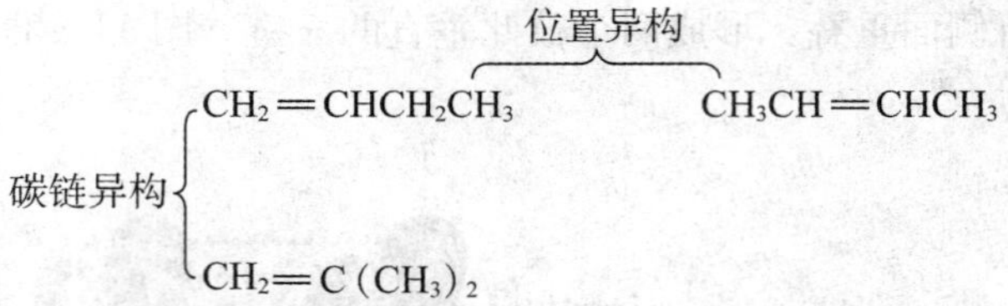

分子式为 C_4H_6 的炔烃有两种异构体。

$$CH{\equiv}CCH_2CH_3 \qquad CH_3C{\equiv}CCH_3$$

分子式相同的单炔烃和二烯烃还可由于官能团不同而产生官能团异构。

$$CH{\equiv}CCH_2CH_3 \qquad CH_2{=}CH{-}CH{=}CH_2$$

第二节 链烃的命名

有机化合物种类繁多，结构复杂，必须有完善的命名法来体现各类化合物结构与名称的一致性。有些有机化合物根据其来源、用途或物理性质，采用“俗名”，但在有机化学中更常采用的是普通命名法（common nomenclature）和系统命名法（systematic nomenclature）。

一、烷烃的命名

（一）普通命名法

碳原子数在10以下的烷烃，用天干（甲、乙、丙、丁、戊、己、庚、辛、壬、癸）表示碳原子数，10个以上碳原子数的烷烃则用中文数字表示碳原子数，称为“某烷”。烷烃的英文名称由表示碳原子数的词头加上后缀“- ane”组成。见表11－1。

表11－1　1～12个碳原子的直链烷烃

结构式	中文名	英文名	结构式	中文名	英文名
CH_4	甲烷	methane	$CH_3(CH_2)_5CH_3$	庚烷	heptane
CH_3CH_3	乙烷	ethane	$CH_3(CH_2)_6CH_3$	辛烷	octane
$CH_3CH_2CH_3$	丙烷	propane	$CH_3(CH_2)_7CH_3$	壬烷	nonane
$CH_3(CH_2)_2CH_3$	丁烷	butane	$CH_3(CH_2)_8CH_3$	癸烷	decane
$CH_3(CH_2)_3CH_3$	戊烷	pentane	$CH_3(CH_2)_9CH_3$	十一烷	undecane
$CH_3(CH_2)_4CH_3$	己烷	hexane	$CH_3(CH_2)_{10}CH_3$	十二烷	dodecane

烷烃的异构体用“正（n -）”、“异（iso -）”、“新（neo -）”来区分。“正”表示直链烷烃；“异”和“新”分别表示碳链一端具有 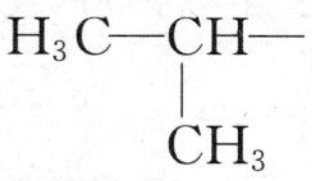 和 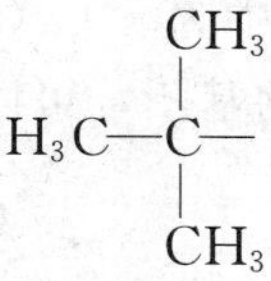 ，此外结构中再无其他侧链的烷烃。如：

$CH_3CH_2CH_2CH_2CH_3$ 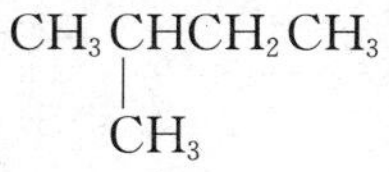 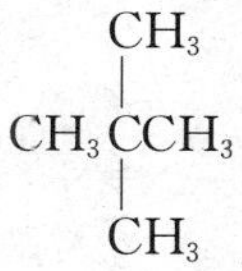

正戊烷　　异戊烷　　新戊烷

n－pentane　　iso－pentane　　nec－pentane

（二）系统命名法

系统命名法是根据IUPAC命名法的规则，结合我国汉字特点而拟定的。

1. 烷基　烃分子去掉一个氢原子剩下的基团叫做烃基，用“R—”表示，烷烃分子去掉一个氢原子的剩余基团称为烷基（alkyl group）。命名烷基时，把相应烷烃名称中的“烷”字改为“基”，英文名称将“- ane”改为“- yl”。一些常见烷基见表11－2。

表11－2　常见烷基的结构和名称

烷基	中文名	英文名	简写
CH_3—	甲基	methyl	Me
CH_3CH_2—	乙基	ethyl	Et
$CH_3CH_2CH_2$—	丙基	propyl	n－Pr
CH_3CH— ｜ CH_3	异丙基	iso－propyl	iso－Pr

续表

烷基	中文名	英文名	简写
$CH_3CH_2CH_2CH_2—$	丁基	butyl	n - Bu
$CH_3\underset{\vert}{C}HCH_2CH_3$	仲丁基	sec - butyl	sec - Bu
$CH_3\underset{\underset{CH_3}{\vert}}{C}HCH—$	异丁基	iso - butyl	iso - Bu
$CH_3\overset{\overset{CH_3}{\vert}}{\underset{\underset{CH_3}{\vert}}{C}}—$	叔丁基	tert - butyl	tert - Bu

2. 次序规则 次序规则（sequence rules）指将有机化合物中常见原子和取代基按优先次序进行排列的规则，其主要排列原则有三点：

（1）比较与主链碳直接相连的原子的原子序数，原子序数较大的优先。原子序数相同的同位素按相对原子质量从大到小排列。如：

$$—Br > —Cl > —OH > —NH_3 > —CH_3 > —D > —H$$

（2）若与主链直接相连的原子相同，则比较与该原子相连的后面原子，比较时，按原子序数从大到小排列，先比较最大的，若相同，再依次比较居中的、最小的。如$—CH_2OH$和$—CH_2Cl$与主链直接相连的都是碳原子，需要比较与碳相连的其他原子，在$—CH_2OH$中为—C（O、H、H），在$—CH_2Cl$中为—C（Cl、H、H），Cl比O大，故$—CH_2Cl > —CH_2OH$。

（3）含有双键或三键的基团，可以看作连有两个或三个相同的原子，如：

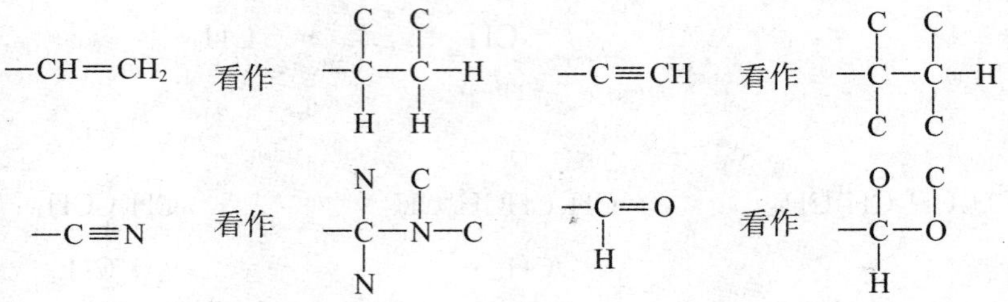

结合前两条原则，则有：

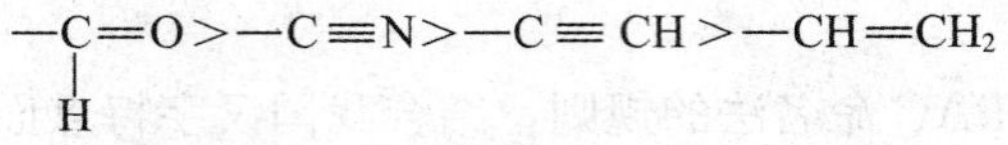

3. 命名原则 烷烃系统命名法的命名原则是有机化合物的命名基础，其要点是：

（1）选主链 选择含有取代基最多、连续的最长碳链作为主链，以此作为“母体烷烃”，并按主链所含碳原子数命名为“某烷”。

（2）给主链编号 主链上有取代基时，从靠近取代基的一端开始编号；两个不同的取代基位于相同位次时，则依据“次序规则”，排列小的取代基有较小的编号；两个相同的取代基位于相同位次时，应使第三个取代基的编号尽可能小。例如：

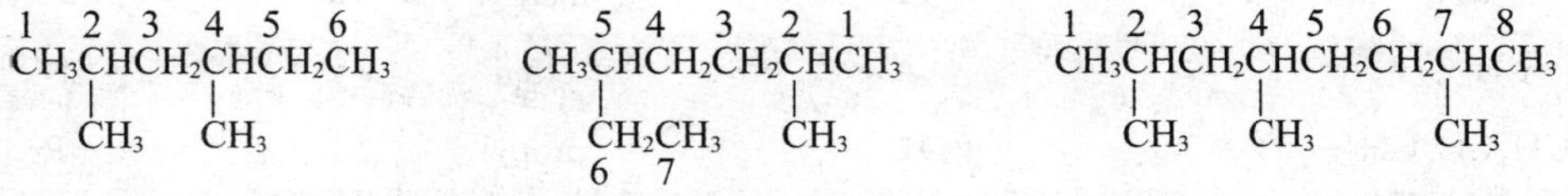

（3）命名 取代基的位次与名称之间用半字线连接，写在母体化合物名称前面。若连有相同的取代基，则合并取代基，并在取代基名称前用二、三、四……表示取代基的数目；取代基

的位次用阿拉伯数字标出，并用“，”隔开；若连有不相同的取代基，按“较优基团后列出”的原则将取代基依次列出。英文名称则用 di、tri、tetra 分别表示二、三、四，取代基的列出顺序是按英文首字母的排列顺序先后列出。例如：

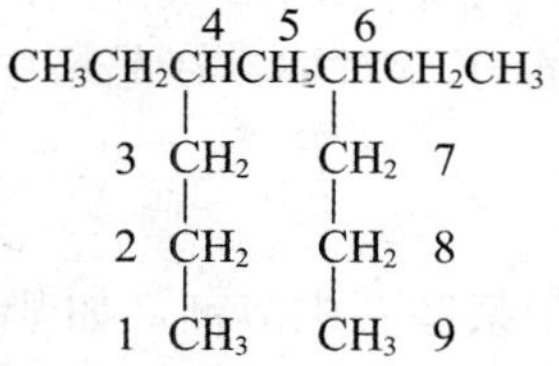

4,6-二乙基壬烷
4,6-diethylnonane

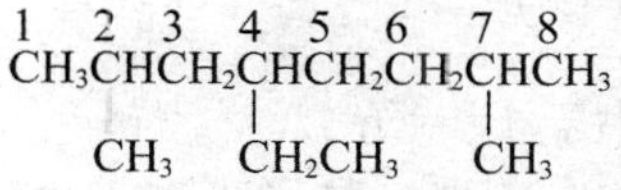

2, 7-二甲基-4-乙基辛烷
4-ethyl-2,7-dimethyloctane

二、烯烃、炔烃的命名

烯烃和炔烃系统命名法的基本原则与烷烃相似，但需选择包含官能团（双键或三键）在内的最长碳链作为主链，根据主链碳原子数称为“某烯”或“某炔”；从靠近双键或三键一端对主链碳原子编号；命名时将取代基的位次和名称以及双键或三键位置标示在主链名称前。如：

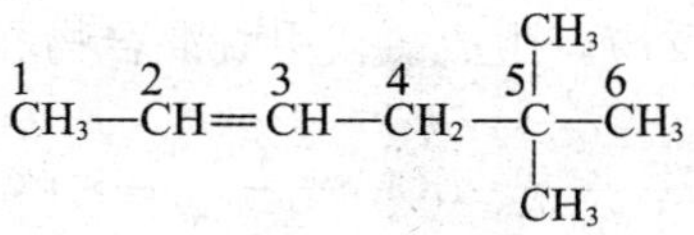

5,5-二甲基-2-己烯
5,5-dimethyl-2-hexene

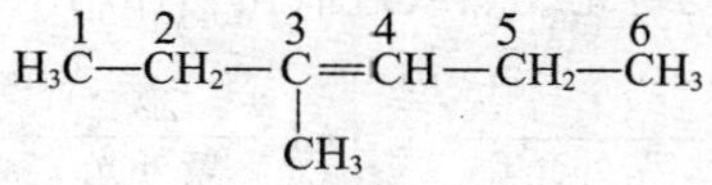

3-甲基-3-己烯
3-methyl-3-hexene

$CH_3C\equiv CCH_3$

2-丁炔
2-butyne

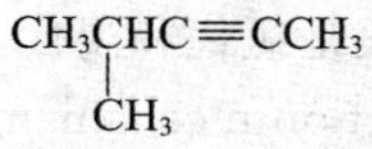

4-甲基-2-戊炔
4-methyl-2-pentyne

当分子中同时存在双键和三键时，碳链编号从先遇到双键或三键的一端开始；若双键和三键在碳链中的相对位置相同，则按“先烯后炔”的顺序编号。命名时双键写在前面，三键写在后面，称为“某烯炔”。例如：

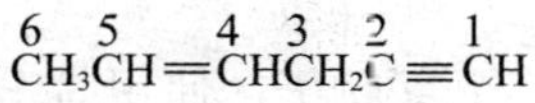

4-己烯-1-炔
4-hexen-1-yne

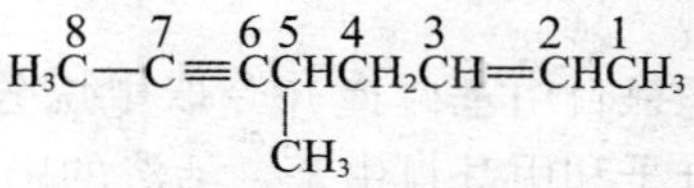

5-甲基-2-辛烯-6-炔
5-methyl -2-octen-6-yne

第三节　链烃的性质

一、链烃的物理性质

有机化合物的物理性质，一般是指物态、沸点、熔点、密度、溶解度、折光率等。

链烃是非极性共价化合物，其分子间的作用力较弱，它们的沸点、熔点较低。常温常压下，$C_{1\sim4}$的链烃是气体，在直链的链烃中，$C_{5\sim16}$的烷烃、$C_{5\sim18}$的烯烃、$C_{5\sim15}$的炔烃是液体，碳数更多的链烃是固体。显然，链烃的物理性质随碳原子数的增加呈有规律的变化，如正烷烃的沸点随相对分子质量的增加而升高，低级烷烃随分子量的增大沸点升高明显，相对分子质量越大的烷烃，升幅越小。$C_{4\sim14}$的正烷烃熔点随相对分子质量增加升高，但奇数碳原子的升高值较偶数碳原子的要少一些，因为 X 射线衍射证明分子越对称，在晶格中排列就越紧密熔点就越高。

链烃的密度均小于 $1g\cdot cm^{-3}$。

根据“相似相溶”原理，链烃不溶于水，易溶于某些有机溶剂，如苯、氯仿、四氯化碳、石油醚等。

二、链烃的化学性质

(一) 烷烃的卤代反应

分子中的氢原子被卤素原子取代的反应称为卤代反应（halogenation reaction）。

在室温下，烷烃具有高度的化学稳定性，与强酸、强碱、强氧化剂、强还原剂都不发生反应。这主要是由于烷烃分子中只存在牢固的 σ 键。但在适宜的反应条件如光照、高温或催化剂作用下，烷烃可发生共价键均裂的自由基反应。如甲烷和氯气常温下长时间混合，不发生化学反应，但在漫射光、热或过氧化物作用下，发生卤代反应，生成氯代甲烷混合物和氯化氢。

$$CH_4 \xrightarrow[\text{紫外光}]{Cl_2} \underset{\text{一氯甲烷}}{CH_3Cl} \xrightarrow[\text{紫外光}]{Cl_2} \underset{\text{二氯甲烷}}{CH_2Cl_2} \xrightarrow[\text{紫外光}]{Cl_2} \underset{\text{三氯甲烷}}{CHCl_3} \xrightarrow[\text{紫外光}]{Cl_2} \underset{\text{四氯化碳}}{CCl_4}$$

卤素与甲烷的反应活性顺序为 $F_2>Cl_2>Br_2>I_2$。氟代反应非常剧烈难以控制，碘不易反应，故卤代反应一般是氯代和溴代。

反应机理（reaction mechanism）指反应的实际途径或过程。了解反应机理，对认识反应的实质、反应所需要的条件、控制反应和预测新的化学反应十分有用。根据实验事实，认为烷烃的卤代反应是自由基反应，该反应机理如下：

(1) 链引发：氯分子从光或热中获得能量，发生共价键均裂，生成高能量、强反应活性的氯自由基。

$$Cl-Cl \xrightarrow{\text{光或热}} 2Cl\cdot \qquad \Delta_rH_m^{\ominus}=+243kJ\cdot mol^{-1} \qquad ①$$

(2) 链增长：氯自由基碰撞并夺取甲烷分子中的一个氢原子，使甲烷分子中的碳氢键均裂，生成氯化氢分子和甲基自由基。活泼的甲基自由基再碰撞氯分子使之均裂，夺取氯分子的一个氯原子，形成一氯甲烷和一个新的氯自由基。

$$Cl\cdot + H-CH_3 \longrightarrow HCl + \cdot CH_3 \qquad \Delta_rH_m^{\ominus}=+4kJ\cdot mol^{-1} \qquad ②$$

$$\cdot CH_3 + Cl-Cl \longrightarrow CH_3Cl + Cl\cdot \qquad \Delta_rH_m^{\ominus}=-108kJ\cdot mol^{-1} \qquad ③$$

反应③是放热反应，所放出的能量足以补偿反应②所需的能量，因而反应可以不断地进行下去，将甲烷转变为一氯甲烷。

在这个阶段，每一步都消耗一个活泼的自由基，同时又生成一个新的自由基，反复循环，将链反应传递下去。

(3) 链终止：自由基相互碰撞结合生成分子，活性中间体消失，连锁反应停止。

$$Cl\cdot + Cl\cdot \longrightarrow Cl_2$$

$$CH_3\cdot + CH_3\cdot \longrightarrow CH_3CH_3$$

$$CH_3\cdot + Cl\cdot \longrightarrow CH_3Cl$$

在自由基的链反应中，加入少量能抑制自由基生成或降低自由基活性的抑制剂，可使反应减慢或终止。

（二）烯烃、炔烃的加成反应

加成反应（addition reaction）是指试剂进攻不饱和化合物的 π 键，使 π 键断裂，试剂中的两个原子或基团分别加到 π 键两端的原子上，生成饱和化合物的反应。

1. 催化加氢　在 Pt、Pd、Ni 等金属催化剂作用下，烯烃、炔烃加氢生成相应的烷烃。

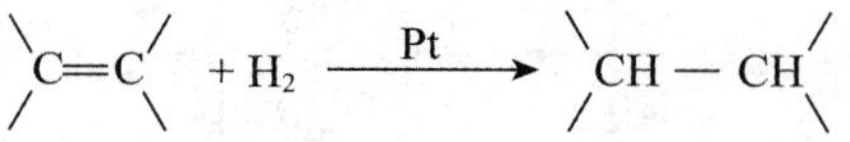

$$\underset{\text{乙炔}}{HC\equiv CH} + H_2 \xrightarrow{Ni} \underset{\text{乙烯}}{CH_2=CH_2} \xrightarrow[H_2]{Ni} \underset{\text{乙烷}}{CH_3CH_3}$$

2. 亲电加成反应

（1）与卤素的加成　烯烃、炔烃与溴的四氯化碳溶液反应，导致溴的红棕色褪去，此现象常用于碳碳双键和碳碳三键的检验。

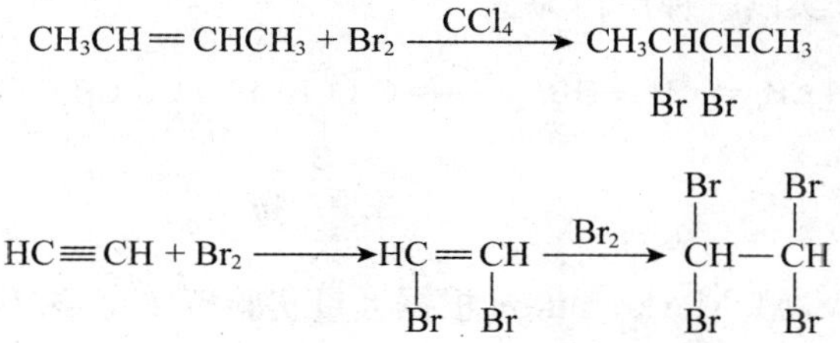

（2）与卤化氢的加成　不同的卤化氢反应活性顺序为：HI ＞ HBr ＞ HCl ＞ HF。

$$CH_2=CH_2 + HBr \longrightarrow CH_3CH_2Br$$

$$HC\equiv CH \xrightarrow{HBr} CH_2=CHBr \xrightarrow{HBr} CH_3CHBr_2$$

（3）与 H_2O 的加成　在硫酸、磷酸催化下，烯烃可以与水直接加成生成醇。工业上常用此方法制备低级的醇。

$$CH_2=CH_2 + H_2O \xrightarrow{H^+} CH_3CH_2OH$$

将炔烃通入含有硫酸汞的稀硫酸溶液中，能与水反应生成烯醇，烯醇不稳定，重排变成醛或酮。

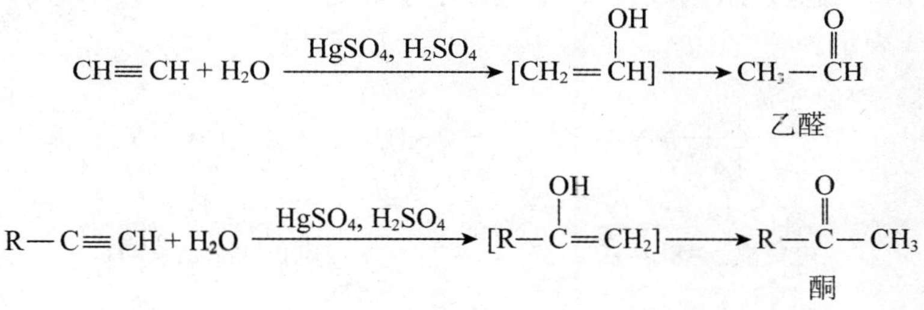

（4）亲电加成反应机理　亲电加成反应分两步进行，以烯烃与卤化氢的反应为例：第一步是试剂中带正电荷部分进攻 π 键，经过渡态（Ⅰ）生成碳正离子中间体，这一步需要的活化能高，因而反应速度慢，是决定整个反应速率的一步。第二步是试剂中带负电荷部分进攻碳正离子，经过渡态（Ⅱ）生成取代烷，该步比第一步所需的活化能低得多，反应很快完成。

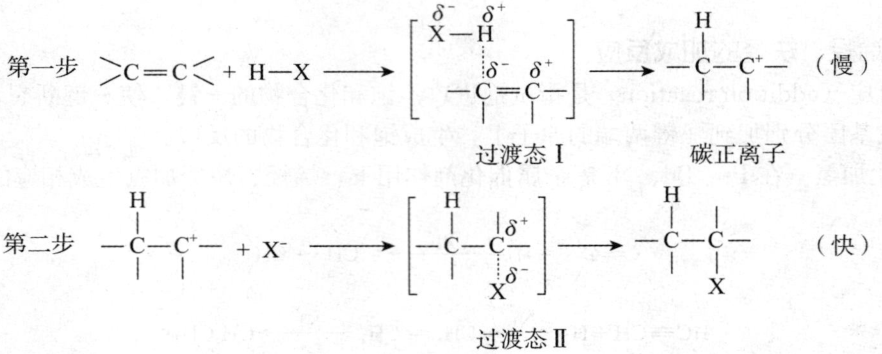

由于烯烃的 π 键易给出电子，此反应首先是由带部分正电荷的氢原子（亲电试剂）进攻电子云密度大的 C═C 双键，从而产生碳正离子，这种由亲电试剂首先发起进攻而引起的加成反应称为亲电加成反应（electrophilic addition reaction）。

（5）亲电加成反应的取向　不对称烯烃与不对称试剂（如 HX、H_2O 等）加成时，通常有两种加成产物，但实验证实以一种产物为主。

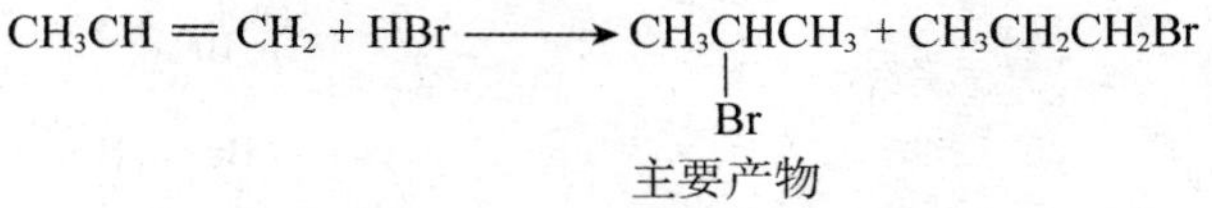

1866 年俄国化学家 V. M. Markovnikov 根据大量实验事实总结出一个经验规律：不对称烯烃与不对称试剂加成时，试剂中带正电荷部分总是加在含氢较多的双键碳原子上，带负电荷部分则加在含氢较少的双键碳原子上。该经验规则简称马氏规则。

炔烃与不对称试剂加成时也遵循马氏规则。

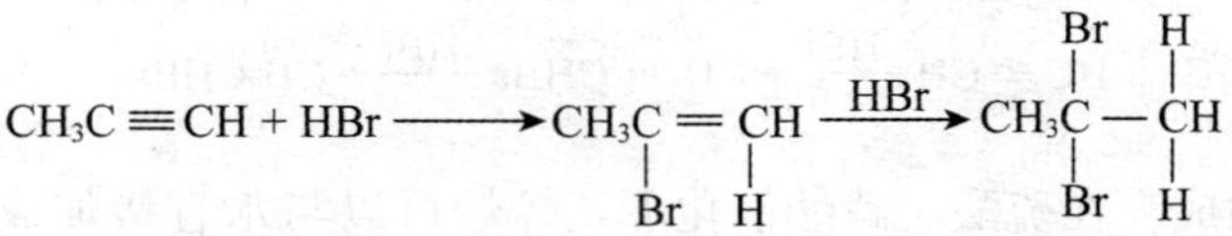

马氏规则可用诱导效应和碳正离子的稳定性来解释。

1）诱导效应　由于组成共价键的两个原子的电负性不同，使分子中电子云沿着碳链向电负性大的原子一方偏移，这种靠静电诱导作用而影响电子云密度分布的电子效应称为诱导效应（inductive effect），用 I 表示。

诱导效应的方向是以 C—H 键中的氢原子为标准，电负性大于氢的原子或基团为吸电子基，产生吸电子诱导效应，用－I 表示；电负性小于氢的原子或基团为斥电子基，产生斥电子诱导效应，用＋I 表示。

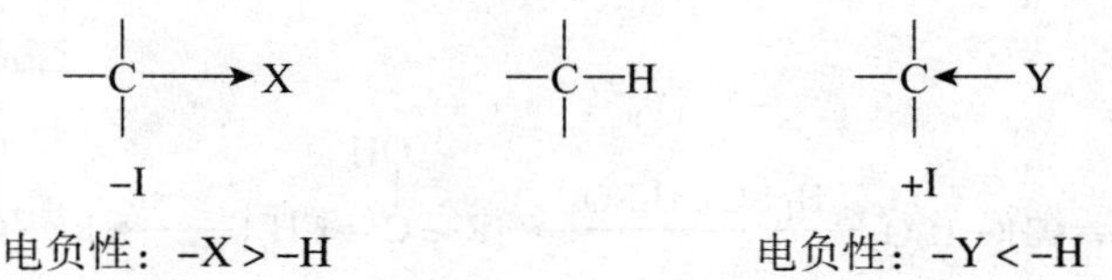

根据实验结果，一些常见原子或基团的电负性次序如下：

—F>—Cl>—Br>—I>—OCH_3>—OH>—$NHCOCH_3$>—C_6H_5>—CH=CH_2>—H>—CH_3>—C_2H_5>—$CH(CH_3)_2$>—$C(CH_3)_3$

在氢前面的是吸电子基，在氢之后的是斥电子基。无论是吸电子基团还是斥电子基团，取代了 C — H 的 H 以后，都使共价键的电子云密度分布发生了改变，并沿碳链递减传递，影响到其他共价键上电子云密度的分布，一般经过 2 至 3 个碳原子后就可以忽略不计。

在丙烯和卤化氢的加成反应中，由于丙烯分子中的甲基是斥电子基，产生 +I 效应，使双键中 π 电子云发生偏移，导致碳碳双键上含氢较多的碳原子上带有部分负电荷（δ^-），而含氢较少的碳原子上带部分正电荷（δ^+），当卤化氢进行亲电加成时，H^+ 首先加到带部分负电荷的双键碳原子上，形成碳正离子中间体，然后再与 X^- 结合。

$$CH_3 \rightarrow \overset{\delta^+}{C}H=\overset{\delta^-}{C}H_2 + \overset{\delta^-}{H}-\overset{\delta^-}{X} \xrightarrow{慢} [CH_3\overset{+}{C}HCH_3] + X^- \xrightarrow{快} CH_3\underset{\displaystyle X}{\underset{|}{C}}HCH_3$$

2）碳正离子的稳定性　碳正离子是某些化学反应的活泼中间体。烷基碳正离子为 sp^2 杂化，其 p 轨道上没有电子（图 11-4）。

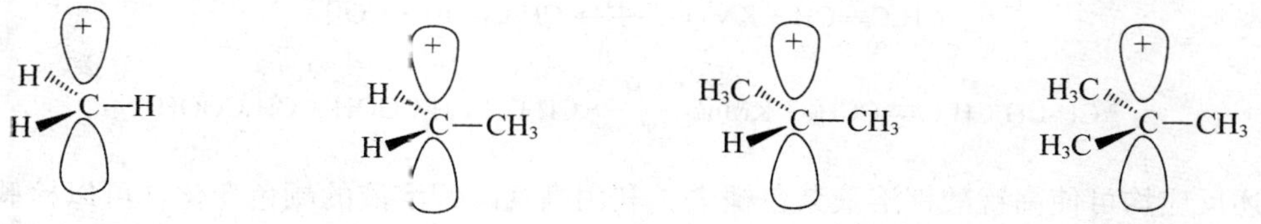

$\overset{+}{C}H_3$　甲基碳正离子　　$\overset{+}{C}H_2CH_3$　伯碳正离子　　$\overset{+}{C}H(CH_3)_2$　仲碳正离子　　$\overset{+}{C}(CH_3)_3$　叔碳正离子

图 11-4　碳正离子结构示意图

与碳正离子相连的烃基具有斥电子诱导效应，可以使中心碳原子上的正电荷得到分散。电荷越分散，体系越稳定，因此，碳正离子的稳定性顺序为：叔碳正离子>仲碳正离子>伯碳正离子>甲基碳正离子，如：

$$(CH_3)_3\overset{+}{C} > (CH_3)_2\overset{+}{C}H > CH_3\overset{+}{C}H_2 > \overset{+}{C}H_3$$

丙烯和卤化氢加成时，可能形成两种碳正离子中间体：

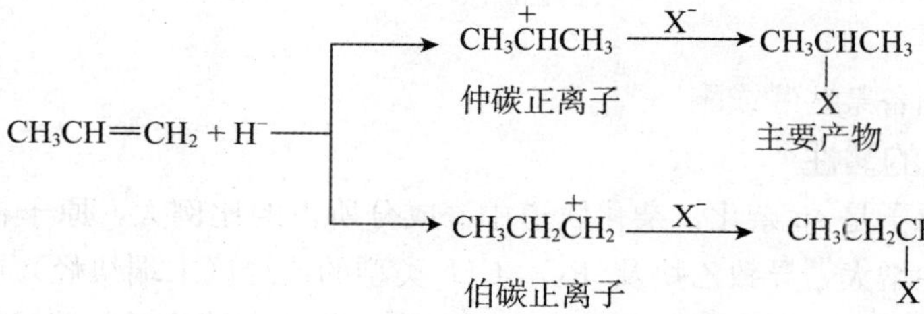

由于仲碳正离子比伯碳正离子稳定，较稳定的仲碳正离子与卤负离子结合的机会更大，所以整个反应的主要产物是氢加到含氢较多的双键碳原子上，卤素加到含氢较少的双键碳原子上。

（三）烯烃、炔烃的氧化反应

1. 高锰酸钾氧化　与碱性或中性冷高锰酸钾溶液反应，双键的 π 键断裂生成邻二醇。

$$H_2C=CH_2 + KMnO_4 \xrightarrow{OH^-} \underset{OH}{\underset{|}{H_2C}}-\underset{OH}{\underset{|}{CH_2}} + MnO_2\downarrow$$

当用热的或酸性的高锰酸钾溶液氧化烯烃时，烯烃的碳碳双键断裂，随烯烃的结构不同得到不同的氧化产物。

$$CH_3CH_2CH=CH_2 + KMnO_4 \xrightarrow{H^+} CH_3CH_2COOH + CO_2\uparrow$$

$$CH_3CH_2\underset{CH_3}{\underset{|}{C}}=CHCH_3 + KMnO_4 \xrightarrow{H^+} CH_3CH_2\underset{CH_3}{\underset{|}{C}}=O + CH_3COOH$$

通过分析氧化产物的结构可以推断出原来烯烃的结构。

炔烃被高锰酸钾氧化也可生成羧酸、二氧化碳等产物。

$$CH_3C\equiv CH + KMnO_4 \xrightarrow{H^+} CH_3COOH + CO_2\uparrow$$

$$CH_3CH_2CH_2C\equiv CCH_3 + KMnO_4 \xrightarrow{H^+} CH_3CH_2CH_2COOH + CH_3COOH$$

上述反应均可使高锰酸钾溶液紫色褪去。利用高锰酸钾溶液的颜色变化，可以检验分子中是否存在碳碳不饱和键。

2. 臭氧氧化　将烯烃溶于惰性溶剂中，然后在低温下通入含臭氧的空气，能迅速而定量的生成臭氧化合物，臭氧化合物水解得到两分子羰基化合物（醛或酮）。

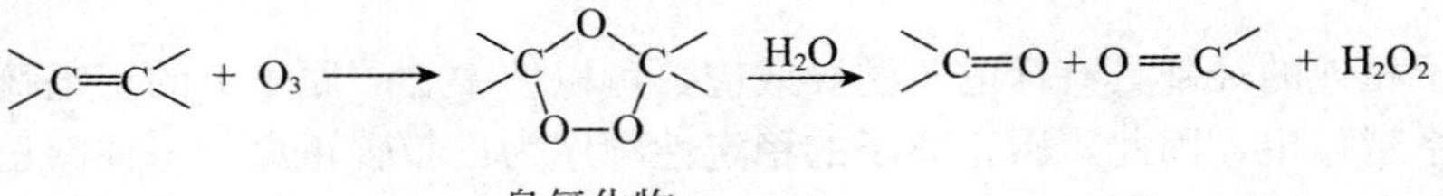

臭氧化物

为避免水解产物中的醛被氧化为羧酸，臭氧化物通常在锌粉和醋酸或氢和铂的存在下分解。例如：

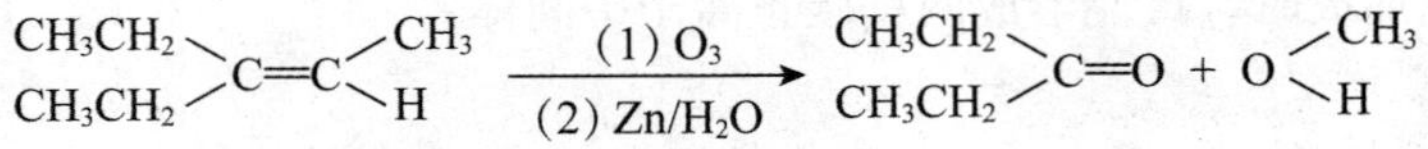

该反应可用于制备某些醛或酮。

（四）末端炔烃的酸性

炔烃中三键碳原子是 sp 杂化，杂化轨道中 s 成分所占的比例大，原子核对电子束缚力增强，碳原子的电负性增大，导致乙炔及 $RC\equiv CH$ 类型的炔烃（末端炔烃）中三键碳上直接连接的氢原子表现出弱酸性，可以被一些金属离子取代。例如末端炔烃与硝酸银或氯化亚铜的氨溶液反应，分别生成白色的炔化银沉淀和砖红色的炔化亚铜沉淀。

$$HC\equiv CH + 2Ag(NH_3)_2NO_2 \longrightarrow AgC\equiv CAg\downarrow + 2NH_4NO_3 + 2NH_3$$

$$CH_3C\equiv CH + 2Cu(NH_3)_2Cl \longrightarrow CH_3C\equiv CCu\downarrow + 2NH_4Cl + 2NH_3$$

上述反应灵敏度高，现象明显，常用于末端炔烃的鉴别。干燥的金属炔化物在受热或震动时易发生爆炸，在实验结束后应及时用盐酸或硝酸将其分解。

第四节 共轭二烯烃

含有两个碳碳双键的不饱和烃称为二烯烃（dienes）。开链二烯烃的通式为 C_nH_{2n-2}，根据二烯烃中碳碳双键位置的不同，可以将二烯烃分为累积二烯烃、共轭二烯烃和隔离二烯烃。累积二烯烃（cumulated diene）是指两个碳碳双键连接在同一个碳原子上，如丙二烯，这类化合物为数不多。隔离二烯烃（isolated diene）是指两个双键被两个或两个以上的单键隔开的二烯烃，也称为孤立二烯烃，如 1,4-戊二烯，由于两个双键距离较远，相互影响很小，化学性质与单烯烃类似。共轭二烯烃（conjugated diene）指两个双键被一个单键隔开的二烯烃，如 1,3-丁二烯，由于双键之间的相互影响，共轭二烯烃除具有单烯烃的性质外，还具有一些特殊的性质。

丙二烯	1,4-戊二烯	1,3-丁二烯
$\overset{sp^2}{CH_2}=\overset{sp}{C}=\overset{sp^2}{CH_2}$	$H_2C=CHCH_2CH=CH_2$	$H_2C=CH-CH=CH_2$

一、共轭二烯烃的结构

以 $CH_2=CH-CH=CH_2$（1,3-丁二烯）为例，分子中 4 个碳原子都为 sp^2 杂化，形成 3 个 C—C σ 键，6 个 C—H σ 键，分子中所有的 σ 键都处于同一平面。每个碳原子上未杂化的 p 轨道都垂直于该平面，相互平行，不仅 C_1 与 C_2、C_3 与 C_4 之间能相互侧面重叠形成 π 键，而且 C_2 和 C_3 的 p 轨道也有一定程度的侧面重叠，这样使得两个 π 键不是孤立存在的，而是形成了以 4 个碳原子为中心，包含 4 个 p 轨道的大 π 键，又称为共轭 π 键（图 11-5）。

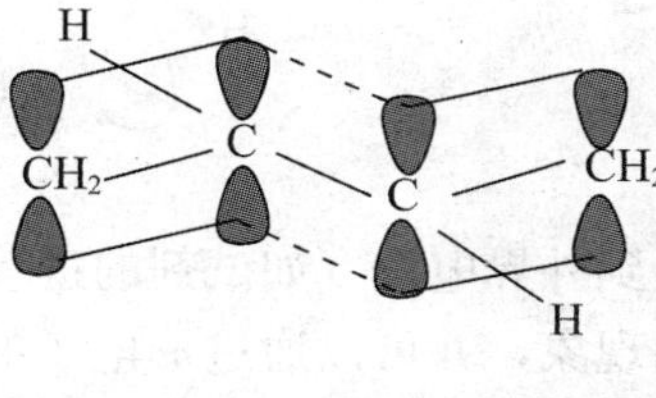

图 11-5 1,3-丁二烯分子中的共轭 π 键

1,3-丁二烯的 π 电子不再局限于 C_1-C_2 和 C_3-C_4 之间，而是在整个分子中运动，即发生 π 电子离域。π 电子离域使分子中电子云密度分布趋于平均化，表现在键长平均化，如 1,3-丁二烯分子中的 $C_1=C_2$、$C_3=C_4$ 键长为 135pm，比乙烯中的 C=C 键长（134pm）略长，C_2-C_3 间的键长为 147pm，比乙烷中的 C—C 键长（154pm）明显缩短。此外 π 电子离域还使整个体系电荷分散，内能降低，分子稳定性增加。

二、共轭体系和共轭效应

凡能发生电子离域而形成共轭大 π 键的体系均称为共轭体系（conjugation system）。共轭体系包括 π-π 共轭、p-π 共轭、σ-π 超共轭及 σ-p 超共轭等体系。其中 π-π 共轭、p-π 共轭较典型，构成这两种共轭体系的所有原子都在同一平面上；且存在两个以上垂直于该平面的 p 轨道，互相平行形成共轭 π 键。

1. π-π 共轭体系 有机分子中具有单双键交替排列的结构都属于 π-π 共轭体系。

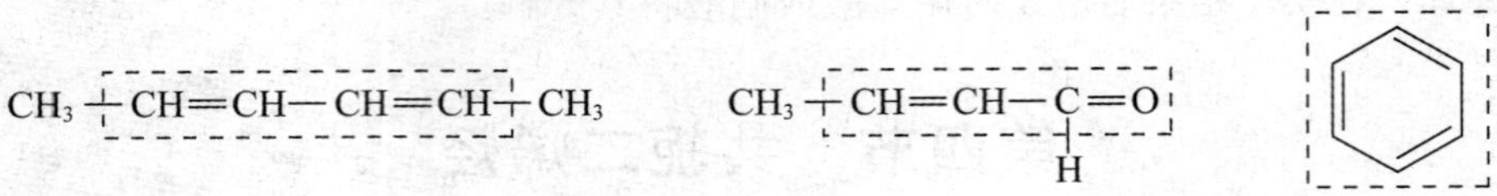

2. p-π 共轭体系 有机分子中与双键碳原子相连的原子的 p 轨道与双键的 π 轨道平行时，发生"肩并肩"式重叠而形成的共轭体系，称为 p-π 共轭体系。例如：

$CH_2=CH-\overset{+}{C}H_2$

烯丙基碳正离子

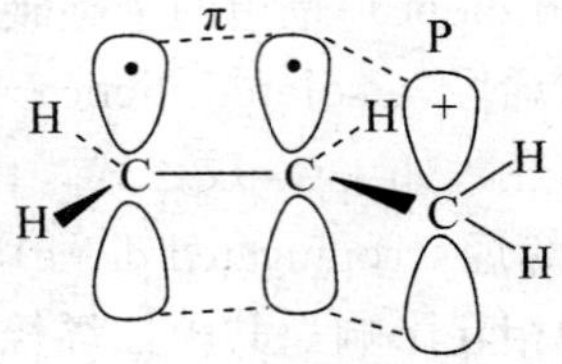

$CH_2=CH-\dot{C}H_2$

烯丙基自由基

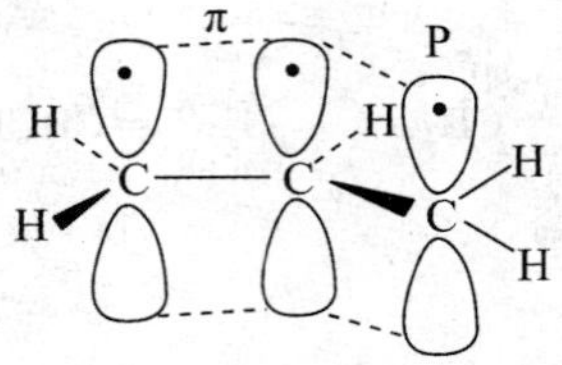

$CH_2=CH-\overset{-}{C}H_2$

烯丙基碳负离子

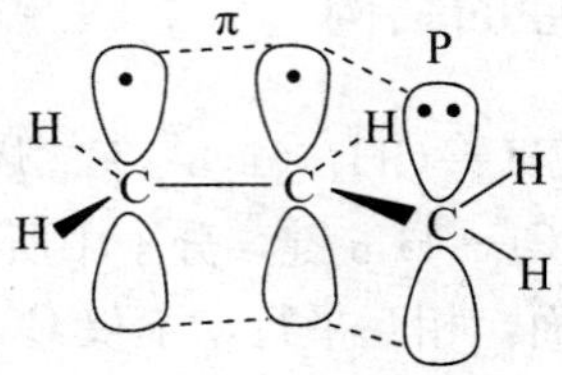

$CH_2=CH-Br$

溴乙烯

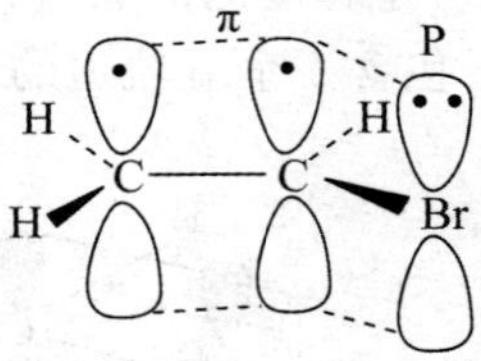

在共轭体系中任何一个原子受到外界电场（如试剂的进攻等）的影响时，由于 π 电子在整个体系中离域，会出现交替极化的现象，并可以通过 π 电子的运动沿共轭链传递下去，这种电子效应称为共轭效应（conjugated effect），用符号 C 表示。共轭效应涉及整个共轭体系，不因共轭链的延长而减弱。如：

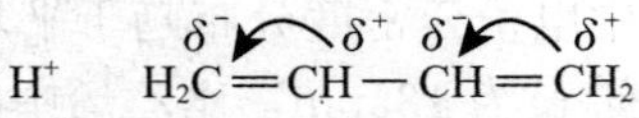

共轭效应与诱导效应都属于电子效应，但产生的原因、作用的方式及导致的结果都不相同。诱导效应是建立在成键电子定域基础上，是一种短程电子效应。共轭效应则是建立在成键电子离域基础上，是一种远程电子效应。一个分子中可同时存在两种效应，通常共轭效应的影响大于诱导效应。

三、共轭二烯烃的性质

共轭二烯烃的化学性质与烯烃相似，可以发生加成和氧化反应，但由于共轭效应的存在，又显示出一些特殊的性质。例如，1,3-丁二烯与等物质的量的卤化氢加成时，可以生成1,2-加成和1,4-加成两种主要产物。

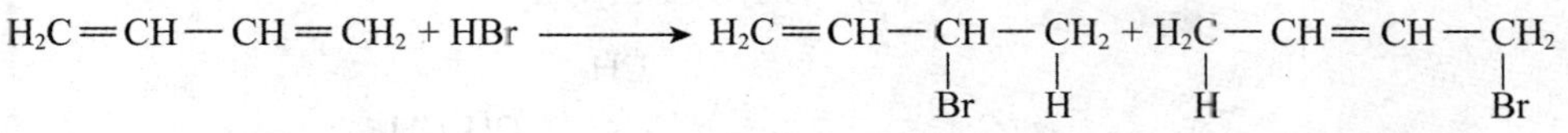

1,2-加成产物　　1,4-加成产物

这个反应是亲电加成反应，分两步进行。首先 H^+ 进攻1,3-丁二烯，当 H^+ 接近共轭链时，引起 π 电子交替极化，H^+ 进攻带部分负电荷的碳原子，得到两种碳正离子中间体（Ⅰ）和（Ⅱ）。

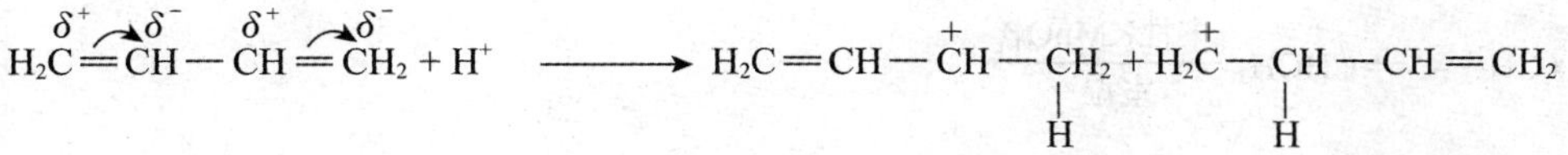

（Ⅰ）丙烯基型碳正离子　　（Ⅱ）伯碳正离子

这两种碳正离子中间体中，（Ⅰ）烯丙基型碳正离子存在 p-π 共轭体系，比（Ⅱ）伯碳正离子稳定，为主要的中间体。

第二步，试剂中的溴负离子进攻碳正离子（Ⅰ）活性中间体时，由于共轭体系电荷密度出现交替极化，正电荷间隔分布在 C_2 和 C_4 上，所以 Br^- 分别进攻 C_2 和 C_4，得到1,2-加成和1,4-加成产物。

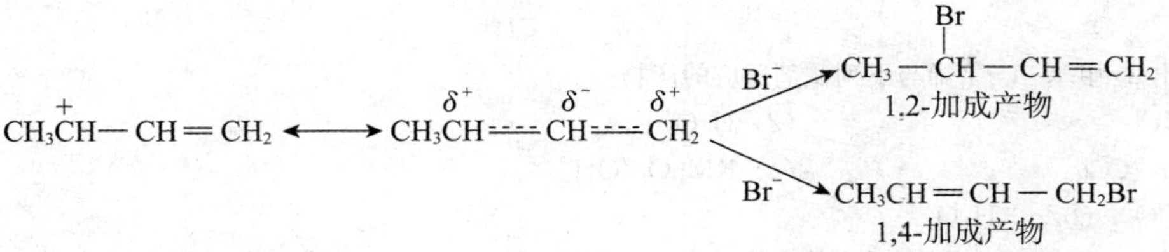

实验表明：1,2-加成产物和1,4-加成产物的比例取决于反应温度和溶剂等因素，通常低温及非极性溶剂中主要发生1,2-加成，较高温度及极性溶剂中有利于1,4-加成。

习　题

1. 用系统命名法命名下列化合物。

(1) 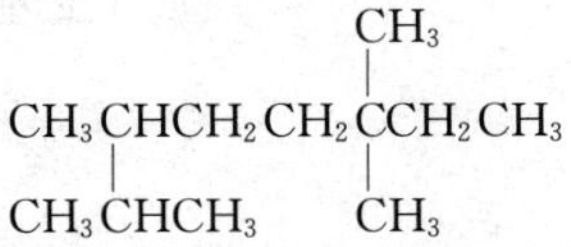

(2) 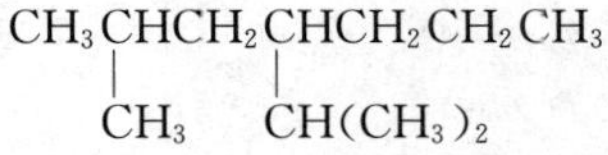

(3) 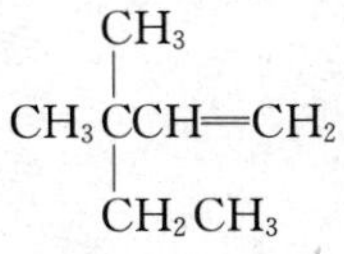

(4) 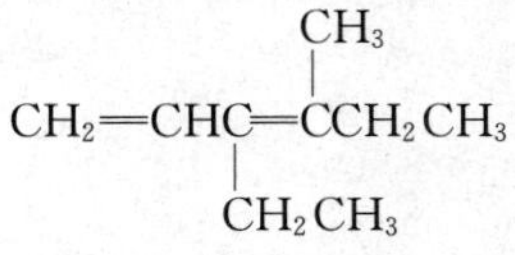

(5) 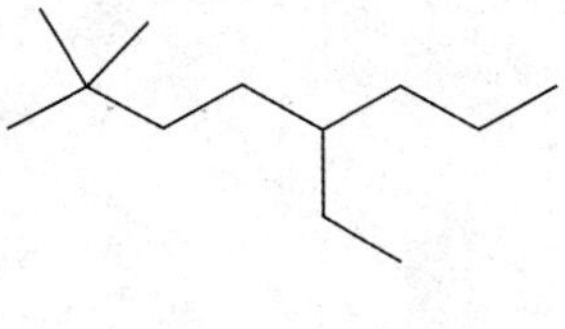

(6) 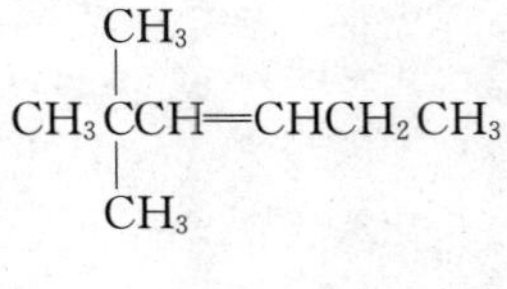

(7) 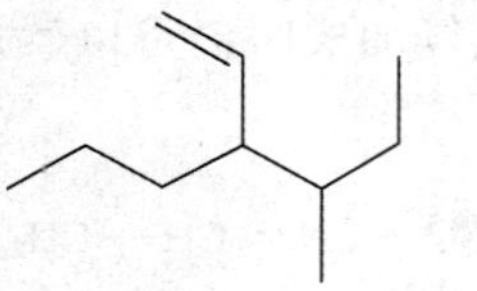

(8) $CH_3C{\equiv}CCHCH_3$（CH 上连 CH_3）

(9) $CH_3CH{=}CHCH_2CHC{\equiv}CCH_3$（CH 上连 CH_2CH_3）

(10) $CH_3CH{=}CCH_2CHC{\equiv}CH_3$（C 上连 CH_3，CH 上连 CH_2CH_3）

2. 写出化合物 2,4-二甲基-4-乙基己烷的结构式，并指出其中各碳原子的类型。

3. 完成下列反应式。

(1) $(CH_3)_2C=CHCH_3+HBr \longrightarrow$

(2) $(CH_3)_2C=CHCH_3 \xrightarrow[\text{室温}]{\text{中性}KMnO_4}$

(3) $(CH_3)_2C=CHCH_3 \xrightarrow{KMnO_4+H^+}$

(4) $CH_2=CHCH=CH_2+Br_2 \longrightarrow$

(5) $CH_3-C{\equiv}CH+[Ag(NH_3)_2]NO_3 \longrightarrow$

4. 根据下列高锰酸钾氧化产物，推断原烯烃的结构。

(1) CO_2 和 CH_3COOH

(2) CO_2 和 $CH_3CCH_2CH_3$（C 上连 =O）

(3) CH_3CCH_3（C 上连 =O）和 CH_3CH_2COOH

(4) $CH_3CHCOOH$（CH 上连 CH_3）

5. 写出 2-甲基-1-丁烯与下列试剂反应的产物。

(1) HCl　(2) H_2O

(3) Br_2/CCl_4　(4) $KMnO_4/OH^-$

(5) ①O_3，②$Zn+H_2O$

6. 写出 1-丁炔与下列试剂反应的产物。

(1) H_2/Ni　(2) 1molHBr　(3) $[Cu(NH_3)_2]Cl$

7. 化合物 A、B 分子式都为 C_5H_8，都能使溴的四氯化碳溶液褪色，A 与硝酸银的氨溶液反应产生白色沉淀，用酸性 $KMnO_4$ 溶液氧化得到 CO_2 和 $(CH_3)_2CHCOOH$，B 不与银氨溶液作用，用酸性 $KMnO_4$ 溶液氧化生成 CO_2 和 $HOOCCH_2COOH$，写出 A 和 B 的构造式及有关的反应式。

（卫星星）

第十二章 环 烃

环烃（cyclic hydrocarbon）是指分子中含有由碳原子组成环状结构的碳氢化合物，又称闭链烃。根据其结构和性质可分为脂环烃和芳香烃两类。

第一节 脂环烃

具有与脂肪烃性质相似的环烃称为脂环烃（alicyclic hydrocarbon）。自然界中，广泛存在着脂环烃及其衍生物。例如：石油中含有的环烷烃；一些中草药、植物中的挥发油（精油），其成分大多是环烯烃及其含氧衍生物；在人体中起重要作用的甾族化合物是脂环烃的衍生物。

一、脂环烃的分类和命名

（一）脂环烃的分类

脂环烃按环数多少可分为单环脂环烃和多环脂环烃；根据环上有无不饱和键又可分为：环烷烃、环烯烃和环炔烃；还可按环的大小分为：小环（3～4 元环）、普通环（5～7 元环）、中环（8～12 元环）和大环（12 元以上）脂环烃，其中以五元环和六元环的脂环烃最为常见。本节主要讨论单环脂环烃。

（二）单环脂环烃的命名

1. 环烷烃的命名与烷烃的系统命名相类似，根据成环碳原子数称为“某”烷，并在其前冠以“环”字，称环某烷。

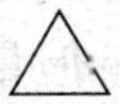

环丙烷 cyclopropane

环丁烷 cyclobutane

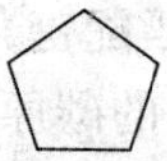

环戊烷 cyclopentane

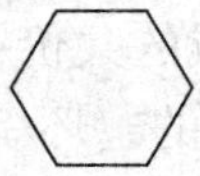

环己烷 cyclohexane

对于取代环烷烃，则需在母体环烃名称前加上取代基的位置和名称。例如：

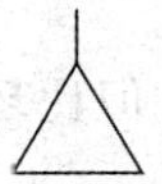

甲基环丙烷

methylcyclopropane

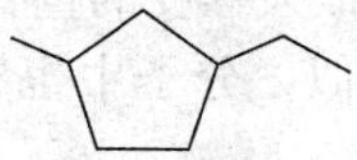

1-甲基-3-乙基-环戊烷

3-ethyl-1-methylcyclopentane

若环上取代基复杂，则将碳环当作取代基命名。

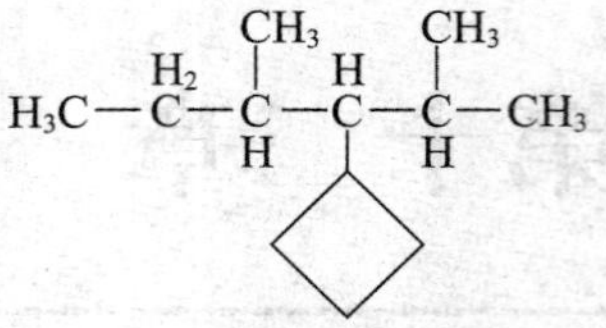

2,4-二甲基-3-环丁基己烷

3-cyclobutyl-2,4-dimethylhexane

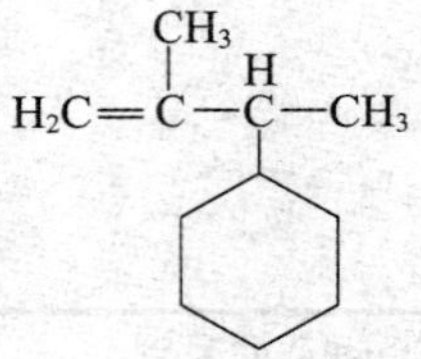

2-甲基-3-环已基-1-丁烯

3-cycloheyl-2-methyl-1-butene

2. 命名环烯烃、环炔烃时，根据成环碳原子数称为“环某烯”或“环某炔”，编号时同样需满足不饱和键的位次最小原则。例如：

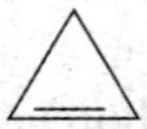

环丙烯

cyclopropene

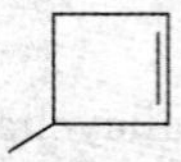

3-甲基-环丁烯

3-methylcyclobutene

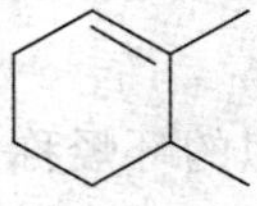

2,3-二甲基环已烯

2,3-dimethylcyclohexene

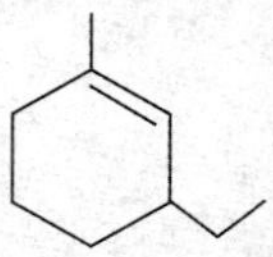

1-甲基-3-乙基环已烯

3-ethyl-1-methylcyclohexene

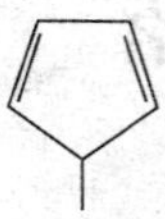

5-甲基-1,3-环戊二烯

5-methyl-1,3-cyclopentadiene

二、环烷烃的稳定性

现代共价键理论认为，两个原子形成共价键时，两个原子轨道（电子云）必须相互重叠，并要求其键角与成键原子轨道的角度相匹配，匹配越好，表明电子云重叠程度越大，键越牢固。sp^3杂化的碳原子形成的共价键相匹配键角为 109.5°，此时成键碳原子的原子轨道是沿键轴方向进行最大程度重叠的。环烷烃中的碳原子均为sp^3杂化，但量子力学计算和现代物理方法已得出环丙烷分子中 C — C — C 间的键角为 105.5°，偏离了 109.5°，故环丙烷分子内存在很大的空间张力，内能较高，环不稳定。这是因为环丙烷受三个碳原子在一个平面上的限制，碳原子之间的原子轨道只能以弯曲键（香蕉键）相互交盖，不能沿键轴方向重叠，也就是没有达到最大程度的重叠（图 12－1）。

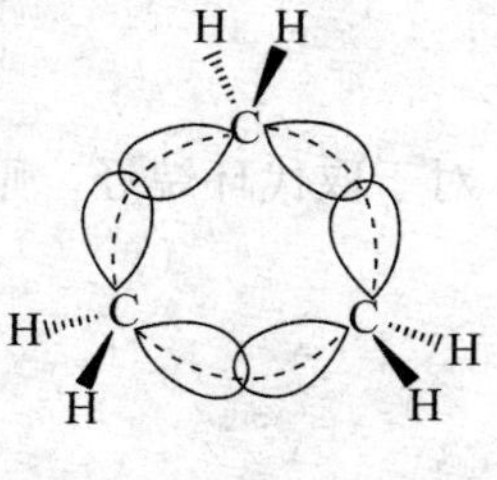

图 12－1 环丙烷分子结构

环丁烷的情况与环丙烷相似，分子中也存在着张力，但比环丙烷要稳定得多。

组成环戊烷、环已烷的成环碳原子不共平面，C — C — C 间键角能保持 109.5°，成键电子云能达到最大重叠，环稳定。

三、环烷烃的物理性质

单环脂环烃的物理性质与链烃基本相似。环丙烷和环丁烷在常温下是气体，环戊烷是液体，高级环烷烃是固体，如环三十烷的熔点为 56℃。单环环烷烃的熔点、沸点和相对密度都比含同数碳原子的烷烃高，这是因为环烷烃的结构较对称，分子的排列较紧密。一些环烷烃的物理性质见表 12 - 1。

表 12 - 1 常见环烷烃的物理性质

名称	沸点/℃	熔点/℃	密度/g·cm⁻³ (20℃)
环丙烷	−34.5	−127	0.677 (−30℃)
环丁烷	−12.5	−90	0.703 (5℃)
环戊烷	49.5	−93	0.746
环己烷	80	6.5	0.778
环庚烷	119	8	0.810

四、单环脂环烃的化学性质

1. 自由基取代反应 环戊烷、环己烷的化学性质与烷烃相似，一般条件下不与强酸、强碱、强氧化剂和强还原剂等发生反应。但在光照或高温下可发生自由基取代反应。

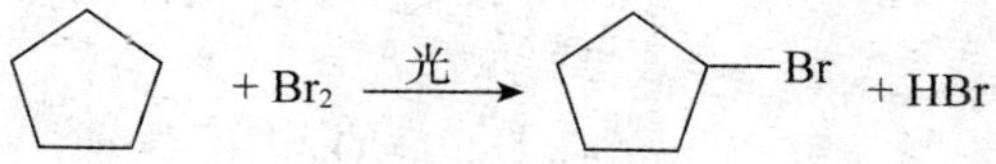

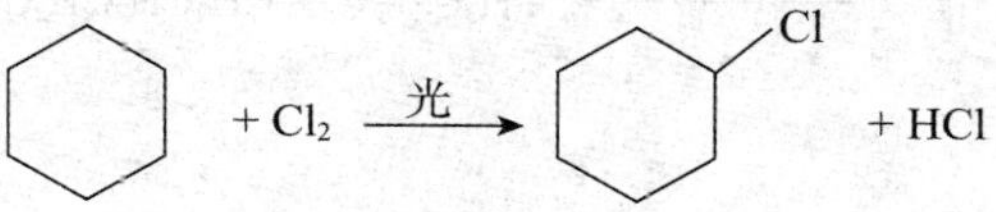

2. 小环烷烃的加成反应 环丙烷、环丁烷因张力大而不稳定，表现出易开环的加成反应，可与 H_2、X_2、HX 等作用。

(1) 催化加氢

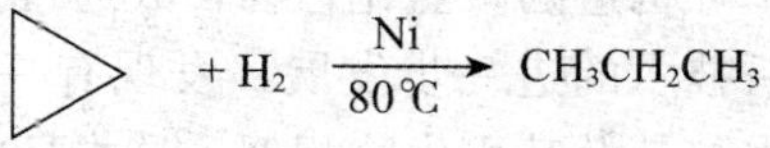

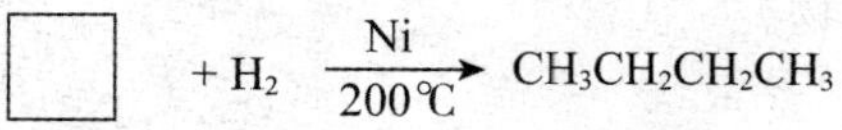

(2) 与卤素的加成

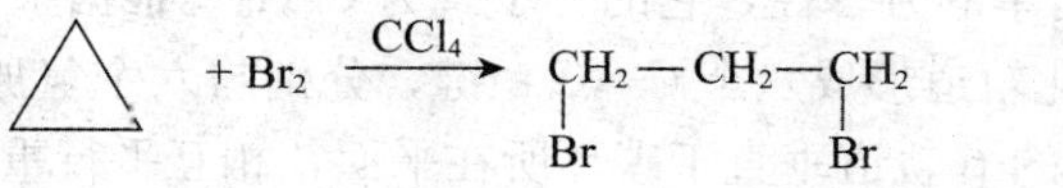

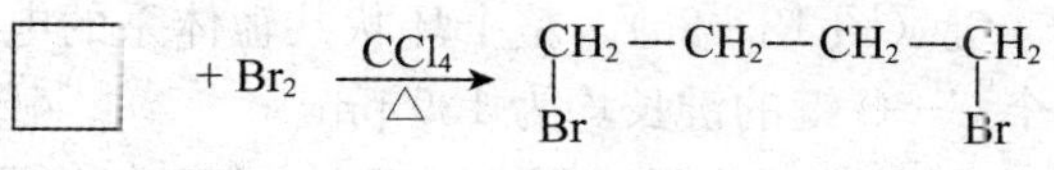

(3) 与卤化氢的加成

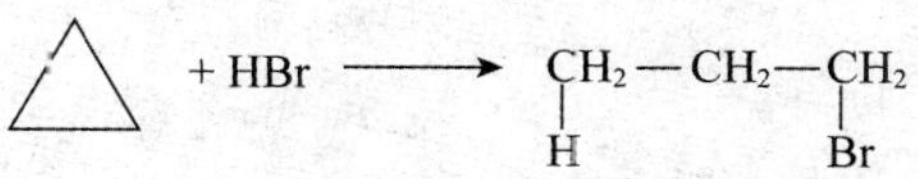

取代环丙烷与卤化氢的加成遵守马式规则。开环主要发生在含氢较多和含氢较少的相邻碳原子之间，且卤化氢中的卤原子加在含氢较少的碳原子上。如：

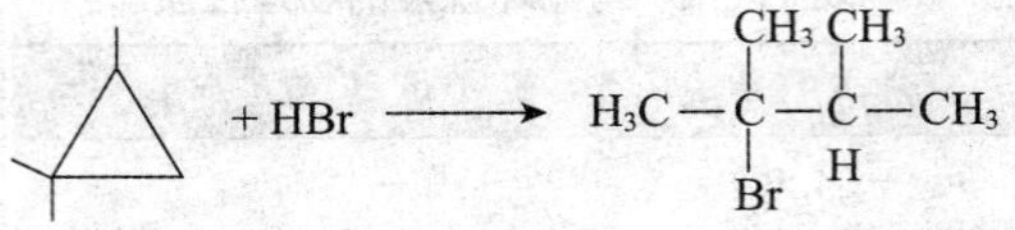

小环烷烃易开环加成充分反映了小环结构的不稳定性，且加成反应的特征与烯烃类似。但室温下遇到高锰酸钾溶液，小环烷烃与其他饱和烃一样不与高锰酸钾发生氧化反应。

3. 环烯烃、环炔烃的化学性质则与烯烃、炔烃相似，如使溴水、酸性高锰酸钾溶液褪色，与不对称试剂的加成反应遵循马氏规则等。例如：

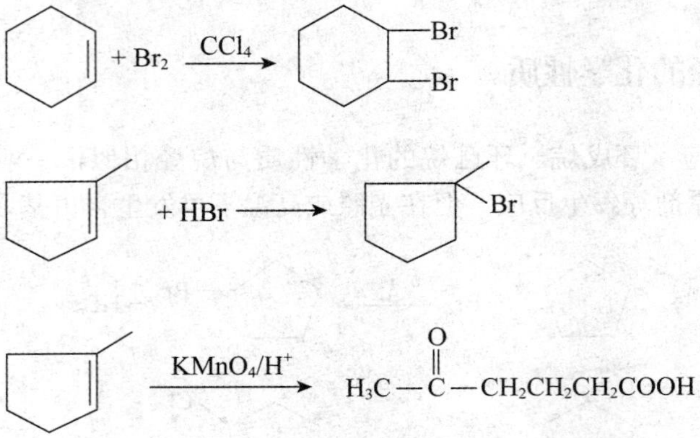

第二节 芳香烃

芳香烃（aromatic hydrocarbon）简称芳烃，因最早从有香气的天然产物中得到而得名。通常说的芳香烃是指结构中含有苯环构造的碳氢化合物，故通常把苯及其衍生物总称为芳香族化合物。随着有机化学和现代分析技术的进一步发展，发现有一些不具有苯环结构的环状烃，也有特殊的稳定性，化学性质上也与苯及其衍生物相似，这类环状烃称为非苯系芳烃。

本节主要讨论苯及其同系物。

一、苯的结构

苯（benzene）是最简单的芳香烃，它的分子式为 C_6H_6。根据杂化轨道理论，苯分子中的六个碳原子互相以 sp^2 杂化轨道形成六个 C—C σ 键，分别与六个氢原子形成六个 C—H σ 键。每个碳原子中未参与杂化的 p 轨道垂直于碳环所在平面，相互平行重叠构成一个属于六个碳原子共有的环状闭合共轭大 π 键（图 12-2a）。整个环状共轭体系的电子云完全平均化，环上没有单键和双键的区别，六个 C—C 键的键长均为 139 pm。

苯分子的结构常用 Kekulé 结构式表示（图 12-2b）；由于苯分子共轭大 π 键的存在，苯的结构也常用正六边形内加一个圆圈来表示，圆圈代表苯分子中的大 π 键。

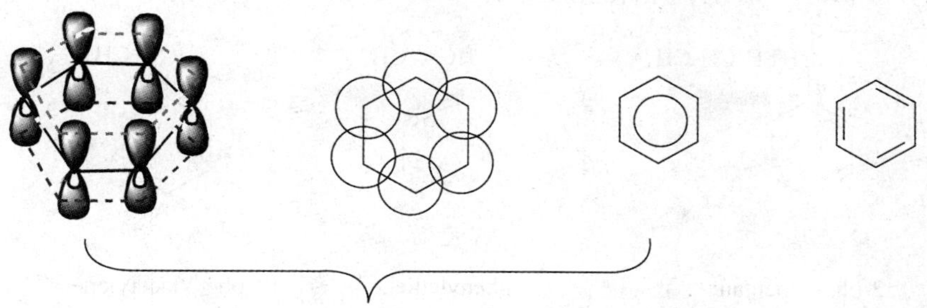

a p轨道重叠形成大π键　　　　b Kekulé结构式

图 12－2 苯分子的结构和结构式

二、取代苯的命名

一元取代苯以苯为母体，在苯前加取代基的名称，称为某基苯（“基”字通常可以省略）。

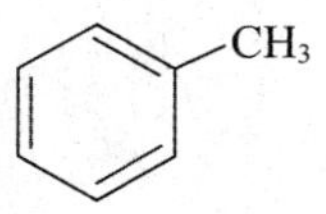

甲苯
methylbenzene

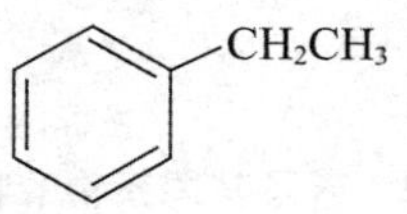

乙苯
ethylbenzene

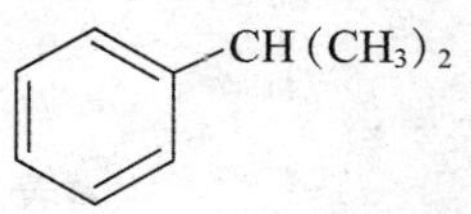

异丙苯
cumene

当苯环上有两个取代基时，可用阿拉伯数字标明位次。常用邻（*o*—）、间（*m*—）和对（*p*—）来表示取代基的相对位置。

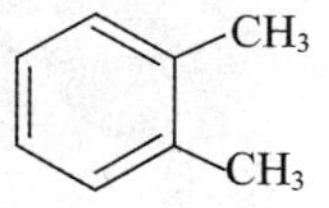

1,2-二甲苯
(邻二甲苯或*o*-二甲苯)
1,2-xylene

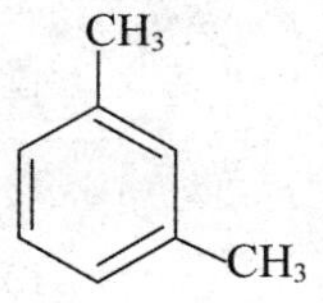

1,3 -二甲苯
(间二甲苯或*m*-二甲苯)
1,3-xylene

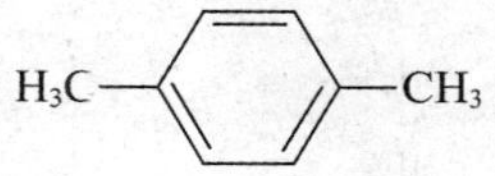

1,4-二甲苯
(对二甲苯或*p*-二甲苯)
1,4-xylene

当苯环上连接多个不同的取代基时，取代基名称的排列顺序应按“次序规则”，优先基团后列出，苯环的编号以最简单烃基相连碳为1位，并以位置数总和最小原则进行命名。

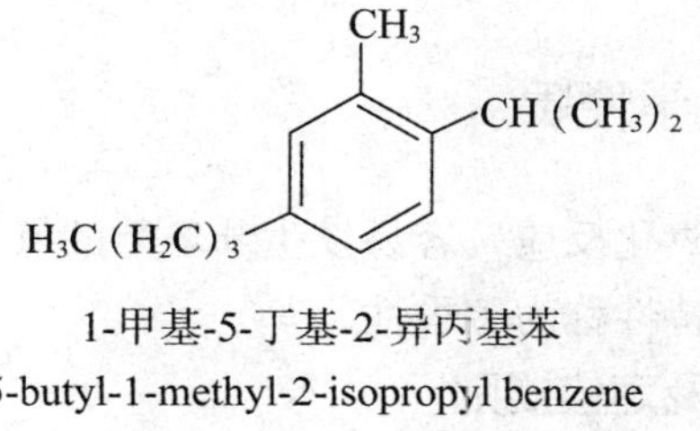

1-甲基-5-丁基-2-异丙基苯
5-butyl-1-methyl-2-isopropyl benzene

对于苯环上连接有复杂烃基或不饱和烃基时，可视苯环为取代基进行命名。芳香烃分子中去掉一个氢原子后剩下的原子团称为芳香烃基或芳基，常用“Ar”表示。常见的有：苯基

“C_6H_5—”，可用“ph—”表示；苯甲基（苄基）“C_6H_5—CH_2—”。例如：

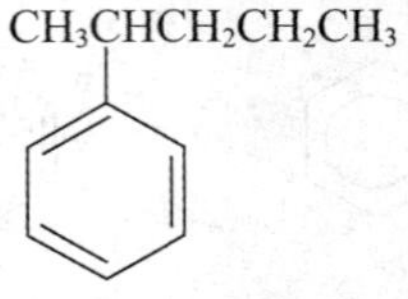

2-苯基戊烷

2-phenylpentane

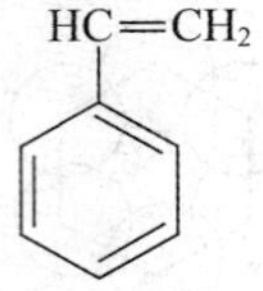

苯乙烯

phenylethene

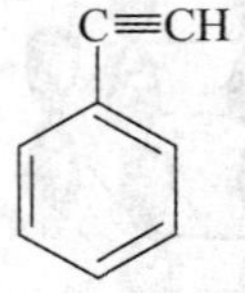

苯乙炔

phenylacetylene

三、苯的物理性质

单环芳香烃多数为无色的液体，具有特殊的香气，不溶于水，易溶于有机溶剂。相对密度0.8～0.9，液体单环芳香烃常用作有机溶剂。苯由于其高度的对称性而具有较高的熔点。在苯的同系列中，每增加一个CH_2单位，沸点平均升高约30 ℃，含同数碳原子的各种苯的同分异构体中，沸点相差不大。而结构对称的异构体都具有较高的熔点。苯及其同系物的物理性质见表12-2。

表12-2 苯及其同系物的物理性质

化合物	熔点/℃	沸点/℃	密度/g·cm^{-3}（20℃）
苯	5.5	80.1	0.8786
甲苯	−95	110.6	0.8669
乙苯	−95	136.2	0.8670
丙苯	−99.5	159.2	0.8618
邻二甲苯	−25.5	144.4	0.8802
间二甲苯	−47.9	139.1	0.8642
对二甲苯	13.3	138.2	0.8611
连三甲苯	−25.4	176.1	0.8944
偏三甲苯	−43.8	169.4	0.8758
均三甲苯	−44.7	164.7	0.8652

苯蒸气有毒，可以通过呼吸道对人体产生损害，长期接触低高浓度的苯蒸气主要作用于中枢神经，进而引起急性中毒。即使低浓度的苯蒸气长期接触亦能损害造血器官，使用时应注意防护。

四、苯及其同系物的化学性质

在苯环上很难发生加成和氧化反应，容易发生苯环上的氢被取代的反应。常把苯环“易取代、难加成、难氧化”的化学特性称为芳香性。

（一）苯环上的取代反应及定位规则

1. 苯环上的取代反应

（1）卤代反应：在铁粉或三卤化铁的催化下，苯能与氯或溴反应，苯环上的氢原子被氯或溴原子取代生成氯苯或溴苯。

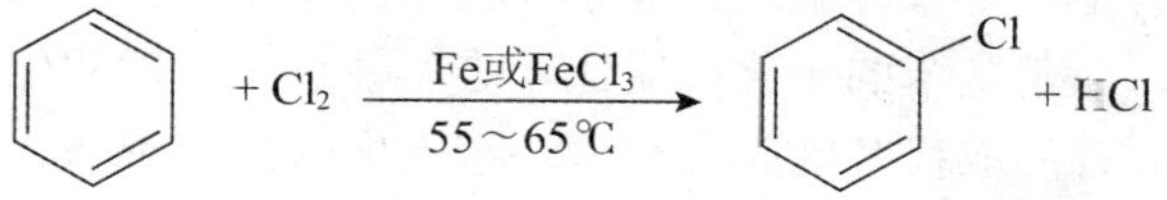

（2）硝化反应：在浓硫酸存在下，苯和浓硝酸反应生成硝基苯。

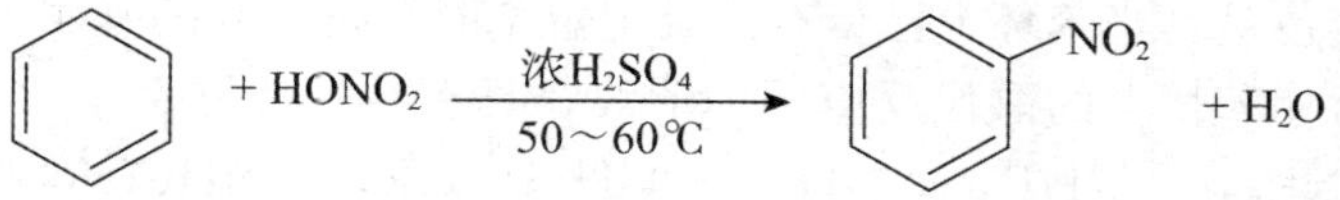

（3）磺化反应：苯和浓硫酸作用，苯环上的氢原子被磺酸基（—SO_3H）取代生成苯磺酸。

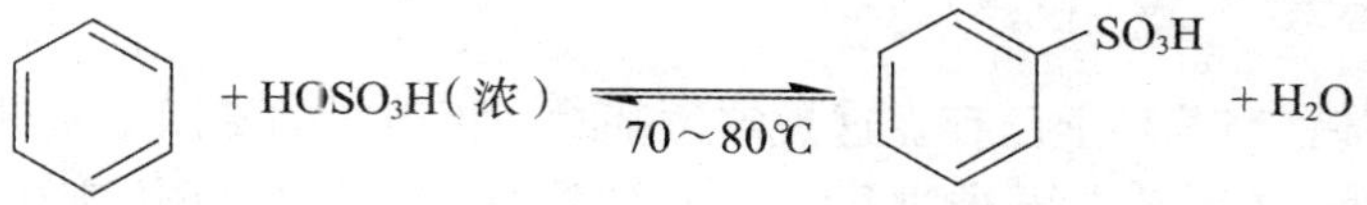

磺化反应是可逆反应，如将生成的苯磺酸与稀硫酸或通入过热的水蒸气加热，可以脱去磺酸基。

（4）酰化反应：在氯化锌、氯化铝及氟化硼等作用下，苯与酰氯、酸酐反应生成酰基苯。

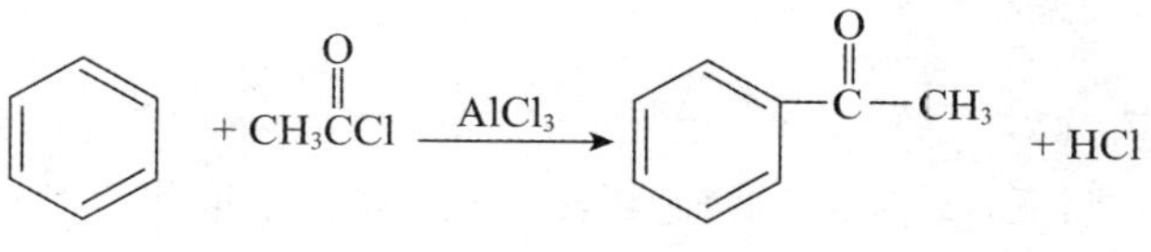

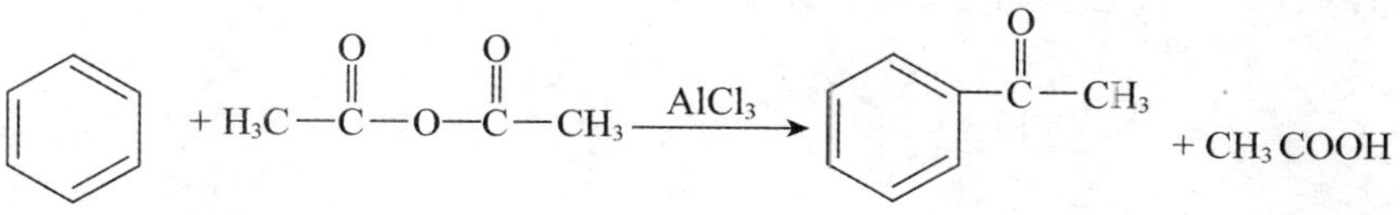

（5）烷基化反应：苯与卤代烷在无水氯化铁或无水氯化铝作用下，生成烷基苯。

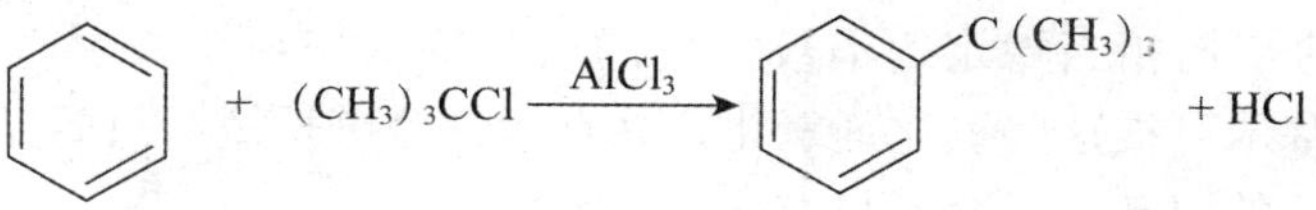

2. 苯环上取代反应的定位规则

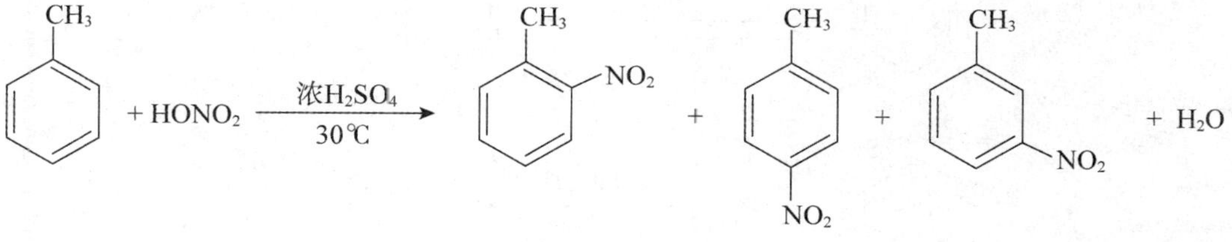

（59%） （37%） （4%）

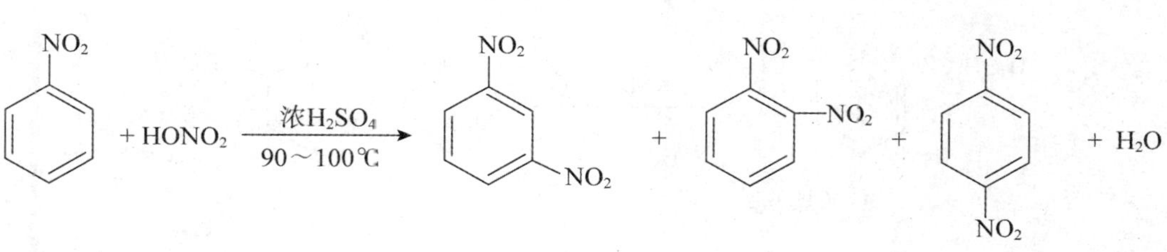

（93.3%） （6.4%） （0.3%）

从以上硝化反应可看出：甲苯的硝化反应条件较苯的硝化条件温和，反应较易，主要得到邻位和对位的取代产物；而硝基苯的硝化反应比苯难，并且主要以间位取代产物为主。

由此可见，苯环上原有的取代基既有影响苯环亲电取代反应难易程度的作用，也可以支配新取代基进入苯环的位置。我们把苯环上原有的取代基称为定位基（orienting group），定位基的这种作用称为定位效应（orienting effect）。根据定位效应的不同，将定位基分为两类：

（1）邻、对位定位基：当苯环上已带有这类定位基时，再引入的基团主要进入它的邻位或对位，这类定位基常使苯环上的取代反应更为活泼，具有致活性（卤素除外）。常见的邻、对位定位基有：$—NR_2$，—NHR，$—NH_2$，—OH，—OR，—NHCOR，—OCOR，—R，—Ar，—X（Cl、Br、I）。

这类定位基的特征是，取代基中直接与苯环相连的原子大多数含有未共用电子对或含饱和键。

（2）间位定位基：当苯环上已存在这类定位基时，再引入的基团主要进入它的间位，这类定位基常使苯环上的取代反应更难进行，具有致钝性。常见的间位定位基有：$—NR_3^+$、$—NO_2$、—CN、$—SO_3H$、—CHO、—COR、—COOH。

这类定位基的特征是，取代基中直接与苯环相连的原子一般都含有不饱和键或带有正电荷。

苯环的定位规则在实际应用上很有意义，因为掌握了这个规律，就可以预知取代反应中的主要产物。

（二）烷基苯侧链上的反应

1. 自由基取代　在高温或光照下，烷基苯侧链上的α-H能被卤素取代。其反应机理与烷烃卤代反应一样，属于自由基取代反应。例如：

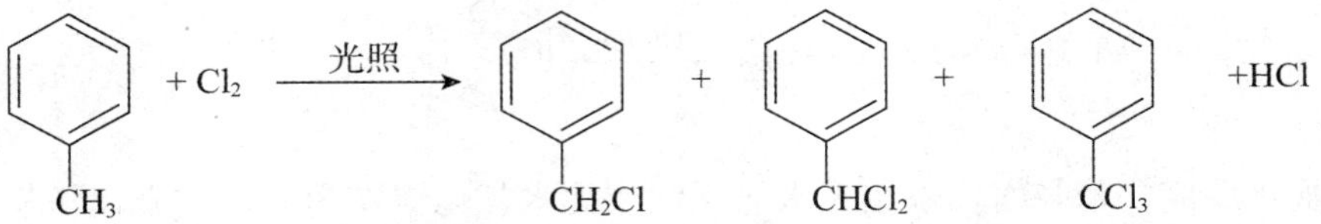

2. 氧化　苯环的结构相当稳定，不被常用的氧化剂（如高锰酸钾，重铬酸钾等）氧化，但侧链有α-H的烷基苯可被这些氧化剂氧化，并且无论侧链长短，只要具有α-H的碳原子都氧化成羧基。无α-H的烷基苯一般不与上述氧化剂反应。

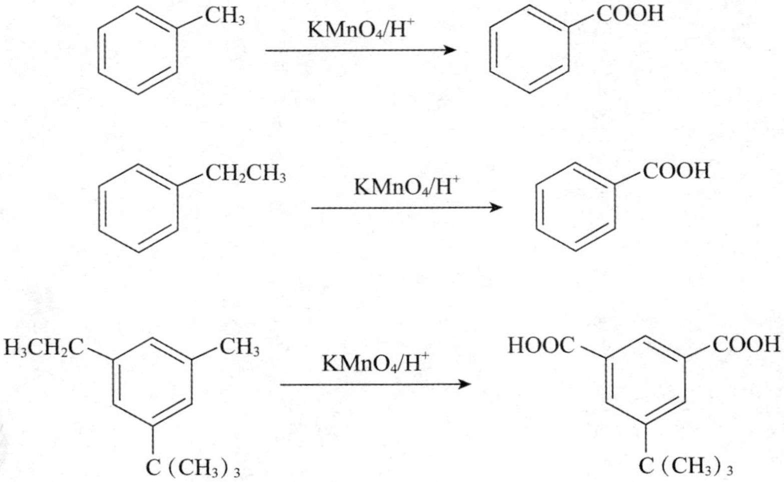

苯甲酸具有良好的水溶性，因此，常通过烷基苯氧化为苯甲酸来提高药物的生物利用度。

此外，可利用该性质测定苯环上烷基的数目，因为含一个α－H的烷基就能被氧化成一个羧基。

五、稠环芳香烃

稠环芳香烃（polycyclic aromatic hydrocarbons）是指分子中含有两个或多个苯环共用两个相邻碳原子稠合而成的多环芳香烃。稠环芳香烃都是固体，密度大于 $1g\cdot cm^{-3}$。一些稠环芳香烃是合成染料、药物等的重要原料。某些稠环芳香烃具有致癌作用，是最早在动物实验中明确的化学致癌物。

（一）萘

萘（naphthalene）是无色片状晶体，分子式为 $C_{10}H_8$，熔点 80.5 ℃，沸点 218 ℃。萘不溶于水，易溶于乙醇、乙醚和苯等有机溶剂中。萘易升华，具有特殊气味。萘是煤焦油的一种主要成分，含量可达 5%左右。

（二）蒽和菲

蒽和菲都存在于煤焦油中，分子式都为 $C_{14}H_{10}$，二者互为同分异构体。蒽为无色片状晶体，熔点 216.2～216.4 ℃，沸点 342 ℃，不溶于水，易溶于苯等溶剂，在紫外光照射下发强烈的蓝色荧光。菲是带有光泽的无色片状晶体，熔点 101℃，沸点 340℃，不溶于水，易溶于苯和乙醚等溶剂，溶液有蓝色荧光。

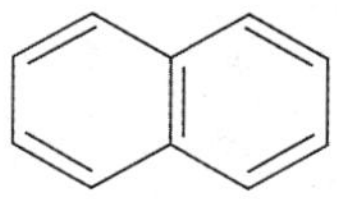
萘

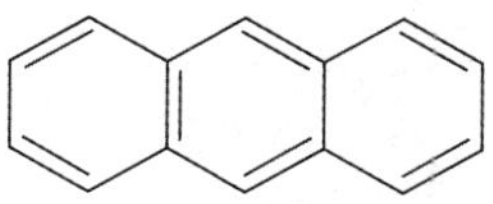
蒽

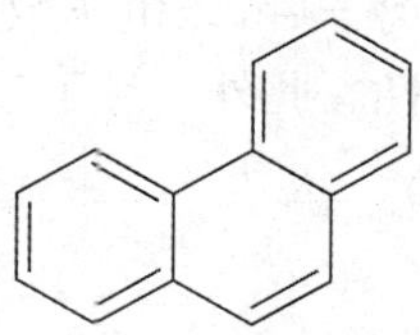
菲

（三）致癌芳香烃

致癌芳香烃（carcinogenic hydrocarbon）主要是稠环芳香烃及其衍生物。致癌芳香烃都含四个或更多的苯环，皮肤长期接触其蒸气，可能引起皮肤癌。它们多存在于煤焦油、沥青和烟草的焦油中，也可以由含碳氢元素的化合物不完全燃烧产生。汽车、飞机及各种机动车辆所排出的废气中和香烟的烟雾中均含有多种致癌性稠环芳香烃。此外，烟熏、烘烤及焙焦的食品均可受到稠环芳香烃的污染。

在致癌芳香烃中以苯并[α]芘的致癌性最强。该物质在生物体内能被氧化成环氧化物，生成的环氧化物在体内能使细胞中的脱氧核糖核酸烃化，从而干扰细胞的正常增殖而具有强烈的致癌作用。

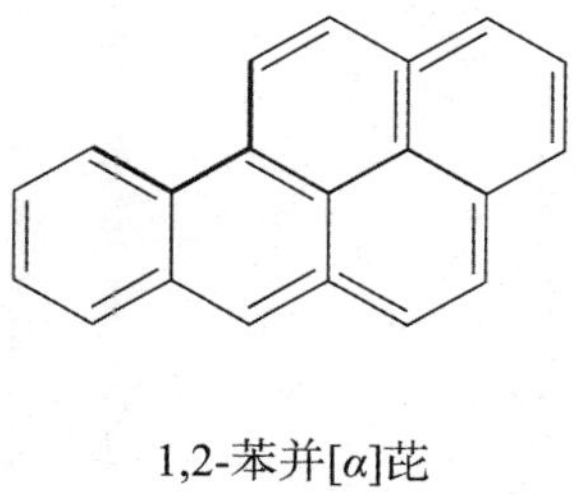
1,2-苯并[α]芘

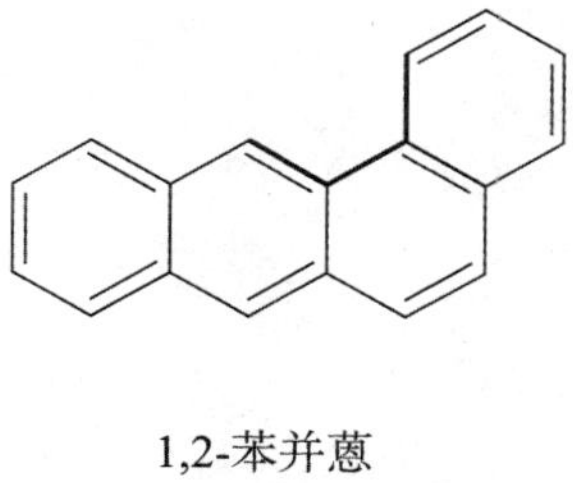
1,2-苯并蒽

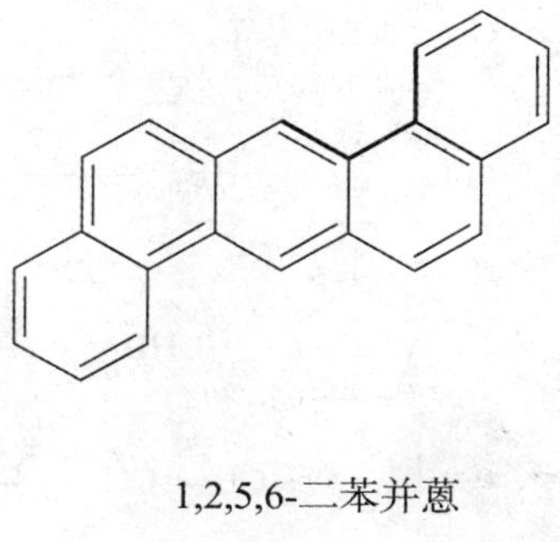
1,2,5,6-二苯并蒽

致癌芳香烃的一些共同结构特征是：都包含四个或四个以上的稠环，并且都有一个“角”，即上述结构中粗黑线表示的区域。研究者们正对这些“角”的结构特征与致癌作用进行研究。

六、非苯型芳香烃

不具有苯环结构，但具有类似苯的芳香性的烃类化合物，称为非苯型芳香烃。

1930 年，德国化学家 Hückel 用简化的分子轨道（HMO）法计算许多单环多烯的 π 电子能级，提出了判断芳香性的规律：在单环多烯化合物中，成环原子共平面，环上碳原子都按 sp^2杂化，形成闭合 π 键体系；其 π 电子数等于 4n＋2（n＝0、1、2、3……）的化合物或离子就具有芳香性。此规则称为 Hückel 规则，又称 4n＋2 规则。如苯是一个平面分子，有 6 个π电子，满足 4n＋2 规则（n＝1），同理萘、蒽、菲等也满足 Hückel 规则，都具有芳香性。

例如：下列化合物中，只有环戊二烯负离子、环庚三烯正离子和环辛四烯二价负离子具有芳香性，属于非苯型芳香烃。

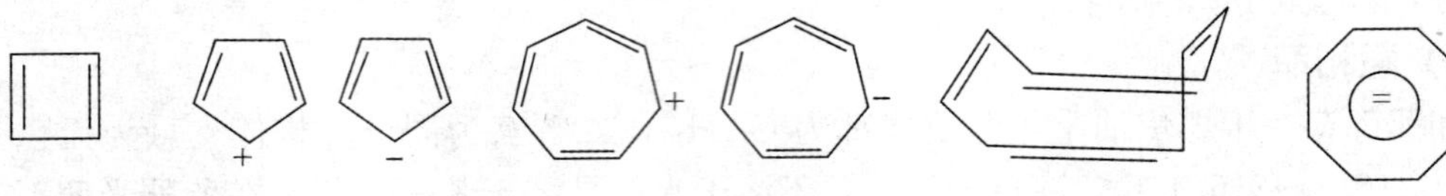

环戊二烯负离子和环庚三烯正离子都具有平面的闭合离域体系，两者的π电子数均为 6，符合 4n＋2（n＝1）规则，具有芳香性。环辛四烯不符合 4n＋2 规则，没有芳香性。当环辛四烯变成二价负离子后，π电子数为 10，符合 4n＋2（n＝2）规则，目前此阴离子已经制得，并证明具有芳香性。此外，环丁二烯、环戊二烯正离子和环庚三烯负离子均不符合 Hückel 规则，都无芳香性。

习 题

1. 命名下列化合物

(1) 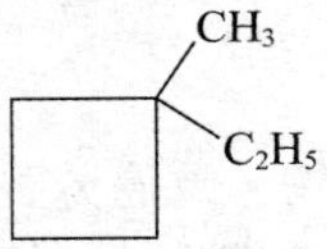

(2) 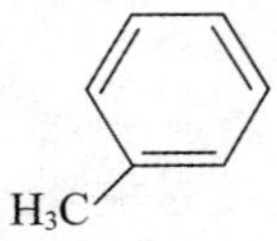

(3) 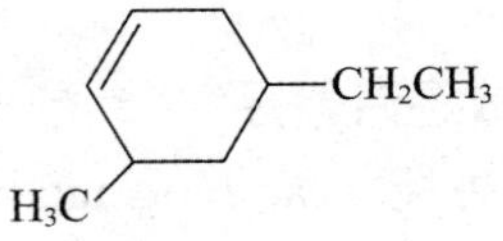

(4) 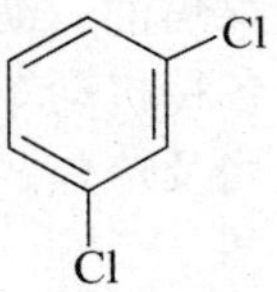

(5) 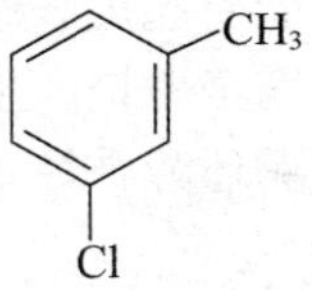

(6) 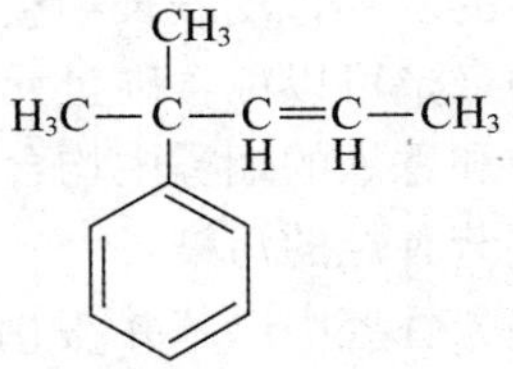

2. 写出结构式。

(1) 1-甲基-2-正丙基环戊烷　　(2) 1-甲基-3-异丙基环己烷

(3) 1,3-环戊二烯　　(4) 2,3-二甲基-3-环丙基-庚烷

(5) 间二硝基苯　　(6) 邻硝基苯磺酸

3. 完成下列反应式。

(1) 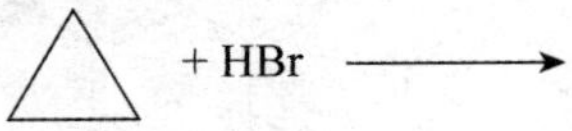

(2) 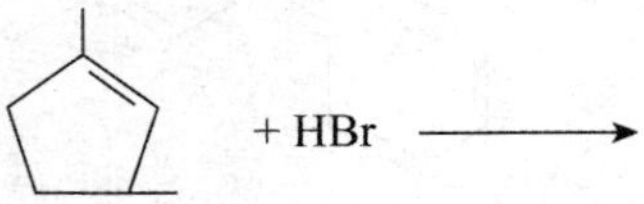

(3) 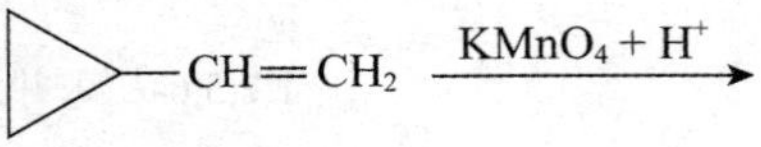

(4) 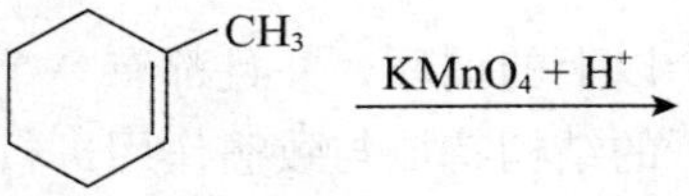

(5) 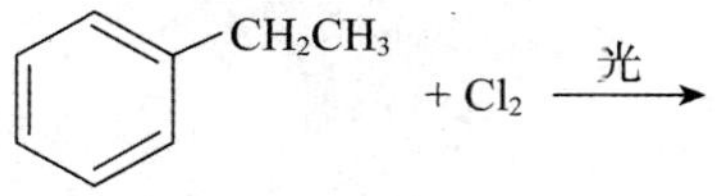

(6) 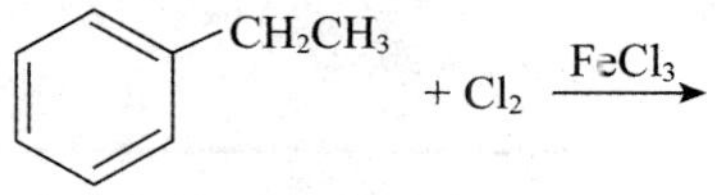

(7) 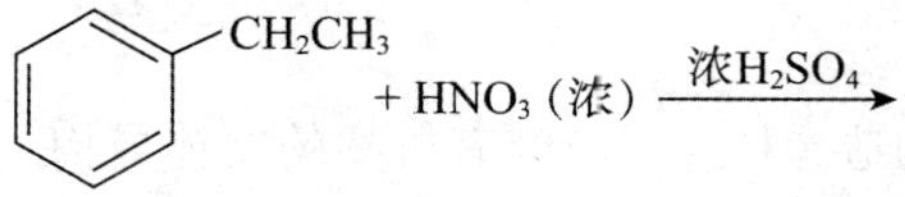

(8) 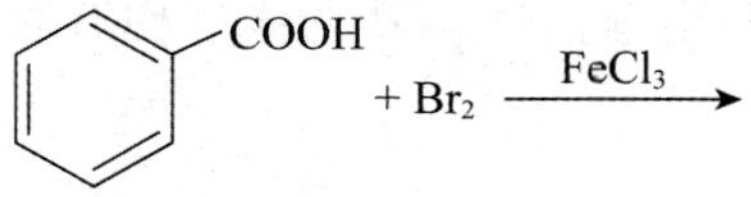

(9) 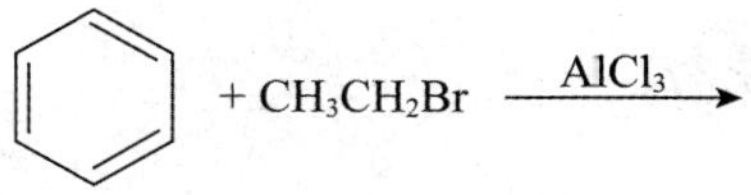

(10) 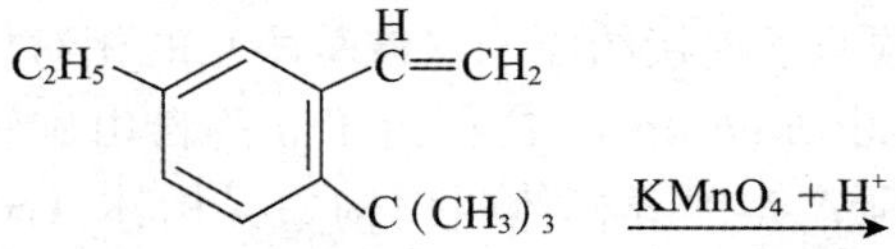

4. 如何用化学方法鉴别下列各组化合物。

(1) 环丙烷、环戊烷、环丁烯　　(2) 环己烷、环己烯、1-己炔

(3) 环己烯、苯、甲苯　　(4) 丙烷、丙烯、环丙烷、丙炔

(5) 甲烷、苯乙烯、甲苯　　(6) 苯、甲苯、苯乙烯

5. 某分子式为 C_7H_{14} 的饱和烃，分子中只含一个甲基，试写出该化合物的所有构造式并命名。

6. 某芳烃的分子式为 $C_{10}H_{14}$，该芳烃不能使溴水褪色，但能使酸性高锰酸钾褪色，试写出其结构式。

（袁泽利）

第十三章　立体异构

在有机化合物中同分异构现象普遍存在。除构造异构外，研究有机物的立体异构（stereo-isomerism）也是非常重要的，因为有机物的理化性质和生理活性与其立体结构有着密切的关系。

第一节　构象异构

有机物分子中碳碳单键绕键轴旋转时，两个碳原子连接的原子（或基团）的相对位置发生改变而产生的不同空间排列形式，称为构象（comformation），这种由于 σ 键自由旋转而产生的立体异构叫作构象异构（conformation），由此所产生的异构体叫作构象异构体（conformational isomers）。

一、乙烷的构象

乙烷是含有碳碳单键的最简单的化合物，没有构造异构。当乙烷分子中的两个碳原子围绕C—C 键相对旋转时，两个碳原子上的氢原子可出现不同的排列而形成无数种构象，其中以重叠式和交叉式两种构象最为典型，分别可用透视式和 Newman 投影式表示如下：

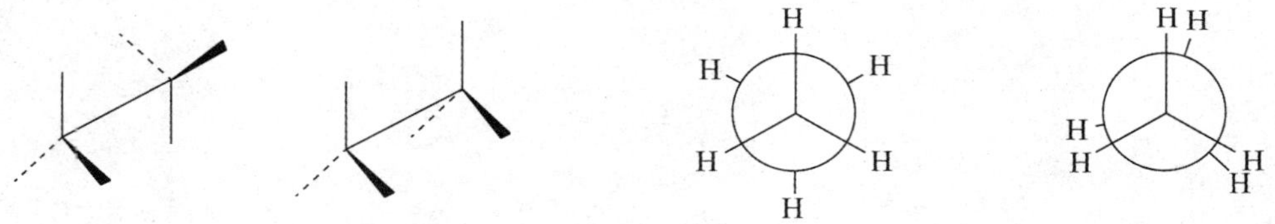

交叉式构象　重叠式构象　交叉式构象　重叠式构象

透视式　Newman投影式

透视式是从侧面观察乙烷分子得到的透视图形，实线表示位于纸面的价键，实楔形线表示指向纸平面前的价键，虚线表示指向纸平面后的价键。Newman 投影式则是沿着 C—C 键方向对分子进行投影，以人表示距投影者较近的碳原子和键，以 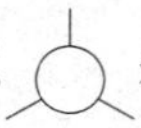 表示距投影者较远的碳原子和键，每个碳原子上的 C—H 键之间互呈 120°。Newman 投影式可清楚地显示出，若沿 C—C 单键键轴旋转不同角度，可得到不同的构象。

在乙烷的重叠式构象中，两个碳原子上的氢原子之间的距离很近，它们相互排斥的结果，使分子的能量增高，是不稳定的构象；交叉式构象的情况正好相反，它们之间距离最远，排斥力最小，分子能量低，是稳定的构象，也称为优势构象。在它们两者之间还存在无数多个其他构象异构体，其稳定性则介于它们之间。重叠式构象的能量约比交叉式大 12.6kJ · mol^{-1}，此能量差称为旋转能垒，意即交叉式需要获得 12.6kJ · mol^{-1} 的能量，才能通过单键旋转，变为重叠式（图 13 - 1）。

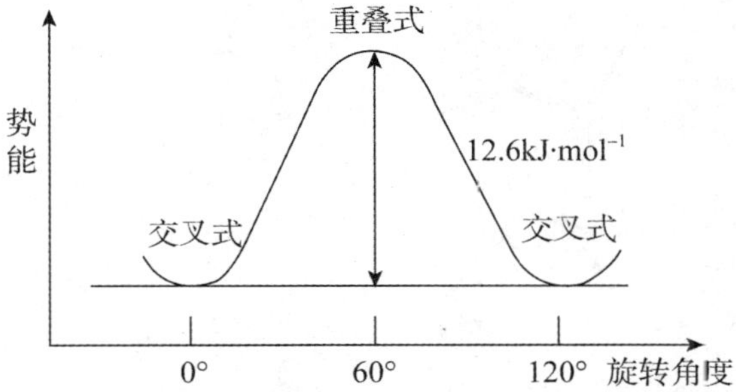

图 13－1　乙烷分子的能量曲线

二、正丁烷的构象

当正丁烷分子 C—C 键旋转时，情况更为复杂，此时不仅存在前后两个碳原子上非键合氢原子之间的相互作用，还有氢与甲基、甲基与甲基的相互作用。只观察正丁烷分子中 C_2—C_3 键的旋转，可得到四种典型的构象：

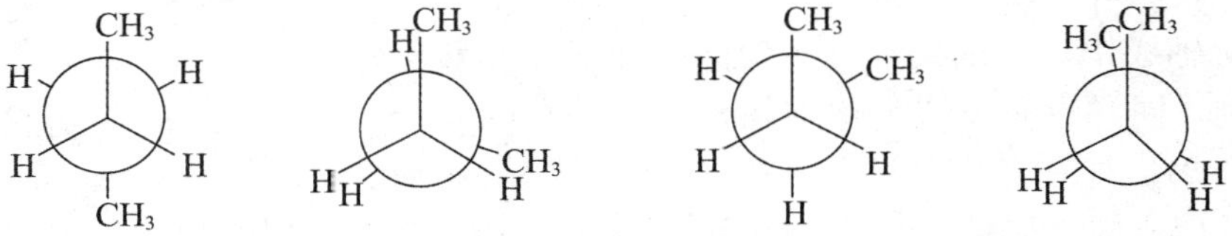

Ⅰ　对位交叉式构象

Ⅱ　部分重叠式构象

Ⅲ　邻位交叉式构象

Ⅳ　全重叠式构象

上述正丁烷的四种典型构象中，对位交叉式（Ⅰ）中两个甲基处于对位，离得最远，没有扭转张力，体系能量最低，是最稳定的构象，是优势构象；邻位交叉式（Ⅲ），两个甲基处于邻位，两个甲基的空间距离较近，所以能量比对位交叉式高些；全重叠式（Ⅳ）中两个甲基完全重叠，因为两个甲基的距离最近，扭转张力最大，所以能量最高，是最不稳定的构象；部分重叠式（Ⅱ）是甲基与氢重叠，由于氢没有甲基大，扭转张力较全重叠式小，所以能量较全重叠式低，但是比邻位交叉式（Ⅲ）高。

同乙烷相似，正丁烷的各种构象能量差别不大，互相迅速转变．室温下正丁烷是各种构象异构体的平衡混合物，混合物中以对位交叉构象为主。其他直链烷烃，优势构象都类似于正丁烷，所以，直链烷烃碳链稳定的立体形象是呈锯齿状。

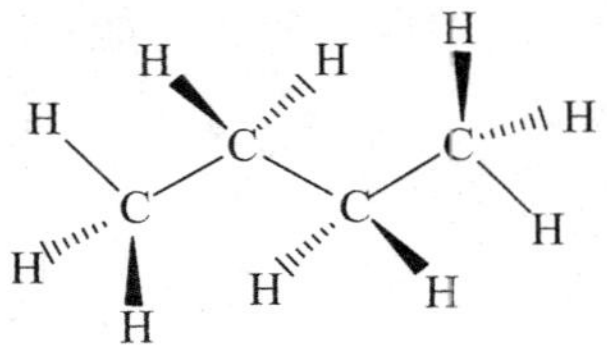

三、环己烷的构象

环己烷分子中 C—C 单键间的键角为 109.5°，六个碳原子并不在一平面上，由于 σ 键可旋转，使环己烷可形成各种空间排布不同的构象，其中有两种典型构象形式：椅式构象（chair comformation）和船式构象（boat comformation）。

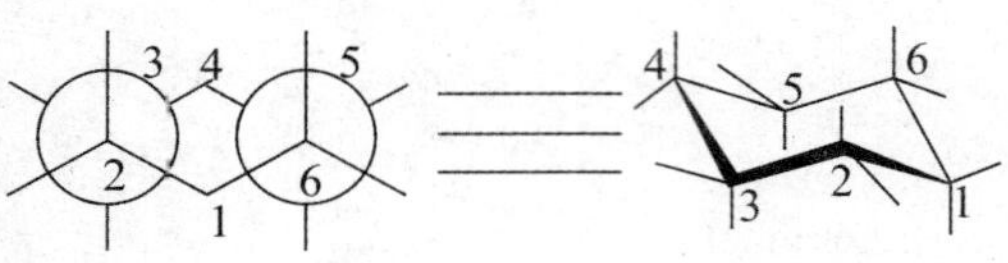

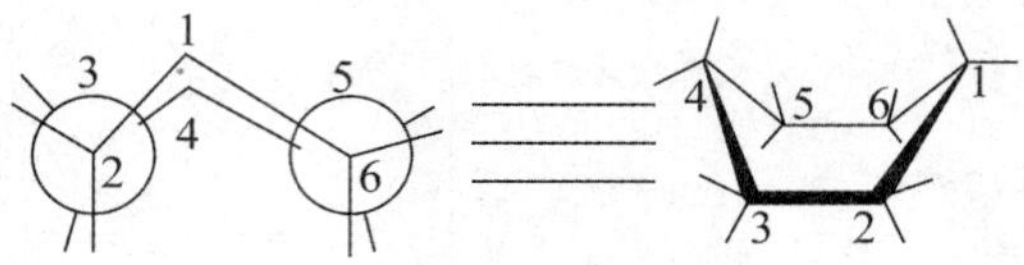

椅式构象　　　　　船式构象

在椅式构象中所有相邻碳原子均处于交叉式，此时碳原子上的氢原子相距较远，互相间产生斥力较小，能量较低，是一种广泛存在于自然界中稳定的优势构象。船式构象中，C_2与C_3，C_5与C_6彼此处于重叠式，且C_1与C_4上的氢原子相距很近，斥力较大，能量较高，故环己烷的椅式比船式构象稳定。实验证明，环己烷的船式构象比椅式构象的能量高 29.7kJ · mol^{-1}。研究证实，室温下 99.9%的环己烷是以椅式构象存在，若升高温度，船式构象的百分比将会升高。

椅式构象中，环己烷的 12 个 C—H 键可分为两组：一组是垂直于C_1、C_3和C_5（或C_2、C_4和C_6）形成的平面的 6 个 C—H 键称为直立键，或 a 键，其中，三个直立键相间朝上，另外三个直立键相间朝下；其余 6 个 C—H 键与对称轴成 109.5°的夹角，并伸向环外，称为平伏键，或 e 键，同样也有三个平伏键朝上，三个平伏键朝下（图 13-2）。

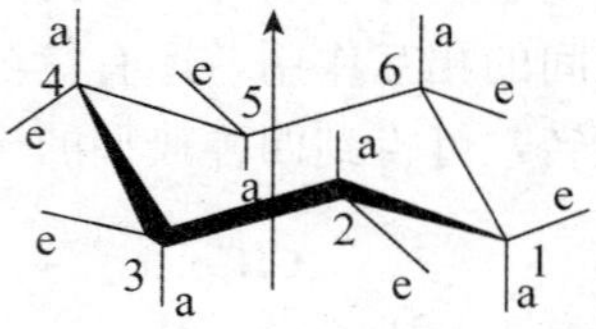

图 13-2　环己烷结构中的 a 键和 e 键

环己烷的椅式构象和船式构象是环己烷的两种极限构象，可以通过分子中 C—C 键的扭转相互转化。同时也可使一种椅式构象通过 C—C 键的转动变成另外一种椅式构象，称为构象的翻环作用。经过翻环后，原来的 a 键变成 e 键，而原来的 e 键则变成 a 键，但其空间取向不变。

四、取代环己烷的构象

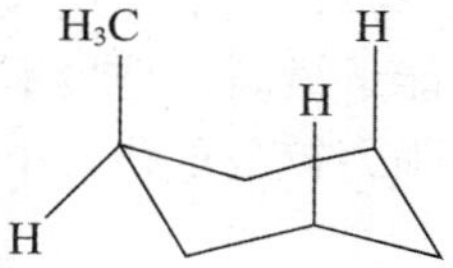

a-甲基环己烷

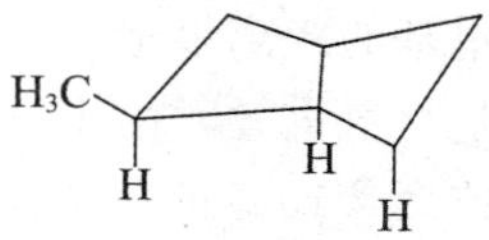

e-甲基环己烷

甲基环己烷有 a-取代和 e-取代两种椅式构象异构体。其中 a-甲基环己烷 a 键上的甲基与环上 3，5 位 a 键氢原子距离较近，产生的斥力较大，能量较高，构象不稳定；而 e-甲基环己烷中 e 键上的甲基在水平方向伸向环外，与相邻、相间氢原子距离较远，产生的斥力较小，能量较低，构象稳定，是甲基环己烷的优势构象。

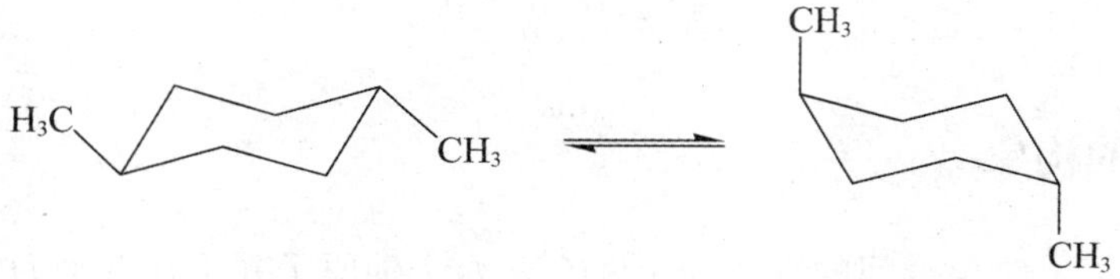

优势构象

当环已烷有两个或两个以上取代基时，以取代基在 e 键上最多的椅式构象为优势构象。若不能满足取代基都在 e 键上时，以大取代基或尽可能多的取代基在 e 键上时稳定。

第二节　顺反异构现象

一、产生顺反异构体的原因及条件

产生顺反异构现象的原因是由于分子中的不同原子或原子团在 π 键或脂环平面两侧的排列方式不同而产生的异构现象。

产生顺反异构的必要条件是：①分子中存在着限制旋转的因素，如双键或脂环；②每个不能自由旋转的碳原子必须连有两个不同的原子或原子团。

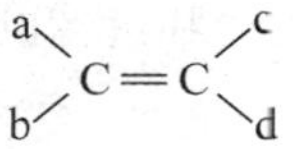
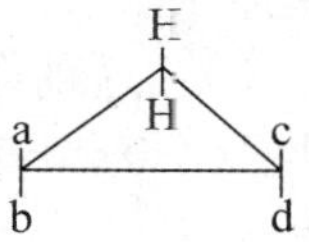

a≠b 和 c≠d 可产生顺反异构；a＝b 或 c＝d 无顺反异构。

二、顺反异构体的构型命名法

（一）顺/反命名法

烯烃和脂环的顺、反异构体命名时，将相同原子或基团处于双键同侧的异构体，用“顺”字或“cis”标记。相同原子或基团处于双键异侧的异构体用“反”字或“trans”标记。

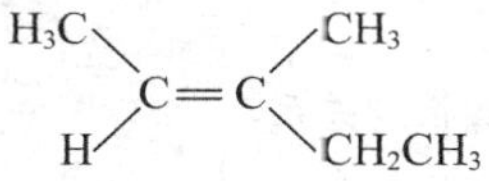

顺-3-甲基-2-戊烯

cis-3-methyl-2-pentene

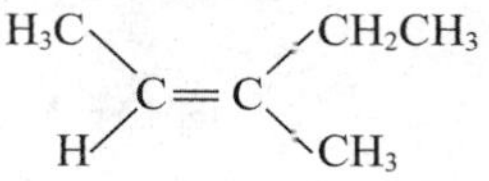

反-3-甲基-2-戊烯

trans-3-methyl-2-pentene

（二）Z/E 命名法

顺/反命名法比较直观，一目了然，但是只适用于命名两个双键碳原子连有相同的原子或基团的化合物，如果双键碳原子上连接的四个原子或基团都不相同，则命名就很困难，需要采用 Z/E 命名法。其步骤为：首先分别将双键碳原子上连有的两个原子或基团按“次序规则”确定优先次序，然后把优先基团处于双键同侧的异构体命名为 Z 构型，优先基团处于双键异侧的异构体命名为 E 构型。Z，E 分别取自于德语“zusammen”（在一起）、“entgegen”（相反）。例如：

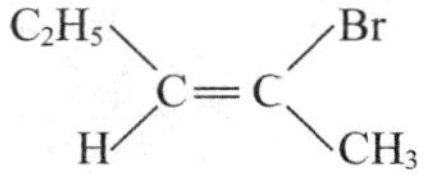

(Z)-2-溴-2-戊烯

(Z)-2-bromo-2-pentene

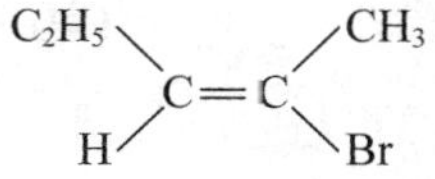

(E)-2-溴-2-戊烯

(E)-2-bromo-2-pentene

顺反异构体不仅理化性质不同，在生理活性或药理作用上也往往表现出很大差异。例如，顺巴豆酸味辛辣，而反巴豆酸味甜；顺丁烯二酸有毒，而反丁烯二酸无毒；治疗贫血的药物—富血铁（富马酸亚铁）就是反丁烯二酸铁；反式己烯雌酚生理活性大，顺式则很低；维生素A分子中的四个双键全部为反式，如果其中出现顺式构型则活性大大降低；而有降血脂作用的亚油酸和花生四烯酸则全部为顺式构型。

第三节 对映异构

一、手性与对称性

（一）对映异构现象与手性

人照镜子，在镜子里就会出现相应的镜像。有的物体（如均匀的木棒，皮球）能够与它的镜像完全重合，而有些物体（如人的手、脚、耳朵）不能够与它的镜像重合，但它们互为实物和镜像的关系（图 13－3）。这种像人的左手和右手一样互为实物和镜像的关系，但二者不能完全重合的特征称为手性（chirality）。

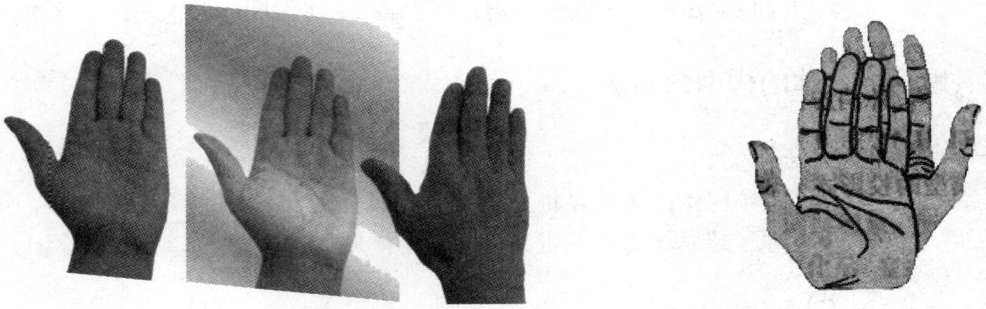

图 13－3 左右手互为镜像与实物的关系

某些有机化合物也存在实物与镜像的不能完全重合的特征，如乳酸分子模型的实物与镜像不能完全重合（图 13－4），但互为物像关系，那么乳酸分子具有手性，具有手性的分子称为手性分子（chiral molecules）。

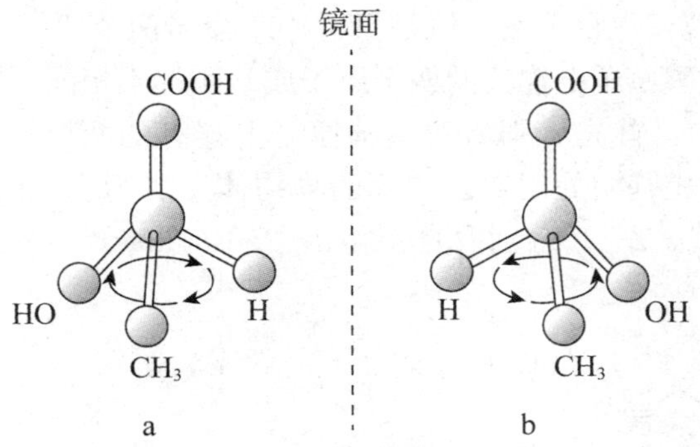

图 13－4 互为物像关系的一对乳酸分子

任何两个互为实物与镜像而不能重合的构型称为对映异构体，简称对映体（enantiomer）。产生对映异构体的这种现象叫对映异构现象。

在乳酸分子中 C_2 与四个不同原子或基团相连。这种连接有四个不同原子或基团的碳原子称为手性碳原子（chiral carbon atom）或手性中心（chiral center），用“C*”标示。具有一个手性碳原子的化合物一定是手性分子，存在一对对映体。

（二）手性与对称性

手性是产生对映异构现象的必要条件。一个分子能否与其镜像重合与分子的对称性有关。要判断一个化合物是否具有手性，通过考察其分子中是否存在对称因素就能作出判断。在这里我们主要介绍以下两种对称因素：

1. 对称面 假如一个平面能把一个分子切成两部分，而一部分正好是另一部分的镜像，这个平面就是该分子的对称面，例如：在1-氯乙烷分子中，C_1 原子上连有两个相同的原子（—H），分子中就有一个对称面，它把分子切成完全对称的两部分，这两部分正好是实物与镜像的关系。这样的分子就被认为是具有对称面的分子，是一个对称分子。

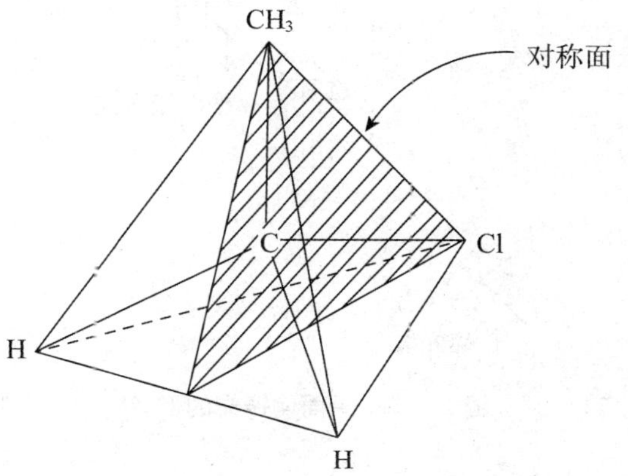

如果分子中所有原子都在同一平面上，例如(E)-1,2-二氯乙烯分子是平面型的，它的 sp^2 杂化轨道所处的平面，就是分子的对称面，因此，也是对称分子。

2. 对称中心 如果分子中有一点P，通过P点画任何直线，在离P点等距离的直线两端均有相同的原子，那么P点就是这个分子的对称中心。例如1,3-二氟-2,4-二氯环丁烷，分子中就有一个对称中心，从该分子的任一原子向P点画一直线，再延长出去，在等距离处就会遇到相同的原子。化合物如具有对称中心，则该分子与它的镜像是能重叠的。

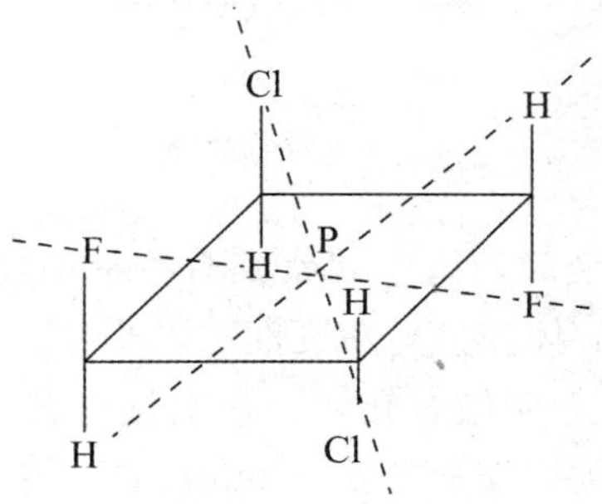

1,3-二氟-2,4-二氯环丁烷

1,3-difluoro-2,4-dichlorocyclobutane

凡是分子中具有对称面或对称中心的分子均不具有手性。

二、对映异构体的旋光性

（一）平面偏振光

光波是一种电磁波，其特点之一是光振动方向与前进的方向垂直。普通光源所产生的光线是由多种波长组成的光，它们都在垂直于其传播方向的各个不同的平面上振动。如果将普通光线通过一个 Nicol 棱晶，Nicol 棱晶好像一个栅栏，只允许振动方向与棱晶晶轴相互平行的光透过，因此，透过棱镜后的光就只在一个平面上振动。这种只在一个平面上振动的光，称为平面偏振光（Plane-polarized light）简称偏振光（图 13－5）。

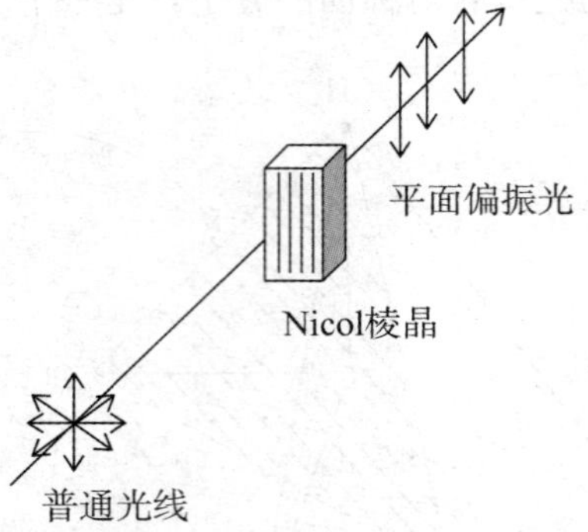

图 13－5 平面偏振光的形成

（二）旋光性

平面偏振光通过物质时，有些物质（如水、乙醇、乙酸乙酯等）不会使偏振光的振动平面发生旋转；某些物质（如乳酸、甘油醛、葡萄糖）会使偏振光的振动平面旋转一定的角度，这种能使偏振光的振动平面发生旋转的性质叫做旋光性（optical activity），又叫光学活性，具有旋光性的物质叫做旋光性物质，也称光学活性物质。

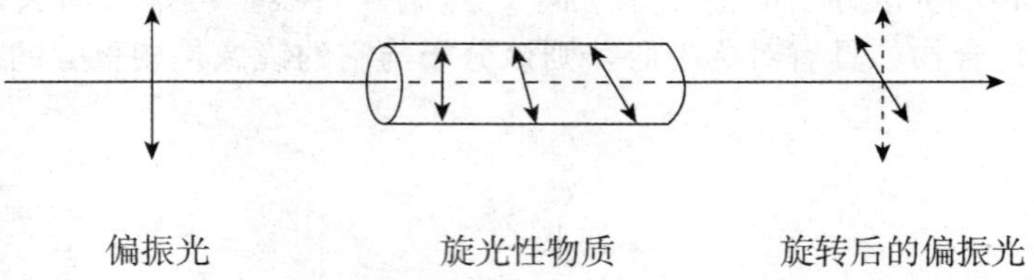

偏振光通过旋光性物质的溶液时，可以观察到有些物质能使偏振光的振动平面向左旋转（逆时针方向），这种物质叫做左旋体，具有左旋性，以“－”表示；另一些物质则使偏振光的振动平面向右旋转（顺时针方向），叫做右旋体，它们具有右旋性，以“＋”表示。旋光性物质使偏振光的振动平面旋转的角度称为旋光度（rotation），用“α”表示。

为了能比较物质的旋光性能，通常规定：1ml 含 1g 旋光性物质的溶液，在 1dm 盛液管中测得的旋光度称为该物质的比旋光度（specific rotation），用“$[\alpha]_{\lambda}^{t}$”表示。t 为测定时的温度；λ 为测定时光的波长，一般采用钠光（波长为 589.3nm，用符号 D 表示）。比旋光度是旋光性物质的一个特征常数，根据测得的比旋光度可判断旋光物质的纯度和含量。

实验证明：一对对映体包括一个左旋体和一个右旋体，它们的比旋光度的绝对值相等，但旋光方向相反。如乳酸是较早发现的一个手性化合物，肌肉过度疲劳后产生的乳酸具有右旋性，称为右旋乳酸；用乳酸杆菌使葡萄糖发酵后产生的乳酸具有左旋性，称为左旋乳酸，它们是一对对映体。当把这对对映体等量混合，得到的混合物无旋光性，称为外消旋体（racemate）

常用“dl”表示。

三、对映异构体的标记

用球棒模型或楔形式表示立体结构虽较直观，但是书写比较麻烦，特别是对结构复杂的分子就更难表达。常用 Fischer 投影式表示对映异构体的构型，其规则为：投影时将主链竖向排列，编号最小或氧化态较高的碳原子放在顶端，使竖键上相连的原子或原子团朝后，横键上相连的原子或原子团朝前，即按“横前竖后”的原则投影到平面上。书写时手性碳原子一般不写出，用两条十字相交直线的交叉点表示。乳酸的一对对映异构体的 Fischer 投影式见图 13-6。

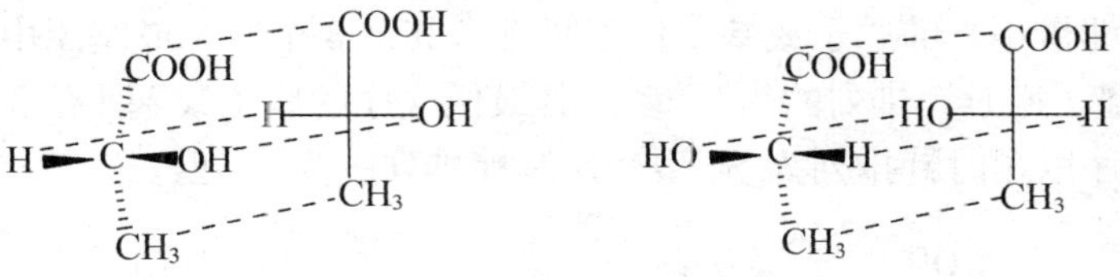

图 13-6　乳酸对映异构体的 Fischer 投影式

（一）D/L 标记法

Fischer 提出以甘油醛的一对构型作为标准，在 Fischer 投影式中羟基在右边者定为 D-甘油醛，羟基在左边者定为 L-甘油醛。甘油醛两种构型的 Fischer 投影式如下：

D-(+)-甘油醛　　L-(−)-甘油醛

D-(+)-glyceraldehyde　　L-(−)-glyceraldehyde

其他含一个手性碳原子化合物的构型可与甘油醛构型联系起来加以确定。例如：

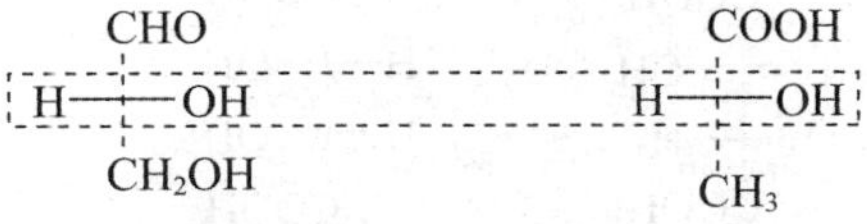

D-(+)-甘油醛　　D-(−)-乳酸

D-(+)-glyceraldehyde　　D-(−)-lactic acid

D/L 构型标记法并不是实际测出的，而是由分子与参比物相联系而确定的，因此，称为相对构型标记法。对于结构复杂或含多个手性碳原子的化合物，该法的标记范围有限，目前这种标记法在糖类和氨基酸中仍应用。

（二）R/S 构型标记法

R/S 标记法是根据手性碳原子上的四个原子或基团在空间的真实排列来标记的，因此，用这种方法标记的构型是真实的构型，叫作绝对构型。

R/S 标记法的规则：①按照次序规则，将手性碳原子上的四个原子或基团按“次序规则”由高到低排列成序；②将最低次序即最小的原子或基团远离观察者，然后观察其余三个原子或基团，并将这三个原子或基团按由高到低的次序画圆弧，若按顺时针排列，叫作 R-构型，若为逆时针排列，叫作 S-构型。例如：

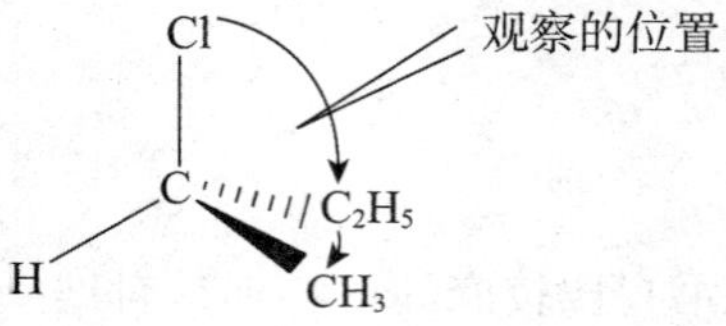

$-Cl \rightarrow -C_2H_5 \rightarrow -CH_3$顺时针

R-2-氯丁烷

R-2-chlorobutane

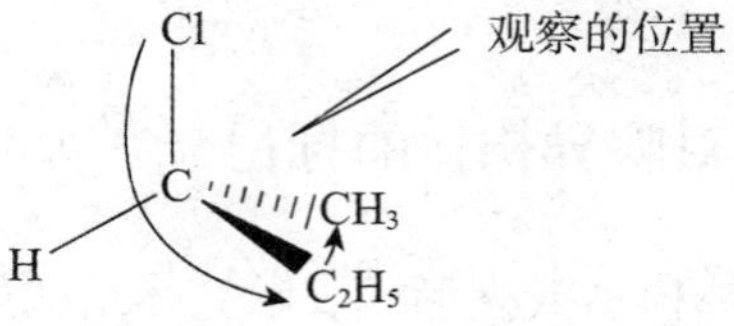

$-Cl \rightarrow -C_2H_5 \rightarrow -CH_3$逆时针

S-2-氯丁烷

S-2-chlorobutane

R/S 标记法也可以直接应用于 Fischer 投影式的构型标记。其方法为：在 Fischer 投影式中，若最低次序（即最小）的原子或基团位于竖键，其余 3 个原子或基团由高到低的次序以顺时针排列的为 R-型，逆时针排列的为 S-型；若最低次序的原子或基团位于横键，其余原子或基团由高到低的次序以顺时针排列为 S-型，逆时针排列的为 R-型。

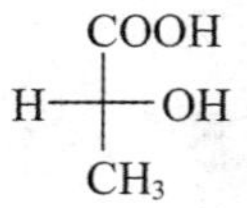

$-OH > -COOH > -CH_3 > -H$，

最小基团在横键上

R-乳酸

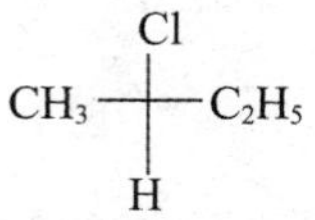

$-Cl > -C_2H_5 > -CH_3 > -H$，

最小基团在竖键上

R-2-氯丁烷

值得注意的是，D/L 和 R/S 是两种不同的构型标记方法，它们之间也没有必然的联系。

四、含两个手性碳原子的化合物

2,3-二羟基丁二酸（酒石酸）分子中含两个相同手性碳原子，其 Fischer 投影式表示如下：

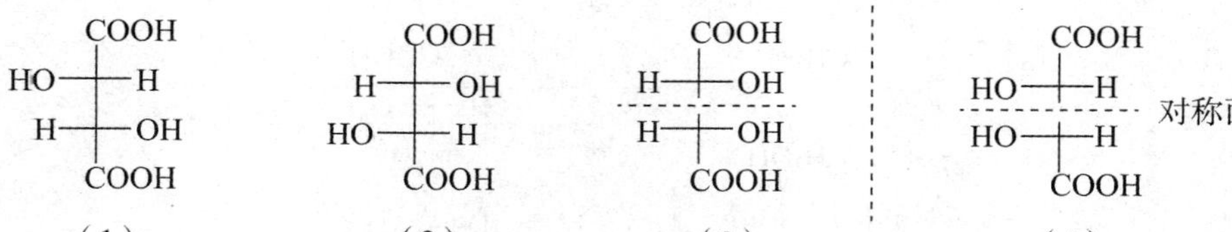

(1)	(2)	(3)	(4)
(2S,3S)-2-酒石酸	(2R,3R)-酒石酸	(2R,3S)-酒石酸	(2S,3R)-酒石酸
(2S,3S)-tartaric acid	(2R,3R)-tartaric acid	(2R,3S)-tartaric acid	(2S,3R)-tartaric acid

(1) 和 (2) 互为物像关系，是一对对映体；(3) 和 (4) 是同一物质，这是由于 (3) 和 (4) 构型中有一对称面，虽然分子中有手性碳原子，但分子无手性，即没有旋光性，这种对映异构体叫内消旋体（mesomer），通常以“meso”表示。

2-羟基-3-氯丁二酸分子中含有两个不同的手性碳原子，其 Fischer 投影式及构型标记如下：

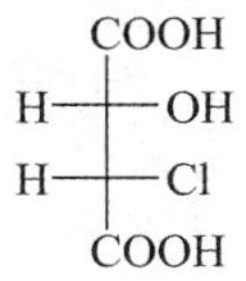

(5)

（2S,3S）-2-羟基-3-氯丁二酸

(2S,3S)2-hydroxy-3-chloro-succinic acid

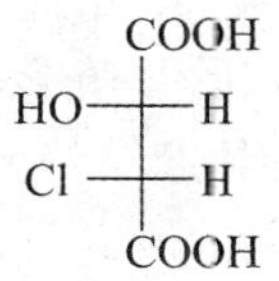

(6)

（2R,3R）-2-羟基-3-氯丁二酸

(2R,3R)-2-hydroxy-3-chloro-succinic acid

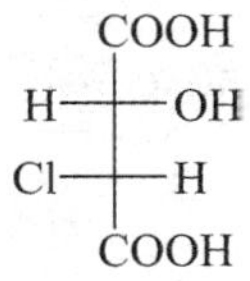

(7)

（2S,3R）-2-羟基-3-氯丁二酸

(2S,3R)-2-hydroxy-3-chloro-succinic acid

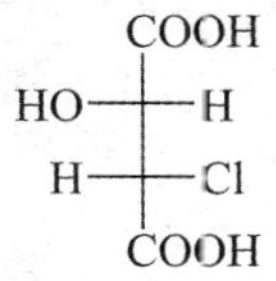

(8)

（2R,3S）-2-羟基-3-氯丁二酸

(2R,3S)-2-hydroxy-3-chloro-succinic acid

其中，(5) 和 (6)、(7) 和 (8) 互为对映体，而 (5) 与 (7) 或 (8)、(6) 与 (7) 或 (8) 是不成物像关系的，互称为非对映体（diastercomer），非对映异构体具有不同的物理性质，利用性质上的差异，可把对映异构体转变为非对映异构体进行分离。

具有一个手性碳原子的化合物，有一对对映体。而具有两个不同手性碳原子的化合物，则有四个构型不同的对映异构体。可见化合物分子中所含手性碳原子越多，对映异构体的数目也越多。研究表明，分子中含有 n 个不相同的手性碳原子的化合物，就有 2^n 个对映异构体。

五、手性分子的生物活性

自然界存在的糖为 D-构型，氨基酸为 L-构型，蛋白质和 DNA 的螺旋构象大都为右旋体，说明构型与生物活性的密切关系。

手性药物由于其构型不同，表现出来的药效也不同，甚至截然相反。如盐酸普萘洛尔是临床上用于治疗心律失常、心绞痛、急性心肌梗死等的药物，其 R-构型的疗效为 S-构型的 60～100 倍。抗组胺药物马来酸氯苯那敏的右旋体与左旋体的作用强度比值为 500∶1。氯霉素的有效成分为 D-(－)-氯霉素，其抗菌作用是对映体 L-(－)-氯霉素的 100 倍。中药麻黄中约 1.5% 的植物碱，其有效成分为 D-(－)-麻黄碱（占总碱量的 80%～90%），其收缩血管作用是对映体 L-(－)-麻黄碱的 4 倍。

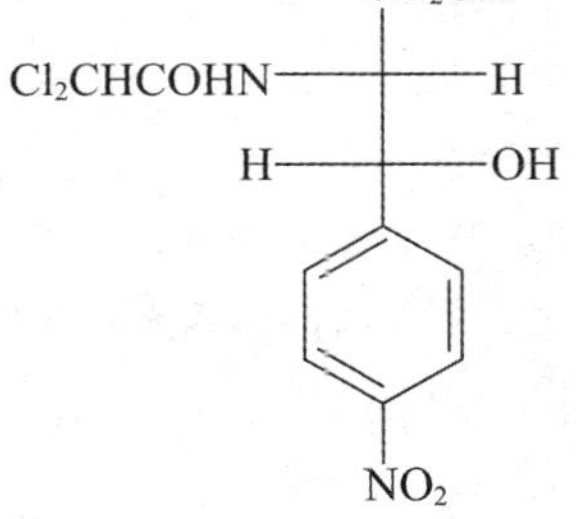

D-（－）-氯霉素

D-(–)-chloramphenicol

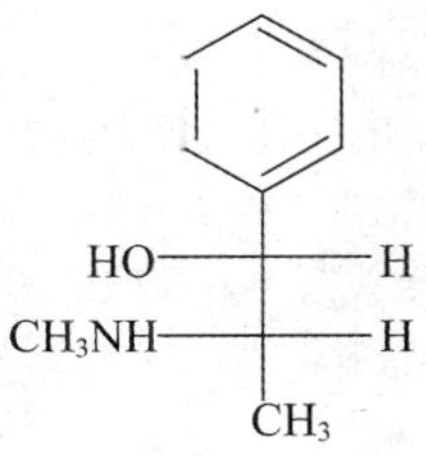

L-（－）-麻黄碱

L-(–)-ephedrine

典型的例子是 20 世纪 50 年代末期发生在欧洲的“反应停”事件，孕妇因服用酞胺哌啶酮（俗称“反应停”）而导致胎儿畸形（为海豹形）的药害惨剧。后经研究发现，“反应停”为外消旋体，其中 R-型异构体起镇静的作用，而 S-型异构体则有致畸作用。

因此，对映异构现象的研究对于阐明有机化合物的结构与生理活性、研制和生产具有特定立体结构的有机化合物、研究有机反应机理等都具有重要的意义。

习 题

1. 画出 1，2-二溴乙烷优势构象的 Newman 投影式。

2. 命名下列化合物或写出化合物结构。

（1）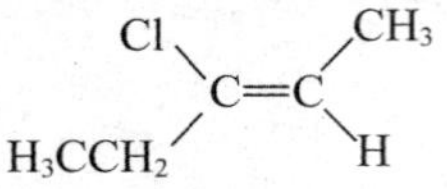

（2）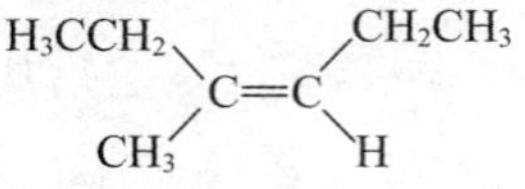

（3）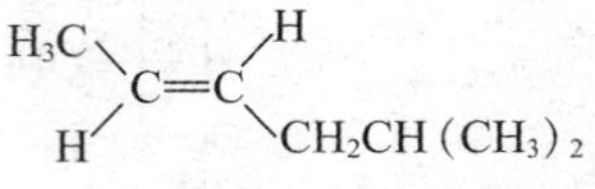

（4）反-2-丁烯　（5）(E)-2-溴-2-戊烯　（6）(Z)-1,4-二氯-3-甲基-2-戊烯

3. 下列化合物有无手性碳原子？如有请用“*”标出其手性碳原子。

（1）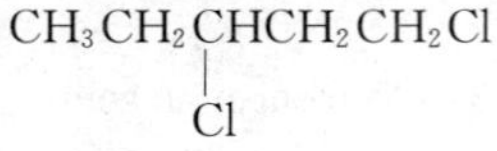

（2）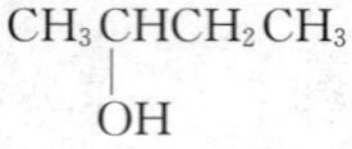

（3）$CH_3CHOHCHClCHO$

（4）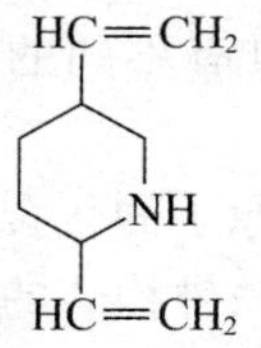

（5）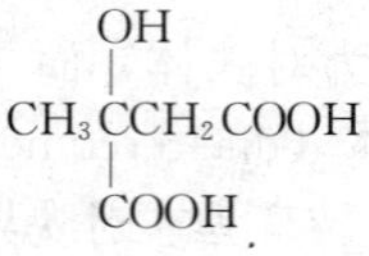

（6）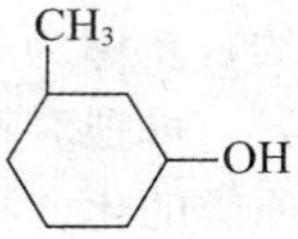

（7）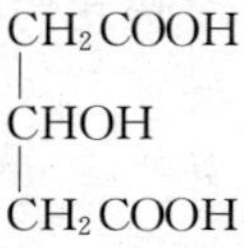

4. 判断题。

（1）乙烷只有交叉式和重叠式两种构象异构体。

（2）所有立体异构体都具有实物与镜像的关系，且不能重合。

（3）构型异构与构象异构一样，可通过键的旋转变为其对映体。

（4）构象异构与构型异构都属于立体异构。

（5）含有两个手性碳原子的化合物，根据 2^n 原则，有两对对映异构体。

（6）有些烯烃的顺反异构体可用顺/反或 Z/E 两套命名法命名。

5. 用 R/S-构型标记法标记下列分子构型。

（1）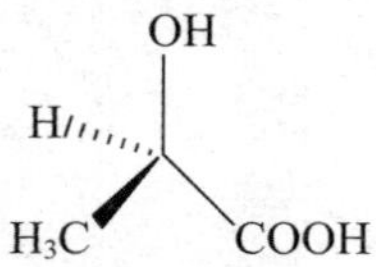

（2）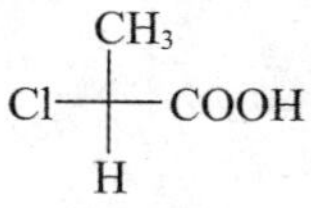

（3）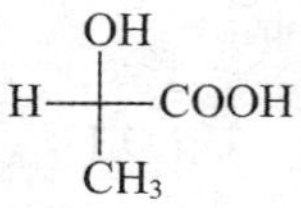

（4）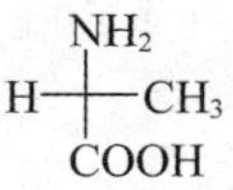

6. 将下列化合物用 Fischer 投影式表示：

（1）S-$CH_3CHBrCl$　（2）R-2-羟基丙酸　（3）S-2-羟基丙腈

7. 用 Fischer 投影式写出麻黄碱的所有对映异构体，指出它们相互之间的关系，并用 R/S 表示各手性碳原子的构型。其结构如下：

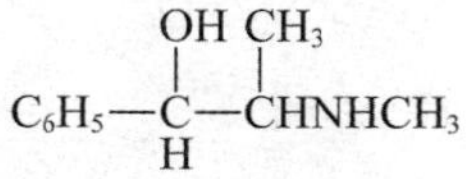

（张奇龙）

第十四章　醇、酚、醚

醇（alcohol）、酚（phenol）、醚（ether）都是由 C、H、O 三种元素组成的有机化合物。羟基与脂肪烃基直接相连形成的化合物称为醇；羟基与芳香烃基直接相连形成的化合物称为酚。醇或酚羟基中的氢原子被烃基取代形成的化合物称为醚。

醇、酚和醚都是常见的有机化合物，在医药上有些可直接用作药物或溶剂，有些则是合成药物的原料。

第一节　醇

一、醇的分类和命名

醇的通式为 R—OH，羟基（—OH）为醇的官能团，称为醇羟基。根据醇羟基所连接的烃基的不同，醇可分为脂肪醇、脂环醇和芳香醇，其中脂肪醇又可分为饱和醇与不饱和醇；根据醇分子中所含羟基数目的多少，醇可分为一元醇、二元醇和多元醇。

CH_3-CH_2-OH

脂肪醇

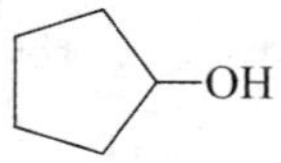

脂环醇

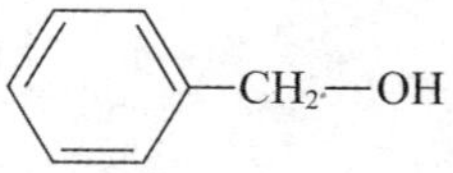

芳香醇

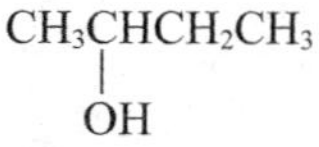

饱和醇

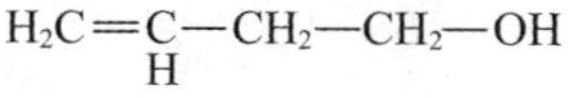

不饱和醇

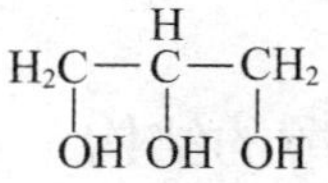

三元醇

根据醇羟基所连接的碳原子的类型不同，醇又可分为伯醇、仲醇和叔醇。

$R-CH_2-OH$

伯醇

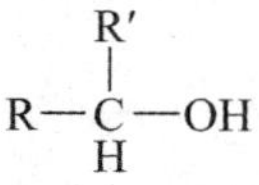

仲醇

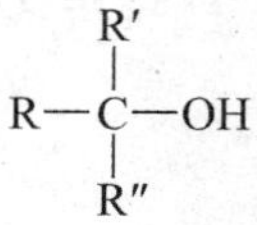

叔醇

醇的普通命名法一般适用于碳原子数较少、结构简单的醇类，即在“醇”前加上烃基名，可省去“基”字。例如：

CH_3-CH_2-OH

乙醇

ethanol

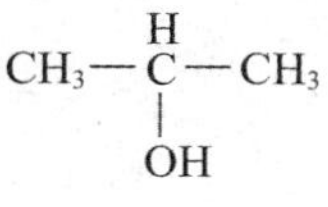

异丙醇

iso-propanol

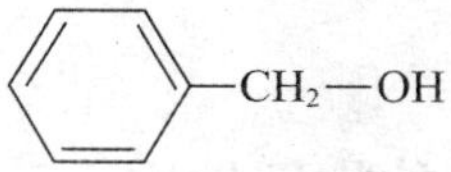

苄醇

benzyl alcohol

醇的系统命名法原则是：选择包含羟基碳在内的最长碳链作为主链，根据主链上的碳原子数称为“某醇”。从靠近羟基的一端对碳链进行编号，用阿拉伯数字标明羟基的位置，写在醇名前。侧链或其他取代基的位置、数目、名称则依次写在羟基位置之前。

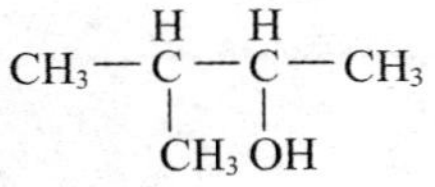

3-甲基-2-丁醇

3-methyl-2-butanol

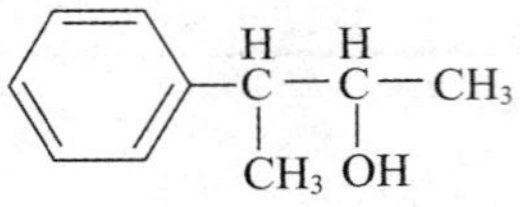

3-苯基-2-丁醇

3-phenyl-2-butanol

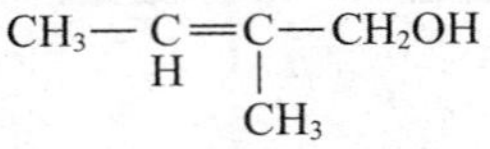

2-甲基-2-丁烯-1-醇

2-methyl-2-buten-l-ol

脂环醇可按脂环烃基的名称后加“醇”来命名。不饱和醇命名时应尽量选择包含羟基和不饱和键在内的最长碳链做主链，从靠近羟基的一端对碳链进行编号，称“某烯（炔）醇”，并标明不饱和键及羟基的位置。

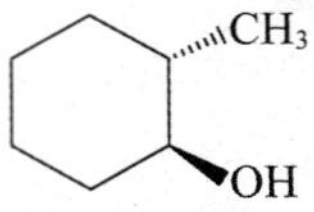

反-2-甲基-环己醇

trans-2-methycyclohexanol

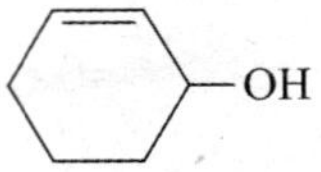

2-环己烯-1-醇

2-cyclohexen-1-ol

多元醇命名时应尽量选择包含羟基数目最多的最长碳链做主链，根据羟基数目称为“某几醇”，并将每个羟基的位置写在醇名前。

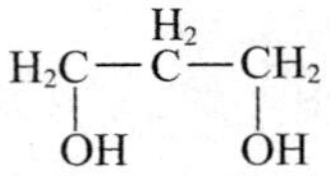

1,3-丙二醇

1,3-propanediol

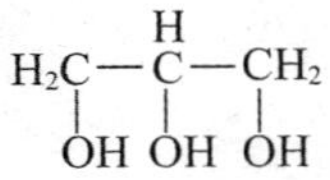

1,2,3-丙三醇

glycerol

二、甲醇的结构

甲醇分子中的氧原子为不等性 sp^3 杂化，四条杂化轨道中有两条被两对孤对电子所占据，另外两条杂化轨道中的两个单电子则分别与碳原子和氢原子形成 O—C 键和 O—H 键。羟基与甲基的 3 个 C—H 键呈交叉式优势构象（图 14－1）。

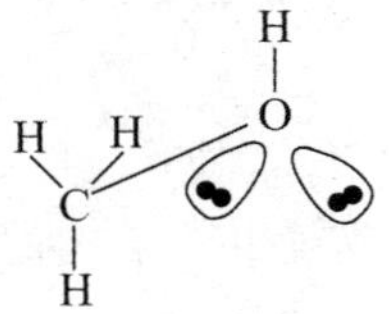

图 14－1 甲醇的结构

三、醇的物理性质

C_1～C_4 的低级饱和一元醇为无色液体，C_5～C_{11} 的醇为黏稠液体，C_{12} 以上的高级醇为蜡状固体。

链状饱和一元醇的沸点随碳原子数的增加而升高。由于醇的官能团羟基可以形成分子间氢键，分子间作用力较大，使得醇的沸点比与它相对分子质量相近的烷烃高得多。例如，甲醇（相对分子质量为32）的沸点为64.7℃，而乙烷（相对分子质量30）的沸点为−88.6℃。对于多元醇，其沸点则随羟基数的增加而升高。

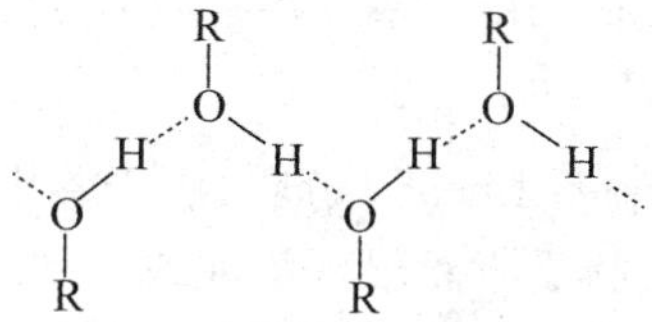

由于醇羟基也可以与水分子形成氢键，故醇在水中具有一定的溶解性。低级醇（C_1～C_3）或多元醇可与水以任意比例互溶，但随着碳原子数的增加，醇在水中的溶解度明显下降。部分常见醇的物理常数见表14-1。

表14-1　部分常见醇的物理常数

化合物	沸点/℃	熔点/℃	溶解度/g·(100g水)$^{-1}$	密度/g·cm^{-3}
甲醇	64.7	−97.8	∞	0.792
乙醇	78.3	−117.3	∞	0.789
丙醇	97.3	−126.0	∞	0.804
异丙醇	82.3	−88	∞	0.789
正丁醇	117.7	−89.6	8.3	0.810
正戊醇	138.0	−78.5	2.4	0.817
正己醇	156.5	−52	0.6	0.819
环己醇	161.5	24	3.6	0.962
乙二醇	197.5	−12.6	∞	1.113
丙三醇	290	−59	∞	1.261
苯甲醇	205	−15	4	1.046

四、醇的化学性质

醇羟基中由于氧原子的电负性比碳和氢大，故C—O键和O—H键均为极性键，氧上带部分负电荷，碳和氢均带部分正电荷。在不同条件下，醇可发生羟基中C—O键的异裂和O—H键的异裂。

（一）与金属钠的反应

醇具有弱酸性，与水一样能与金属钠反应，生成醇钠，放出氢气。例如：

$$CH_3OH + Na \longrightarrow CH_3ONa + 1/2\ H_2\uparrow$$

一般醇的pK_a在16～18之间，而水的pK_a为15.7，所以醇的酸性比水还要弱，其与活泼金属的反应速率要比水慢得多，并且需要在无水条件下进行。

结构不同的醇与金属钠反应的速度为：甲醇＞伯醇＞仲醇＞叔醇。

（二）与氢卤酸的反应

醇可以与氢卤酸反应，羟基被卤素原子取代而生成卤代烷烃。当氢卤酸相同时，醇的反应活性顺序为：叔醇＞仲醇＞伯醇。

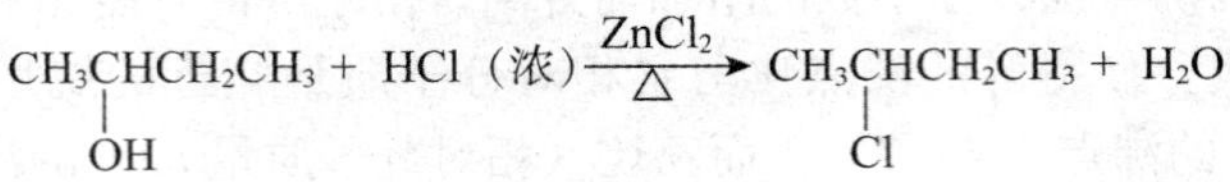

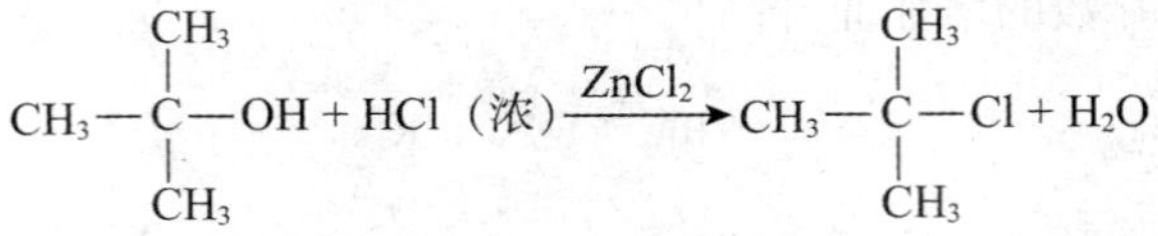

常用浓盐酸和无水 $ZnCl_2$ 混合制备 Lucas 试剂，用于鉴别六个碳原子以下的伯、仲、叔醇。在室温时，叔醇可立即与 Lucas 试剂反应而出现浑浊或分层，而仲醇一般要加热几分钟才出现此现象，伯醇由于反应速度太慢，数小时后亦无明显现象。

（三）与无机含氧酸的酯化反应

醇与无机含氧酸可发生酯化反应，脱水生成无机酸酯。

$$(CH_3)_2CHCH_2CH_2OH + HONO \xrightarrow{H^+} (CH_3)_2CHCH_2CH_2ONO + H_2O$$

亚硝酸异戊酯

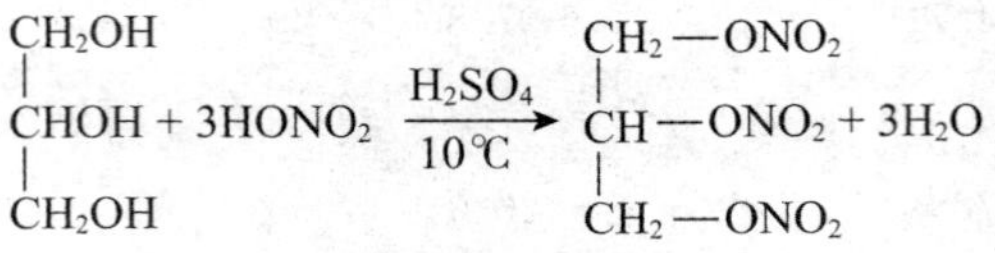

甘油三硝酸酯

小剂量的亚硝酸异戊酯和甘油三硝酸酯（又称硝酸甘油）在临床上用作缓解心绞痛的药物。甘油三硝酸酯遇到震动还会发生猛烈爆炸，这就是 Nobel 发明的硝化甘油炸药。

硫酸是二元酸，与一元醇反应时可生成两种硫酸酯：酸性酯或中性酯。人体内软骨中的硫酸软骨质就含有硫酸酯结构。

CH_3O-SO_2OH　　$CH_3O-SO_2-OCH_3$

硫酸氢甲酯　　硫酸二甲酯

磷酸是三元酸，与一元醇反应可生成三种磷酸酯。

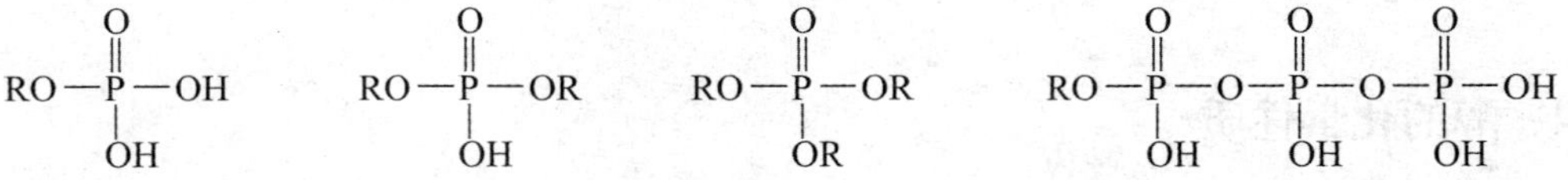

磷酸烷基二氢酯　磷酸二烷基一氢酯　磷酸三烷基酯　烷基三磷酸酯

生物体内广泛存在着磷酸酯，例如组成细胞的重要成分 DNA 和 RNA 均具有磷酸酯结构，重要的供能物质腺苷三磷酸（ATP）也有磷酸酯结构。

（四）脱水反应

醇与硫酸、磷酸等强酸共热，可发生脱水反应。脱水方式与醇的结构以及反应温度有关。

1. 分子内脱水生成烯烃　此反应遵循 Saytzeff 规律，即主要产物是双键上连有最多烃基的烯烃。例如：

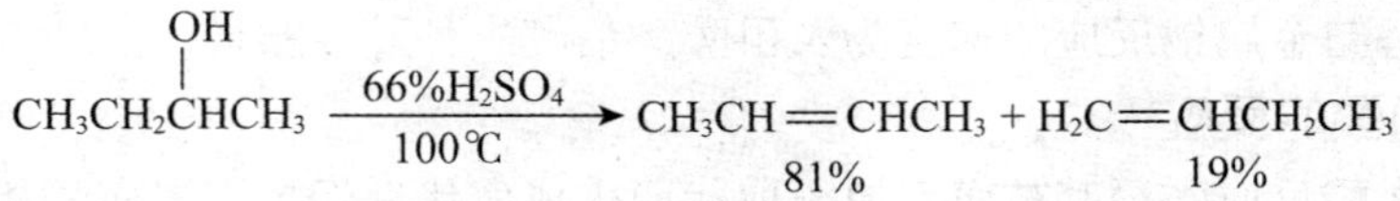

不同类型的醇发生分子内脱水的活性顺序为：叔醇＞仲醇＞伯醇。

2. 分子间脱水生成醚 该反应主要适用于低级伯醇，而仲醇和叔醇则易于脱水生成烯烃。

对于低级伯醇，在温度较高时，主要发生分子内脱水生成烯烃，而在稍低温度下则主要发生分子间脱水生成醚。例如：

$$CH_3CH_2OH \xrightarrow[170℃]{浓H_2SO_4} H_2C{=}CH_2 + H_2O$$

$$CH_3CH_2OH \xrightarrow[140℃]{浓H_2SO_4} CH_3CH_2OCH_2CH_3 + H_2O$$

（五）氧化反应

在有机反应中，通常把脱去氢原子或加上氧原子的反应视为氧化反应（oxidation），而把脱去氧原子或加上氢原子的反应视为还原反应（reduction）。

常用的氧化剂有酸性的 $KMnO_4$ 溶液和 $K_2Cr_2O_7$ 溶液。伯醇先氧化成醛，醛可再进一步氧化成羧酸；仲醇则氧化成酮；叔醇一般条件下不被氧化。

$$RCH_2OH \xrightarrow[或-2H]{[O]} R-\overset{\overset{\displaystyle O}{\|}}{C}-H \xrightarrow{[O]} R-COOH$$

$$R-\underset{\underset{\displaystyle H}{|}}{\overset{\overset{\displaystyle OH}{|}}{C}}-R' \xrightarrow[或-2H]{[O]} R-\overset{\overset{\displaystyle O}{\|}}{C}-R'$$

$$CH_3CH_2OH \xrightarrow{KMnO_4,\ H^+} CH_3COOH$$

$$CH_3\overset{\overset{\displaystyle OH}{|}}{C}HCH_3 \xrightarrow{KMnO_4,\ H^+} CH_3\overset{\overset{\displaystyle O}{\|}}{C}CH_3$$

在生物体内，羟基的氧化反应一般是在脱氢酶的催化下进行。例如人们饮酒后所摄入的乙醇可被肝中的脱氢酶氧化成乙醛，乙醛又进一步被氧化成乙酸，乙酸可被机体细胞同化。因此，适量饮酒对人体是无害的，但过量饮酒会造成乙醇在血液中潴留，导致酒精中毒。

（六）邻二醇与氢氧化铜的反应

两个羟基分别连在相邻的两个碳原子上的醇称为邻二醇。含有此结构的多元醇可与氢氧化铜生成一种深蓝色的配合物，从而使氢氧化铜沉淀溶解。此反应可用于鉴别具有邻二醇结构的化合物。

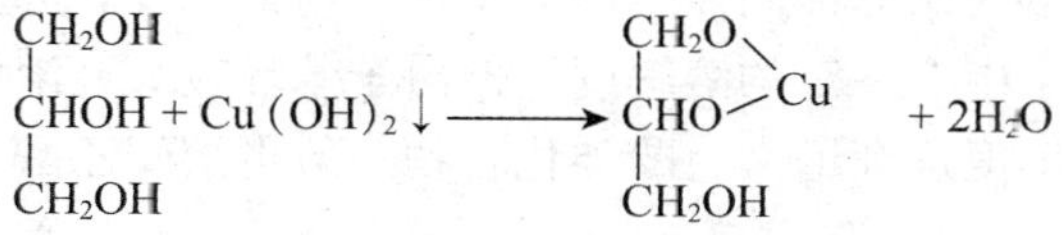

第二节 酚

酚是羟基与芳香烃基直接相连形成的化合物，通式为 Ar—OH。

一、酚的分类和命名

根据芳基的不同，酚可分为苯酚和萘酚等；根据芳环上连接的羟基数目，可分为一元酚、二元酚、多元酚。

简单酚的命名通常以酚为母体，在“酚”字前加上芳环名称，再标明取代基的位置、数目和名称。

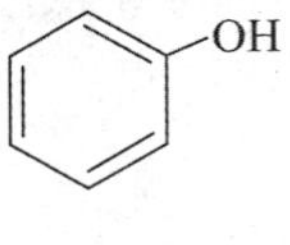

苯酚

phenol

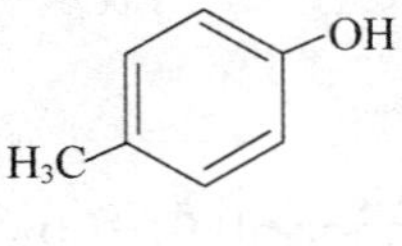

对甲基苯酚

p-methy phenol

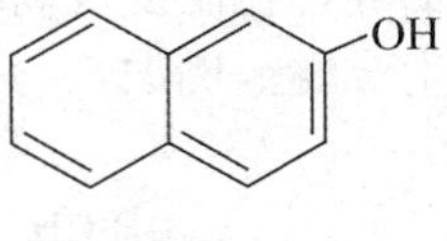

β-萘酚

β-naphthol

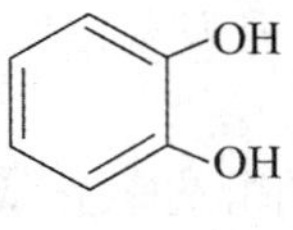

邻苯二酚

o-benzenediol

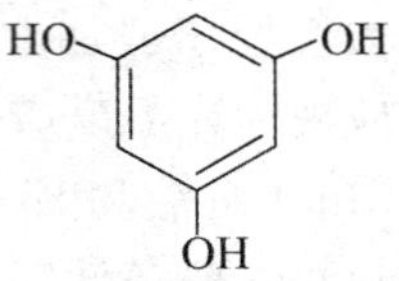

1,3,5-苯三酚

m-trihydroxybenzene

二、苯酚的结构

苯酚分子中，由于酚羟基中的氧原子为 sp^2 杂化，所以氧原子中位于 p 轨道上的孤对电子可以与苯环上的大 π 键形成 p-π 共轭体系（图 14-2），使得氧原子上的电子云往苯环上转移，氧原子上的电子云密度相对减少，O—H 键极性增大，易断裂，从而显酸性；同时苯环上的电子云密度相对增加，苯环上发生亲电取代更加容易。

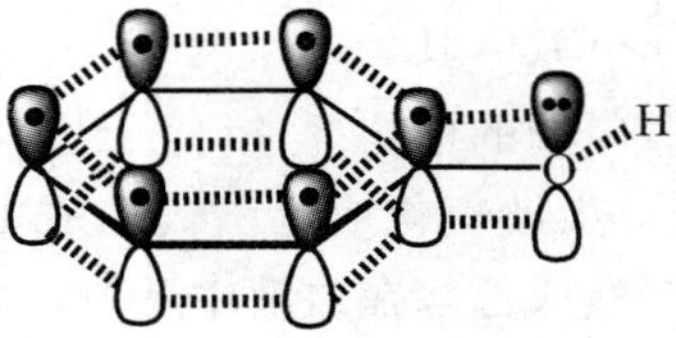

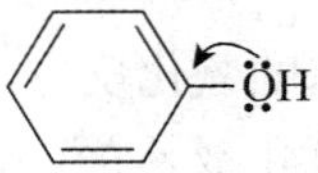

图 14-2 苯酚的结构示意图

三、酚的物理性质

室温下酚类化合物大多为结晶性固体，微溶于水。与醇一样，酚羟基也能与水分子之间形成氢键，故酚类化合物在水中有一定的溶解度，但由于苯环较大，溶解度一般较小，随着分子中酚羟基数目的增多，溶解度逐渐增大。酚类化合物一般可溶于乙醇、乙醚、苯等有机溶剂。

四、酚的化学性质

（一）酸性

酚类化合物呈弱酸性，可与强碱反应生成相应的盐。例如：

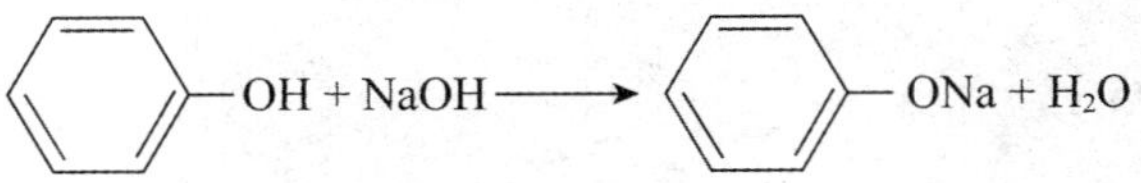

苯酚的 pK_a 为 9.89，比水（pK_a=15.74）强，但弱于碳酸（pK_a=6.35）。故向苯酚钠溶液中通入二氧化碳又能析出苯酚。利用该性质可对苯酚进行分离提纯。

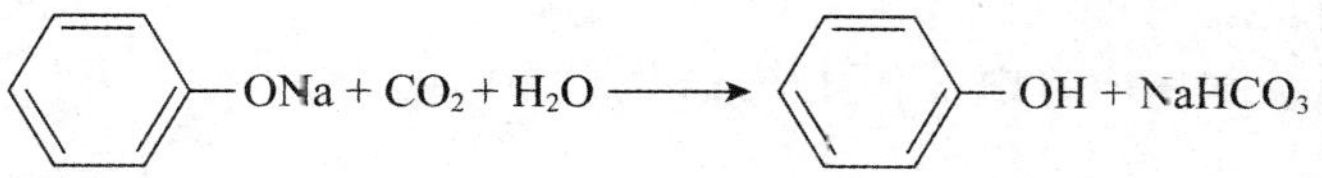

（二）芳环上的取代反应

由于酚羟基是较强的邻对位定位基，因此，苯酚很容易发生亲电取代反应。

1. 卤代反应　苯酚与溴水在室温下反应，可立即生成 2,4,6 -三溴苯酚白色沉淀。该反应非常灵敏，可用于检验部分酚类化合物。

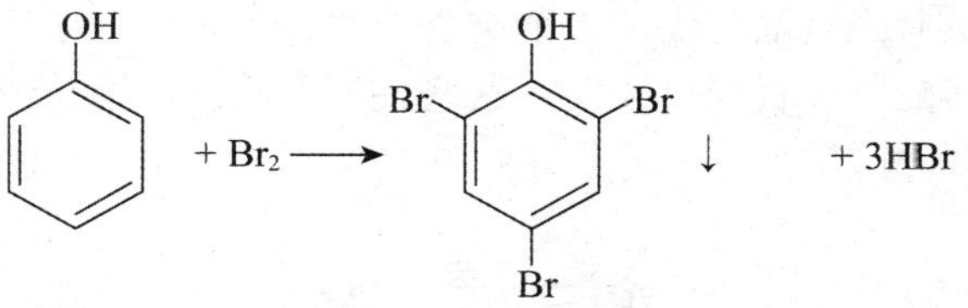

2. 硝化反应　在室温下，苯酚可与稀硝酸反应生成邻硝基苯酚和对硝基苯酚。

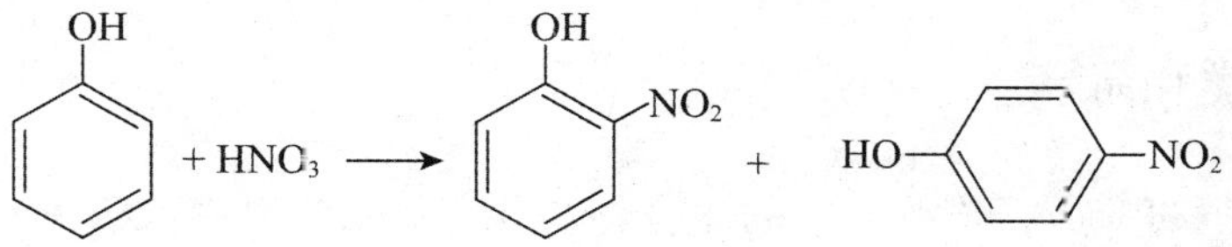

邻硝基苯酚　　对硝基苯酚

3. 磺化反应　苯酚与硫酸反应可以生成邻-羟基苯磺酸和对-羟基苯磺酸。

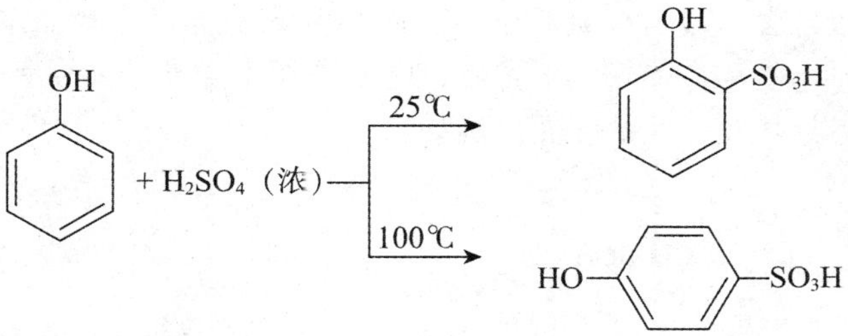

邻羟基苯磺酸

对羟基苯磺酸

（三）与三氯化铁的显色反应

多数酚都能与 $FeCl_3$ 产生颜色反应，一般认为是由于生成了配合物而产生颜色。

$$6ArOH + FeCl_3 \longrightarrow [Fe(OAr)_6]^{3-} + 6H^+ + 3Cl^-$$

不同的酚，其配合物的颜色不同。例如：苯酚显蓝紫色；间苯二酚、1,3,5 -苯三酚显紫色；甲苯酚显蓝色；邻苯二酚和对苯二酚显绿色；1,2,3 -苯三酚则显红色。实验表明：具有稳定烯醇式结构（—C=C—OH）的化合物一般都能与 $FeCl_3$ 产生颜色反应。

（四）氧化反应

酚类化合物很容易被氧化，$KMnO_4$、$K_2Cr_2O_7$ 甚至空气中的氧都可使酚氧化；多元酚更容易被氧化，氧化后均生成具有鲜艳颜色的醌类化合物。因此，一些多元酚常被用作抗氧化剂。

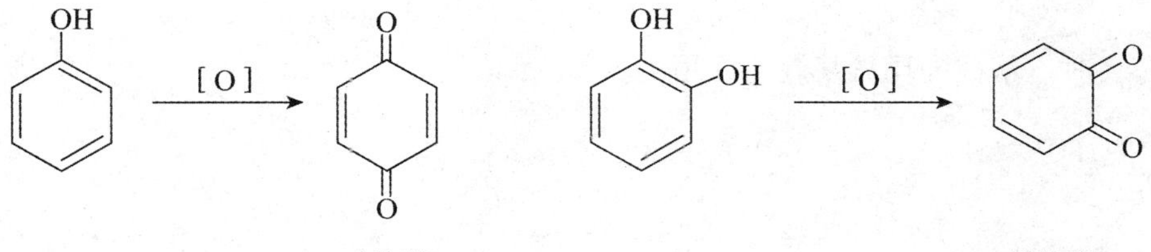

对苯醌　　邻苯醌

生物体内存在一些抗氧化剂，以防御自由基对机体的损害，维持机体正常的生理功能。维生素 E 是一种具有酚的结构的抗氧化剂，俗称生育酚（tocopherol），其主要功能是防止脂类的过氧化，在人体内可清除体内自由基。其中 α-生育酚的结构式为：

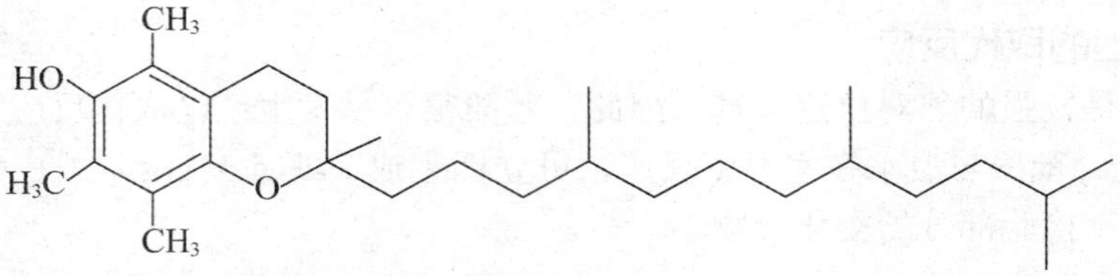

一些植物中也含有具有强抗氧化性的多酚类物质，如存在于绿茶中的茶多酚，存在于红葡萄籽、花生皮中的葡萄多酚等。目前已证明，这些多酚类物质具有抗氧化、清除自由基、抑制肿瘤、抗诱变的能力。

第三节 醚

一、醚的分类和命名

醚是两个烃基通过氧原子连接起来的化合物，其官能团为醚键（C—O—C），通式为 R—O—R（R′）。

根据氧原子连接的两个烃基是否相同，醚可分为单醚和混醚。两个烃基中至少有一个为芳基的称为芳香醚，烃基与氧原子形成环状时称为环醚。

结构简单的醚常用普通命名法，即以与氧原子相连的烃基来命名，在烃基名称后加“醚”字即可。单醚的两个烃基相同，通常将“二”字省略；混醚则按小烃基在前，大烃基在后的原则命名；芳香醚命名时一般将芳基放在烷基前面。例如：

CH_3OCH_3

甲醚

dimethyl ether

$CH_3OCH_2CH_3$

甲乙醚

ethyl methyl ether

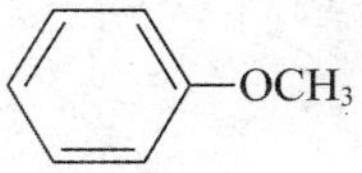

苯甲醚

methy phenyl ether

结构较复杂的醚则用系统命名法来命名，一般将醚键所连两个烃基中较大的烃基视为母体，较小的烃基则视为烷氧基。例如：

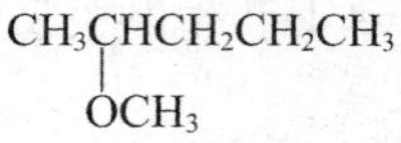

2-甲氧基戊烷

2-methoxypentane

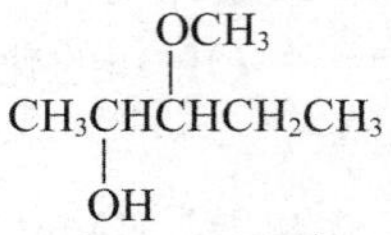

3-甲氧基-2-戊醇

3-methoxy-2-pentanol

环醚命名时，常称为环氧某烷，或用俗名。

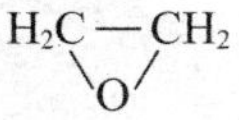

环氧乙烷

ethylene oxide

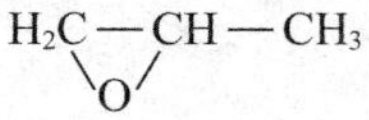

1,2-环氧丙烷

1,2-epoxypropane

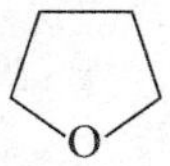

1,4-环氧丁烷（四氢呋喃）

tetrahydrofuran

二、醚的物理性质

常温下，甲醚和甲乙醚是气体，其他多数醚为无色液体，有特殊气味。低级醚易挥发。由于醚分子间不能形成氢键，故其沸点与相应的烷烃接近，低于异构体的醇。醚与水分子间可以形成氢键，故低级醚在水中有一定的溶解度，高级醚一般难溶于水。

三、醚的化学性质

除某些小环醚（如环氧乙烷）外，醚的 C—O—C 键较为稳定，不易与氧化剂、还原剂、稀酸、强碱等反应。

（一）锌盐的形成

醚分子中氧原子上带有孤对电子，能与强酸中的质子结合，形成锌盐，从而溶于浓盐酸和浓硫酸等强酸中。此性质常用于鉴别醚与烷烃或卤代烃。

$$R-\ddot{\underset{\cdot\cdot}{O}}-R' + HCl\text{（浓）} \longrightarrow \left[R-\underset{\cdot\cdot}{\overset{H}{\ddot{O}}}-R'\right]^{+} Cl^{-}$$

（二）与氢卤酸反应

在加热条件下，醚可与氢卤酸反应，醚键断裂，生成醇和卤代烃。如氢卤酸过量，生成的醇与过量的氢卤酸可进一步反应又生成卤代烃。例如：

$$R-O-R' + HX \xrightarrow{\triangle} RX + R'OH$$
$$R'OH \xrightarrow{HX} R'X + H_2O$$

氢碘酸因其反应活性较高，是最常用的氢卤酸。当醚键上连有两个不同烃基的混醚发生此反应时，一般是较小的烃基生成卤代烃，较大的烃基生成醇。如两个烃基中有一个是芳基，则一般生成卤代烃和酚。二苯基醚的醚键很稳定，通常不发生此反应。

$$CH_3OCH_2CH_3 + HI \xrightarrow{\triangle} CH_3I + CH_3CH_2OH$$

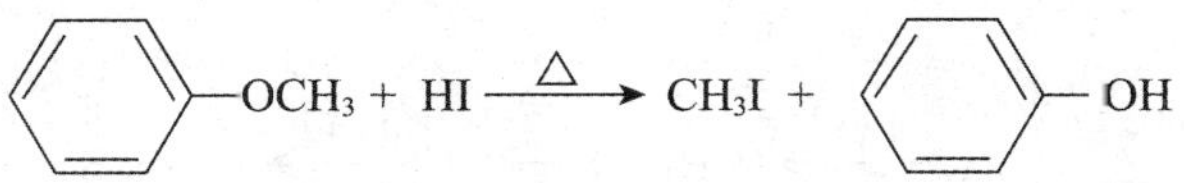

第四节　硫醇、硫酚和硫醚

一、硫醇、硫酚和硫醚的命名

硫醇、硫酚和硫醚的命名分别与醇、酚、醚的命名类似，只是在母体名称前加“硫”字即可。如：

CH_3SH	C_6H_5SH	$C_2H_5SC_2H_5$
甲硫醇	苯硫酚	乙硫醚
methanethiol	thiophenol	diethylsulfide

二、硫醇、硫酚和硫醚的化学性质

（一）硫醇和硫酚的酸性

硫醇的酸性比相应的醇强，能溶于氢氧化钠的乙醇溶液生成相应的硫醇盐。

$$RSH + NaOH \longrightarrow RSNa + H_2O$$

硫醇、硫酚与 Pb、Hg、Cu、Ag、Cd 等重金属的氧化物或盐可以生成不溶于水的盐。

$$2C_2H_5SH + HgO \longrightarrow (C_2H_5S)_2Hg\downarrow(\text{白}) + H_2O$$

$$2RSH + (CH_3COO)_2Pb \longrightarrow (RS)_2Pb\downarrow(\text{黄}) + 2CH_3COOH$$

重金属盐进入人体后，能与体内某些酶上的巯基发生上述反应，从而导致酶的变性而失活，这就是所谓的“重金属中毒”。

临床上则使用一些硫醇类化合物，如二巯基丙醇、二巯基丙磺酸钠、二巯基丁二酸钠等作为重金属中毒的解毒剂。它们与金属离子的亲和力较强，可以夺取已和酶结合的重金属离子，形成不易解离的配合物经尿液排出体外，从而使酶复活。

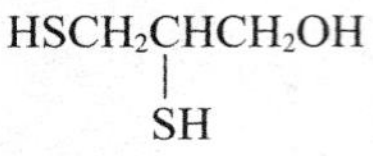

二巯基丙醇

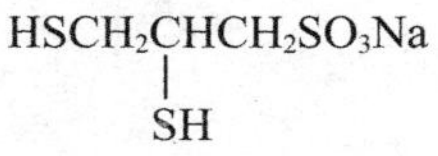

二巯基丙磺酸钠

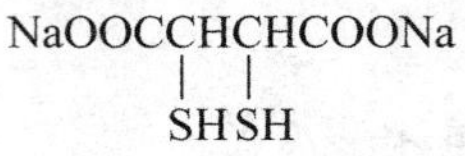

二巯基丁二酸钠

（二）氧化反应

1. 硫醇、硫酚的氧化　硫醇或硫酚与二硫化物（disulfide）可通过氧化和还原反应相互转化。

$$2RSH \underset{\text{还原}}{\overset{\text{氧化}}{\rightleftharpoons}} R-S-S-R$$

这种相互转化在分子生物学上起着重要作用，因为二硫键存在于蛋白质和激素类物质中，对维系蛋白质分子的构型起着重要的作用。

2. 硫醚的氧化　硫醚也易被氧化，其产物为亚砜或砜。

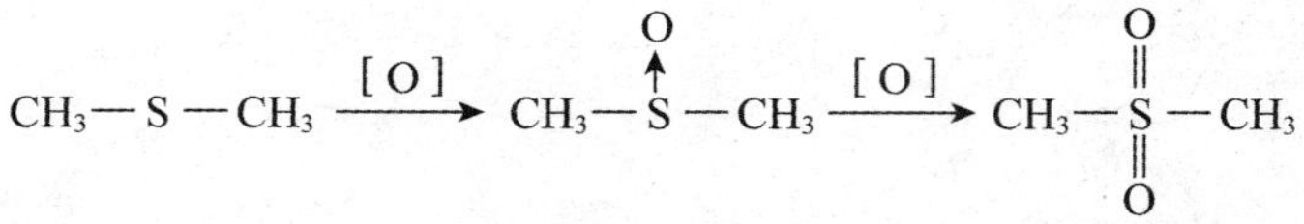

二甲亚砜（DMSO）　　二甲砜

二甲亚砜（DMSO）分子的极性很大，毒性很低，可与水以任意比例互溶，另外两侧的甲基又使其具有良好的脂溶性。因此，DMSO 既能溶解有机物，又能溶解无机物，是医学、药学等研究领域中常用的一种溶剂。它对皮肤的穿透能力很强，可促使溶解于其中的药物渗入皮肤，故可用作透皮吸收药物的促渗剂。

习　题

1. 用系统命名法命名下列化合物。

(1) 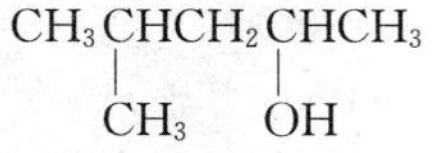

(2) 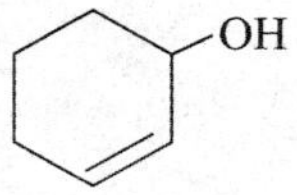

（3）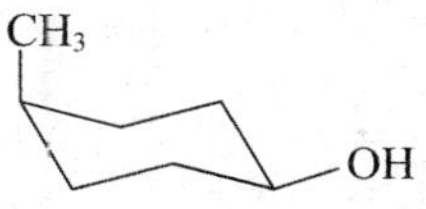

（4）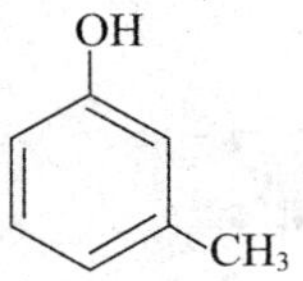

（5）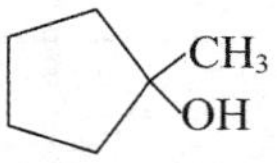

（6）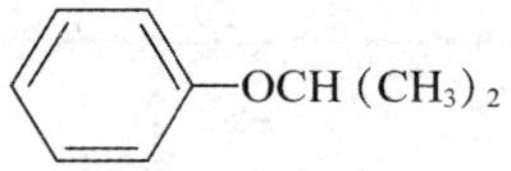

2. 写出下列化合物的结构式。

（1）3-戊烯-2-醇　　（2）邻甲氧基苯酚

（3）4-甲基-1,2-戊二醇　　（4）甲基苯甲醚

3. 请写出分子式为 $C_4H_{10}O$ 的脂肪醇的所有异构体的结构（包括对映体），并用系统命名法命名。

4. 完成下列反应式。

（1）$CH_3CH_2CH_2OH + HNO_3 \longrightarrow$

（2）$CH_3CH(CH_3)CH_2CH(OH)CH_3 \xrightarrow[\triangle]{浓H_2SO_4}$

（3）$CH_3CH(CH_3)CH_2CH(OH)CH_3 \xrightarrow{KMnO_4,\ H^+}$

（4）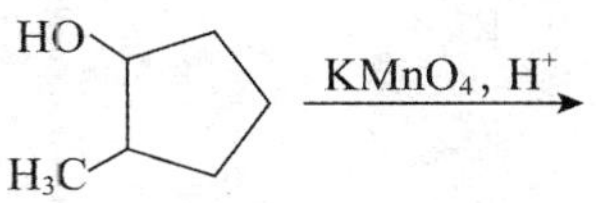

（5）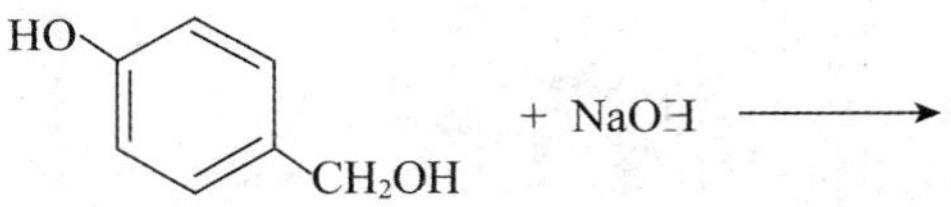

（6）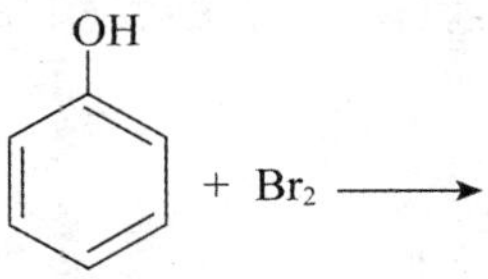

5. 用简单的化学方法鉴别下列各组化合物。

（1）丁烷、1-丁烯、1-丁醇

（2）1-丙醇、2-丙醇、2-甲基-2-丙醇

（3）苯甲醇、苯酚、苯甲醚

（4）环己烷、环己醇、苯酚

6. 不查物理常数，将下列化合物按沸点由高到低的顺序排列。

（1）乙醇　（2）正丙醇　（3）甲醚　（4）丙三醇

7. 分子式为 $C_5H_{12}O$ 的化合物 A 能与金属钠反应放出氢气，与 Lucas 试剂作用时需加热几分钟后出现浑浊。A 与浓硫酸共热可得 B(C_5H_{10})，用酸性的高锰酸钾水溶液处理 B 可以得到产物乙酸和丙酮。试推测 A 的结构，并写出有关化学反应式。

（李　蓉）

第十五章　醛、酮

醛、酮中都含有羰基，属于羰基化合物。羰基化合物在有机合成中常用作溶剂，还是香料制作、药物制备的原材料。某些羰基化合物在生物代谢过程中是重要的中间体，具有显著的生理活性。

第一节　醛、酮的分类和命名

羰基两端至少连接有一个氢的化合物称为醛（aldehyde），官能团“—CHO”称为醛基；羰基与两个烃基相连的化合物称为酮（ketone），酮的官能团“—CO—”称为酮基。

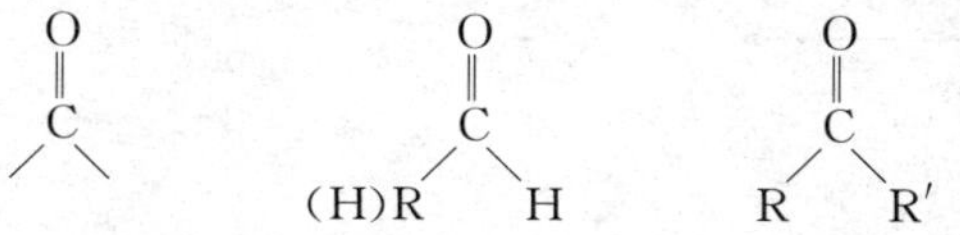

羰基　　醛　　酮

一、醛、酮的分类

根据烃基结构的不同，将醛、酮分为脂肪醛、酮和芳香醛、酮；根据羰基的数目分为一元醛、酮和多元醛、酮；还可根据醛、酮碳链中是否含有不饱和碳链划分为饱和醛、酮和不饱和醛、酮。

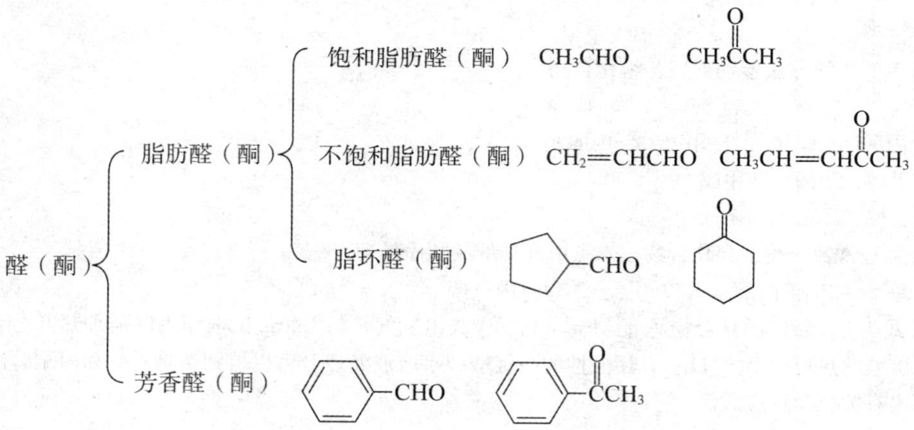

二、醛、酮的系统命名法

脂肪醛、脂肪酮命名时，选择含有羰基的最长碳链作为主链而称为“某醛”或“某酮”。主链中碳原子的编号应从醛基一端或靠近酮基一端开始。由于醛基始终在链端，故不必用数字标明位置，但酮基的位置必须标明，并在母体名称前标明取代基的位次和名称。

CH_3CH_2CHO

丙醛

propylaldehyde

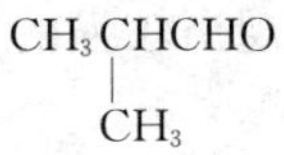

2-甲基丙醛

2-methyl propanal

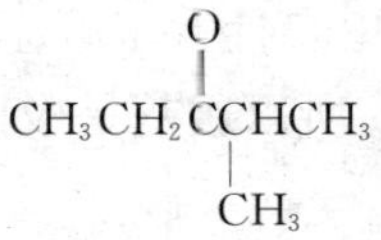

2-甲基-3-戊酮

2-methyl-3-pentone

$OHCCH_2CHO$

丙二醛

propanedial

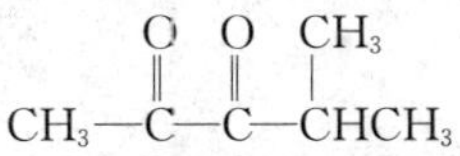

4-甲基-2,3-戊二酮

4-methyl-2,3-pentanedione

对于脂环醛酮，若羰基碳参与戊环，则根据成环总碳原子数称为环某酮；若羰基在环外，则将脂环当作取代基。芳香醛、酮把芳香烃基作取代基。

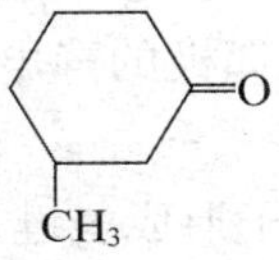

3-甲基环己酮

3-methylcyclohexanone

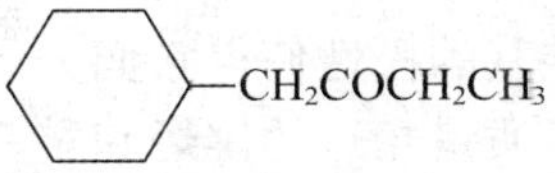

1-环己基-2-丁酮

1-cyclohexyl-2-butanone

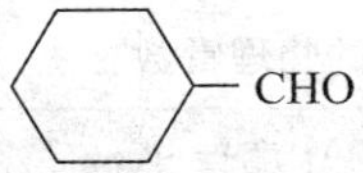

环己基甲醛

cyclohexyl methanal

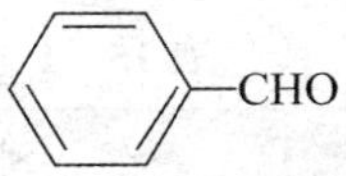

苯甲醛

benzaldehyde

不饱和醛、酮，应选择连有羰基和不饱和键在内的最长碳链作主链，并使羰基编号最小，称为“某烯醛（酮）”，并标出不饱和键和羰基的位次。

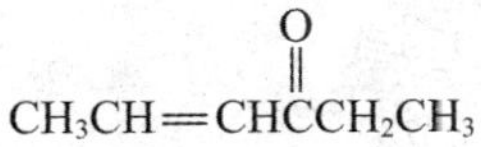

4-己烯-3-酮

4-hexen-3-one

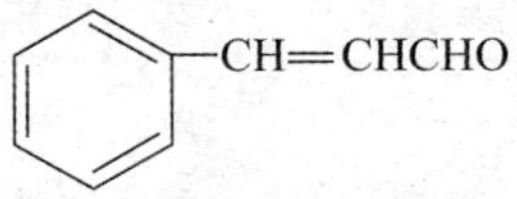

3-苯基-2-丙烯醛（肉桂醛）

3-phenyl-2-propenal (cinnamic aldehyde)

第二节　醛、酮的结构

醛、酮中羰基碳为 sp^2 杂化，3 个 sp^2 杂化轨道分别与氧、碳或氢原子形成 3 个 σ 键，呈平面构型，键角近似于 120°，碳原子上未参与杂化的 p 轨道与氧原子的 p 轨道形成 π 键，并垂直于 3 个 σ 键所在的平面（图 15-1）。

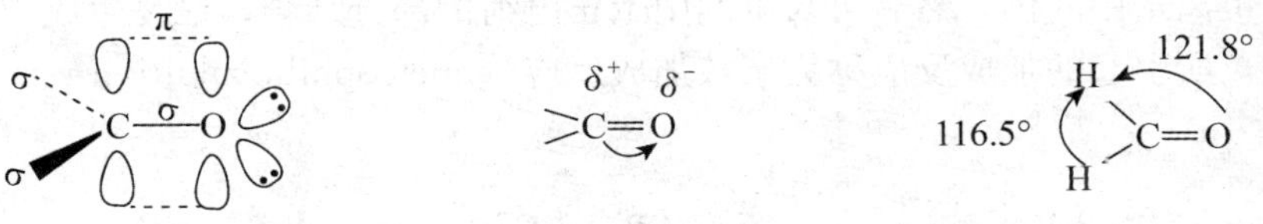

图 15-1　羰基的结构

由于氧原子电负性大于碳原子，成键电子云偏向于氧，使氧带部分负电荷（δ^-），碳带部分正电荷（δ^+），所以羰基是极性基团，表现出较强的反应活性。

第三节　醛、酮的性质

一、醛、酮的物理性质

在常温下，除甲醛为气体外，其他 12 个碳以下的低级脂肪醛、酮是液体，高级脂肪醛、酮和芳香酮是固体。低级醛带有刺鼻的气味，中级醛（$C_8 \sim C_{13}$）则有果香味，常用于香料工业。

由于醛、酮结构中的氢均与碳相连，不能形成分子间氢键，所以其沸点比相对分子质量相近的醇和羧酸低。但羰基的极性使得它们分子间偶极－偶极的静电吸引作用增大，从而使醛、酮的沸点高于相对分子质量相近的烷烃和醚。

低级醛、酮分子中羰基氧原子可与水分子中的氢原子形成氢键，可溶于水，医学中常用的福尔马林（formalin）为甲醛含量为 40％的水溶液。随着相对分子质量增加，醛、酮在水中的溶解度逐渐降低，高级醛、酮微溶或不溶于水（表 15－1），而溶于有机溶剂。

表 15－1　一些醛、酮的物理常数

名称	熔点/℃	沸点/℃	密度/g·cm^{-3}	溶解度/g·（100g 水）$^{-1}$
甲醛	－92.0	－19.5	0.815	55
乙醛	－123.0	20.8	0.781	∞
丙醛	－81	49	0.81	20
戊醛	－91	103	0.82	不溶
丙烯醛	－87.7	53.0	0.841	30
苯甲醛	－26.0	179.0	1.046	0.33
丙酮	－95.0	56.0	0.792	∞
2－丁酮	－86	80	0.81	25.6
2－庚酮	－39	147	0.82	不溶
环己酮	－16.4	156.0	0.942	微溶
二苯酮	48.0	306.0	1.098	不溶

二、醛、酮的化学性质

（一）亲核加成反应

一般认为，羰基上的加成是亲核试剂中负离子或偶极负端首先进攻羰基带部分正电荷的碳原子，生成氧负离子中间体，然后再与试剂中带正电荷的部分结合，最终生成加成产物。这种由亲核试剂进攻所引起的加成反应称为亲核加成反应（nucleophilic addition reaction），反应机理如下：

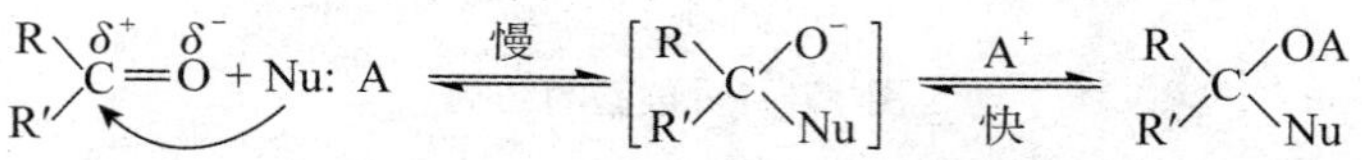

羰基亲核加成反应的活性大小，除了与亲核试剂的性质有关外，主要取决于羰基碳上连接的原子或原子团的电子效应和空间效应。羰基碳原子上的正电性越大，亲核反应越易进行；羰基所连的烃基越多或体积越大，空间位阻也越大，反应越不易进行。因此，醛一般比酮活泼。不同结构的醛、酮进行亲核加成时，一些常见化合物的活性次序为：

$$R-\overset{\overset{O}{\|}}{C}-H > R-\overset{\overset{O}{\|}}{C}-R'$$

$$H-\overset{\overset{O}{\|}}{C}-H > R-\overset{\overset{O}{\|}}{C}-H > R-\overset{\overset{O}{\|}}{C}-CH_3 > R-\overset{\overset{O}{\|}}{C}-R'$$

1. 与氢氰酸的加成　醛、脂肪族甲基酮和小于 8 个碳原子的环酮都能在碱性环境下与氢氰酸加成，生成 α-羟基腈（又称为 α-氰醇），α-羟基腈在酸性环境中进一步水解生成 α-羟基酸。芳香酮则难发生反应，其原因是电子效应和空间位阻都不利于 CN^- 进攻羰基碳原子。

$$R-\overset{\overset{O}{\|}}{C}-CH_3\,(H) + HCN \underset{}{\overset{OH^-}{\rightleftharpoons}} R-\underset{\underset{CN}{|}}{\overset{\overset{OH}{|}}{C}}-CH_3\,(H) \xrightarrow[H^+]{H_2O} R-\underset{\underset{COOH}{|}}{\overset{\overset{OH}{|}}{C}}-CH_3\,(H)$$

这个反应是有机合成中增长碳链的方法之一。

2. 与亚硫酸氢钠加成　醛、脂肪族甲基酮以及 8 个碳以下的环酮与饱和亚硫酸氢钠溶液作用，由于亚硫酸氢根中的硫原子上有未成键电子对，可作为亲核试剂进攻羰基碳原子，最终生成 α-羟基磺酸钠。该加成产物溶于水，但不溶于饱和亚硫酸氢钠水溶液，故以白色晶体析出。

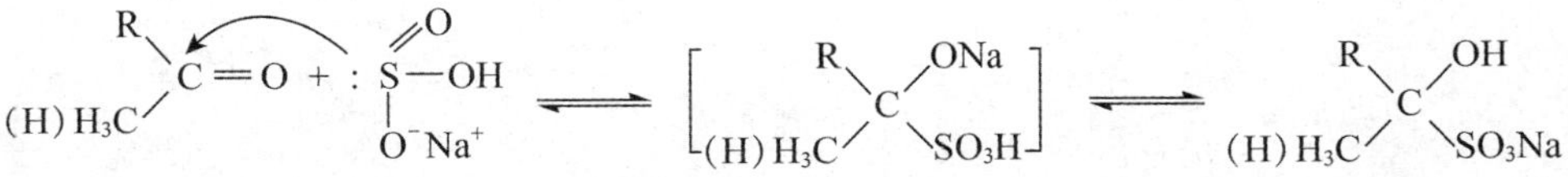

3. 与醇加成　在干燥氯化氢的催化下，醛能和一分子醇发生亲核加成，生成半缩醛（hemiacetal）。半缩醛不稳定，继续与一分子醇作用，脱去一分子水而生成缩醛（acetal）。

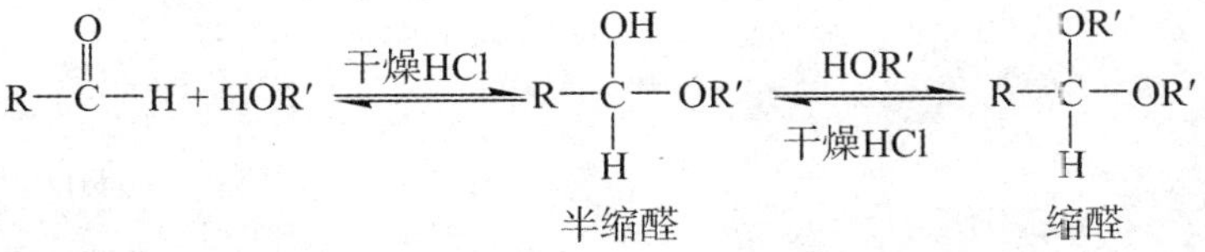

相同条件下，酮和醇生成半缩酮、缩酮的反应比较难发生，平衡偏向于反应物一边。缩醛（酮）可看作是同碳二元醇的双醚（同碳二醚），性质与醚相似，它对碱性试剂及氧化剂稳定，但在稀酸溶液中可水解生成原来的醛（酮）和醇。

γ-或 δ-羟基醛（酮）易发生分子内的亲核加成，生成比较稳定的五、六元环状半缩醛（酮），单糖分子就是以这种环状半缩醛（酮）结构的形式存在于自然界的。

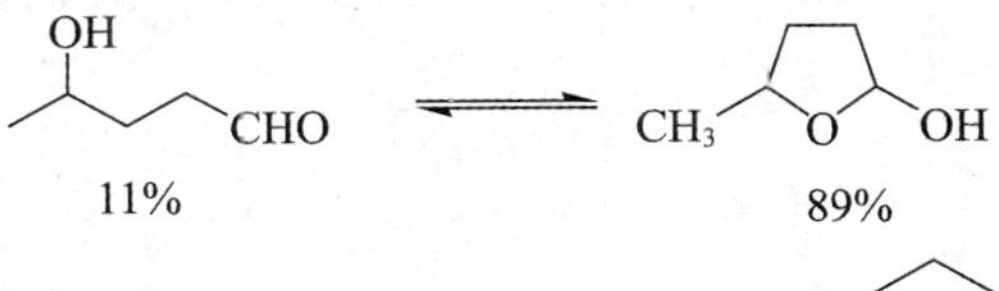

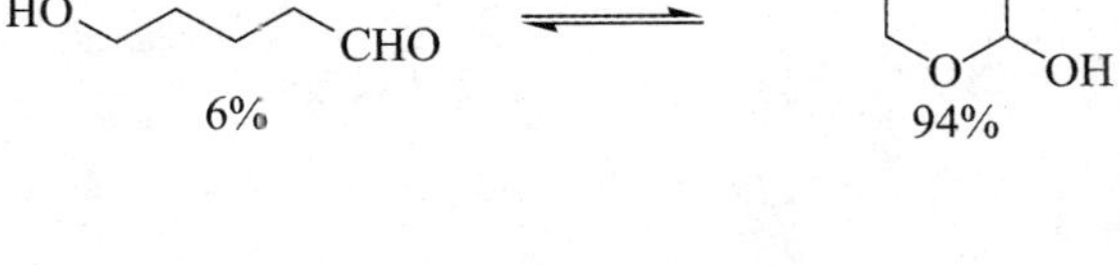

4. 与氨的衍生物加成　氨的衍生物如：羟胺、肼、苯肼、2,4-二硝基苯肼、氨基脲等（可用 $H_2N—Y$ 表示），可作为亲核试剂与羰基加成，加成产物极不稳定，立即失去一分子水，生成稳定的含有碳氮双键的化合物。此反应过程可简单表示如下：

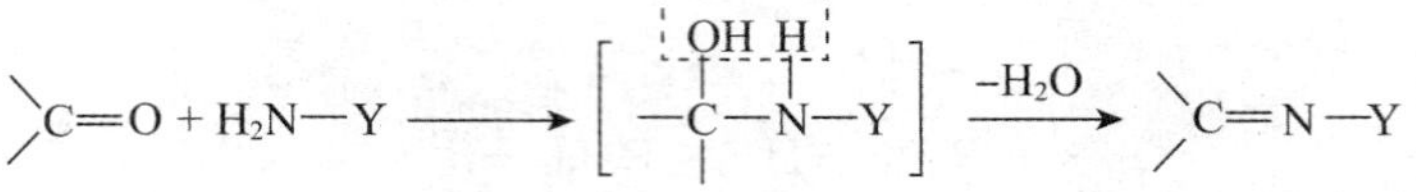

反应产物大部分是固体，且具有一定熔点，此反应可用来鉴别醛、酮，所以氨的衍生物又常称为羰基试剂。尤其是2,4-二硝基苯肼，与醛、酮反应生成的2,4-二硝基苯腙为黄色结晶产物，用于鉴别醛、酮比较灵敏。

表 15-2　氨的衍生物与醛、酮反应的产物

氨的衍生物	氨衍生物结构式	反应产物结构式	反应产物的名称
伯胺	$H_2N—R''$	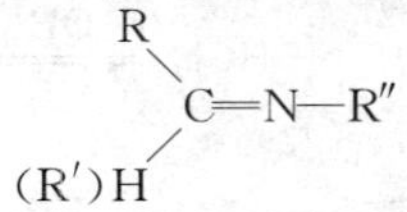	Schiff 碱
羟胺	$H_2N—OH$	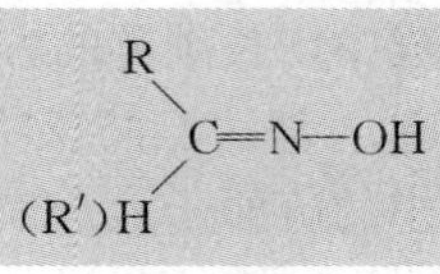	肟
肼	$H_2N—NH_2$	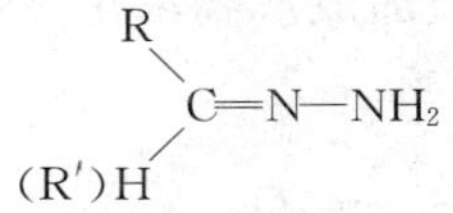	腙
苯肼	$H_2N—NH—C_6H_5$	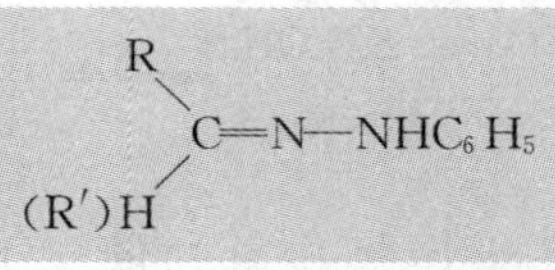	苯腙
2,4-二硝基苯肼	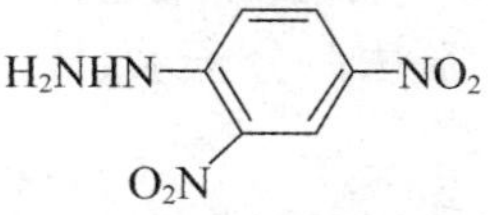	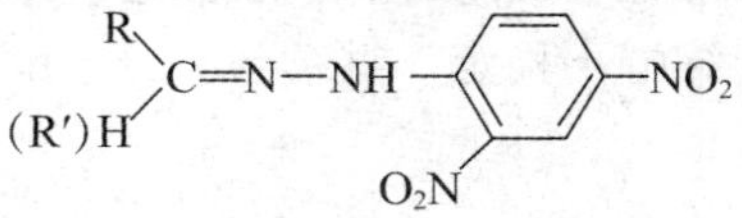	2,4-二硝基苯腙
氨基脲	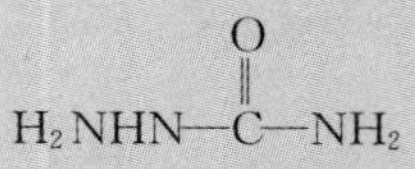	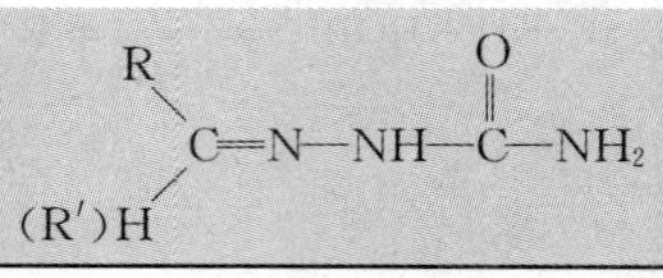	缩氨脲

（二）α-活泼氢的反应

与醛、酮羰基相连的α碳原子上的氢，因受到羰基的影响，C—H 键极性增大，电子对偏向于碳原子，使得α-H 具有一定的活泼性，在碱催化下，易离解成质子而离去。

1. 羟醛缩合反应　在稀碱作用下，有α-H 的醛可发生羟醛缩合反应（aldol condensation reaction，也称醇醛缩合反应），生成β-羟基醛，进一步加热脱水生成α,β-不饱和醛。

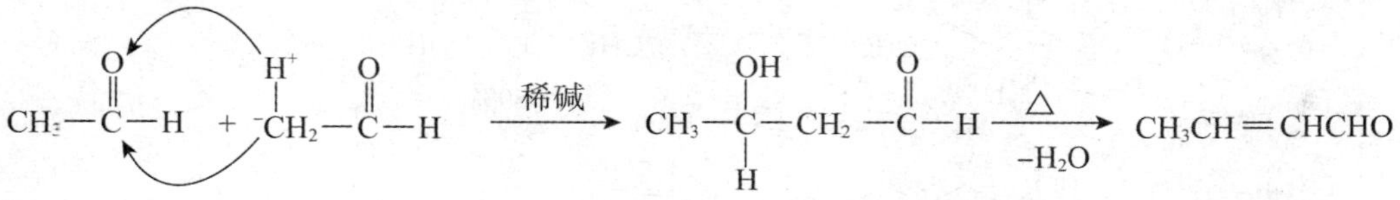

β-羟基丁醛　　2-丁烯醛

含有 α - H 的两种不同的醛发生羟醛缩合反应，可生成四种缩合产物的混合物，由于分离困难，实用意义不大。若用一种含 α - H 的醛作为亲核试剂，另一种不含 α - H 的醛作为羰基提供者，则可得到较单一的产物。

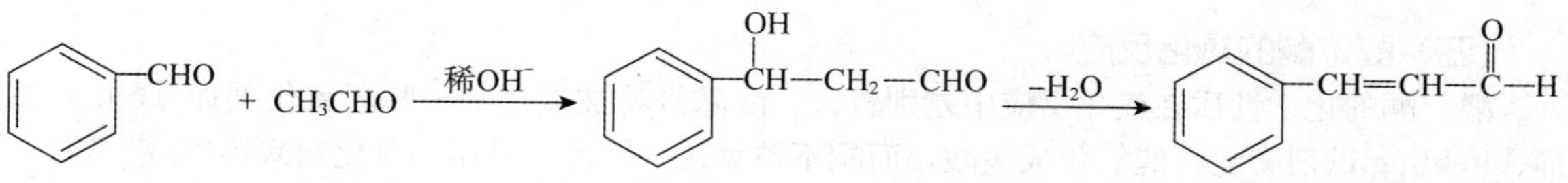

2. 卤仿反应　在碱性条件下，醛、酮的 α - H 可被卤素（Cl、Br 和 I）取代生成 α -卤代醛、酮。若醛、酮中有多个 α - H，此卤代反应很难停留在单一取代阶段，往往生成多卤代产物。因此，乙醛和甲基酮在碱性条件下与卤素反应，结构中的 3 个 α - H 可完全被取代，生成三卤代物。该三卤代物在碱性条件下极易发生碳碳键断裂，生成三卤甲烷（又称卤仿），此反应称为卤仿反应（haloform reaction）。

$$(H)R-\overset{\overset{O}{\|}}{C}-CH_3 \xrightarrow{X_2/NaOH} (H)R-\overset{\overset{O}{\|}}{C}-CX_3 \xrightarrow{NaOH} (H)R-\overset{\overset{O}{\|}}{C}-ONa + CHX_3$$

如用 I_2 的 NaOH 溶液与乙醛或甲基酮反应，则生成碘仿，该反应称为碘仿反应（iodoform reaction）。碘仿是有特殊气味的黄色晶体，水溶性极小，可利用此现象鉴别乙醛和甲基酮类化合物，此外具有 $CH_3\underset{\underset{OH}{|}}{C}H-R(H)$ 结构的醇也能用碘仿反应作为定性鉴别。

$$CH_3\underset{}{\overset{\overset{OH}{|}}{C}}HCH_2CH_3 \xrightarrow{NaOH + I_2} CH_3\overset{\overset{O}{\|}}{C}CH_2CH_3 \xrightarrow{NaOH + I_2} {}^{-}O\overset{\overset{O}{\|}}{C}CH_2CH_3 + CHI_3\downarrow$$

（三）还原反应

醛、酮分子中的羰基可以被还原，但所用还原剂不同，生成的产物也不同。

1. 催化加氢　在金属铂、镍和钯催化下，醛、酮与氢气作用，可以把羰基还原成醇羟基。醛加氢还原为伯醇，酮加氢还原成仲醇。若分子中有其他不饱和基团，将同时被还原。

$$R-\overset{\overset{O}{\|}}{C}-R'(H) + H_2 \xrightarrow{Ni} R-\underset{\underset{H}{|}}{\overset{\overset{OH}{|}}{C}}-R'(H)$$

$$CH_3CH=CHCHO + H_2 \xrightarrow{Ni} CH_3CH_2CH_2CH_2OH$$

2. 金属氢化物还原　常用的金属氢化物有氢化铝锂（$LiAlH_4$）、硼氢化钠（$NaBH_4$）等。这些金属氢化物是一类有选择性的化学还原剂，它可将羰基还原成羟基，而不影响分子中的碳碳双键和三键。氢化铝锂极易水解，反应要在绝对无水条件下进行。氢硼化钠不与水和醇作用，可在水和醇溶液中使用。

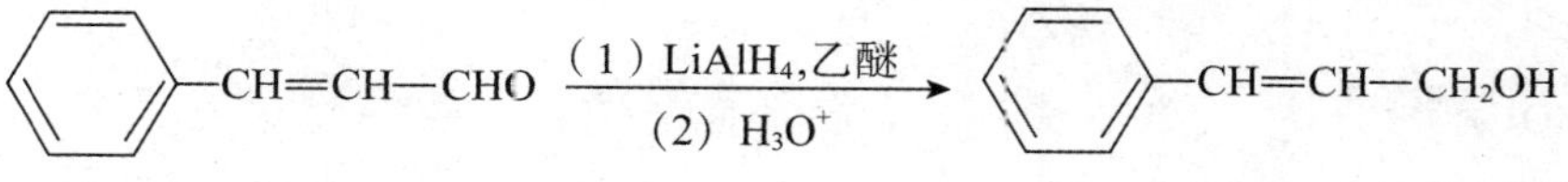

肉桂醛　　　　肉桂醇

3. Clemmensen 还原　采用锌汞齐和浓盐酸与醛或酮一起回流，可将羰基还原成亚甲基，此法只适合对酸稳定的化合物。例如：

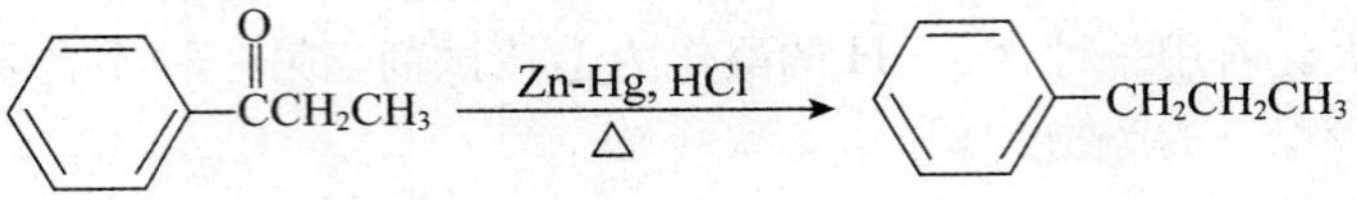

(四) 醛、酮的氧化反应

醛、酮的化学性质在氧化反应中差别较大。醛基极易被氧化，一些弱氧化剂如 Tollens 试剂、Fehling 试剂就能将醛氧化成羧酸，而酮不被氧化。因此，可用弱氧化剂来鉴别醛、酮。

Tollens 试剂是一种无色银氨配合物溶液。其中$[Ag(NH_3)_2]^+$起氧化剂作用被还原成金属银，附着在管壁上形成光亮的银镜（否则生成灰黑色沉淀），故此反应又称银镜反应。

$$RCHO + 2[Ag(NH_3)_2]^+ + 3OH^- \xrightarrow{\triangle} RCOO^- + 2Ag\downarrow + 2NH_3 + 2H_2O$$

Fehling 试剂是由硫酸铜和酒石酸钠的碱溶液混合而成，Cu^{2+}被还原生成砖红色的氧化亚铜沉淀。芳香醛不能与 Fehling 试剂发生反应，因此，可用 Fehling 试剂鉴别脂肪醛和芳香醛。

$$RCHO + 2Cu(OH)_2 + NaOH \xrightarrow{\triangle} RCOONa + Cu_2O\downarrow + H_2O$$

习 题

1. 用系统命名法命名下列化合物。

(1) CH_3CHCH_2CHO（CH_3CH 上连 CH_2CH_3）

(2) 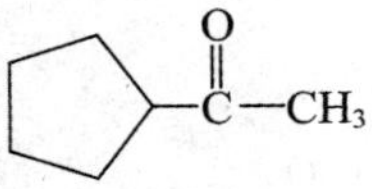

(3) 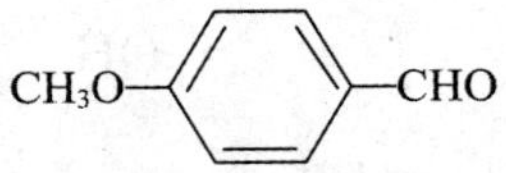

(4) 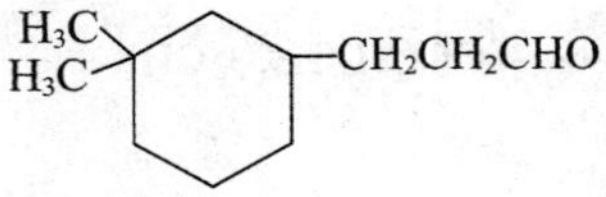

(5) $CH_3CH{=}CHCCH_3$（C 上连 =O）

(6) 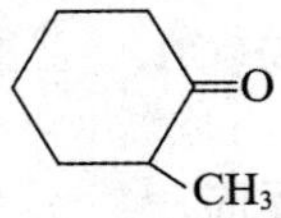

2. 写出下列化合物的结构式。

(1) 间羟基苯乙酮 (2) 4-己烯-2-酮 (3) 3-羟基丁醛 (4) α-氯代丁醛

3. 写出下列反应的主要产物。

(1) CH_3CHCHO（CH_3CH 上连 CH_3）$\xrightarrow{稀OH^-}$

(2) $\underset{CHO}{\overset{CHO}{|}}$ $+ CH_3OH \xrightarrow{干燥HCl}$

(3) 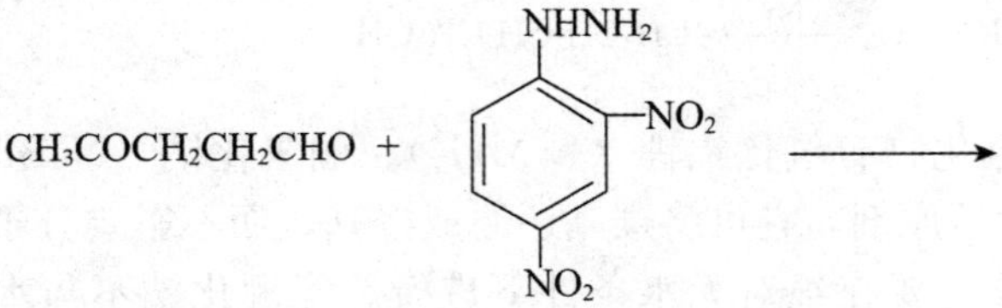

(4) 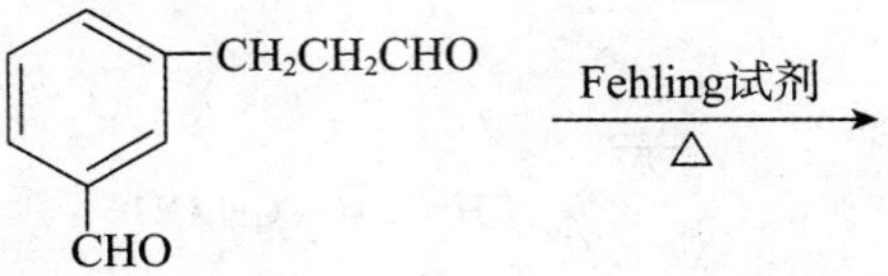

(5) $CH_3CHCH_2CCH_3$（CH 上连 OH，C 上连 =O）$\xrightarrow{I_2/NaOH}$

(6) 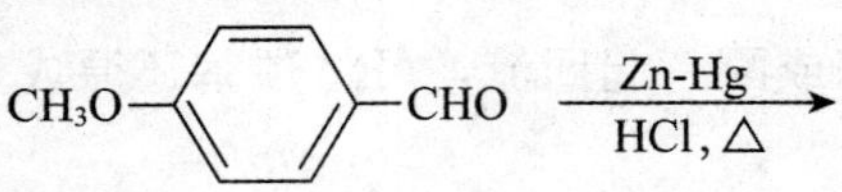

4. 下列化合物中，哪些化合物可与饱和 $NaHSO_3$ 加成？哪些化合物能起碘仿反应？哪些化合物两种反应均能发生？

(1) $CH_3COCH_2CH_3$　(2) $CH_3CH_2CH_2CHO$　(3) CH_3CH_2OH

(4) 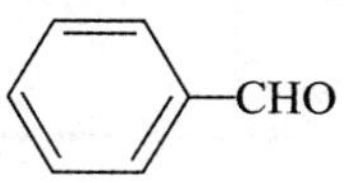

(5) 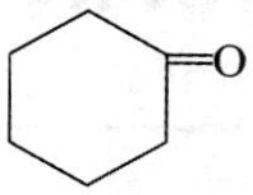

(6) $CH_3CH_2COCH_2CH_3$

(7) $CH_3CHOHCH_2CH_3$　(8) $(CH_3)_3CCHO$

(9) 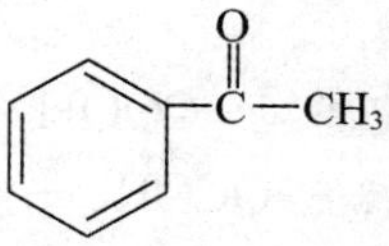

5. 用化学方法鉴别下列各组化合物。

(1) 乙醇、正丙醇、丙酮

(2) 苯甲醛、苯乙醛、丙酮

(3) 2-戊酮、3-戊酮 、环己酮

6. 某化合物 A 分子式为 $C_5H_{10}O$，能与羟胺反应，也能发生碘仿反应。A 催化氢化后得化合物 B($C_5H_{12}O$)。B 与浓硫酸共热得主要产物 C(C_5H_{10})，化合物 C 没有顺反异构现象。试推测 A 的结构式。

7. 分子式为 $C_8H_{14}O$ 的化合物 A，它既可以使溴水褪色，也可与苯肼反应生成苯腙。A 经氧化生成一分子丙酮和另一化合物 B，B 具有酸性且能与碘的 NaOH 溶液反应生成一分子碘仿和一分子丁二酸二钠。推测化合物 A 和 B 的结构。

（罗　娟）

第十六章　羧酸及羧酸衍生物

分子中含有羧基（—COOH）的有机化合物，称为羧酸（carboxylic acid）。羧酸分子中羧基上的羟基被—X、—OCOR、—OR、—NH_2取代后所生成的化合物，分别称为酰卤、酸酐、酯和酰胺，总称为羧酸衍生物（derivatives of carboxylic acid）。自然界中的羧酸常以游离态或羧酸盐的形式广泛存在于动植物中；许多羧酸及其衍生物是动植物代谢的中间产物，参与动植物的生命过程；有些具有强烈的生物活性，能防病治病；有些是工农业和医药工业的重要原料。

第一节　羧　酸

羧基是羧酸的官能团，一元羧酸的结构通式如下：

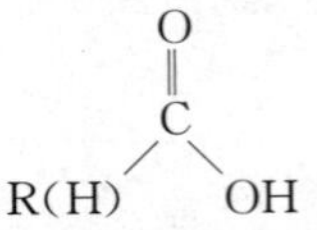

或

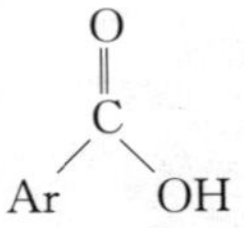

R：脂肪烃基　　Ar：芳烃基

一、羧酸的分类和命名

（一）羧酸的分类

根据与羧基相连的烃基不同，羧酸分为脂肪酸和芳香酸；根据分子中羧基的数目，羧酸可分为一元酸、二元酸和多元酸；根据所连烃基饱和程度不同，羧酸分为饱和酸和不饱和酸。如：

$H_3C-COOH$　　脂肪酸　一元酸

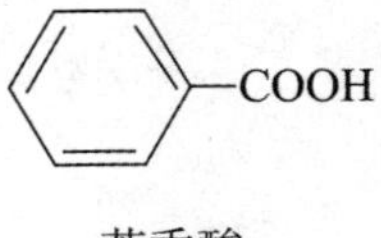

芳香酸　一元酸

$HOOC-CH_2-COOH$　　脂肪酸　二元酸

$CH_3CH=CH-COOH$　　不饱和脂肪酸　一元酸

（二）羧酸的命名

许多羧酸通常根据其来源命名，即"俗名"。如从蚂蚁蒸馏液中分离得到的甲酸，称为蚁酸；从酿制食用醋中得到的乙酸，称为醋酸；从苹果汁中分离出来的2-羟基丁二酸，称为苹果酸。还有草酸、硬脂酸、软脂酸、油酸、柠檬酸、酒石酸等。

羧酸的系统命名法与醛类化合物相同，即选择含有羧基在内的最长碳链作为主链，按主链碳原子数称为"某酸"，用阿拉伯数字从羧基碳原子开始编号，标明主链碳原子的位次（简单的羧酸也可用α、β、γ……希腊字母编号），将取代基位次、数目及名称列于母体名称"某酸"之前。如：

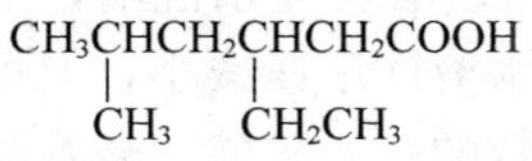

5-甲基-3-乙基己酸

3-ethyl-5-methyl hexanoic acid

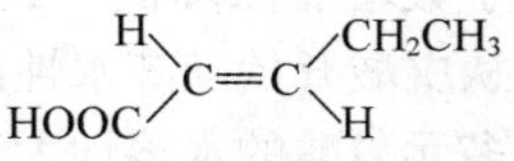

反-2-戊烯酸

trans-2-pentenoic acid

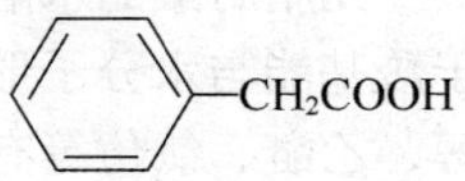

苯乙酸

phenyl acetic acid

二元羧酸的命名，选择含有两个羧基在内的最长碳链为主链，按主链碳原子数称为“某二酸”。如：

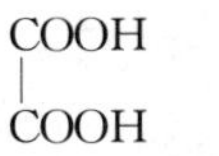

乙二酸

oxalic acid

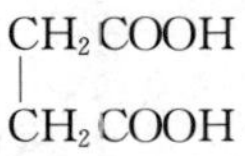

丁二酸

butanedioic acid

芳香酸的命名，以苯甲酸作为母体，其他基团为取代基。如：

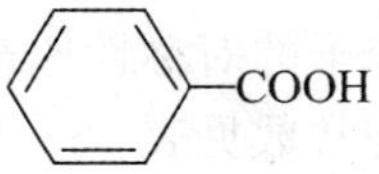

苯甲酸

benzoic acid

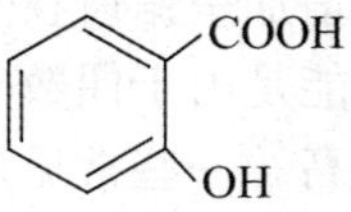

邻羟基苯甲酸

o-hydroxybenzoic acid

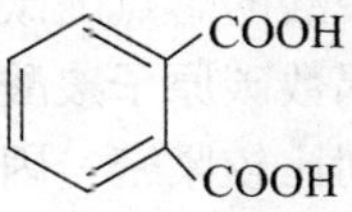

邻苯二甲酸

o-phthalic acid

二、羧酸的结构

羧酸官能团羧基中的碳为 sp^2 杂化，三个 sp^2 杂化轨道分别与羰基氧、羟基氧和烃基碳原子（甲酸为氢原子）形成三个处于同一平面上的 σ 键，键角接近 120°。羰基碳原子上未参与杂化的 p 轨道与羰基氧原子上的 p 轨道形成一个 π 键。羟基氧原子上带孤对电子的 p 轨道再与 π 键形成 p－π 共轭体系。其结构如下图所示：

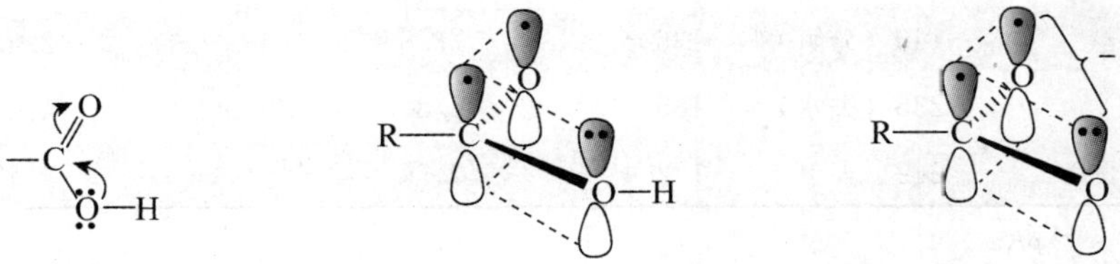

图 16－1 羧基的结构

由于存在 p－π 共轭体系，致使游离羧酸中碳氧双键和碳氧单键的键长平均化，降低了羰基碳的正电性，因而不利于羰基发生亲核加成反应。X 射线衍射测得羧酸根中两个碳氧键的键长均为 127pm，这说明羧酸根负离子中的 p－π 共轭效应更强，键长完全平均化，负电荷得到分散，羧酸根阴离子稳定性增大，有利于羟基氢的解离，故羧酸均表现出明显的酸性。

三、羧酸的物理性质

在常温下，1～9 个碳原子的饱和一元羧酸为具有强烈刺激性气味或恶臭的液体，高级饱和脂肪酸为无味蜡状固体，芳香酸和脂肪族二元酸均为固体。

一元脂肪酸的水溶性随碳原子数增加而降低。1～4 个碳的饱和羧酸可与水混溶，主要是由于羧基能与水分子形成氢键。从戊酸开始随疏水性的烃基增大，水溶性迅速减小，但可溶于乙醇、乙醚、氯仿等有机溶剂。多元羧酸的水溶性大于相同碳原子数的一元羧酸。芳香酸在水中的溶解度很小。

饱和一元羧酸的沸点随碳原子数的增加而升高。也比相对分子质量相近的醇的沸点要高。例如：甲酸的沸点（100.5℃）比乙醇的沸点（78.3℃）高。乙酸的沸点（118℃）比丙醇的沸点（97.8℃）高；在含相同碳原子的烃的含氧衍生物中，羧酸的沸点也是最高的。造成这种差异的原因是羧酸分子之间能通过氢键形成二聚体或多聚体，而且羧酸分子间的氢键又比醇中的氢键牢固所致。

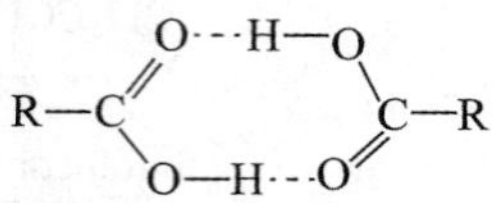

羧酸二聚体

饱和一元羧酸的熔点随碳原子数的增加呈锯齿状升高。含奇数碳原子羧酸的熔点比它前后相邻的两个含偶数碳原子羧酸低。这可能是由于偶数碳的羧酸分子的对称性比奇数碳的羧酸分子好，晶格排列比较紧密，因而熔点较高。一些常见羧酸的物理常数见表 16 - 1：

表 16 - 1　羧酸的物理常数

名称	沸点/℃	熔点/℃	溶解度/g·（100g 水）$^{-1}$	pK_a（25℃）
甲酸（蚁酸）	100.5	8.4	∞	3.76
乙酸（醋酸）	118	16.6	∞	4.76
丙酸（初油酸）	141	−20.8	∞	4.87
丁酸（酪酸）	163.5	−4.7	∞	4.82
戊酸（缬草酸）	187	−34.5	～5	4.81
己酸（羊油酸）	205	−2	～0.96	4.85
乙二酸（草酸）	157（升华）	189.5	8.6	1.27*，4.27**
丙二酸（缩苹果酸）	140（分解）	136	73.5	2.85*，5.70**
丁二酸（琥珀酸）	235（失水）	185	5.8	4.21*，5.64**
苯甲酸（安息香酸）	249	122.4	0.34	4.17

注：* pKa_1　　** pKa_2

四、羧酸的化学性质

羧基的 p - π 共轭效应一方面降低了羰基碳的正电性，不利于羰基发生亲核加成反应，同时也使α- H 的活性降低；另一方面增大了 O — H 键的极性，有利于羟基氢的解离而表现出明显的酸性，导致羧酸具有不同于醛、酮和醇的化学性质。

（一）酸性

羧酸具有明显的酸性，在水溶液中能解离出氢离子和羧酸根阴离子，达到下列电离平衡：

$$RCOOH + H_2O \rightleftharpoons RCOO^- + H_3O^+$$

由于羧酸根的负电荷可通过 p－π 共轭体系得到分散，从而使其稳定性增大，有利于羧酸的解离。常见的一元羧酸的酸性比碳酸（pK_a＝6.5）强，pK_a一般为 3～5，属于弱酸。

羧酸的酸性强弱还与羧酸分子中存在的电子效应有关。当连有硝基、卤素、烯基、炔基等吸电子基团时，这些基团的吸电子诱导效应，使羧酸根的电子云密度降低，羧酸根阴离子稳定性增加，酸性增强；反之，当连有供电子基团时，由于供电子基团的给电子诱导效应，使羧酸根的电子云密度升高，羧酸根阴离子稳定性降低，酸性减弱。如：

	$ClCH_2-COOH$	$H-COOH$	CH_3-COOH
pK_a	2.87	3.77	4.76

一般情况，所连吸电子基团的吸电能力越强、数量越多、离羧基越近，羧酸的酸性越强。如：

	Cl_3CCOOH >	$Cl_2CHCOOH$ >	$ClCH_2COOH$ >	CH_3COOH
pK_a	0.66	1.25	2.87	4.76

	$CH_3CH_2CH(Cl)COOH$ >	$CH_3CH(Cl)CH_2COOH$ >	$CH_2(Cl)CH_2CH_2COOH$ >	$CH_3CH_2CH_2COOH$
pK_a	2.84	4.06	4.52	4.82

苯甲酸由于苯环大 π 键与羧基形成共轭体系，电子云向羧基偏移，酸根阴离子稳定性降低，不利于氢解离，因此，苯甲酸的酸性比甲酸稍弱，但比其他脂肪族一元羧酸强。同样，苯环上连有其他取代基时，对其酸性也有影响。取代基是吸电子基团时，酸性比苯甲酸强；取代基是供电子基团时，酸性比苯甲酸弱。如：

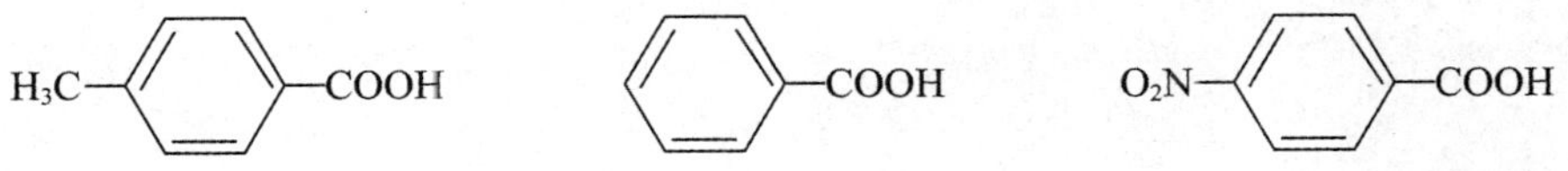

pK_a　　4.57　　4.2　　3.4

羧酸能与氢氧化钠、碳酸钠和一些生物碱反应成盐。利用羧酸与碳酸氢钠反应放出二氧化碳的性质，可以鉴别、分离羧酸和苯酚。

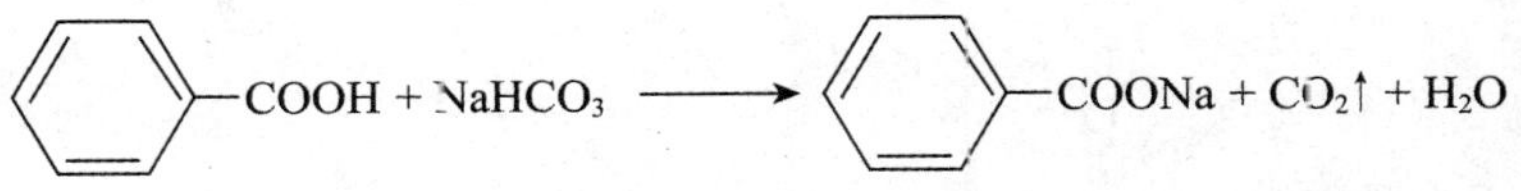

羧酸的钾、钠、铵盐易溶于水，故医药上常将水溶性差的含羧基的药物，比如青霉素类、氨苄西林等，转变成钠或钾盐，以增加其水溶性，便于临床使用。

（二）羧酸衍生物的生成

1. 酰卤的生成　羧酸与 PX_5、PX_3（X＝Br、Cl）或 $SOCl_2$ 加热回流，反应产物为酰卤。

$$R-\overset{\overset{\displaystyle O}{\|}}{C}-OH + PCl_5 \longrightarrow R-\overset{\overset{\displaystyle O}{\|}}{C}-Cl + POCl_3 + HCl$$

$$R-\overset{\overset{\displaystyle O}{\|}}{C}-OH + PCl_3 \longrightarrow R-\overset{\overset{\displaystyle O}{\|}}{C}-Cl + H_3PO_3$$

$$R-\overset{\overset{\displaystyle O}{\|}}{C}-OH + SOCl_2 \longrightarrow R-\overset{\overset{\displaystyle O}{\|}}{C}-Cl + SO_2\uparrow + HCl$$

2. 酸酐的生成　羧酸（甲酸除外）在脱水剂 P_2O_5 等的作用下并加热，两分子羧酸间脱去一分子水后生成酸酐。

$$R-\overset{O}{\overset{\|}{C}}-OH + HO-\overset{O}{\overset{\|}{C}}-R' \xrightarrow[\triangle]{P_2O_5} R-\overset{O}{\overset{\|}{C}}-O-\overset{O}{\overset{\|}{C}}-R' + H_2O$$

五元环或六元环的酸酐，可由相应的二元酸加热经分子内脱水而得。如：

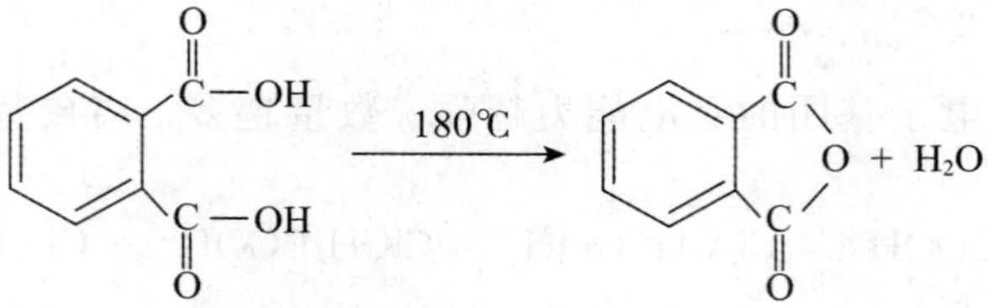

酸酐的官能团为酐键：$-\overset{O}{\overset{\|}{C}}-O-\overset{O}{\overset{\|}{C}}-$

3. 酯的生成　羧酸与醇在无机强酸催化下加热生成酯和水的反应称为酯化反应（esterification）。酯化反应属于可逆反应，其反应速率非常慢，常需加热和在浓硫酸催化（促使脱水和提高羰基的反应活性）下进行。如：

$$R-\overset{O}{\overset{\|}{C}}-OH + R'OH \underset{\text{水解}}{\overset{\text{酯化}}{\rightleftharpoons}} R-\overset{O}{\overset{\|}{C}}-OR' + H_2O$$

酯的官能团为酯键：$-\overset{O}{\overset{\|}{C}}-O-$

4. 酰胺的生成　羧酸和氨或有机胺反应生成羧酸铵盐，铵盐在加热条件下失水生成酰胺。

$$R-\overset{O}{\overset{\|}{C}}-OH + H_2NR' \underset{\triangle}{\overset{-H_2O}{\rightleftharpoons}} R-\overset{O}{\overset{\|}{C}}-NHR' + H_2O$$

酰胺的官能团为酰胺键：$-\overset{O}{\overset{\|}{C}}-NH-$

（三）二元酸的受热反应

由于两个羧基间的距离不同，相互影响各异，在加热条件下，不同的二元羧酸会发生不同的反应，获得不同的产物。

（1）乙二酸、丙二酸受热时会脱去一个羧基，放出 CO_2，生成少一个碳原子的一元羧酸。羧酸放出 CO_2 失去羧基的反应称为脱羧反应（decarboxylation）。如：

$$HOOC-CH_2COOH \xrightarrow{\triangle} CH_3COOH + CO_2\uparrow$$

（2）丁二酸、戊二酸受热时会发生分子内脱水反应，生成环状酸酐。如：

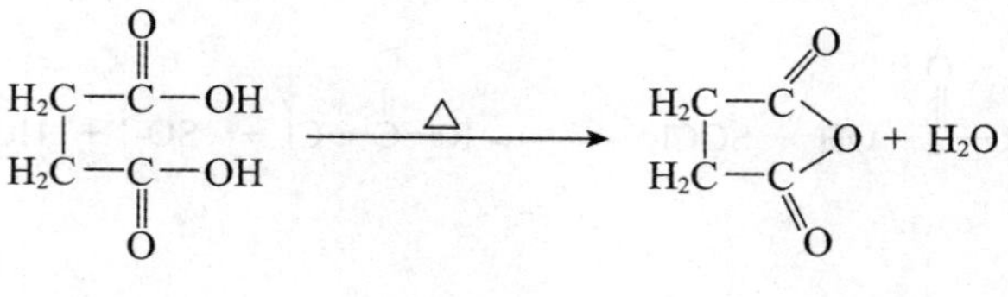

（3）己二酸、庚二酸与 $Ba(OH)_2$ 共热，同时发生脱羧反应和脱水反应，生成环酮。如：

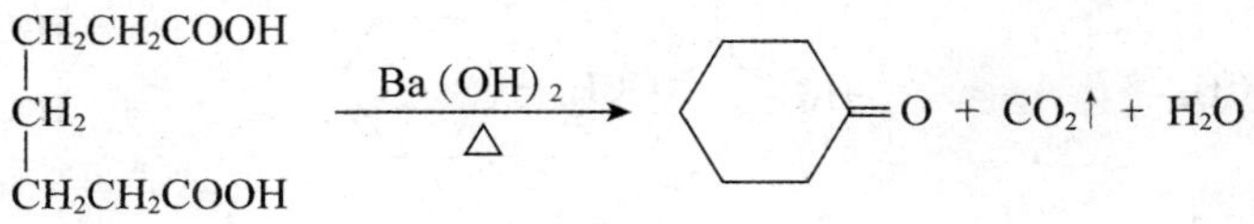

第二节 羧酸衍生物

一、羧酸衍生物的命名

羧酸分子中去掉羧基上的羟基后，剩余部分称为酰基。酰基的命名就是将相应的羧酸名称中的“酸”字改成“酰”字，再加上“基”字即可。如：

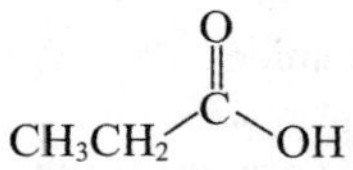

丙酸
propionic acid

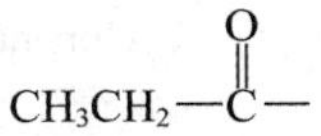

丙酰基
prcpionyl

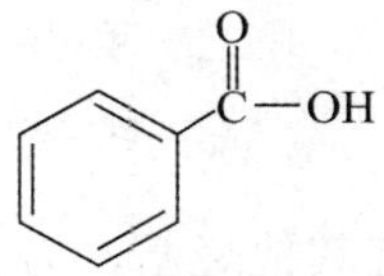

苯甲酸
benzoic acid

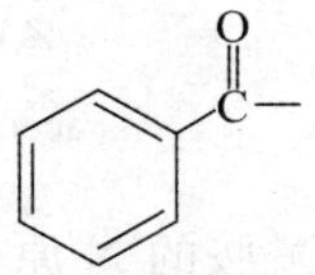

苯甲酰基
benzoyl

（一）酰氯的命名

酰卤的命名由酰基名称加上卤素即可，称为“某酰卤”。

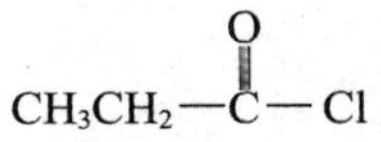

丙酰氯
propionyl choride

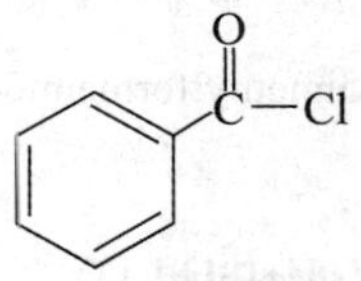

苯甲酰氯
benzoyl chloride

（二）酸酐的命名

由相同羧酸形成的酸酐命名时，只需在母体羧酸后加上“酐”字，称为“某酸酐”。不同羧酸组成的混合酸酐，命名时先写出简单羧酸的名称，再写出复杂羧酸的名称，最后加上“酐”字即可。

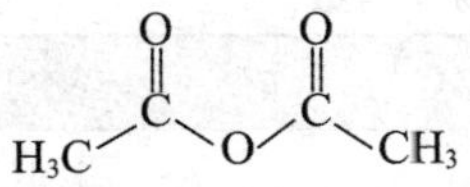

乙酸酐
acetic anhydride

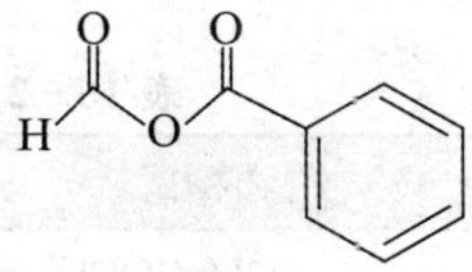

甲酸苯甲酸酐
acetic benzoic anhydride

（三）酯的命名

一元羧酸和一元醇脱水生成的酯命名为“某酸某醇酯”，通常去掉“醇”字，简称为“某酸某酯”。二元羧酸与一元醇生成的酯命名为“某二酸某酯”。

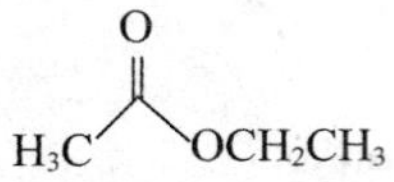

乙酸乙酯

ethyl acetate

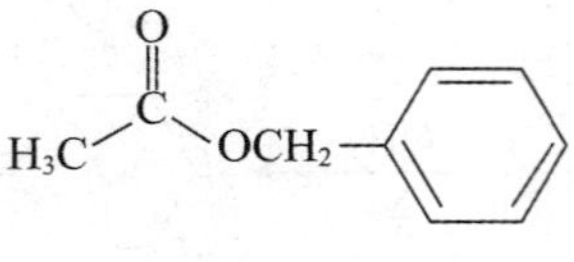

乙酸苄酯

benzyl acetate

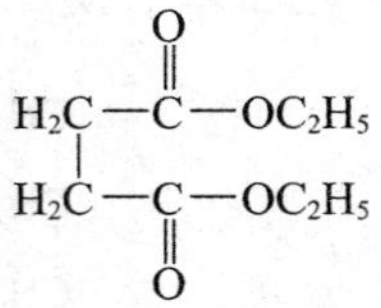

丁二酸二乙酯

diethyl succinate

（四）酰胺的命名

酰胺的命名就是将相应的羧酸名称中的“酸”字换为“酰胺”。

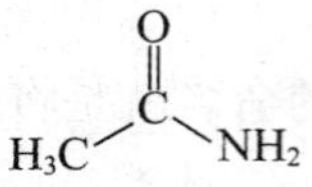

乙酰胺

acetamide

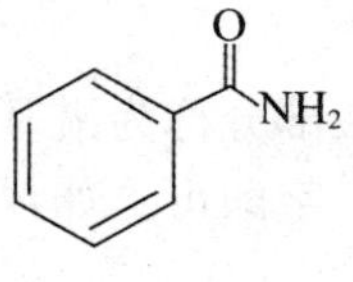

苯甲酰胺

benzamide

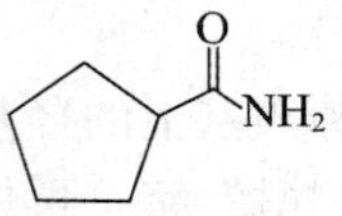

环戊基甲酰胺

cyclopentanecarboxamide

若酰胺的 N 原子上连有其他烃基，为表示烃基连在 N 原子上，需在烃基前面加上字母“*N*”。如：

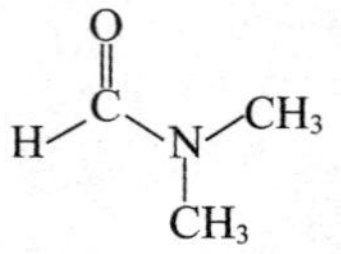

N,N-二甲基甲酰胺

N,N-dimethylformamide

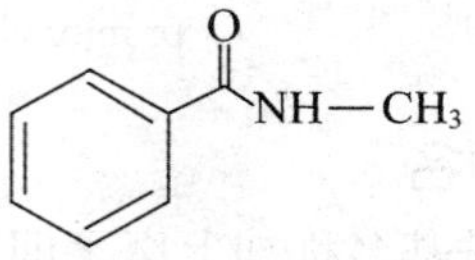

N-甲基苯甲酰胺

N-methylbenzamide

二、羧酸衍生物的物理性质

低级酰卤和酸酐具有刺激性气味。挥发性的酯具有令人愉悦的香味，可用于制造香料。所有羧酸衍生物均能溶于乙醚、氯仿、丙酮和苯等有机溶剂。低级酰胺能与水混溶，如 *N*,*N*-二甲基甲酰胺，是很好的非质子性溶剂。酰胺可形成分子间氢键，而酰卤、酸酐和酯类化合物因不能形成分子间氢键而难以缔合，因此，酰胺的熔点、沸点均比相应的羧酸高，酰卤和酯的沸点比相应的羧酸低，酸酐的沸点较相对分子质量相近的羧酸低。一些羧酸衍生物的物理常数见表 16-2。

表 16-2 几种羧酸衍生物的物理常数

名称	结构式	沸点/℃	密度/g·cm^{-3}
乙酰氯	CH_3COCl	51	1.104
苯甲酰氯	C_6H_5COCl	197	1.212
乙酸酐	$(CH_3CO)_2O$	140	1.082
乙酸乙酯	$CH_3COOCH_2CH_3$	77	0.901
N,*N*-二甲基甲酰胺	$HCON(CH_3)_2$	153	0.944

三、羧酸衍生物的化学性质

羧酸衍生物含有相同的官能团酰基，因而表现出相似的化学反应和反应机理，仅在反应活性上有差异。

（一）酰化反应

1. 水解反应　羧酸衍生物与水作用生成相应羧酸的反应，称为羧酸衍生物的水解反应（hydrolysis）。酰卤水解活性最高，水解反应非常剧烈，低分子酰卤遇空气中痕量的水分即可潮解，故存放时需注意防潮；酸酐水解活性比酰卤小，室温下水解慢，加热、酸碱催化可加快水解速度；酯水解比酰氯、酸酐的反应活性低，需无机酸或碱催化并加热才能进行水解反应；酰胺比酯更稳定，在酸性或碱性条件下加热，才能发生缓慢的水解反应。如：

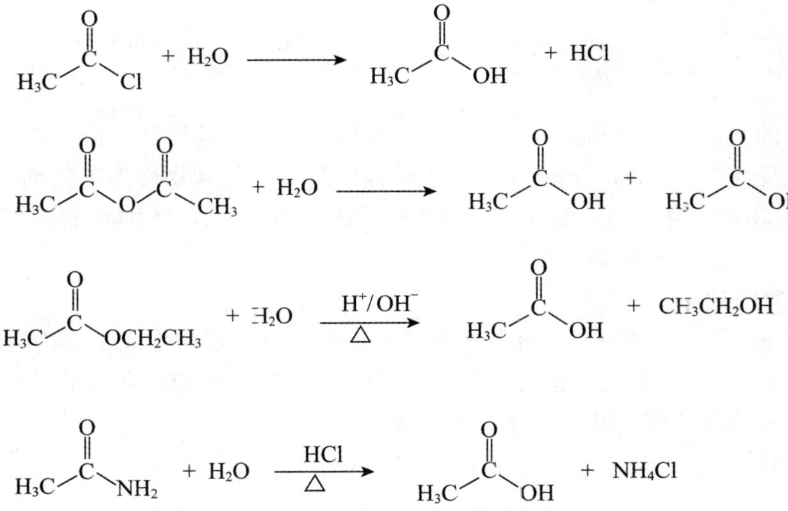

2. 醇解反应　羧酸衍生物与醇作用生成酯的反应，称为羧酸衍生物的醇解反应（alcoholysis）。酰卤和酸酐易与醇反应生成酯，是合成酯的常用方法。如：

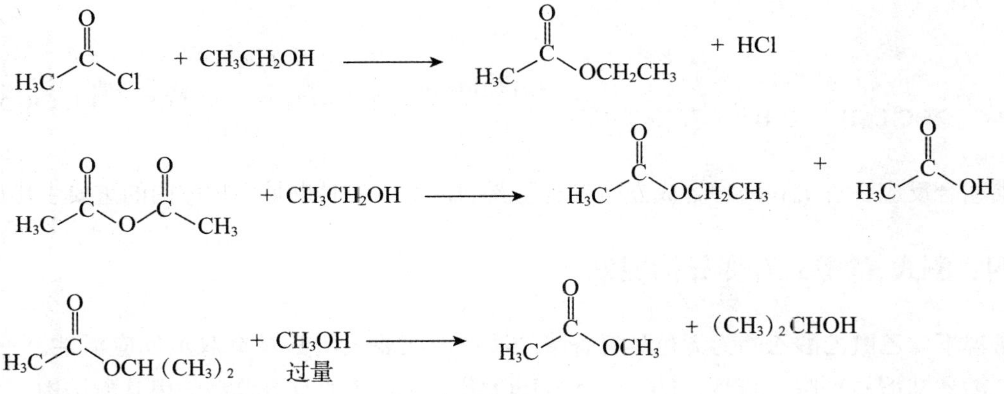

利用酰氯的醇解可以制备普通酯化反应难以制备的酯。如：

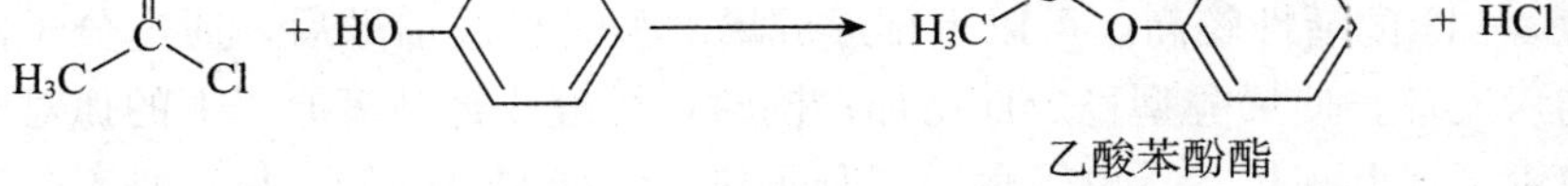

乙酸苯酚酯

3. 氨解反应　羧酸衍生物与氨或有机胺作用生成酰胺的反应，称为羧酸衍生物的氨解反应（ammonolysis）。由于氨或有机胺的亲核性比水、醇强，故羧酸衍生物的氨解反应比水解、醇解活性高。因此，酰卤或酸酐在较低温度下能缓慢氨解生成酰胺；酯的氨解比水解反应容易进行，一般只需加热而不用酸或碱催化就能生成酰胺。如：

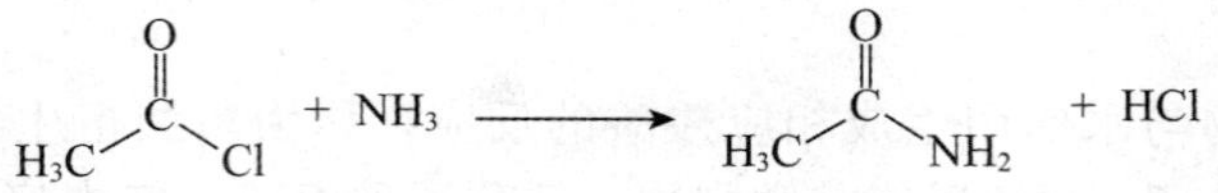

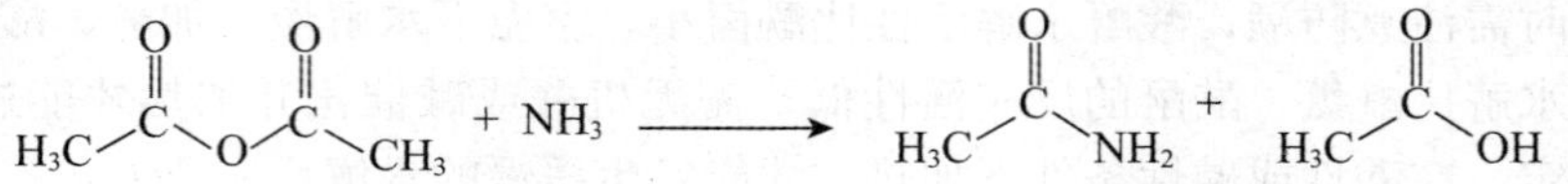

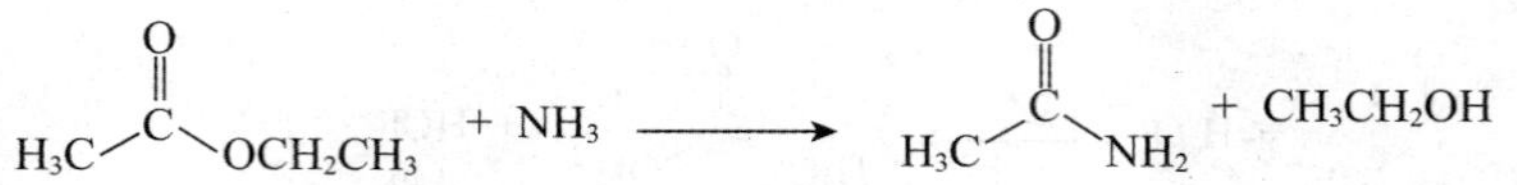

羧酸衍生物的水解、醇解和氨解反应，可以看作是在水、醇和氨（胺）分子中引入酰基的反应，又称酰化反应（acylating reaction）。能够提供酰基的化合物称为酰化剂（acylating reagent），羧酸衍生物都是酰化剂，酰化反应中酰卤和酸酐最常用，特别是酰卤具有高度反应活性，广泛用于化工产品、药物的合成。

（二）酯缩合反应

在醇钠作用下，一分子酯的 α－H 能被另一分子酯的酰基取代生成 β-酮酸酯的反应，称为酯缩合反应或 Claisen 缩合反应。该反应类似醇醛缩合反应。例如，在乙醇钠作用下，两分子乙酸乙酯缩合生成乙酰乙酸乙酯（β-丁酮酸乙酯）：

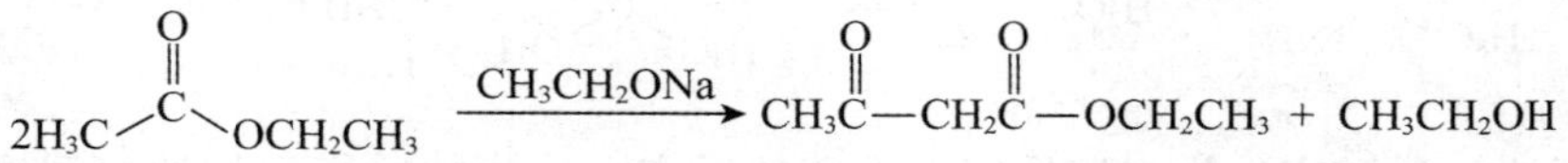

不含 α－H 的酯可以提供酰基，与具有 α－H 的酯发生缩合反应，称为交叉 Claisen 酯缩合反应。如：

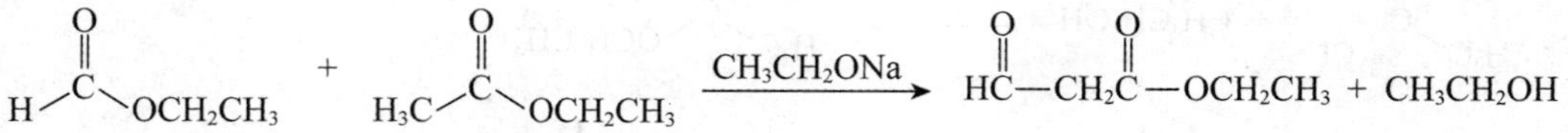

酯缩合反应在有机和药物合成方面具有重要的价值，同时也是生物体内的重要生化反应。

四、酮式-烯醇式互变异构现象

常温下，乙酰乙酸乙酯为无色具有香味的液体，实验表明其具有双重反应活性。一方面，乙酰乙酸乙酯能与羟胺、苯肼、HCN、$NaHSO_3$ 等反应，表明具有典型的甲基酮结构。另一方面，乙酰乙酸乙酯能与 $FeCl_3$ 呈颜色反应、使溴水褪色、与金属钠反应放出氢气，表明又具有典型的烯醇式结构。经物理方法证实，常温下乙酰乙酸乙酯是酮型和烯醇型两种异构体处于动态平衡，且可以互相转变的混合物。这是由于乙酰乙酸乙酯分子中的 α－H 受羰基和酯键的双重影响，导致 α－H 的活性较高，可以重排形成烯醇型。形成烯醇后，通过分子内氢键形成一个较为稳定的六元环，使烯醇型稳定性增加；同时，烯醇式羟基氧原子上的孤对电子能与碳碳双键、碳氧双键形成共轭体系，电子离域，分子热力学能明显降低，故乙酰乙酸乙酯的烯醇式结构具有较大的稳定性。酮式和烯醇式平衡关系如下图所示：

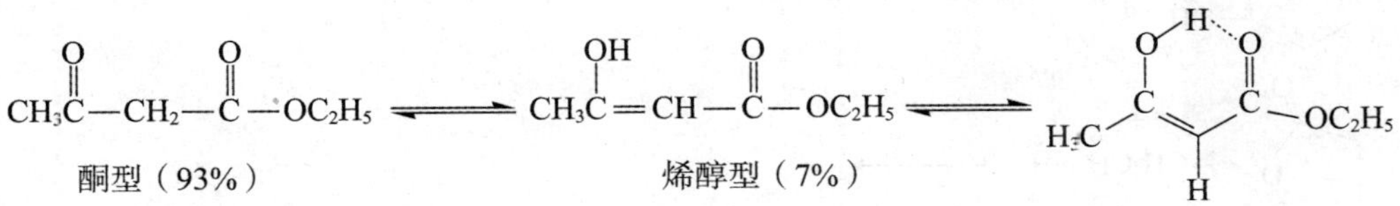

酮型（93%）　　　　烯醇型（7%）

这种由于同分异构体之间的相互转变，并以一定比例呈动态平衡存在的现象，叫互变异构现象（tautomerism），各异构体称为互变异构体。

互变异构现象不仅限于含氧化合物，在酰亚胺类的羧酸衍生物中也普遍存在。

习　题

1. 命名下列化合物。

(1) 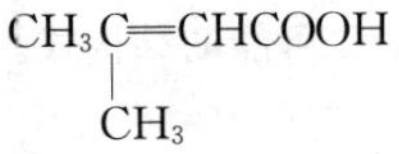

(2) 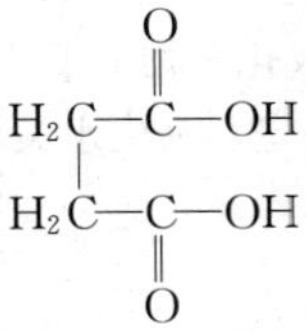

(3) 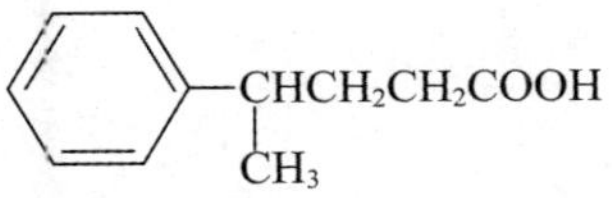

(4) 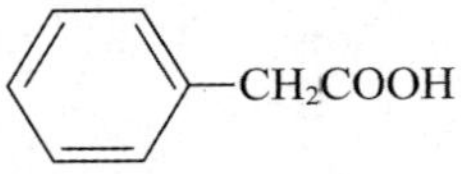

(5) 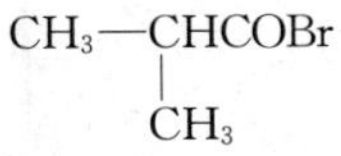

(6) 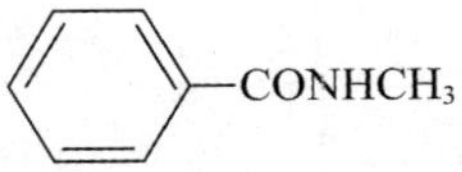

(7) $CH_3CH_2COOCH_2CH_3$

(8) 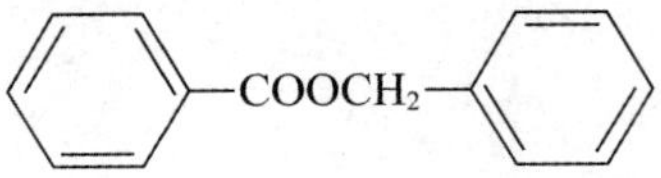

2. 写出下列化合物的结构式。

(1) 草酸　　(2) 苹果酸

(3) 水杨酸　　(4) 甲基丙烯酸

(5) *N*-甲基-*N*-乙基苯甲酰胺　　(6) 乙酰溴

3. 完成下列反应式。

(1) 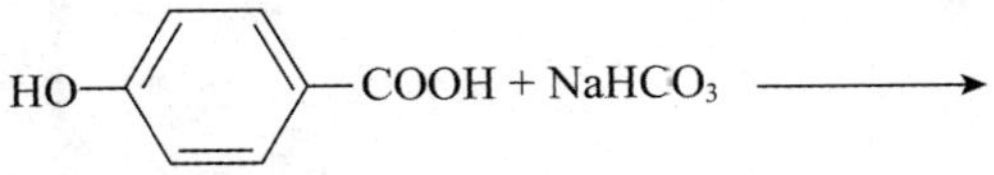

(2) $CH_3CH_2COOH + PCl_3 \longrightarrow$

(3) 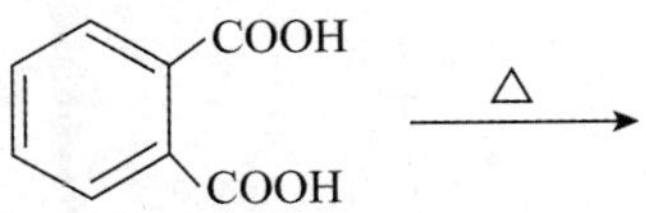

(4) 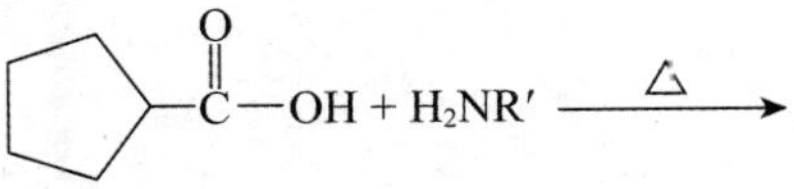

(5) 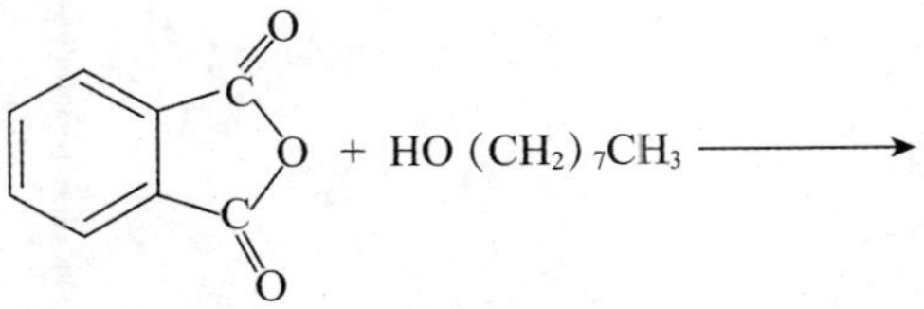

(6) 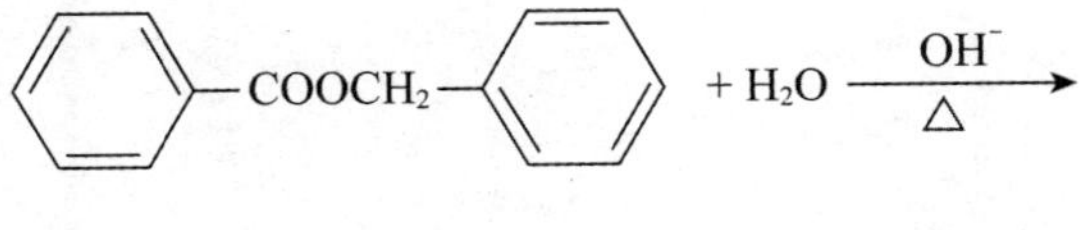

(7) 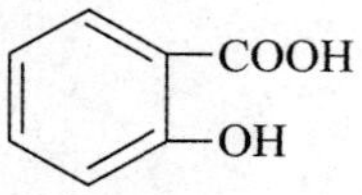 + $(CH_3CO)_2O$ ⟶

(8) 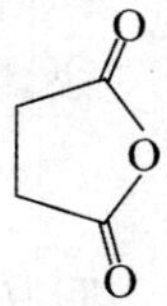 + $CH_3CH_2NH_2$ ⟶

4. 用化学方法鉴别下列各组化合物。

(1) 苯酚、苯甲酸、苄醇

(2) 甲酸、乙酸、丙醛

5. 化合物 A、B、C 和 D 的分子式均为 $C_4H_8O_2$。A 和 B 可使 $NaHCO_3$ 放出 CO_2，C 和 D 不能，但在 NaOH 水溶液中加热水解后，C 的水解液蒸馏出的低沸点化合物能发生碘仿反应，D 的水解液经酸中和至中性，能与 Tollens 试剂反应（加热）产生银镜，试推测 A、B、C 和 D 的结构式。

6. 化合物 A 在酸性水溶液中加热，生成化合物 B($C_5H_{10}O_3$)，B 与 $NaHCO_3$ 作用放出无色气体，与 CrO_3 作用生成 C($C_5H_8O_3$)，B 在室温条件下不稳定，易失水又生成 A。试写出 A、B、C 可能的结构式。

（李　伟）

第十七章　胺和酰胺

胺和酰胺均属于含氮的有机化合物（nitrogenous compound），在自然界中广泛存在，与人体的生命活动关系密切，在生物代谢过程中占有重要位置。

第一节　胺

一、胺的分类

胺（amine）是氨分子中一个或几个氢原子被烃基取代的衍生物。根据氨分子中的氢原子被烃基取代的数目，胺可以分为伯胺（1°）、仲胺（2°）、叔胺（3°）。

RNH_2　　　　R_2NH　　　　R_3N

伯胺（1°胺）　　仲胺（2°胺）　　叔胺（3°胺）

氢氧化铵和铵盐中铵离子（NH_4^+）的4个氢原子全部被烃基取代的化合物分别称为季铵碱和季铵盐。

$(C_4H_9)_4N^+Br^-$　　　　$(C_4H_9)_4N^+OH^-$

季铵盐　　　　季铵碱

根据胺分子中氮原子连接的烃基种类，可分为脂肪胺和芳香胺。

$CH_3CH_2NH_2$

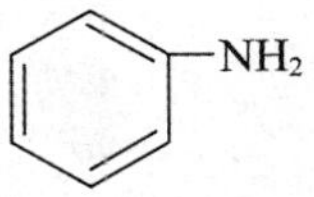

脂肪胺　　　　芳香胺

根据胺分子中氨基的数目，可分为一元胺、二元胺和多元胺。

$CH_3CH_2CH_2NH_2$　　$NH_2CH_2CH_2CH_2CH_2CH_2CH_2NH_2$　　$NH_2CH_2CH_2NHCH_2CH_2NH_2$

一元胺　　　　二元胺　　　　多元胺

二、胺的命名

1. 简单胺的命名　以胺为母体，称为某胺。如果氮原子上连接2个或3个相同烃基时，称为“二某胺”或“三某胺”。当氮原子上连接多个不同烃基时，则按次序规则排列。例如：

CH_3NH_2

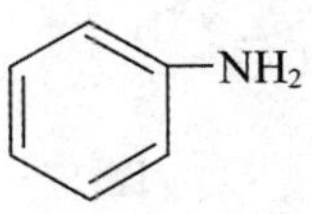

甲胺　　　　苯胺

methyl amine　　　　aniline

$(CH_3)_2NH$	$(CH_3CH_2)_3N$	$H_3C—N(CH(CH_3)_2)—CH_2CH_3$
二甲胺	三乙胺	甲乙异丙胺
dimethyl amine	triethyl amine	ethyl isopropyl methyl amine

氮原子上既连有芳香烃基又连有脂肪烃基时，以芳香胺为母体，脂肪烃基为取代基，在脂肪烃基名称前加上“*N*—”或“*N*,*N*—”，以表示烃基连接在氮原子上，而不是连接在芳环上。例如：

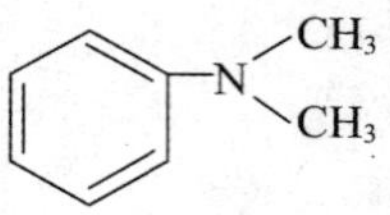

N,*N*-二甲基苯胺

N,*N*-dimethyl aniline

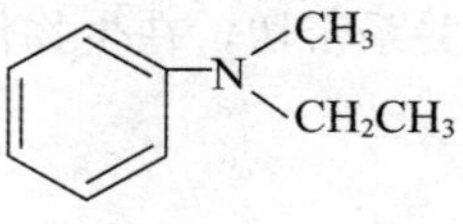

N-甲基-*N*-乙基苯胺

N-ethyl-*N*-methyl aniline

2. 复杂胺的命名　以烃或其他官能团所在的碳链为母体，氨基或烃氨基（$—NHR$、$—NR_2$）为取代基来命名。例如：

$CH_3CH(NH_2)CH_2CH_2CH(CH_3)CH_3$	$CH_3CH(CH_3)CH_2CH_2CH(N(CH_2CH_3)_2)CH_3$
5-甲基-2-氨基己烷	5-甲基-2-二乙氨基己烷
5-methylhexane-2-amine	5-methyl-*N*,*N*-diethylhexane-2-amine

3. 季铵类化合物的命名　与氢氧化铵和无机铵盐类似。例如：

$(CH_3CH_2)_4N^+OH^-$

氢氧化四乙铵

tetraethylammonium hydroxide

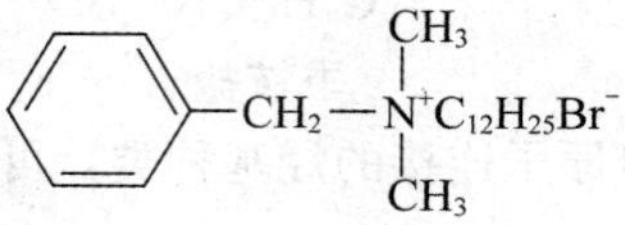

溴化二甲基十二烷基苄基铵［苯扎溴铵（新洁尔灭）］

bromo geramine

三、胺的结构

胺分子的结构与氨相似，氮原子为不等性 sp^3 杂化，其中 3 个杂化轨道各有 1 个电子，1 个杂化轨道被 1 对孤对电子占据。有单电子的杂化轨道分别与氢原子或碳原子形成 3 个 σ 键，整个分子呈三角锥形结构（图 17-1）。

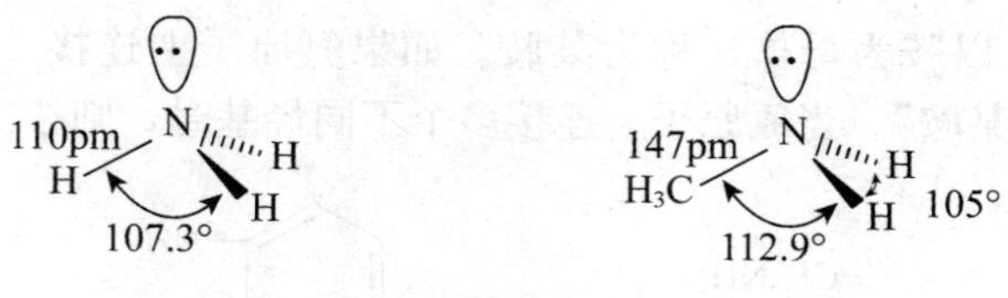

图 17-1　氨和甲胺的结构

苯胺分子中的氮原子虽为不等性的 sp^3 杂化，但 H—N—H 键角（113.9°）比脂肪胺的键角大（甲胺为 105°），这说明苯胺分子中氮原子的孤对电子占据的 sp^3 杂化轨道含有更多的 p 轨道成分，虽然与苯环上的 p 轨道不平行，但可以共平面，仍可以与苯环的大 π 键互相重叠形成共轭体系（图 17－2）。由于氮原子的孤对电子离域到苯环，芳胺与脂肪胺在性质上出现较大差异。

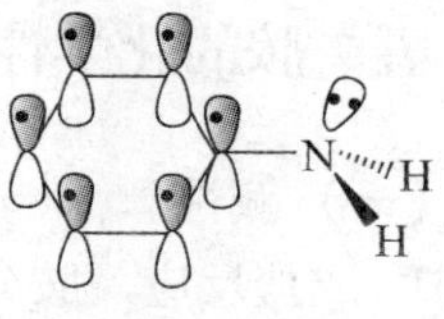

图 17－2　苯胺的结构

当胺分子中氮原子连有三个不同的原子或基团时，氮原子就成为手性中心，有对映异构现象，目前这两种异构体还不能拆分。例如：

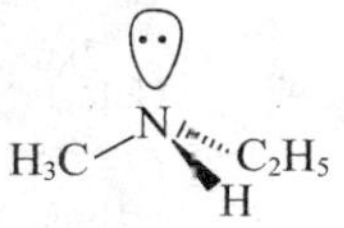

R-构型

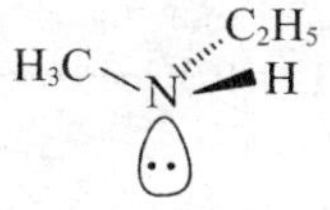

S-构型

氮原子上连接四个不同基团的铵离子也是手性化合物，存在对映异构现象。例如：

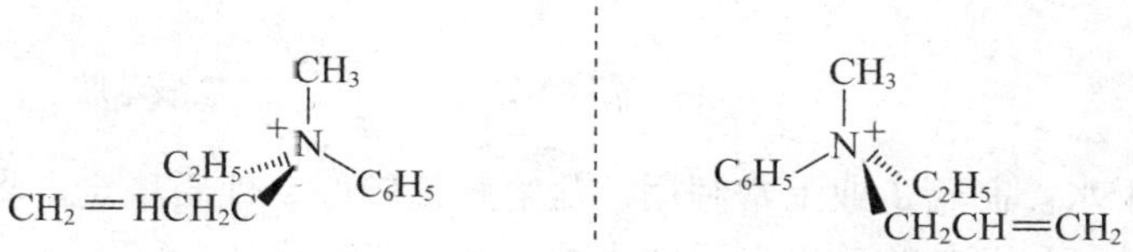

四、胺的物理性质

在常温下，甲胺、二甲胺、三甲胺和乙胺为无色气体，丙胺至十一胺是液体，十一胺以上为固体。胺具有不愉快的气味或很难闻的臭味，特别是低级脂肪胺，常有臭鱼的气味。芳香胺也有特殊的臭味，吸入蒸汽或皮肤接触都可能引起中毒。某些芳香胺还有强致癌作用。

伯胺和仲胺分子中的氮原子都连接氢原子，可生成分子间氢键，因此，它们的沸点比相对分子质量相近的烃的沸点高。但由于氮原子形成氢键的能力比氧原子弱，因此，胺分子之间的氢键比醇分子之间的氢键弱，胺的沸点也低于相对分子质量相近的醇。

低级胺能与水形成分子间氢键，因此，易溶于水，高级胺难溶于或不溶于水。某些胺的物理性质见表 17－1。

表 17－1　一些胺的物理常数

名称	结构式	熔点/℃	沸点/℃	溶解度/g·(100g 水)$^{-1}$	pK_b（25℃）
甲胺	CH_3NH_2	－93.5	－6.3	易溶	3.34
二甲胺	$(CH_3)_2NH$	－93	7.4	易溶	3.27
三甲胺	$(CH_3)_3N$	－117	3.0	91	4.19
乙胺	$C_2H_5NH_2$	－81	16.6	易溶	3.36
二乙胺	$(C_2H_5)_2NH$	－48	56.3	易溶	3.05
三乙胺	$(C_2H_5)_3N$	－115	89.3	14	3.25
乙二胺	$H_2NCH_2CH_2NH_2$	8.5	117	易溶	4.0（pK_{b1}）
苯胺	$C_6H_5NH_2$	－6.3	184	3.7	9.28
对甲苯胺	p－$CH_3C_6H_4NH_2$	44	200	0.7	8.92
对硝基苯胺	p－$NO_2C_6H_5NH_2$	147.5	331.7	0.05	13.00

五、胺的化学性质

(一) 碱性

1. 成盐反应　胺分子的氮原子有1对孤对电子，能接受质子，因此，胺具有碱性，可以与酸反应生成铵盐。例如：

$$(CH_3)_2NH + HCl \longrightarrow (CH_3)_2NH_2^+Cl^- \quad \text{或} \quad (CH_3)_2NH \cdot HCl$$

氯化二甲铵　　盐酸二甲胺

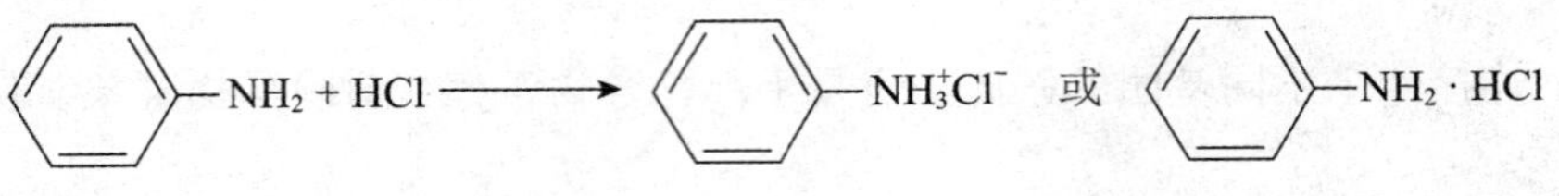

氯化苯铵　　盐酸苯胺

铵盐一般都溶于水，制药工业上常利用铵盐溶解性较好，性质稳定，将难溶于水的胺类制成相应的盐。如局部麻醉药盐酸普鲁卡因的水溶液可用于肌肉注射。

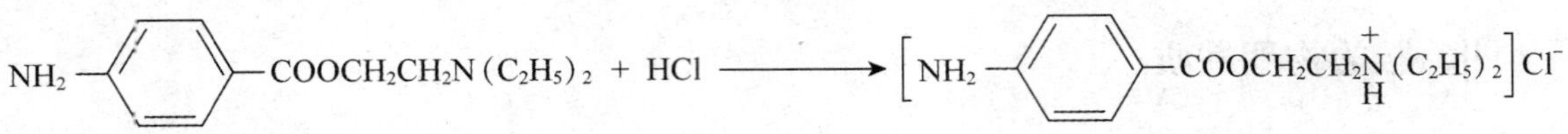

普鲁卡因　　盐酸普鲁卡因

2. 影响碱性强弱的因素　由表17－1可知：脂肪胺的碱性强于氨，芳香胺的碱性弱于氨。以脂肪胺为例，其中对碱性影响较大的因素有：

电子效应：饱和脂肪胺中烷基的＋I效应使氮原子上的电子云密度增大，氮接受质子的能力增强，故脂肪胺的碱性强于氨。氮上所连烷基越多，胺的碱性也就应该越强，即叔胺＞仲胺＞伯胺。

溶剂化效应：胺接受质子形成铵离子，在水溶液中与水发生溶剂化作用。铵离子上的氢原子数目越多，溶剂化能力越强，铵离子的电荷越分散，其稳定性越高，胺的碱性也就越强。铵离子的稳定性顺序为：

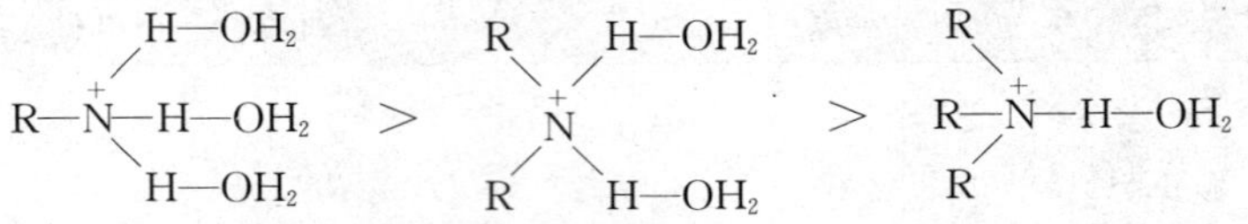

则水溶液中胺的碱性顺序应为：伯胺＞仲胺＞叔胺。

空间效应：氮原子上所连的烃基数目越多或烃基体积增大，对氮上孤对电子的屏蔽作用也增大，使其接受质子的能力减弱，胺的碱性也就减弱。即碱性强弱的顺序为：伯胺＞仲胺＞叔胺。

在芳香胺分子中，氮原子的孤对电子与苯环形成了大π键，较难结合质子，因此，芳香胺的碱性比氨弱得多。

综上所述，胺的碱性是电子效应、溶剂化效应、空间效应等因素综合影响的结果。季铵碱是一种强碱，碱性与氢氧化钠或氢氧化钾相当，故胺的碱性强弱顺序大致为：

季铵碱＞脂肪胺＞氨＞芳香胺

此外，实验表明脂肪仲胺的碱性强于脂肪伯胺和脂肪叔胺。例如，在水溶液中三种甲胺的碱性强弱顺序为：

$$(CH_3)_2NH > CH_3NH_2 > (CH_3)N > NH_3$$

脂肪伯胺和脂肪叔胺的碱性强弱常因烷基的不同而有差异，但无明显规律。

（二）酰化反应

伯胺、仲胺易与酰化试剂［如（$CH_3CO)_2O$ 、CH_3COCl］反应生成相应的 N-取代酰胺和 N,N-二取代酰胺。叔胺氮原子上没有氢原子，不能反应。

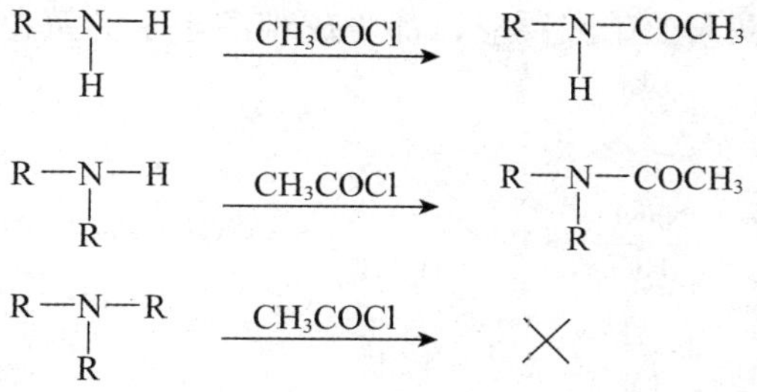

芳胺易被氧化，在有机合成中常利用酰化反应保护芳香胺分子中的氨基，即先将氨基酰化成酰化芳胺，再进行分子中的其他基团的转化，最后将酰化芳胺水解获得氨基。芳香胺分子中引入酰基后可降低毒性，增加脂溶性，利于吸收，有利于提高或延长药效。例如对氨基苯酚有解热镇痛作用，但副作用较大，不宜用于临床。若经乙酰化后生成对-羟基乙酰苯胺（对乙酰氨基酚），则疗效增加，毒副作用降低。

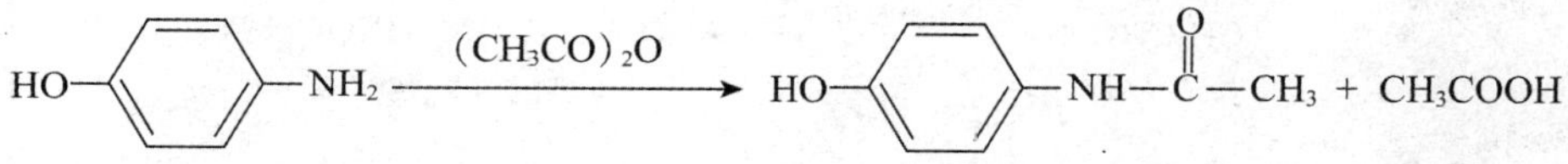

对-羟基乙酰苯胺（对乙酰氨基酚）

（三）与亚硝酸的反应

1. 脂肪伯胺与亚硝酸反应定量放出氮气，同时生成醇和烯烃等混合物。

$$CH_3CH_2NH_2 \xrightarrow[HCl]{NaNO_2} CH_2CH_2OH + CH_2{=}CH_2 + CH_3CH_3Cl + N_2\uparrow$$

此反应可用于伯胺的定性和定量分析。

芳香伯胺与亚硝酸在低温（0～5℃）和强酸性溶液中反应生成芳香重氮盐（aromatic diazonium salt）。

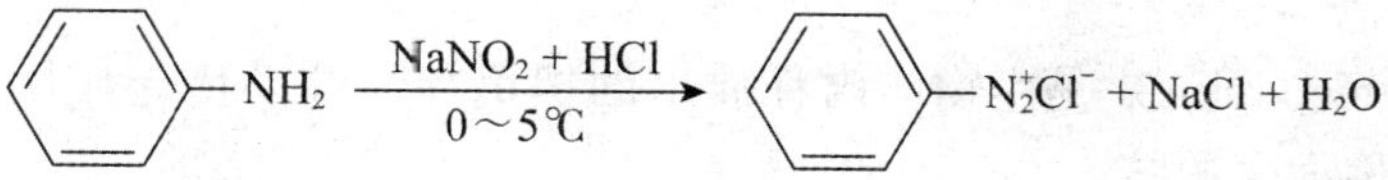

氯化重氮苯

芳香重氮盐是一种离子型化合物，化学性质活泼，在低温和强酸性溶液中可以短暂保存，加热立即分解放出氮气，并产生酚类化合物。

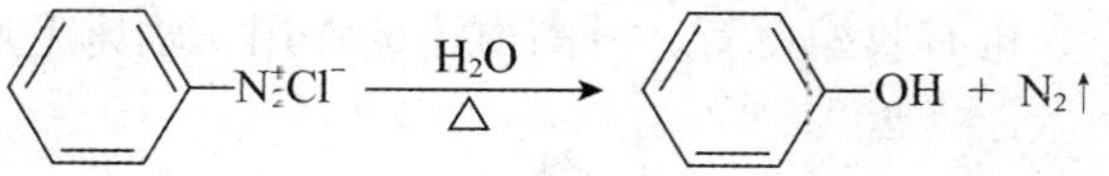

重氮盐在一定的酸度条件下，能与酚或芳胺等发生亲电取代反应，形成有鲜艳颜色的化合物，称之为偶氮化合物，此类反应称为偶联反应（coupling reaction）。重氮盐的偶联反应是制

备偶氮染料的重要化学反应。如：

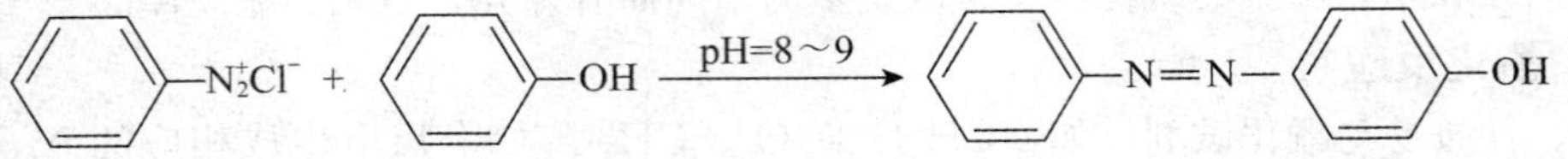

4-羟基偶氮苯（橘黄色）

2. 脂肪仲胺和芳香仲胺与亚硝酸反应，都生成难溶于水的黄色油状物 *N*-亚硝基胺（*N*-nitrosoamine）类化合物。

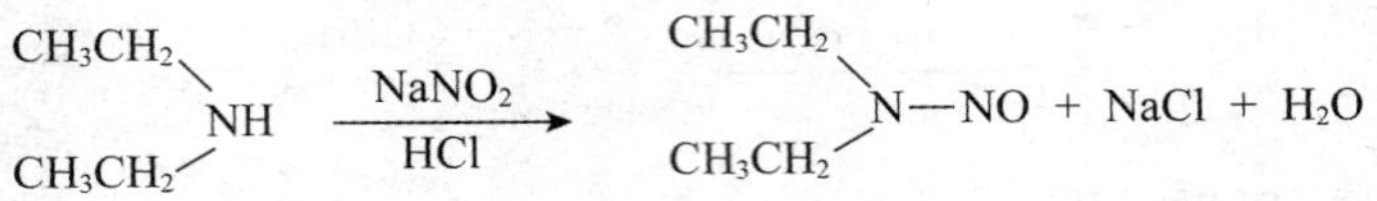

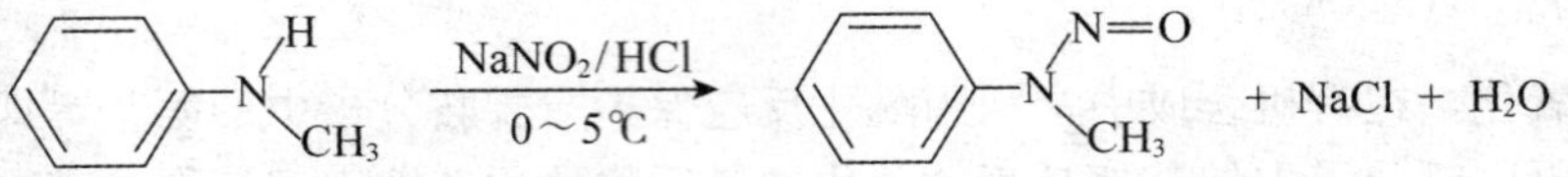

N-亚硝基胺通常为难溶于水的黄色油状液体或固体，具有强的致癌性。有研究报道，*N*-亚硝基胺类化合物易诱发肝癌、鼻咽癌、消化道癌等。

3. 脂肪叔胺与亚硝酸反应形成不稳定的亚硝酸盐。

$$(CH_3CH_2)_3N \xrightarrow[0\sim5℃]{NaNO_2+HCl} (CH_3CH_2)_3N\cdot HNO_2$$

亚硝酸三乙铵

芳香叔胺与亚硝酸反应生成对亚硝基胺类化合物，若对位被占据，亚硝基则进入邻位。例如：

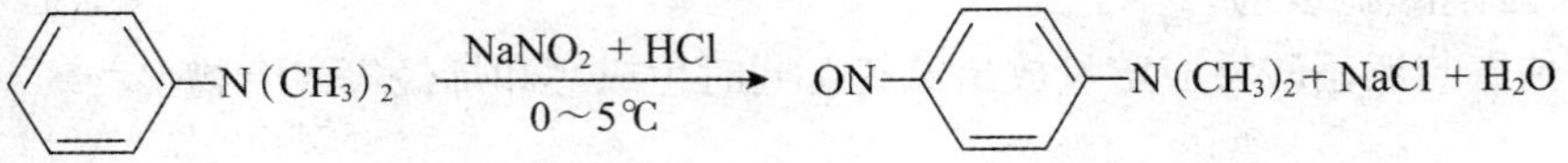

对亚硝基芳香叔胺在酸性条件下呈橘黄色，碱性环境中为翠绿色。

根据伯、仲、叔胺在低温下与 HNO_2 反应生成的产物特征，可鉴别这几种胺类化合物。

六、生源胺与胆碱

（一）生源胺

生源胺（biogenic amine）是生物体内释放出的担负神经冲动传导作用的化学介质，由于都是胺类物质，故称为生源胺。

肾上腺素（adrenaline，AD）和去甲肾上腺素（noradrenaline，NE）都具有邻苯二酚（儿茶酚）和 β-苯乙胺的结构，故又称为儿茶酚胺。儿茶酚胺是手性分子，有一对对映体。它易被氧化而失效，故临床上常用其盐酸盐。左旋肾上腺素有收缩血管、兴奋心脏、舒张支气管的作用。临床上主要用于治疗支气管哮喘、过敏性休克、心脏骤停后重新起搏的急救药等。左旋去甲肾上腺素为白色粉末，也有收缩血管、升高血压的作用。临床上用于外周血液循环功能衰退而引起的低血压急救药。

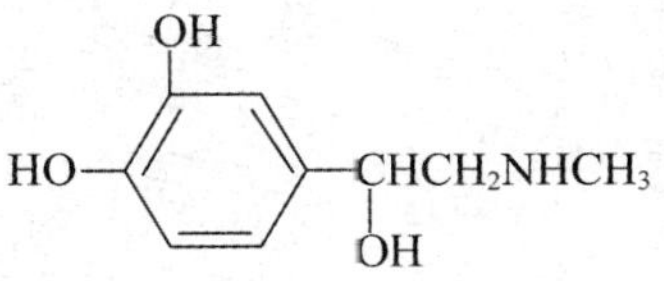

肾上腺素

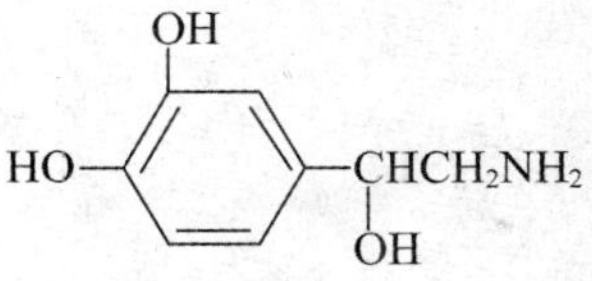

去甲肾上腺素

多巴胺（dopamine）结构与肾上腺素和去甲肾上腺素相似，只是侧链上少一个醇羟基。它存在于肾上腺髓质和中枢神经系统中，是合成去甲肾上腺素的前体，也是中枢神经系统传导的递质。多巴胺是由体内的酪氨酸在酶催化下经羟基化、脱羧而得到。

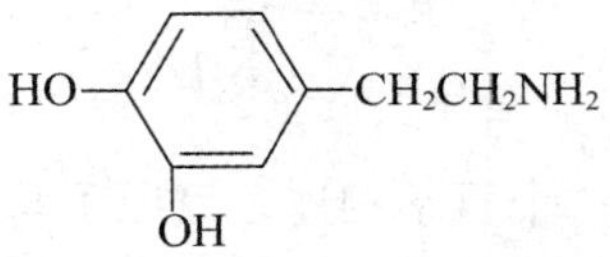

多巴胺

药用多巴胺是人工合成品，常用于治疗失血性、心源性及感染性休克、帕金森病、急性肾衰竭等。

5-羟色胺（serotonin，5-HT）又称为吲哚胺。主要产生于消化道黏膜和血液中，在体内担负脑中枢的神经传导介质。血液凝固时，血小板游离出的 5-HT，可引起血压降低、平滑肌收缩加速，血液发生凝固，缩短出血时间。

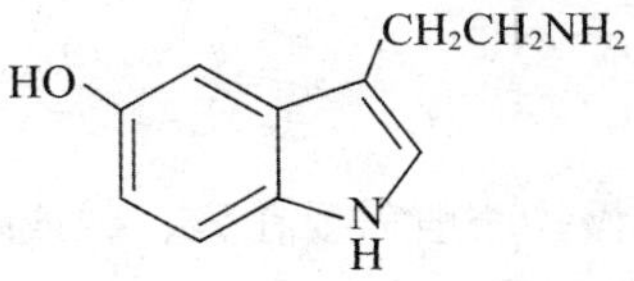

5-羟色胺

（二）胆碱

胆碱（choline）是存在于生物体内的一种季铵碱，因最初在胆汁中发现，呈碱性物质而得名。胆碱为白色结晶，吸湿性强，易溶于水和乙醇，不溶于乙醚、氯仿。在生物体内参与脂肪代谢，有抗脂肪肝的作用。氯化胆碱用于治疗脂肪肝和肝硬化。

$[HOCH_2CH_2\overset{+}{N}(CH_3)_3]\ OH^-$

胆碱

（氢氧化三甲基-β-羟乙基铵）

$[CH_3COOCH_2CH_2N(CH_3)_3]^+ OH^-$

乙酰胆碱

胆碱在胆碱酯酶作用下与乙酸生成乙酰胆碱。乙酰胆碱是体内重要的神经介质，当其在体内的合成与分解遭到破坏时，会引起神经系统紊乱。

第二节　酰　胺

一、酰胺的特性

酰胺（amide）从结构上可看作是羧酸中的羟基被氨基取代或烃氨基取代后的化合物。也可认为是氨或胺分子中氮原子上的氢原子被酰基取代后的产物。通式为：

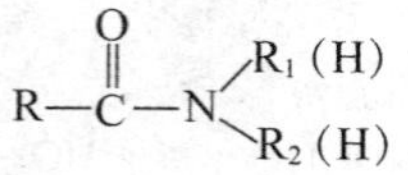

（一）酸碱性

酰胺分子中由于氨基直接与羰基相连，氮原子上的孤对电子与羰基的 π 电子形成 p－π 共轭体系，电子云向羰基氧原子方向偏移，降低了氮原子上的电子云密度，氮原子接受质子的能力降低，所以一般情况下酰胺是中性化合物，其水溶液不显碱性，也不能使石蕊试纸变色。

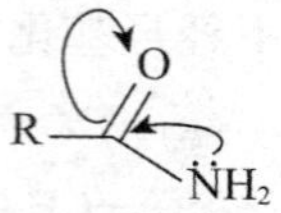

酰亚胺分子中两个酰基同时与一个氨基相连，氮原子与两个羰基共轭，氮原子上的电子云密度大大降低而不显碱性；同时氮氢键的极性增强，氮上的氢更容易以质子的形式离去，而表现出弱酸性。例如丁二酰亚胺、邻苯二甲酰亚胺的 pK_a 分别为 9.6 和 8.3，可以与碱反应生成盐。

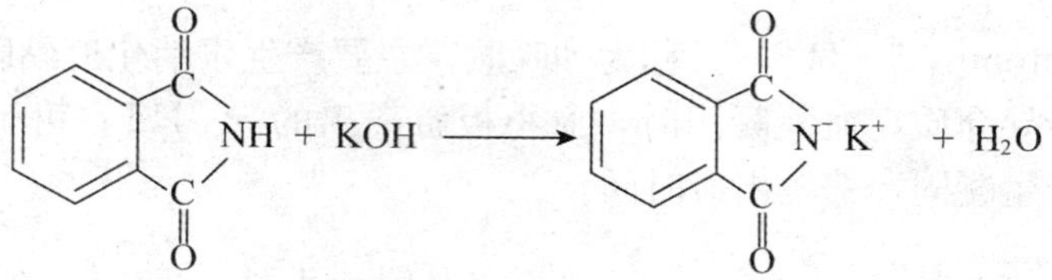

（二）水解反应

酰胺的水解较酰卤、酸酐、酯慢，一般需要在酸、碱或酶的催化下进行。

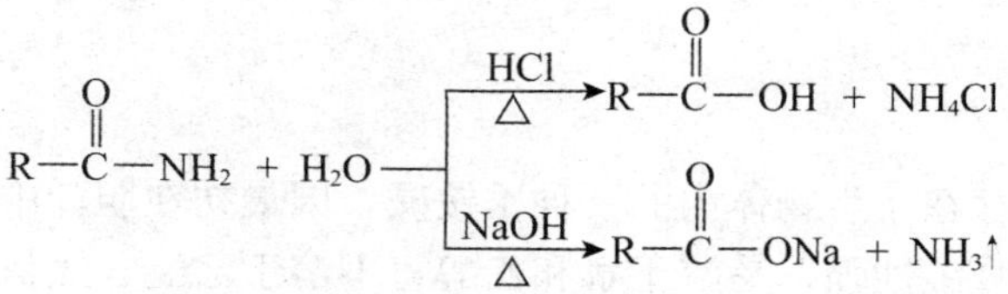

四元环的内酰胺（β-内酰胺）由于具有较大的环张力，很容易发生水解反应，导致开环。抗生素青霉素 G 钾或钠盐分子中含有 β-内酰胺环结构，其水溶液在室温条件下不稳定，容易发生水解，因此，在临床上，通常使用粉针剂型，注射前临时配制注射液。

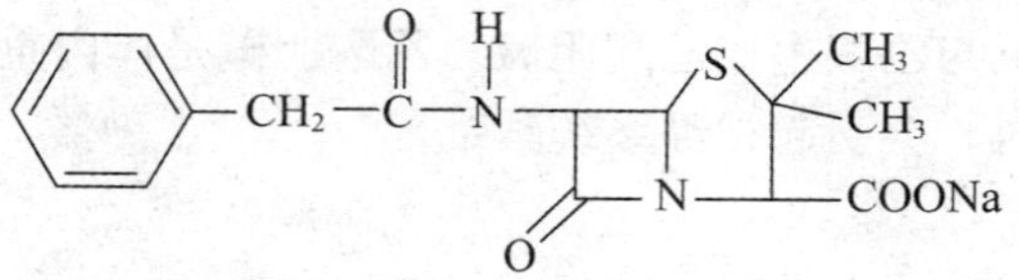

青霉素G钠

（三）与亚硝酸反应

酰胺中氨基具有伯胺的结构，遇亚硝酸则形成相应的羧酸，并放出氮气。

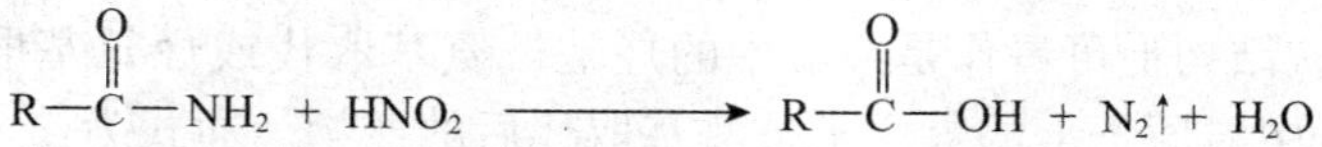

二、尿素和丙二酰脲

（一）尿素

尿素又称为脲（urea），是碳酸的两个羟基均被氨基取代的二元酰胺。

碳酸　　　　尿素

尿素是哺乳动物体内蛋白质代谢的最终产物，成人每天由小便排泄尿素约 25～30g。纯净的尿素为无色晶体，熔点 133℃，易溶于水和乙醇，难溶于乙醚。尿素在农业上用作高效固体氮肥；是有机合成的重要原料，用于合成药物、塑料等。尿素本身也是药物，对降低脑颅内压和眼内压有显著疗效。

尿素具有酰胺的结构，有酰胺的一般化学性质。但因两个氨基连在一个羰基上，所以它又表现出某些特殊的性质。

（1）弱碱性　尿素呈弱碱性，不能使石蕊试纸变色，只能与强酸成盐。尿素的硝酸盐、草酸盐均难溶于水而易结晶，利用这种性质，可从尿液中提取尿素。

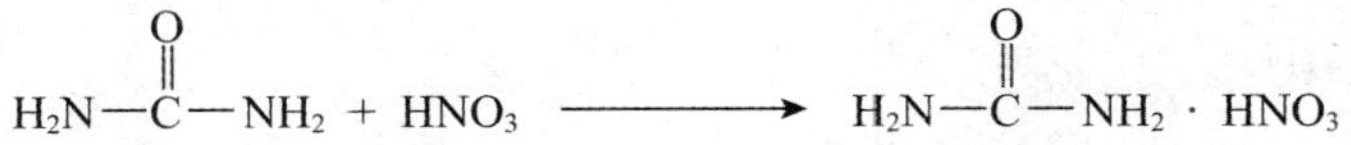

（2）水解反应　尿素在酸、碱或尿素酶的作用下容易水解。

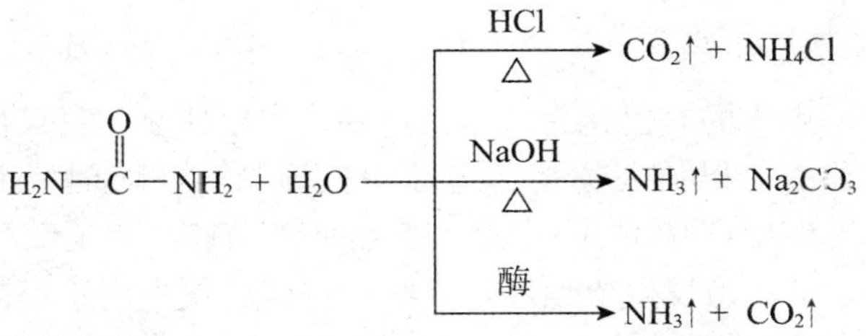

（3）与亚硝酸反应　尿素与伯胺相似，与亚硝酸作用放出氮气。通过测定放出氮气的量，可以进行尿素的定量分析。

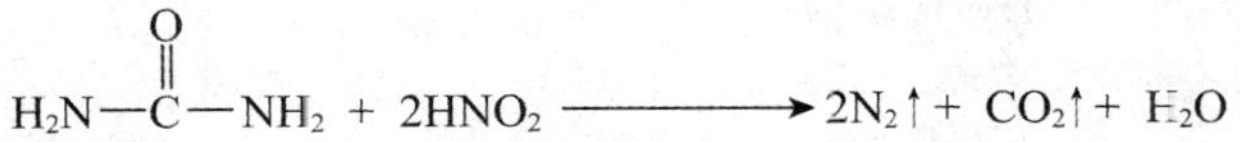

（4）缩二脲的生成及缩二脲反应　尿素加热到熔点以上达到 150～160℃时，两分子尿素间脱去一分子氨，生成缩二脲。

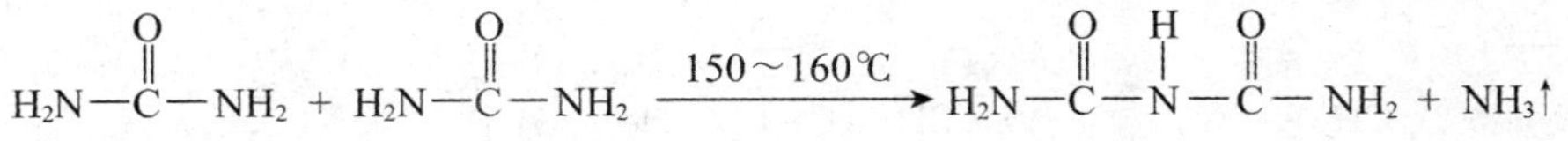

缩二脲

在缩二脲的碱性溶液中加入适量硫酸铜溶液，即呈紫红色或紫色，这个反应称为缩二脲反应（biuret reaction）。凡分子中含两个或两个以上酰胺键的化合物（如蛋白质、多肽），均能发生缩二脲反应。

（二）丙二酰脲

丙二酰脲（malonyl urea）可由丙二酸二乙酯与尿素在乙醇钠作用下发生缩合而得。

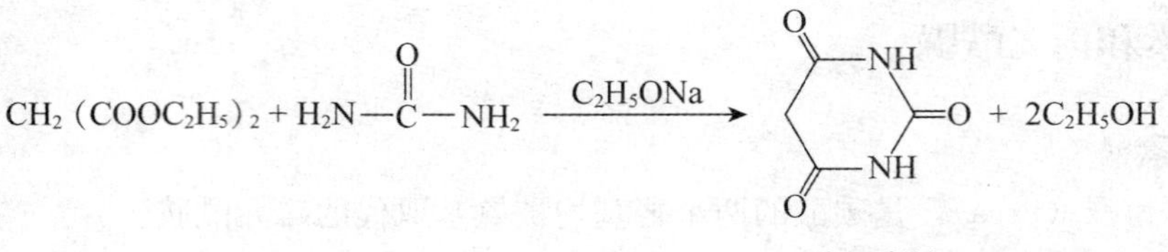

丙二酰脲

丙二酰脲为无色结晶，熔点245℃，微溶于水和乙醇，溶于乙醚和热水。它的分子中含有一个活泼亚甲基及两个二酰亚胺基的结构，可发生酮式-烯醇式互变异构。

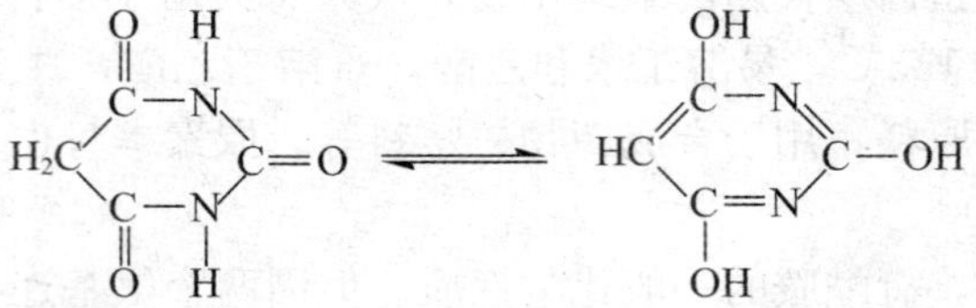

由于丙二酰脲中由酮式转变为烯醇式而呈酸性（$pK_a=3.98$），所以丙二酰脲又称巴比妥酸（Barbituric acid）。巴比妥酸本身没有药理作用，但它亚甲基上的两个氢原子被烃基取代后的衍生物，却是一类重要的镇静、催眠和麻醉药物，这些药物总称为巴比妥类药物。

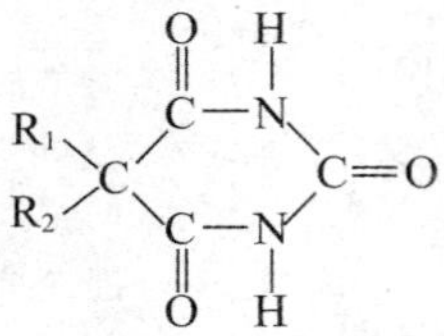

$R_1 = R_2 = -C_2H_5$		巴比妥
$R_1 = -C_2H_5$	$R_2 = -C_6H_5$	苯巴比妥
$R_1 = -C_2H_5$	$R_2 = -C_5H_{11}$	戊巴比妥
$R_1 = -C_2H_5$	$R_2 = -C_2H_4CH(CH_3)_2$	异戊巴比妥

巴比妥类药物很多，主要的有巴比妥、苯巴比妥、戊巴比妥、异戊巴比妥等。巴比妥类药物有成瘾性，使用时应注意。巴比妥类是普遍性中枢抑制药，随剂量由小到大，相继出现镇静、安眠、抗惊厥和麻醉作用。10倍催眠量时则可抑制呼吸，甚至致死。由于本类药物的安全性远不及苯二氮䓬类，且较易发生依赖性，因此，目前已很少用于镇静和催眠，只有苯巴比妥和戊巴比妥仍用于控制癫痫持续状态；硫喷妥偶而用于小手术或内窥镜检查时作静脉麻醉。

习　题

1. 写出分子式为 $C_4H_{11}N$ 的所有胺的结构式。

2. 写出下列化合物的名称或结构式。

（1）$CH_3NHCH(CH_3)_2$　　（2）$CH_3—N(CH_3)—C_2H_5$

（3）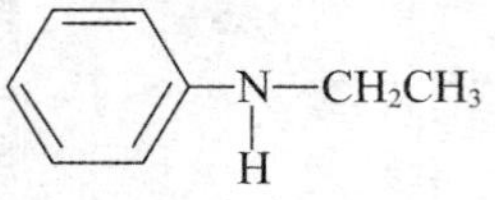　　（4）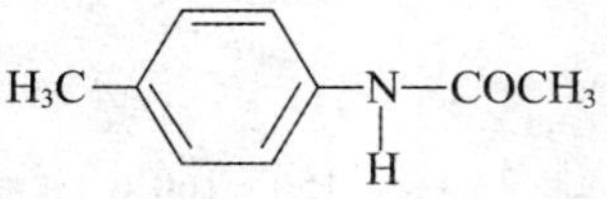

（5）$[(C_2H_5)_2N(CH_3)_2]^+ Br^-$　　（6）$(CH_3)_3C—C(C_2H_5)_2NH_2$

（7）*N*-乙基苯胺　　（8）氢氧化四甲铵

（9）反-1,4-环己二胺　　（10）*N*,*N*-二甲基-2,4-二乙基苯胺

3. 比较下列物质碱性相对强弱。

（1）氨、苯胺、甲胺、环己胺

（2）苯胺、甲胺、氢氧化四甲铵

4. 完成下列化学反应：

（1）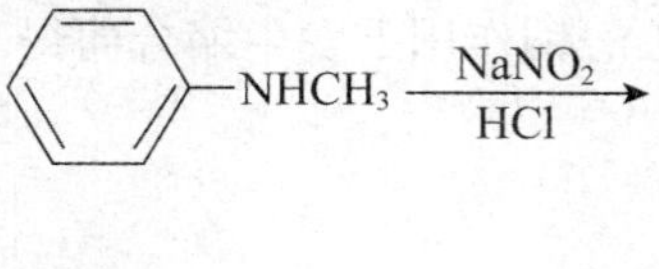

(2)

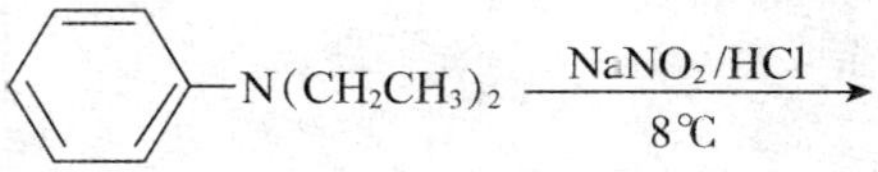

(3)

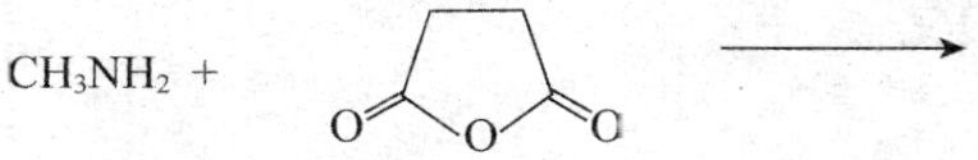

(4)

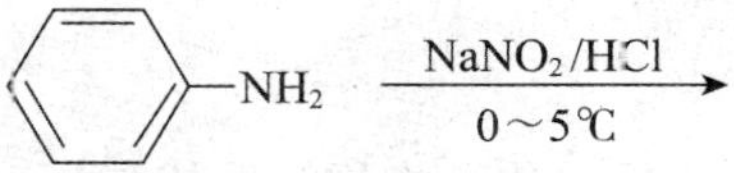

(5)

$$CH_3CH_2\overset{O}{\overset{\|}{C}}-NH_2 + H_2O \xrightarrow{H^+}$$

(6)

$$H_2N-\overset{O}{\overset{\|}{C}}-NH_2 + HNO_2 \longrightarrow$$

5. 用化学方法鉴别下列各组化合物。

(1) 苯胺、*N*-甲基苯胺、*N*,*N*-二乙基苯胺

(2) 苯酚、苯胺、苄胺

(3) 甲胺、二甲胺、三甲胺

6. 指出下面化合物中碱性最强的氮原子。

(1)

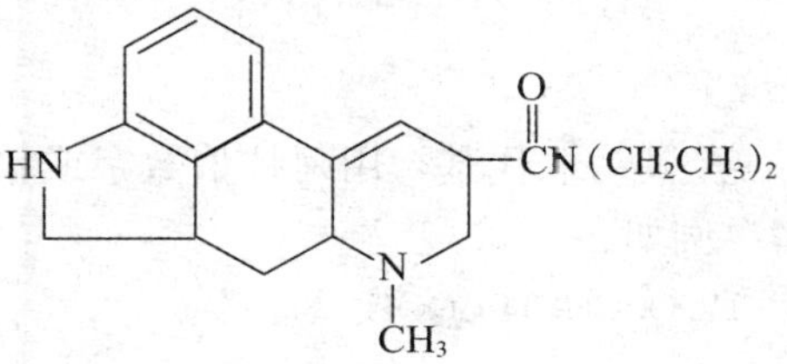

(2)

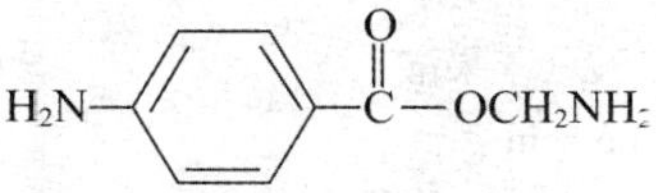

7. 三个化合物 A、B、C，分子式均为 $C_4H_{11}N$。A 与亚硝酸结合成盐，而 B 和 C 分别与亚硝酸作用时除了有气体放出外，在生成的其他产物中还含有四个碳原子的醇；氧化 B 所得的醇生成异丁酸，氧化 C 所得的醇则生成一个酮。推断 A、B、C 的结构式，并写出反应式。

（郭建敏）

第十八章　取代羧酸

羧酸分子中烃基部分的氢原子被其他原子或基团取代生成的化合物称为取代羧酸（substituted acid）。常见的取代羧酸有卤代酸、羟基酸、羰基酸和氨基酸等。本章主要介绍羟基酸、酮酸和氨基酸，它们在有机合成和生命代谢中都是十分重要的化合物。

第一节　羟基酸

羟基酸（hydroxy acids）分子中含羧基和羟基两种官能团，按羟基连接的烃基不同可分为醇酸和酚酸。

一、羟基酸的命名

醇酸（alcoholic acid）的命名是以羧酸为母体，羟基为取代基，用阿拉伯数字或希腊字母表示羟基的位置。自然界存在的醇酸，常采用俗名。例如：

$$CH_3\underset{\underset{OH}{|}}{C}HCH_2COOH$$

3-羟基丁酸（β-羟基丁酸）

3-hydroxybutyric acid

$$HOOC\underset{\underset{OH}{|}}{C}HCH_2COOH$$

羟基丁二酸（苹果酸）

malic acid

$$HOOC\underset{\underset{OH}{|}}{C}H\underset{\underset{OH}{|}}{C}HCOOH$$

2,3-二羟基丁二酸（酒石酸）

tartaric acid

$$HOOCCH_2\overset{\overset{OH}{|}}{\underset{\underset{COOH}{|}}{C}}CH_2COOH$$

3-羧基-3-羟基戊二酸（柠檬酸或枸橼酸）

citric acid

酚酸（phenolic acid）的命名是以羧酸为母体，羟基作取代基，并用阿拉伯数字或邻、间、对表明羟基在芳环上的位置。例如：

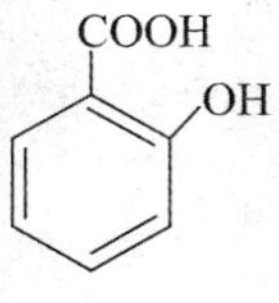

邻羟基苯甲酸(水杨酸)

salicylic acid

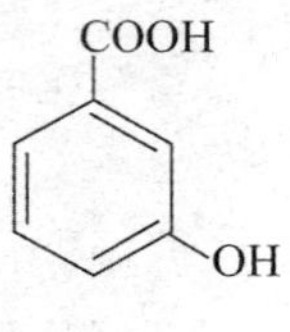

间羟基苯甲酸

m-hydroxybenzoic acid

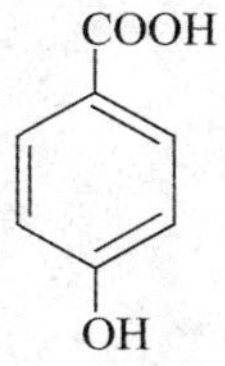

对羟基苯甲酸

p-hydroxybenzoic acid

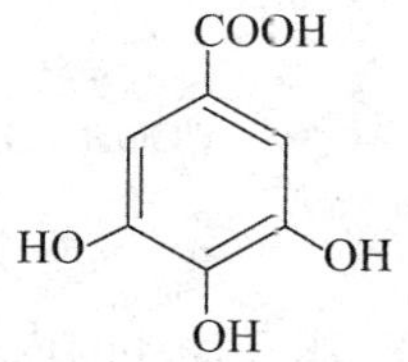

3,4,5-三羟基苯甲酸（没食子酸）

gallic acid

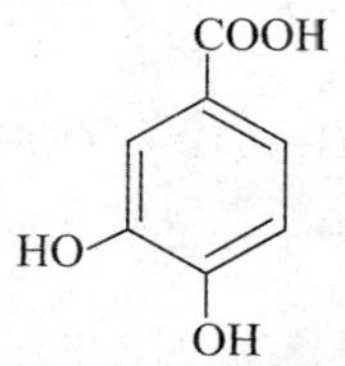

3,4-二羟基苯甲酸（原儿茶酸）

protocatechuic acid

二、羟基酸的物理性质

醇酸一般为结晶或黏稠液体，大都具有旋光性；在水中的溶解度比相应的羧酸大，低级的可与水混溶；熔点也比相应的羧酸高。酚酸为晶体，分子中的羧基和羟基能与水分子形成氢键，水溶性比相应的醇、酚和羧酸大，熔点和沸点也比相应的醇、酚和羧酸要高。

三、羟基酸的化学性质

1. 酸性　因为羟基的吸电子诱导作用，醇酸的酸性比相应的羧酸强。

	CH_3CH_2COOH	$CH_3CH(OH)COOH$	$CH_2(OH)CH_2COOH$
pK_a	4.88	3.87	4.51

邻羟基苯甲酸的酸性较其间位或对位异构体强，主要由于酚羟基的氢能与羧基中羰基氧形成环状的分子内氢键，从而增强了羧基中 O—H 键的极性，使氢更易离解；同时也使所形成的负离子更加稳定。

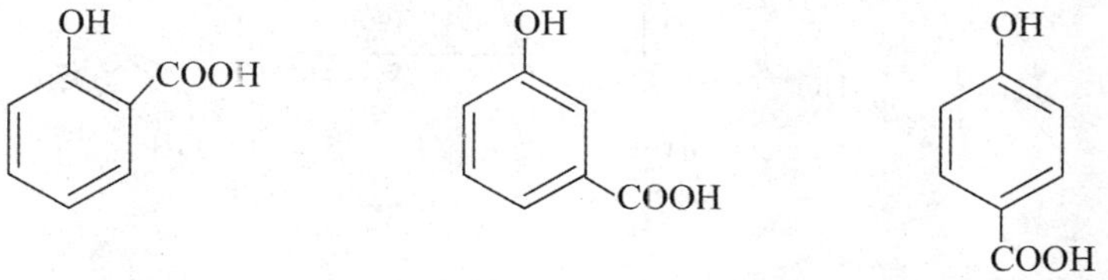

pK_a	2.98	4.12	4.54

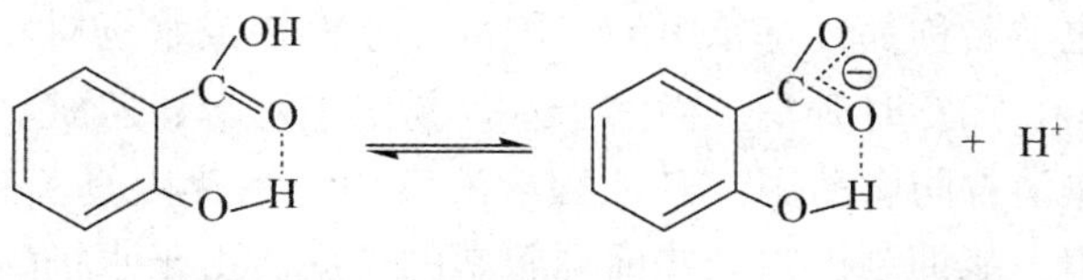

2. 脱水反应　醇酸受热后能发生脱水反应，按照羧基和羟基的相对位置不同而得到不同的产物。

α-醇酸受热发生两分子间脱水而生成交酯。交酯多为结晶物质，它和其他酯类一样，与酸或碱共热时，容易发生水解而生成原来的醇酸。

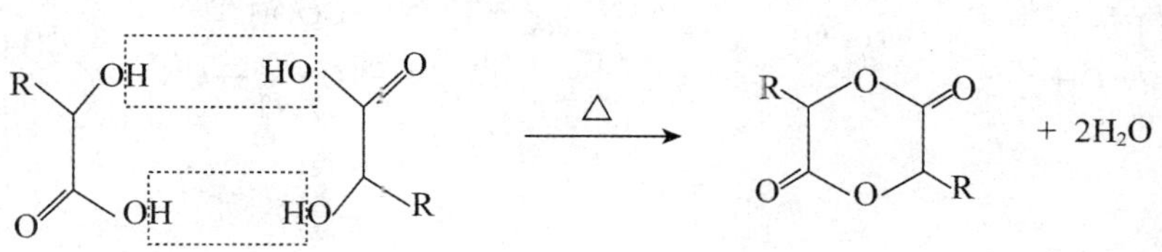

β-醇酸受热时，容易发生分子内脱水，生成α,β-不饱和酸。

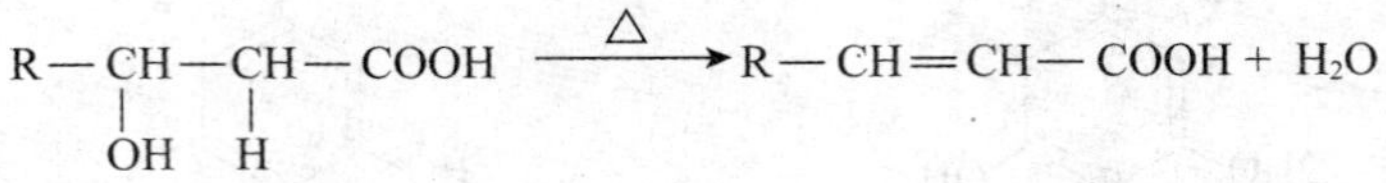

γ-醇酸极易失水，在室温时就能自动在分子内脱水生成五元环的内酯，因此，游离的γ-醇酸不易得到。

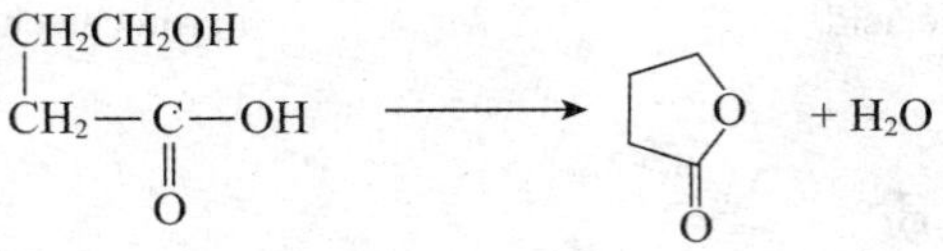

δ-醇酸脱水生成六元环的δ-内酯，但不如γ-醇酸那样容易，需要在加热下进行。

3. 氧化反应　醇酸中的羟基比醇中的羟基易被氧化，生物体内在酶的催化下，醇酸也能发生脱氢氧化反应。

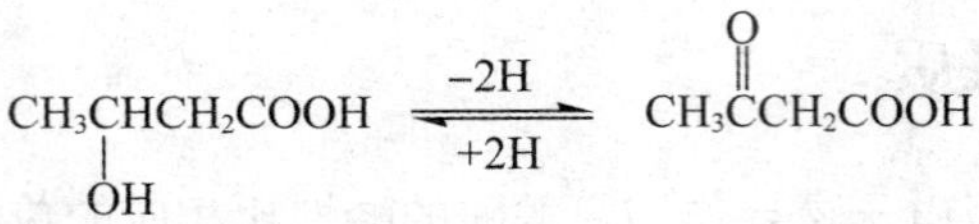

4. 酚酸的脱羧反应　羟基位于羧基的邻位或对位的酚酸加热至熔点以上时，易分解脱羧生成相应的酚。

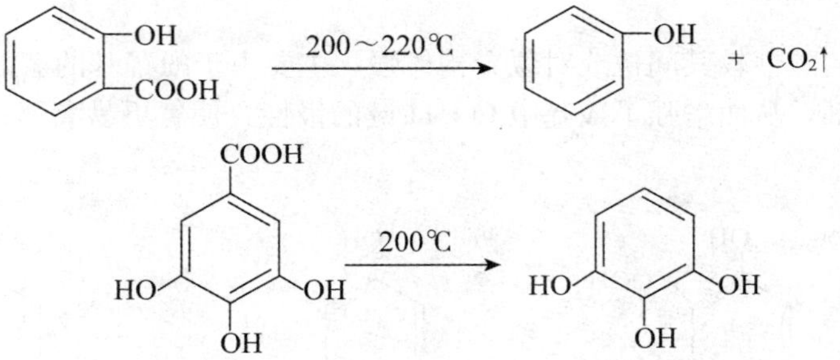

四、重要的酚酸——水杨酸及其衍生物

水杨酸又名柳酸，化学名称邻羟基苯甲酸，因存在于柳树或水杨树皮中而得名。它是无色针状结晶，熔点 159℃，在 79℃时升华。微溶于水，易溶于乙醇、乙醚、氯仿和沸水中。水杨酸因具有杀菌作用，可作消毒防腐药用。其乙醇溶液常用于治疗因真菌感染而引起的皮肤病；水杨酸具有解热镇痛作用，能抑制体内某些前列腺素的合成。由于水杨酸对胃刺激性强，不宜内服，故多用其衍生物，其主要衍生物有乙酰水杨酸、水杨酸甲酯和对氨基水杨酸等。

乙酰水杨酸的商品名称为阿司匹林，为白色针状结晶，熔点 143℃，微溶于水，常用作解热镇痛药。

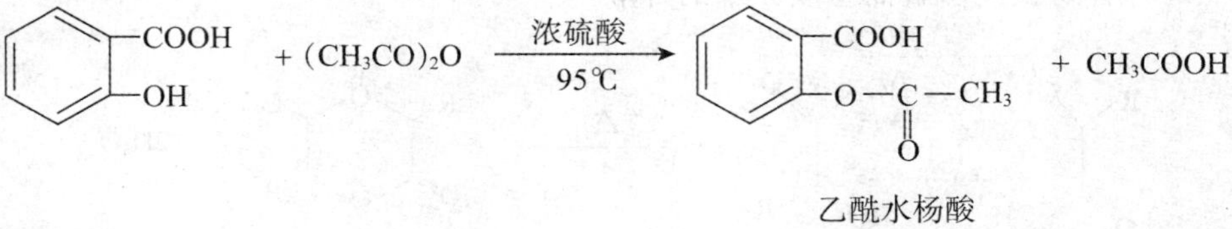

乙酰水杨酸

近年报道，成人每日服用低剂量的肠溶性阿司匹林，可降低急性心肌梗死、冠状动脉血栓病人的死亡率。还有报道，成人每日服一定量的阿司匹林可降低结肠癌患者约 50%的死亡率。

水杨酸甲酯俗称冬青油。它是由冬青树叶中提取而得，为无色液体，沸点 190℃，具有特殊香味。可用作扭伤的外用药，也可用于配制牙膏、糖果等的香精。

对氨基水杨酸，简称为“PAS”，化学名称为 4-氨基-2-羟基苯甲酸。它为白色粉末，微溶于水，常与链霉素或异烟肼合用治疗结核病。

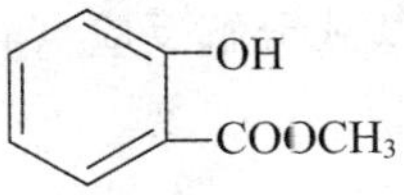

水杨酸甲酯

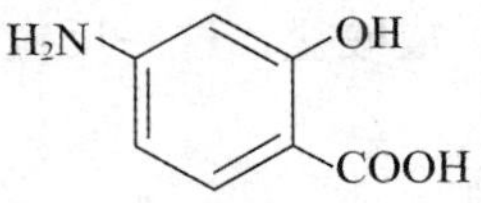

对氨基水杨酸

第二节　酮　酸

一、酮酸的分类和命名

酮酸（keto acids）分子中具有酮基和羧基两种官能团。根据酮基和羧基的相对位置不同，酮酸可分为α、β、γ、δ……酮酸。油脂、糖和蛋白质体内代谢主要产生 α-酮酸和 β-酮酸。

$$\underset{\alpha}{H_3C-\overset{\overset{O}{\|}}{C}-COOH}\quad \underset{\beta}{H_3C-\overset{\overset{O}{\|}}{C}-CH_2COOH}\quad \underset{\gamma}{H_3C-\overset{\overset{O}{\|}}{C}-CH_2CH_2COOH}\quad \underset{\delta}{H_3C-\overset{\overset{O}{\|}}{C}-CH_2CH_2CH_2COOH}$$

酮酸的命名是以羧酸为母体，用阿拉伯数字或希腊字母标出酮基的位次。例如：

$$CH_3-\overset{\overset{O}{\|}}{C}-COOH \qquad CH_3-\overset{\overset{O}{\|}}{C}-CH_2COOH \qquad HOOC-\overset{\overset{O}{\|}}{C}-CH_2COOH$$

丙酮酸	β-丁酮酸（乙酰乙酸）	丁酮二酸（草酰乙酸）
pyruvic acid	β- butanone acid（acetoacetic acid）	butanone diacid（oxaloacetic acid）

二、酮酸的化学性质

1. 酸性　酮酸的酸性比相应的醇酸和羧酸强。因为酮基具有吸电子诱导效应，酮基离羧基越近，羧基的酸性越强。例如：

$$\underset{\overset{\|}{O}}{CH_3-C-COOH} > \underset{\overset{\|}{O}}{CH_3-C-CH_2COOH} > \underset{\overset{|}{OH}}{CH_3-CH-COOH} > HOCH_2CH_2COOH$$

pK_a	2.49	3.51	3.86	4.51

2. α-酮酸的脱羧反应　在稀硫酸作用下受热，α-酮酸发生脱羧反应生成醛。

$$H_3C-\underset{\overset{\|}{O}}{C}-COOH \xrightarrow[\triangle]{\text{稀}H_2SO_4} CH_3CHO + CO_2\uparrow$$

3. β-酮酸的脱羧反应　β-酮酸微热即发生脱羧反应，生成酮并放出 CO_2，这一反应称为 β-酮酸的酮式分解（ketonic cleavage）。

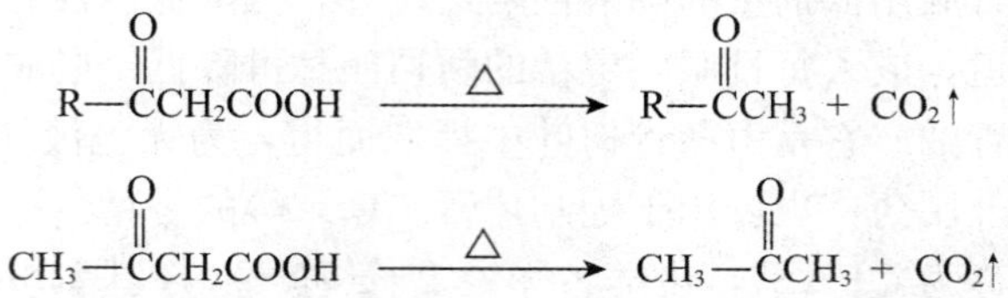

4. β-酮酸的酸式分解反应 β-酮酸与浓氢氧化钠共热时，α-碳原子和β-碳原子之间发生键的断裂，生成两分子羧酸盐，这一反应称为β-酮酸的酸式分解反应（acid cleavage）。

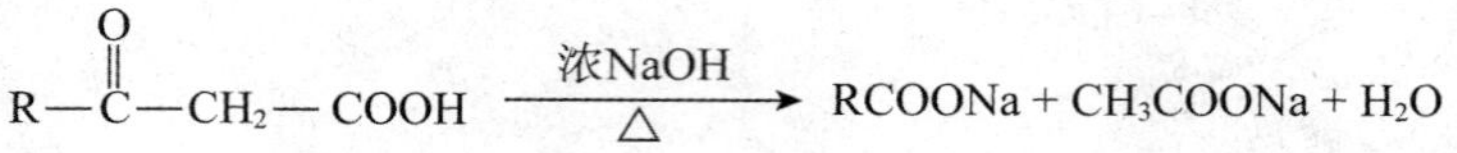

5. α-酮酸的氨基化反应 α-酮酸与氨在催化剂（如生物体内的酶）作用下可转变为氨基酸，称为α-酮酸的氨基化反应。

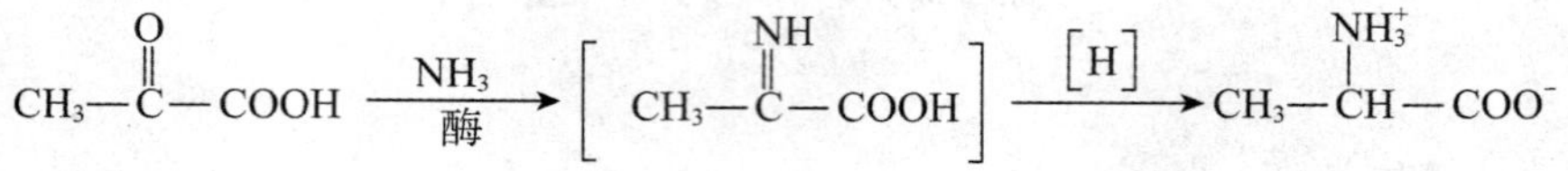

生物体内的α-酮酸与α-氨基酸在各种转氨酶的作用下可以相互转换，产生新的α-酮酸和α-氨基酸，如：

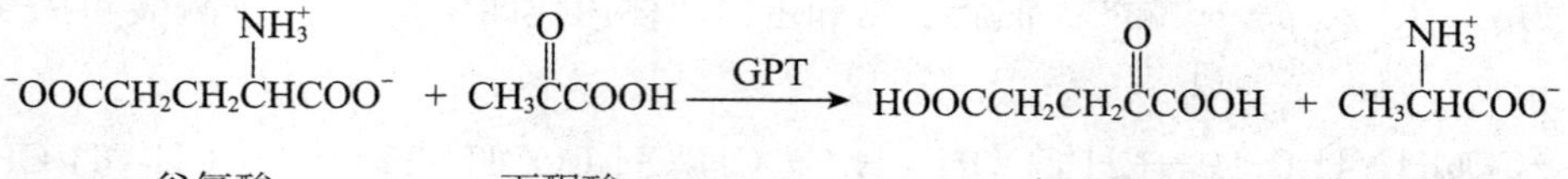

谷氨酸　　丙酮酸　　戊酮酸　　丙氨酸

三、酮体

在肝中，氧化分解的中间产物β-羟基丁酸、β-丁酮酸和丙酮，在医学上合称为酮体（acetone body）。正常人的血液中酮体的含量低于 $10mg \cdot L^{-1}$，而糖尿患者因糖代谢不正常，靠消耗脂肪供给能量，其血液中酮体的含量在 $3 \sim 4g \cdot L^{-1}$ 以上。由于β-羟基丁酸和β-丁酮酸均具有较强的酸性，所以酮体含量过高时晚期糖尿病患者易发生酮症酸中毒。

第三节 氨基酸

氨基酸（Amino acids）是一类含有羧基和氨基两种官能团的化合物。一些氨基酸是与生命起源和生命活动密切相关的蛋白质的基本组成单位，是人体所必不可少的物质。

一、氨基酸的结构

蛋白质水解得到的氨基酸都是α-氨基酸。它们的结构通式如下：

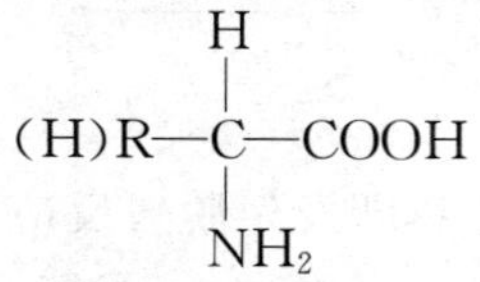

20 种氨基酸中除脯氨酸中含仲氨基外，其他均含伯氨基。除甘氨酸外，其他氨基酸都是

手性分子，有旋光性的天然氨基酸都是 L-构型。

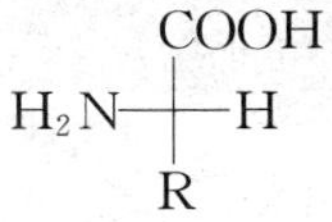

L-氨基酸

二、氨基酸的分类和命名

自然界中发现的氨基酸已超过一百种，但组成生物体内蛋白质的 α-氨基酸只有 20 余种；其中，有 8 种在人体内不能合成，必须靠食物来供给，因此，将这 8 种氨基酸称为必需氨基酸（essential amino acid）。表 18-1 中附有 * 号的即是必需氨基酸。

根据氨基酸中所含氨基和羧基的数目可分为中性、酸性和碱性三类。氨基和羧基数目相等的氨基酸叫做中性氨基酸；羧基多于氨基的是酸性氨基酸；氨基多于羧基的是碱性氨基酸。

表 18-1　重要的 α-氨基酸

名称	缩写	结构式	等电点
中性氨基酸			
甘氨酸（Glycine） （氨基乙酸）	甘 Gly	$CH_2(NH_2)COOH$	5.97
丙氨酸（Alanine） （α-氨基丙酸）	丙 Ala	$CH_3CH(NH_2)COOH$	6.00
丝氨酸（Serine） （α-氨基-β-羟基丙酸）	丝 Ser	$CH_2(OH)CH(NH_2)COOH$	5.68
半胱氨酸（Cysteine） （α-氨基-β-巯基丙酸）	半胱 Cys	$CH_2(SH)CH(NH_2)COOH$	5.05
苏氨酸（Threonine）* （α-氨基-β-羟基丁酸）	苏 Thr	$CH_3CH(OH)CH(NH_2)COOH$	5.70
甲硫氨酸（Methionine）* （α-氨基-γ-甲巯基丁酸）	甲硫 Met	$CH_3SCH_2CH_2CH(NH_2)COOH$	5.74
缬氨酸（Valine）* （β-甲基-α-氨基丁酸）	缬 Val	$(CH_3)_2CHCH(NH_2)COOH$	5.96
亮氨酸（Leucine）* （γ-甲基-α-氨基戊酸）	亮 Leu	$(CH_3)_2CHCH_2CH(NH_2)COOH$	6.02
异亮氨酸（Isoleucine）* （β-甲基-α-氨基戊酸）	异亮 Ile	$CH_3CH_2CH(CH_3)CH(NH_2)COOH$	5.98
苯丙氨酸（Phenylalanine）* （β-苯基-α-氨基丙酸）	苯丙 Phe	$C_6H_5CH_2CH(NH_2)COOH$	5.48
酪氨酸（Tyrosine） （α-氨基-β-对羟基丙酸）	酪 Tyr	$p-HOC_6H_4-CH_2CH(NH_2)COOH$	5.66
脯氨酸（Proline） （α-吡咯啶甲酸）	脯 Pro	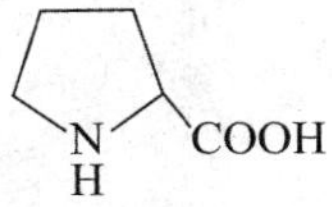	6.30

续表

名称	缩写	结构式	等电点
色氨酸（Tryptophane）* [α-氨基-β-(3-吲哚)丙酸]	色 Try	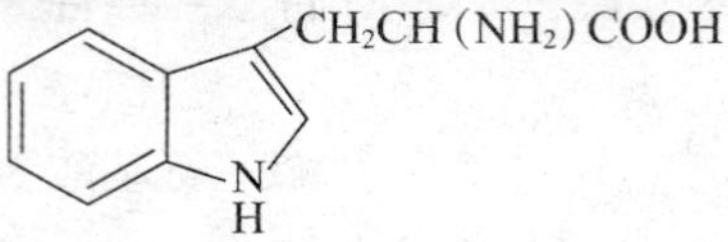	5.80
酸性氨基酸			
天冬氨酸（Aspartic acid）(α-氨基丁二酸)	天 Asp	$HOOCCH_2CH(NH_2)COOH$	2.77
谷氨酸（Glutamic acid）(α-氨基戊二酸)	谷 Glu	$HOOCCH_2CH_2CH(NH_2)COOH$	3.22
碱性氨基酸			
精氨酸（Arginine）(α-氨基-δ-胍基戊酸)	精 Arg	$H_2NC(=NH)NH(CH_2)_3CH(NH_2)COOH$	10.76
赖氨酸（Lysine）* (α,ω-二氨基己酸)	赖 Lys	$H_2N(CH_2)_4CH(NH_2)COOH$	9.74
组氨酸（Histidine）[α-氨基-β-(5-咪唑)丙酸]	组 His	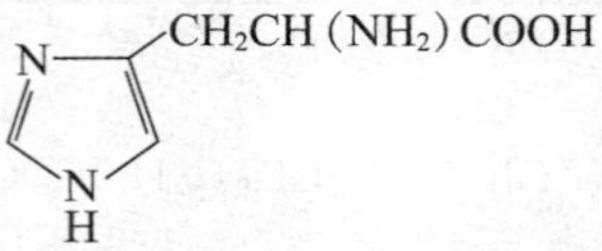	7.59

氨基酸的命名也可以采用系统命名法，但是目前氨基酸主要还是以其来源或性质而使用俗名，如氨基乙酸因为有甜味而称之为甘氨酸；丝氨酸最初来源于蚕丝而命名为丝氨酸。此外，组成蛋白质的 20 种氨基酸还常用中文简称、英文缩写和单字符号来表示，例如甘氨酸的中文简称是"甘"，英文缩写是"Gly"，单字符号是"G"等（见表 18-1）。

三、氨基酸的物理性质

α-氨基酸为无色的结晶，具有较高的熔点，一般在 200～300℃，在加热至熔点时便分解放出二氧化碳。一般的氨基酸能溶于水，不溶于乙醇、乙醚、苯等有机溶剂。

四、氨基酸的化学性质

氨基酸分子中因同时含有氨基和羧基，所以具有氨基和羧基的典型性质，也具有两种基团在分子内相互作用、相互影响的一些特殊性质。

1. 两性电离和等电点　氨基酸分子中既有碱性的氨基，又有酸性的羧基，与强酸或强碱都能作用生成盐，所以氨基酸是两性化合物。

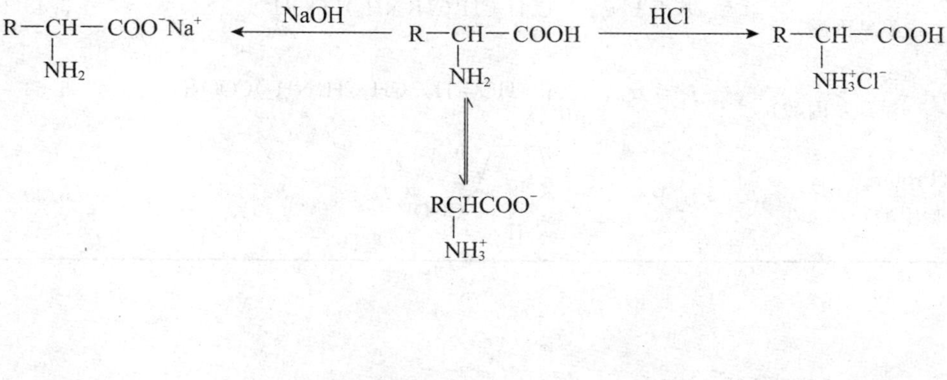

由于氨基酸分子中同时含有羧基和氨基，因此，分子内部也可以相互作用生成盐，即内盐。内盐分子中既有正离子部分，又有负离子部分，所以又称为两性离子，氨基酸在固态时主要是以两性离子形式存在。氨基酸具有低挥发性，高熔点和难溶于有机溶剂等性质，就是因为氨基酸是内盐而具有类似离子化合物的性质。

在水溶液中，氨基酸的两性离子既可与 H^+ 结合成阳离子，也可失去 H^+ 成为阴离子，这三种离子在水溶液中通过得失 H^+ 而相互转化并呈平衡状态存在。

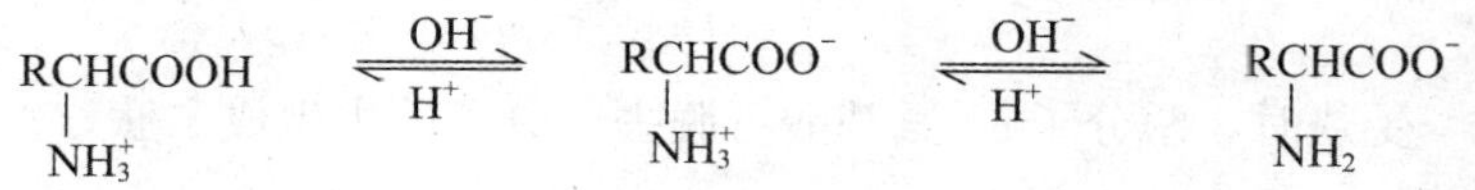

由于氨基酸在不同 pH 值水溶液中的带电情况不同，因而在电场中的行为也不同。一般情况下，氨基酸在酸性溶液中因主要呈阳离子状态而向阴极移动。反之，在碱性溶液则主要呈阴离子状态而向阳极移动。但是，当溶液调至某一特定的 pH 值时，氨基酸刚好以偶极离子形式存在（净电荷为零），此时溶液的 pH 值被称为该氨基酸的等电点，用 p*I* 表示。20 种氨基酸的等电点见表 18－1。

中性氨基酸的等电点一般是在 pH＝5.0～6.3，酸性氨基酸的等电点为 pH＝2.8～3.2，碱性氨基酸的等电点为 pH＝7.6～10.8。

等电点是每一种氨基酸的特有常数。当溶液的 pH≠p*I* 时，氨基酸以同性离子存在，相互间聚集力较小，故有较大的溶解度；在等电点时，因两性离子的浓度最大，此时氨基酸的溶解度最小。因此，可以用调节等电点的方法从氨基酸混合溶液中分离提纯各种氨基酸。

2. 显色反应　当 α-氨基酸与茚三酮的水合物一起加热时，能生成一种紫色化合物，叫罗曼氏紫，并定量放出二氧化碳。

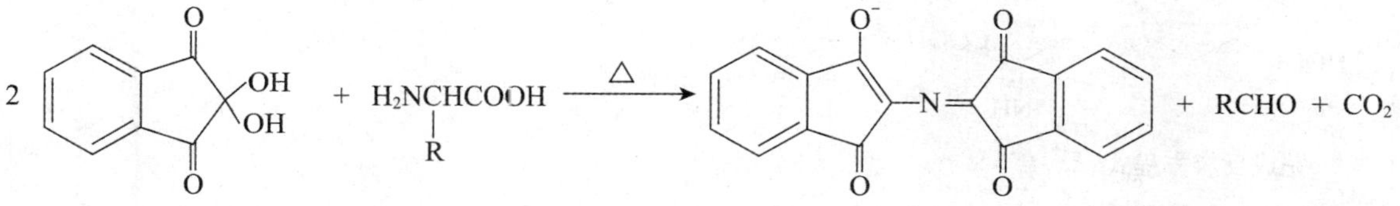

此反应可作为 α-氨基酸定性、定量分析的依据。

3. 与亚硝酸反应　除亚氨基酸（脯氨酸、羟脯氨酸）外，α-氨基酸中的氨基都能与亚硝酸作用，定量放出氮气，并生成 α-羟基酸。

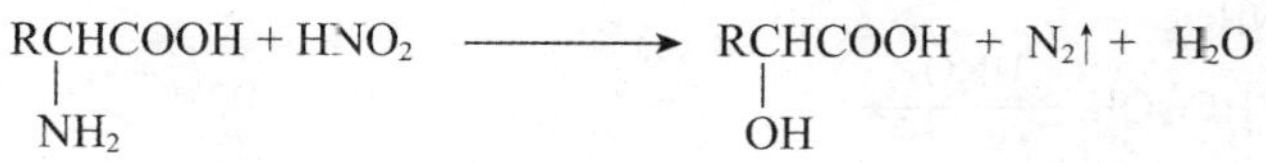

利用此反应可测定氨基酸、蛋白质分子的含氮量。

4. 脱羧反应　某些氨基酸在一定条件下（如在高沸点溶剂中回流），可脱去二氧化碳而生成相应的胺，这种脱羧反应也是人体代谢的一种过程。例如在肠细菌的作用下组氨酸可脱羧成组胺，谷氨酸可脱羧成 γ-氨基丁酸。

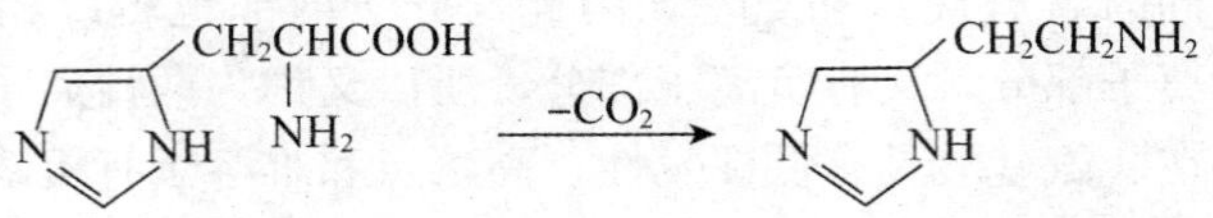

组胺

$$HOOC\underset{\large NH_2}{CH}CH_2CH_2COOH \xrightarrow{-CO_2} H_2NCH_2CH_2CH_2COOH$$

5. 成肽反应　受热时，两分子 α-氨基酸可脱去一分子的水生成二肽。

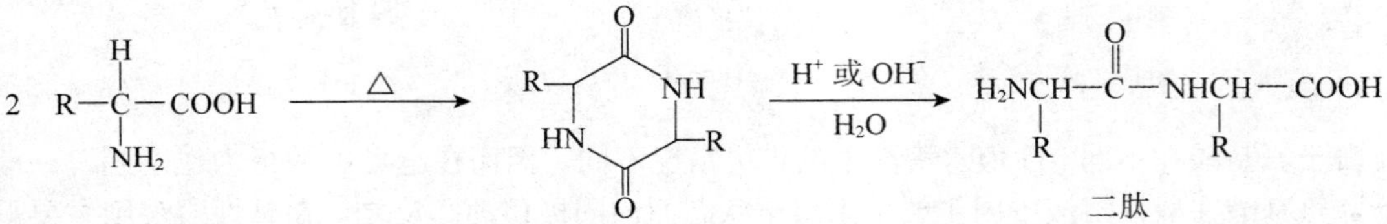

二肽

二肽分子中的酰胺键称为肽键，蛋白质分子中各氨基酸之间就是通过肽键相连的。

习　题

1. 用系统命名法命名下列化合物。

(1) 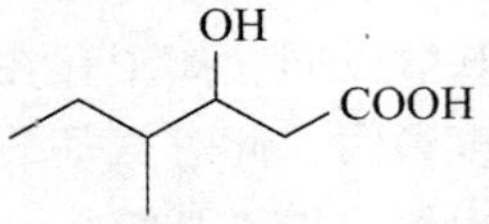

(2) 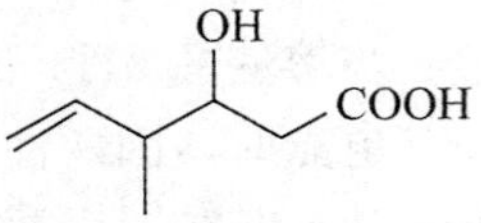

(3) 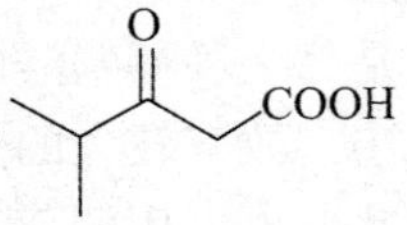

(4) 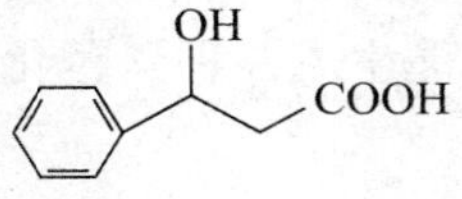

(5) 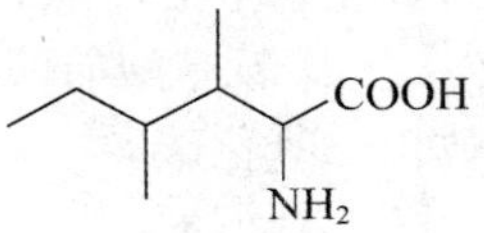

(6) 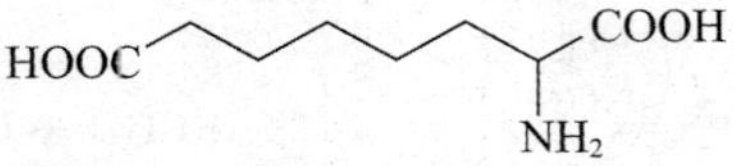

2. 完成反应方程式。

(1) $CH_3CH_2\overset{\large O}{\overset{\|}{C}}CH_2COOH \xrightarrow{\triangle}$

(2) $CH_3\underset{\large CH_3}{CH}\overset{\large O}{\overset{\|}{C}}CH_2COOH \xrightarrow{\triangle}$

(3) $CH_3CH_2\underset{\large CH_3}{CH}CH_2\overset{\large NH_2}{CH}COOH \xrightarrow{HNO_2}$

(4) $CH_3CH_2\overset{\large O}{\overset{\|}{C}}CH_2COOH \xrightarrow[\triangle]{浓NaOH}$

3. 单项选择题。

(1) 下列化合物酸性最强的是：

A. CH_2OHCH_2COOH　　B. CH_3CH_2COOH　　C. CH_2OHCH_2COOH　　D. $(CH_3)_2CHCOOH$

(2) γ-羟基酸受热后脱水可生成：

A. 内酯　　B. 交酯　　C. 环酮　　D. α,β-不饱和酸

(3) 水合茚三酮可用于鉴别：

A. 2-氨基丙酸　B. 3-氨基丙酸　C. 2-羟基丙酸　D. 3-羟基丙酸

(4) 下列酸属于羟基酸的是：

A. 草酸　B. 醋酸　C. 水杨酸　D. 安息香酸

(5) 天然蛋白质水解得到的常见氨基酸是：

A. 均为β-氨基酸　B. 均为D-氨基酸

C. 构型都为R型　D. 均为α-氨基酸

(6) 人在剧烈活动后，感到全身酸痛，是因为肌肉中：

A. 柠檬酸的含量增高　B. 碳酸的含量增高

C. 苹果酸的含量增高　D. 乳酸含量增高

4. 试用简单的化学方法鉴别下列化合物。

(1) 乳酸、酒石酸、草酰乙酸、丙酮酸

(2) 乙酰水杨酸、水杨酸甲酯、水杨酸

5. 简答题：

(1) 氨基酸具有两性，既具有碱性的氨基又具有酸性的羧基，但他们的等电点都不等于7，为什么?

(2) 将酪氨酸、甘氨酸、赖氨酸和天冬氨酸混合物在pH=7时进行电泳，试推测它们的泳动方向。

6. 化合物A的化学式为$C_5H_{11}O_2N$，具有旋光性，用稀碱处理发生水解生成B和C。B也具有旋光性，它既能与酸成盐，也能与碱成盐，并与HNO_2反应放出N_2。C无旋光性，能与金属Na反应放出H_2，并能发生碘仿反应。试写出A、B、C的结构式。

（陈胡兰）

第十九章　杂环化合物和生物碱

杂环化合物（heterocyclic compound）广泛分布于自然界，数目庞大，约占已知有机化合物的三分之一，大都具有明显的生理活性。如植物体中的叶绿素、动物体血液中的血红素、核酸的碱基、酶及辅酶都含有杂环结构，还有很多染料、香料等也是杂环的衍生物。在现有的药物中，杂环化合物占有相当大的比重，比如我们非常熟悉的青霉素，头孢菌素（先锋霉素）、喹喏酮类、磺胺类以及很多中草药中的有效成分——生物碱（如治疗肿瘤的喜树碱、紫杉醇等）都是含有杂环的化合物。

第一节　杂环化合物

杂环化合物是指构成环系的原子除碳原子外还有其他原子的化合物。环中的非碳原子称为杂原子，常见的杂原子是 N、O、S。符合 Hückel 规则，具有芳香性，环系比较稳定的杂环化合物，称为芳杂环（aromatic heterocycle）。由于杂环化合物数目庞大，故在此仅讨论芳杂环的分类和命名，以及个别重要芳杂环化合物的结构和主要性质。

一、杂环化合物的分类和命名

（一）杂环化合物的分类

根据环数的多少杂环化合物分为单杂环和稠杂环，单杂环又可根据成环原子数的多少分为五元杂环和六元杂环等。常见杂环化合物的结构和名称见表 19－1。

表 19－1　常见杂环化合物的结构和名称

类别	杂环母体					
五元杂环	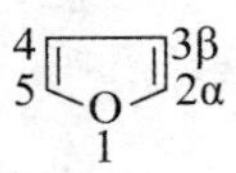 呋喃 furan	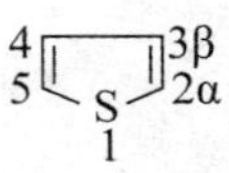 噻吩 hiophene	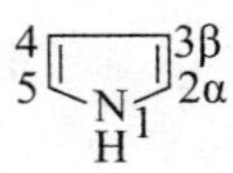 吡咯 pyrrole	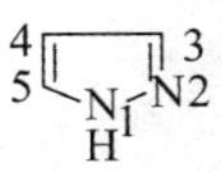 吡唑 pyrazole	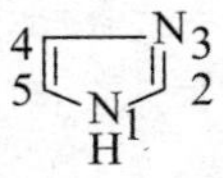 咪唑 thiazole	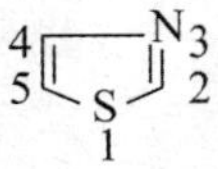 噻唑 thiazole
六元杂环	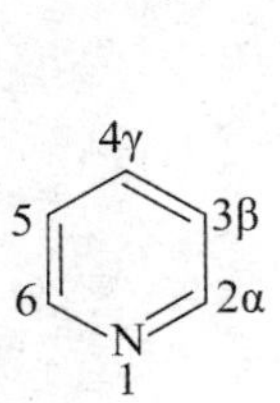 吡啶 pyridine	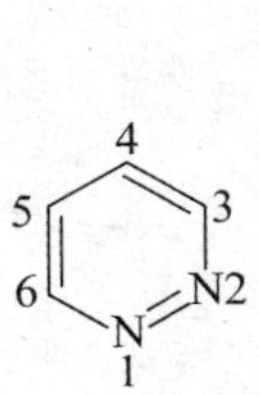 哒嗪 pyridazine	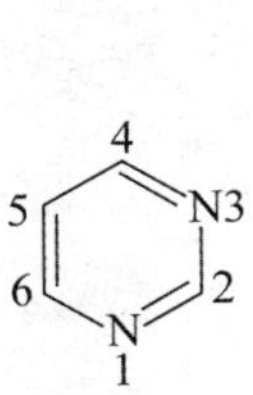 嘧啶 pyrimidine	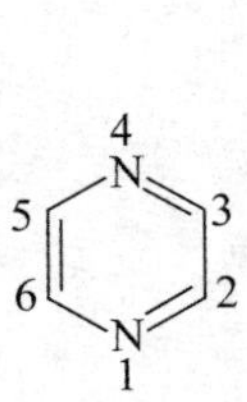 吡嗪 pyrazine	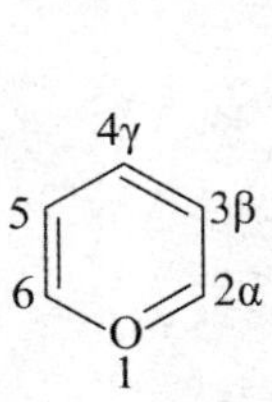 吡喃 pyrane	

续表

类别	杂环母体
稠杂环	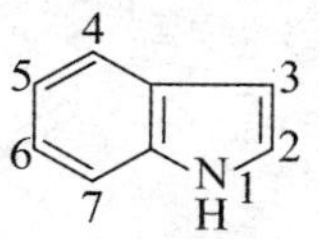 吲哚 indole　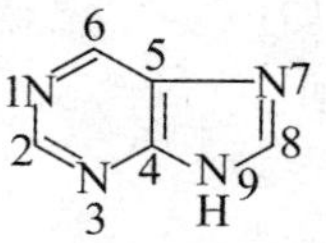 嘌呤 purine　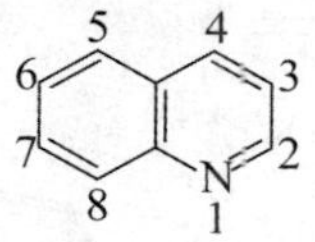 喹啉 quinoline　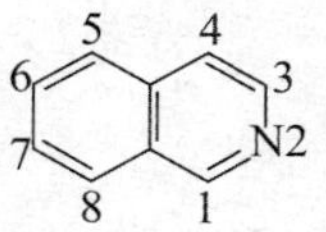 异喹啉 isoquinoline 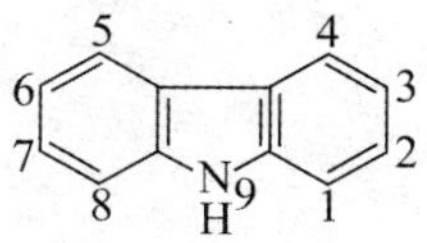 咔唑 carbazole　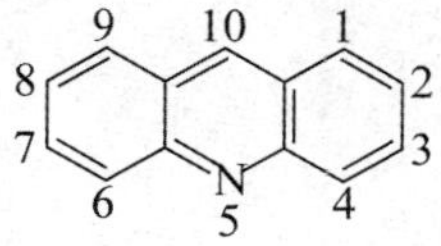 吖啶 acridine　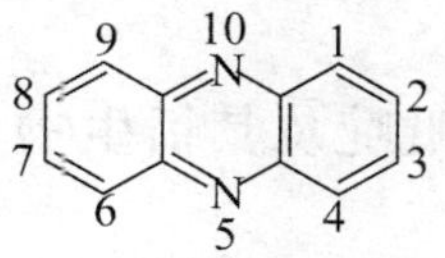 吩嗪 phenazine

（二）杂环化合物的命名

我国目前主要采用音译法命名，即将特定的 45 个杂环化合物的英文名称译成同音汉字，加上“口”字旁作为杂环的名称。当杂环上有取代基时，以杂环为母体，对环上的原子进行编号。编号的规则有：

（1）当环上只有一个杂原子时，从杂原子开始编，依次用 1、2、3……；或从靠近杂原子的碳原子开始，标以希腊字母 α、β、γ……

例如：

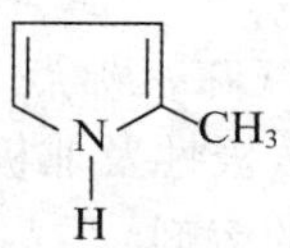

2-甲基吡咯（α-甲基吡咯）

2-methylpyrrole

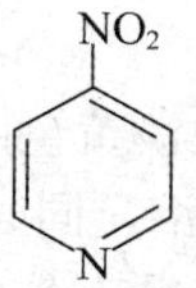

4-硝基吡啶（γ-硝基吡啶）

4-nitropyridine

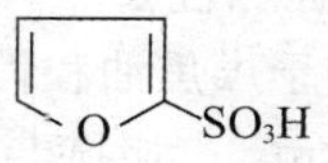

2-呋喃磺酸（α-呋喃磺酸）

2-furansulfonic acid

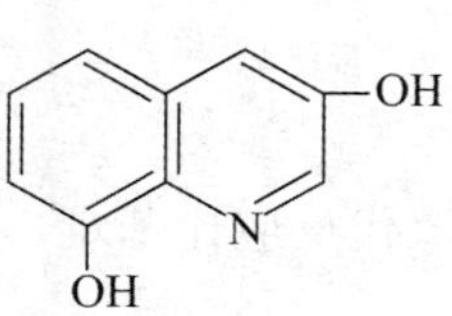

3,8-二羟基喹啉

3,8-dihydroxyquinoline

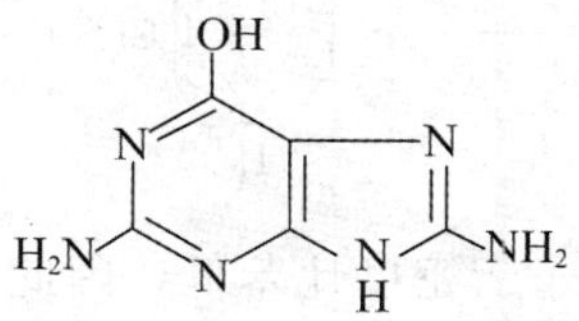

2,8-二氨基-6-羟基嘌呤

2,8-diamino-6-hydroxypurine

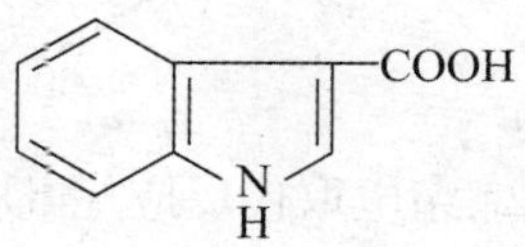

3-吲哚甲酸

3-indolecarboxylic acid

（2）当环上有几个不同的杂原子时，则按 O、S、NH、N 的先后顺序编号，并使杂原子的编号尽可能小。

（3）稠杂环的编号有几种情况。有的按其相应的稠环芳烃的母环编号，从一端开始，共用碳原子一般不编号，编号时使杂原子的编号尽可能小，并遵守杂原子的优先顺序。有的稠杂环母环（如吲哚、嘌呤等）有特定的编号原则。

当杂环中有饱和的碳原子或氮原子，用其编号加大写斜体 H 表示。含活泼氢的杂环化合物及其衍生物，可能存在着互变异构体，命名时需按上述方式标氢。例如：

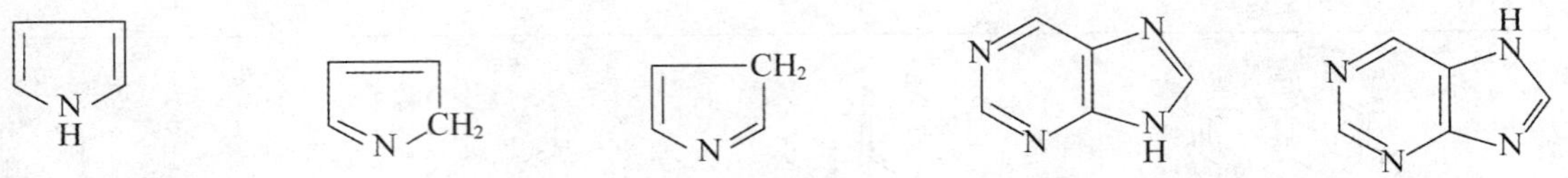

1*H*-吡咯 1*H*-pyrrole　　2*H*-吡咯 2*H*-pyrrole　　3*H*-吡咯 3*H*-pyrrole　　9*H*-嘌呤 9*H*- purine　　7*H*-嘌呤 7*H*- purine

二、吡啶及其衍生物

（一）吡啶的结构

吡啶的结构与苯非常相似，环上的六个原子均以 sp^2 杂化轨道相互重叠形成 σ 键，构成平面六元环结构。每个原子未杂化的 p 轨道（各有一个电子）垂直于环平面，侧面重叠形成有 6 个 π 电子的闭合共轭体系，因此，吡啶具有一定的芳香性。氮原子上还有一个 sp^2 杂化轨道没有参与成键，被一对未共用电子对所占据（图 19－1）。

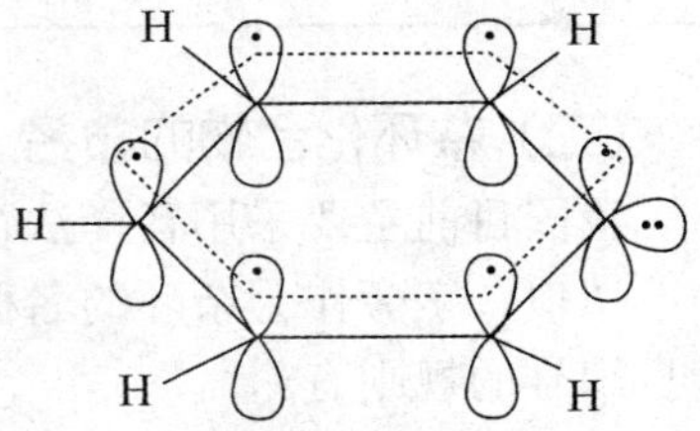

图 19－1　吡啶的分子结构

由于氮原子电负性较大，使 π 电子云向氮原子偏移，环上碳原子的电子云密度远远小于苯，因此，将吡啶这类芳杂环称为缺 π 芳杂环。这类杂环表现在化学性质上是亲电取代反应变难，亲核取代反应变易，氧化反应变难，还原反应变易。

（二）吡啶的性质

吡啶存在于煤焦油和骨焦油中，为无色或淡黄色的液体，有特殊气味，沸点 115.5℃，密度 0.982 g·cm^{-3}。吡啶与水能以任何比例互溶，同时又能溶解大多数极性及非极性的有机化合物，甚至可以溶解某些无机盐类。所以吡啶是一个有广泛应用价值的溶剂。

1. 碱性　吡啶氮原子上的未共用电子对可接受质子而显碱性。吡啶的碱性（pK_a＝5.19）比氨（pK_a＝9.24）弱，比芳胺（如苯胺，pK_a＝4.60）强。

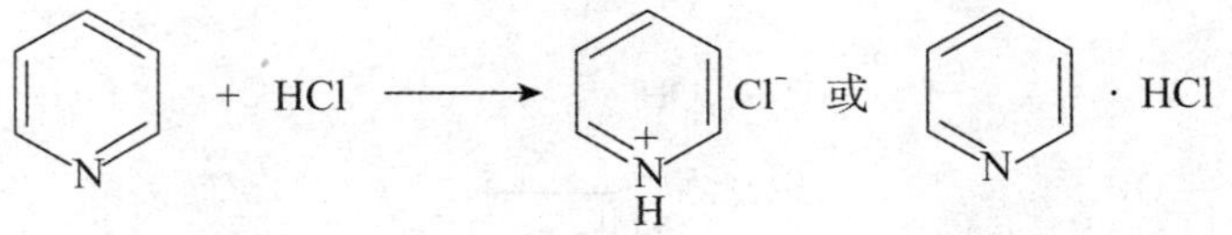

2. 亲电取代反应　吡啶环上电子云密度比苯低，因此，其亲电取代反应比苯难，取代基主要进入电子云密度较高的 β 位。

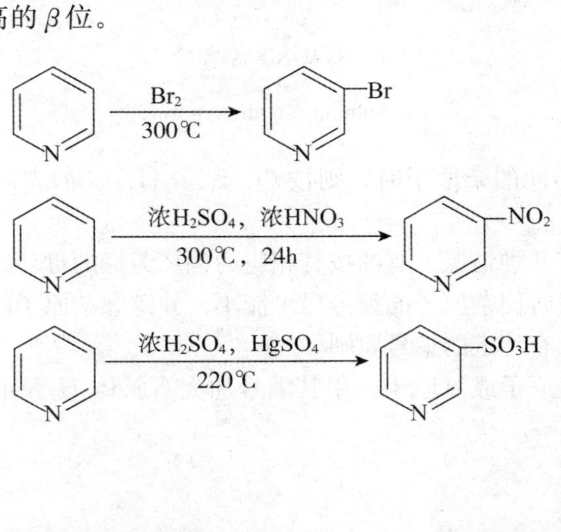

3. 氧化还原反应 吡啶一般不易被氧化，但当环上带有 α－H 侧链时，则发生侧链的氧化反应。

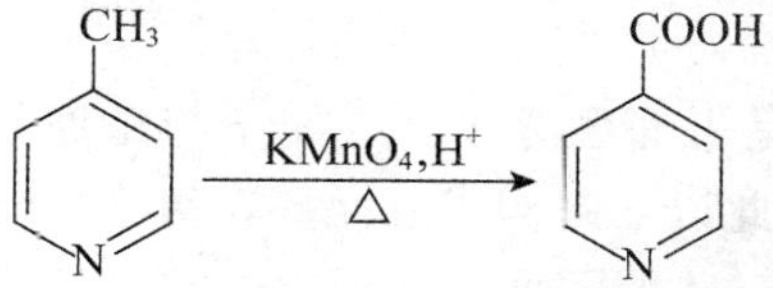

吡啶比苯容易发生还原反应，在常温下就可被催化氢化为六氢吡啶。

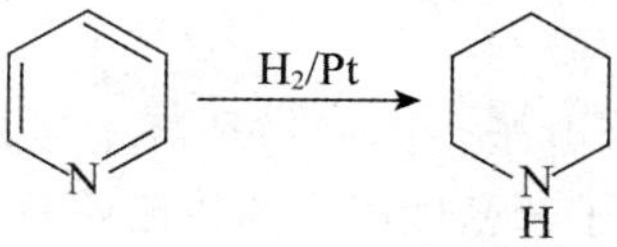

六氢吡啶又名哌啶，具有仲胺的性质，碱性（$pK_a=11.20$）比吡啶强。

（三）重要的吡啶衍生物

1. 烟酸（nicotinic acid）和烟酰胺（nicotinamide）烟酸是维生素 B 族中的一种，具有扩张血管的作用，能促进细胞的新陈代谢。烟酰胺是辅酶 I 的组成成分。两者都是白色晶体，合称维生素 PP，是人体不可缺少的维生素，存在于肉类、肝、花生、酵母、米糠中，临床上用来防治癞皮病及类似的维生素缺乏症。

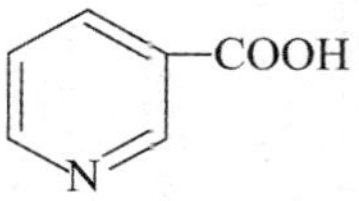

烟酸

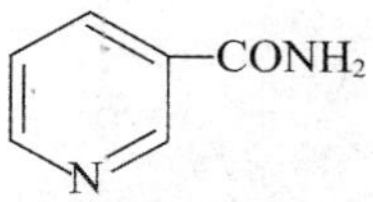

烟酰胺

2. 异烟肼（isoniazid）又名雷米封（rimifon），为白色针状结晶，熔点 170～173℃，易溶于水和乙醇，是常用的抗结核药物。

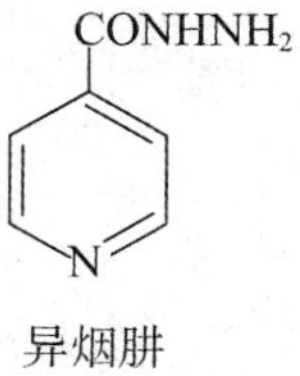

异烟肼

3. 维生素 B_6（vitamin B_6）包括吡哆醇、吡哆醛和吡哆胺三种化合物，它们存在于蔬菜、谷物、肉、蛋类中，是维持蛋白质正常代谢的维生素，可用于治疗放射性呕吐、妊娠呕吐和白细胞减少症。

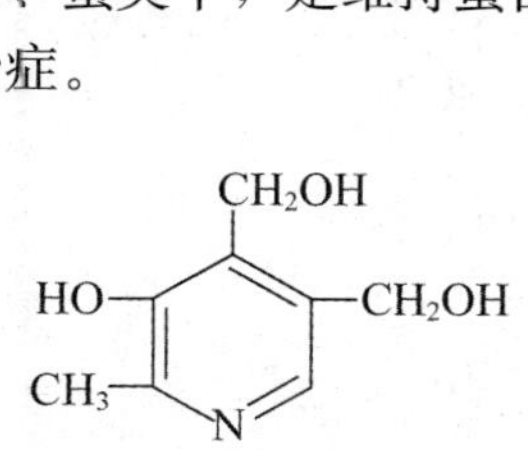

吡哆醇

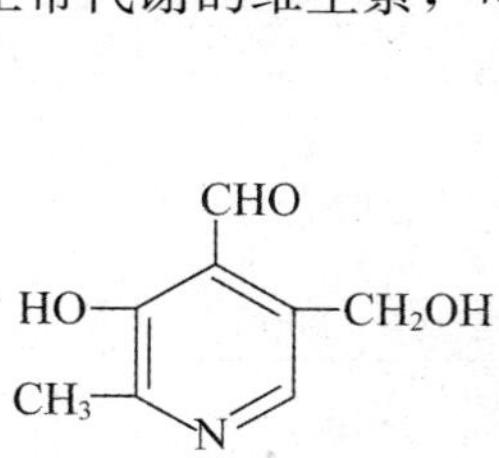

吡哆醛

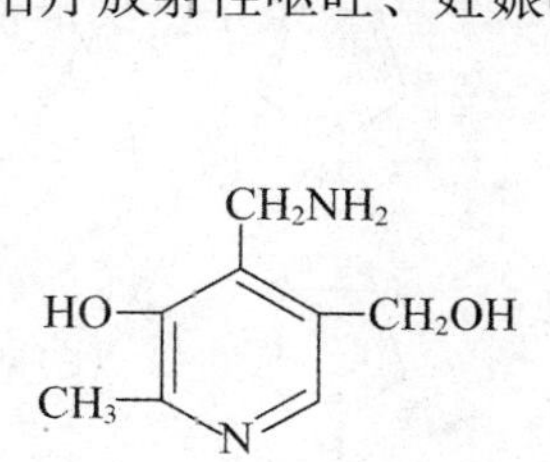

吡哆胺

三、吡咯及其衍生物

（一）吡咯的结构

近代物理方法测知，吡咯是平面型分子。碳原子与杂原子均以 sp^2 杂化轨道与相邻原子彼此以 σ 键构成五元环，每个原子都有一个未参与杂化的 p 轨道与环平面垂直，碳原子的 p 轨道中有一个电子，而杂原子的 p 轨道中有两个电子，这些 p 轨道相互侧面重叠形成具有 6 个 π 电子的闭合共轭体系，吡咯具有芳香性（图 19－2）。

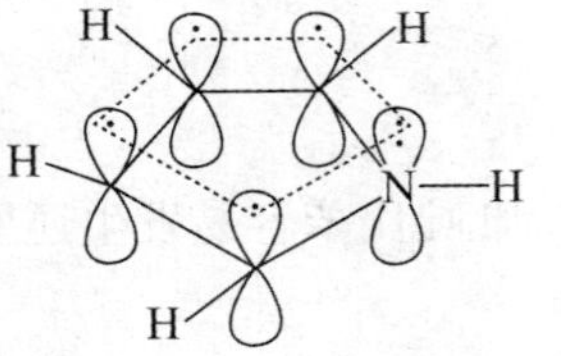

图 19－2 吡咯的分子结构

由于五个 p 轨道中分布着六个电子，因此，杂环上碳原子的电子云密度比苯环上碳原子的电子云密度高，所以吡咯环称多 π 芳杂环。可以预测，其亲电取代反应将比苯容易得多。

（二）吡咯的性质

吡咯存在于煤焦油和骨焦油中，为无色液体，难溶于水，沸点 131℃，有苯胺样气味。其蒸气遇盐酸浸过的松木片呈红色。

1. 弱酸性　吡咯分子中虽有仲胺结构，但碱性很弱（$pK_a=0.4$），其原因是氮原子上的一对电子都已参与形成大 π 键，不再具有给出电子对的能力，与质子难以结合。相反，氮上的氢原子却显示出弱酸性，吡咯能与强碱如干燥的氢氧化钾共热成盐。

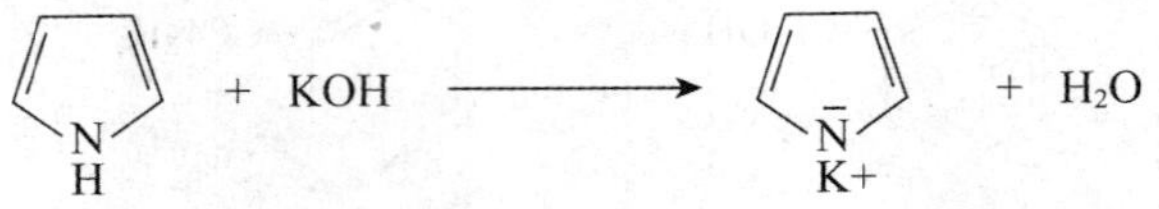

2. 亲电取代反应　吡咯属于多 π 芳杂环，碳原子上的电子云密度都比苯高，亲电取代反应容易发生，取代基主要进入 α-位。

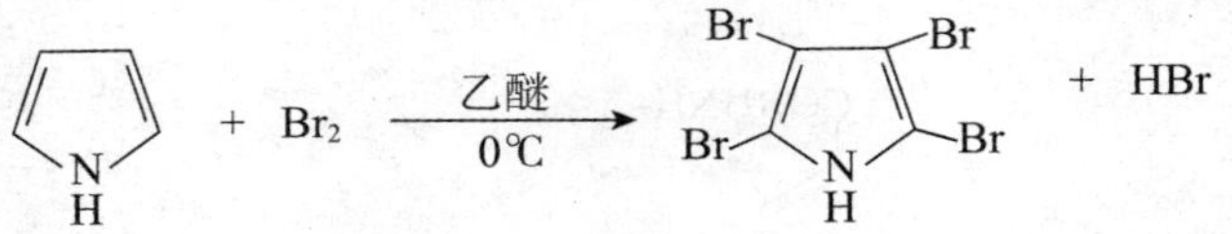

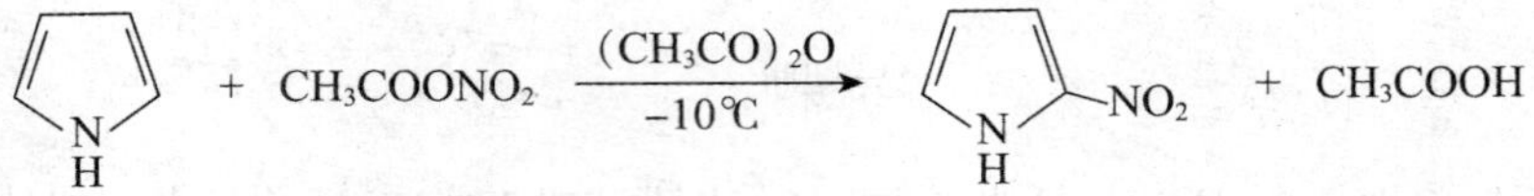

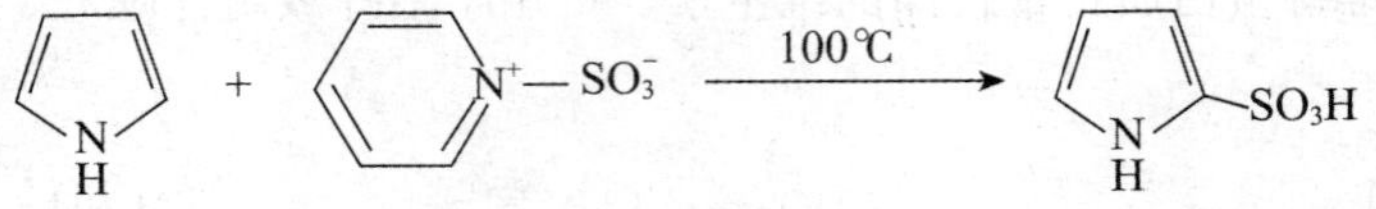

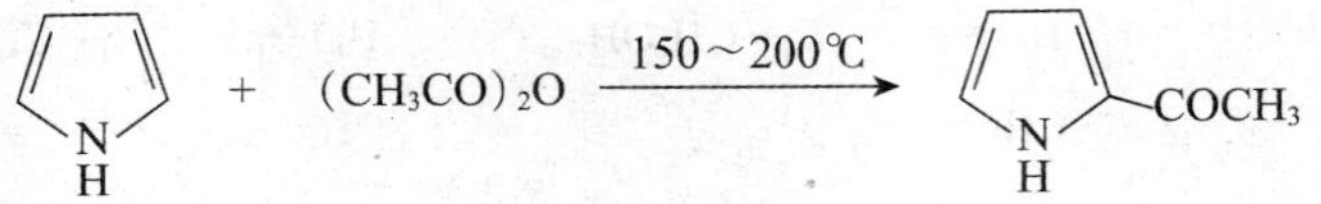

（三）重要的吡咯衍生物

1. 卟啉类化合物　吡咯衍生物在自然界分布很广，植物中的叶绿素（chlorophyll）和动物体内的血红素（hemachrome）都是吡咯的衍生物，它们在动植物生理上都起着重要作用。

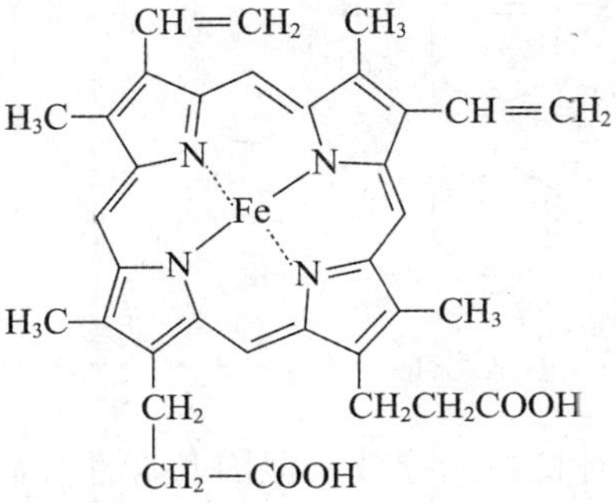

血红素

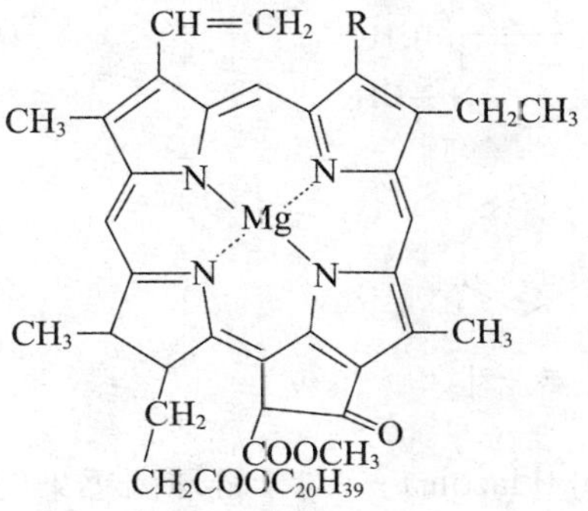

叶绿素

叶绿素a　R = $-CH_3$
叶绿素b　R = $-CHO$

2. 吡咯类药物　药物中的吡咯衍生物有海人草酸（kainic acid）、林可霉素（lincomycin）、维生素 B_{12}（vitamin B_{12}）等。海人草酸是一种驱蛔虫药；林可霉素是一种较新的抗生素，对革兰氏阳性和阴性球菌均有较强的抑菌作用；维生素 B_{12} 是治疗恶性贫血的药物，是第一个被发现的含钴的天然产物，其分子中有类似卟啉结构的环系。

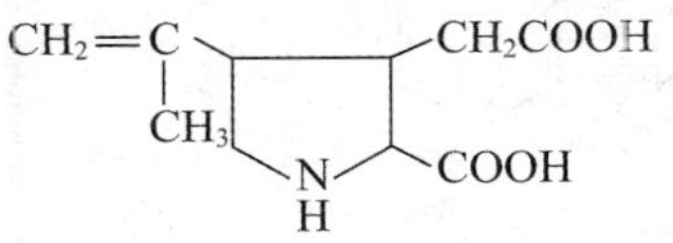

海人草酸

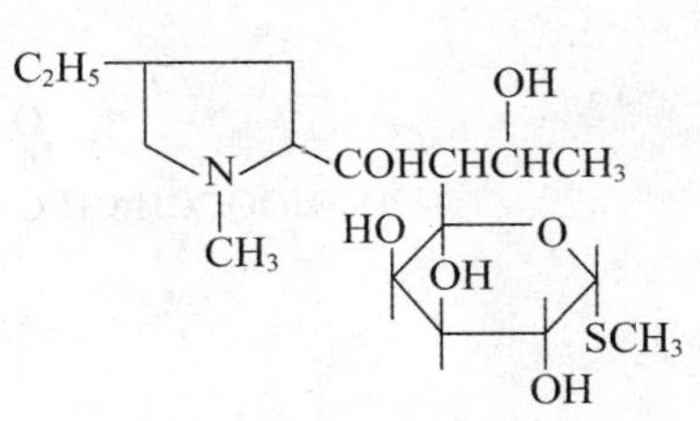

林可霉素

四、其他重要的杂环及其衍生物

（一）吡唑、咪唑、噻唑及其衍生物

含有 2 个杂原子且至少有 1 个氮原子的五元杂环化合物称为唑。这类化合物较重要的有吡唑、咪唑和噻唑。它们可以看作是吡咯、噻吩环上 2 位或 4 位的 CH 换成氮原子，该氮原子的电子构型与吡啶中的氮原子相同，在 sp^2 杂化轨道中有一对未共用电子对未参与成键，这种结构使唑类的水溶解度比吡咯要大，碱性比吡咯要强。

重要的唑类衍生物主要有：

1. 安乃近（metamizole sodium）又名罗瓦尔精，有解热镇痛和抗风湿作用。用于发热、头痛和风湿性关节炎等。

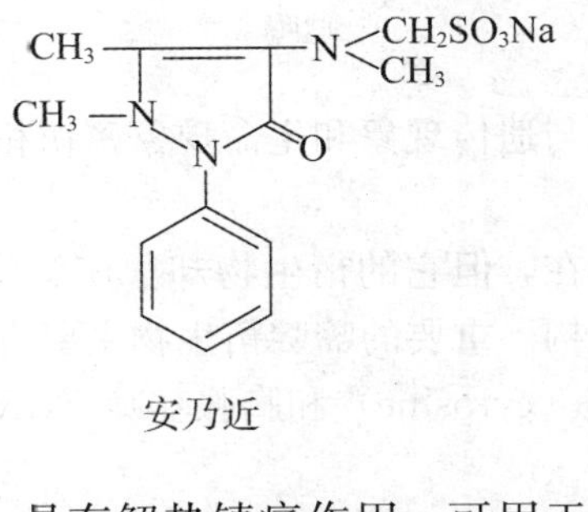

安乃近

2. 安替比林（phenazone）　具有解热镇痛作用，可用于感冒、发热，但由于毒性较大，常用于复方制剂中。其衍生物 4-二甲氨基安替比林，又名氨基比林，是另一种解热镇痛药。

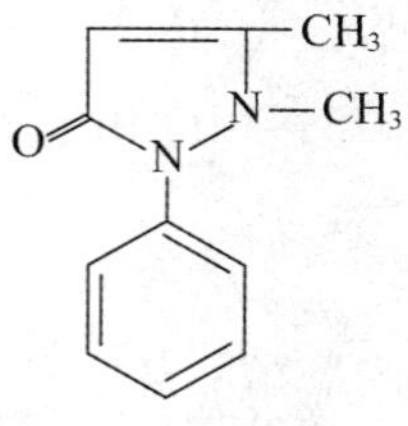
安替比林

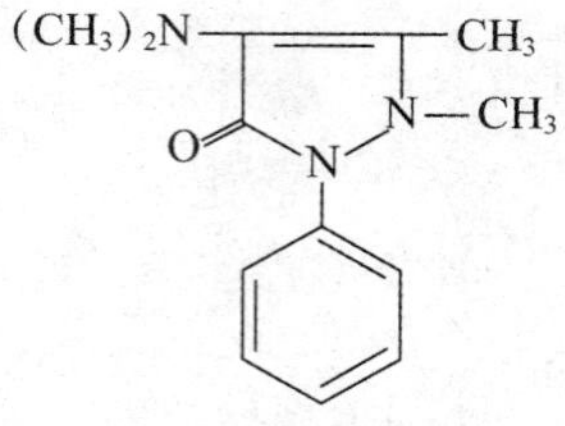
氨基比林

3. 磺胺噻唑（sulfathiazole） 对于链球菌感染的疾病有良好的疗效，但因其毒性和副作用较大，近年来它的单独制剂在临床上已基本不用，但它的衍生物有很多应用于临床，如琥珀酰磺胺噻唑、酞磺胺噻唑等。

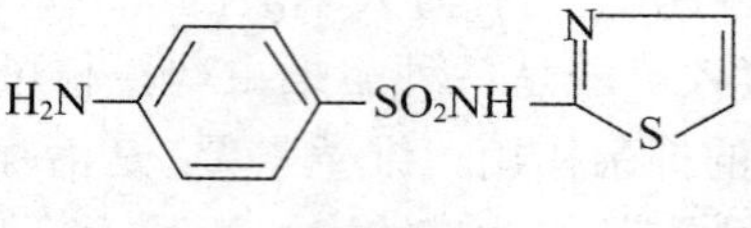
磺胺噻唑

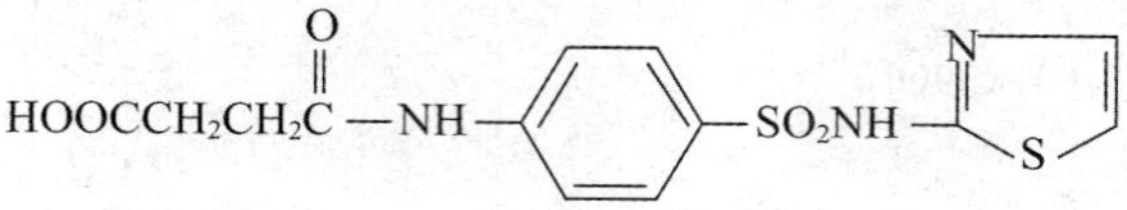
琥珀酰磺胺噻唑

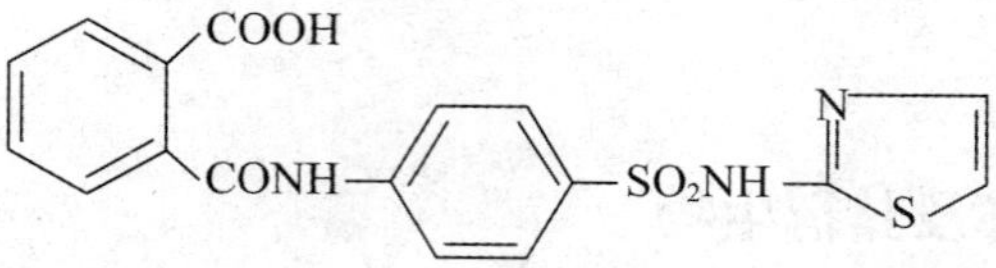
酞磺胺噻唑

（二）嘧啶及其衍生物

含有嘧啶环结构的化合物在自然界分布很广。嘧啶有 3 种同分异构体，另 2 种分别是哒嗪和吡嗪，它们总称为二氮嗪。

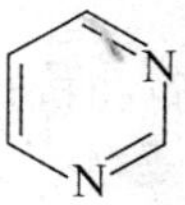
嘧啶

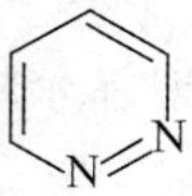
哒嗪

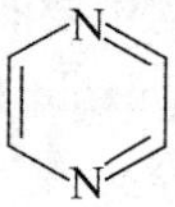
吡嗪

二氮嗪中以嘧啶最为重要，与遗传现象和生命现象密切相关，某些维生素、磺胺类及巴比妥类药物都含有嘧啶环。

自然界中没有游离的嘧啶存在，但它的衍生物却很广泛，有些嘧啶衍生物具有生理活性。很多合成药物中也含有嘧啶环结构。重要的嘧啶衍生物主要有：

1. 尿嘧啶（uracil）、胞嘧啶（cytosine）和胸腺嘧啶（thymine）这三种物质是组成核酸分子的重要成分。

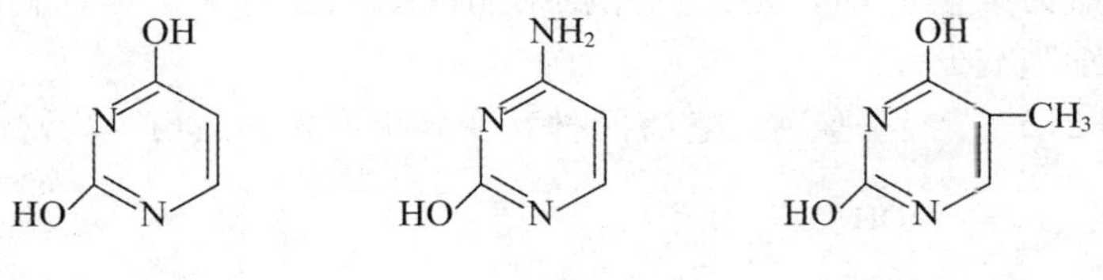

尿嘧啶　　　　胞嘧啶　　　　胸腺嘧啶

2. 维生素 B_1（vitamin B_1）是由嘧啶和噻唑通过亚甲基连接形成的化合物，为白色晶体，易溶于水，医药上常用其盐酸盐，又称硫胺素。维生素 B_1 是维持糖代谢、消化和神经传导正常功能的必需物质，可用于治疗多发性神经炎、脚气病、食欲缺乏和胃肠道疾病等。

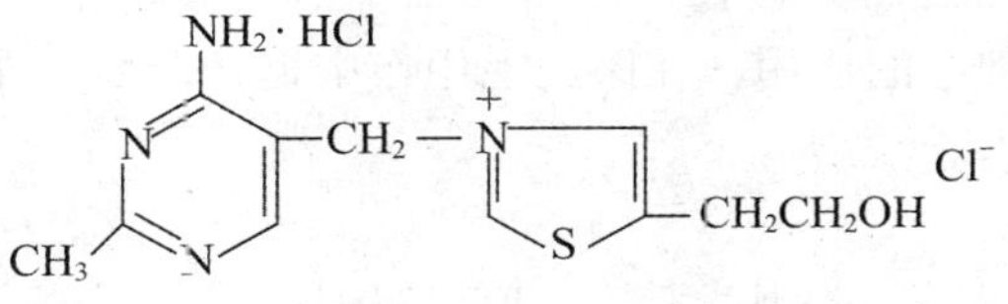

维生素B_1

3. 磺胺嘧啶（sulfadiazine）可用于治疗溶血性链球菌、肺炎双球菌及脑膜炎奈瑟菌的感染。

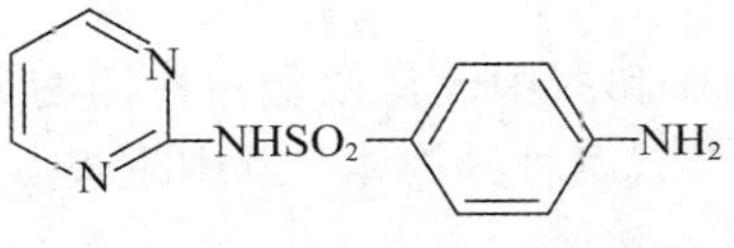

磺胺嘧啶

4. 氟尿嘧啶（fluorouracil）可用于治疗结肠癌、直肠癌、乳腺癌、卵巢癌及胃癌等，但毒性很大，它与脱氧核糖核酸缩合成氟尿嘧啶脱氧核苷，可使毒性降低。

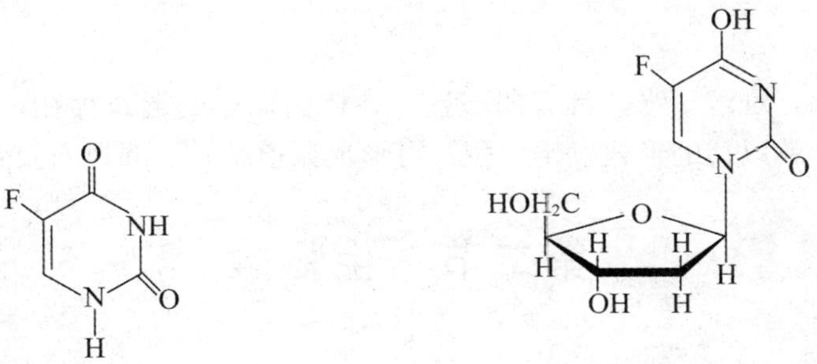

氟尿嘧啶　　　　氟尿嘧啶脱氧核苷

（三）嘌呤及其衍生物

嘌呤是由嘧啶环和咪唑环稠合而成，是无色针状晶体，熔点为 216～217℃，易溶于水，也可溶于醇，但不溶于非极性的有机溶剂。重要的嘌呤衍生物主要有：

1. 鸟嘌呤（guanine）和腺嘌呤（adenine）是构成核酸的重要组成成分。

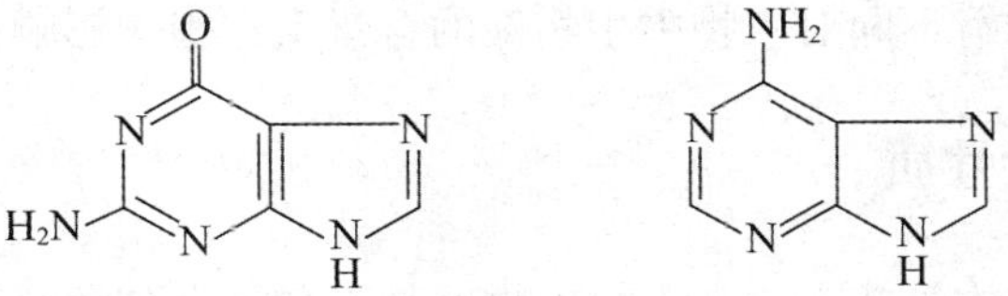

鸟嘌呤　　　　腺嘌呤

腺嘌呤的盐酸盐为维生素 B_4，是白色针状结晶或结晶性粉末，具有刺激白细胞增生的作用，可用于治疗白细胞减少症。

2. 黄嘌呤　即 2,6-二羟基嘌呤，它有两种互变异构形式，其衍生物常以酮的形式存在。

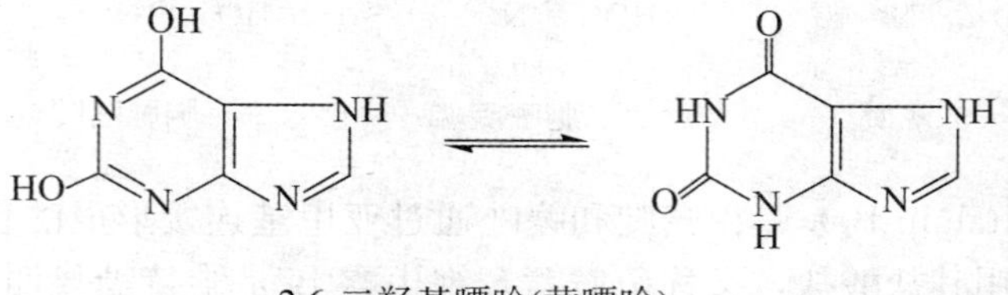

2,6-二羟基嘌呤(黄嘌呤)

黄嘌呤的甲基衍生物在自然界存在广泛，如咖啡因、茶碱和可可碱存在于茶叶或可可豆中，具有利尿和兴奋中枢神经的作用，在医药上用作中枢兴奋剂、强心和利尿药物。

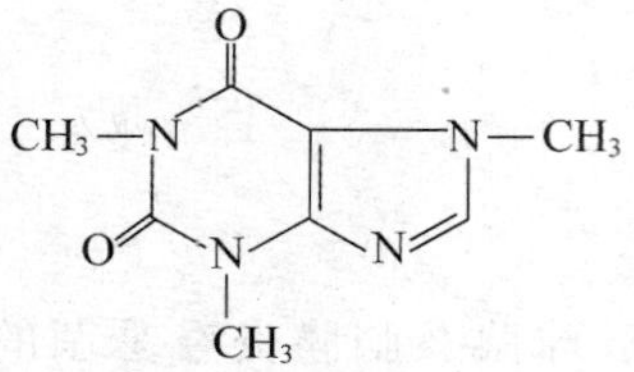

咖啡因

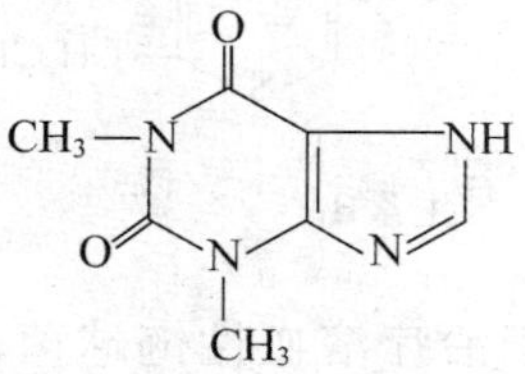

茶碱

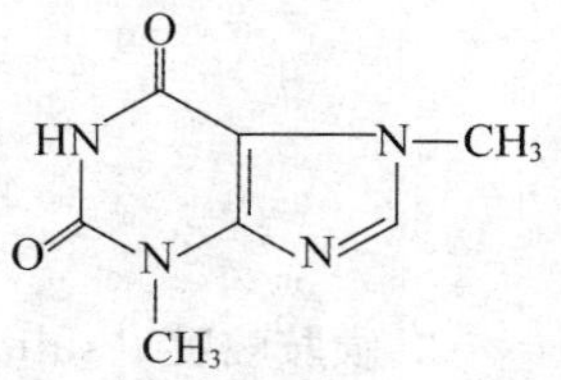

可可碱

3. 尿酸　存在于哺乳动物的血和尿中，是核蛋白代谢的最终产物。正常人的血液和尿中只有少量存在。尿酸有酮式和烯醇式两种异构体，其中酮式占优势。

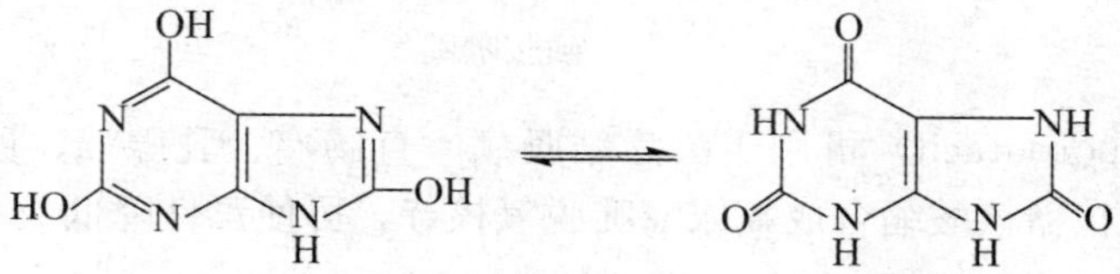

尿酸

尿酸为白色结晶，难溶于水，具有弱酸性，在体内以盐的形式存在。当代谢发生紊乱时，体内尿酸含量增加，就以盐的形式发生沉积，可形成尿道结石、痛风石及肾结石等。

第二节　生物碱

一、生物碱概述

生物碱（alkaloid）是存在于生物体内，具有明显生理活性的碱性含氮有机化合物，由于这类物质主要存在于植物体内，故又称为植物碱。生物碱常与酸（草酸、柠檬酸、苹果酸、磷酸等）结合成盐，少数以糖苷、有机酸酯和酰胺的形式存在于植物体中。不同植物中生物碱的种类和含量差别很大，同种植物的不同品种或不同部位所含生物碱的种类和数量也有差异，植物生长的环境、气候、季节不同对植物中生物碱的含量也有很大影响。

二、生物碱的一般性质

生物碱种类繁多，结构复杂。绝大多数生物碱是无色或白色的结晶固体，少数是液体或有颜色（如烟碱为液体，麻黄碱是黄色），味苦，大多具有旋光性，多数难溶或不溶于水，能溶于乙醇、氯仿、丙酮等有机溶剂。

1. 碱性　生物碱多为含氮有机化合物，具有弱碱性，能够与酸作用生成生物碱盐。它们的盐类一般易溶于水，而难溶于有机溶剂。临床上常利用此性质来改善生物碱类药物的水溶性，如盐酸阿托品、磷酸可待因、盐酸吗啡等。

生物碱盐与碱作用时可以转化为不溶于水的游离体。因此，使用生物碱药物时，应注意不要与碱性药物并用，否则会影响治疗效果。如在硫酸奎宁的水溶液中，加入少量苯巴比妥钠（碱性），立即析出白色沉淀而失效。

2. 沉淀反应　大多数生物碱或其盐的水溶液可以与一些试剂作用，生成难溶于水的盐或配合物而沉淀。这类能与生物碱发生沉淀反应的试剂称为生物碱沉淀剂。常用的生物碱沉淀剂是一些酸和重金属盐类，如鞣酸、苦味酸、氯化金（$AuCl_3 \cdot HCl$）、碘化铋钾（$KBiI_4$）、碘化汞钾（K_2HgI_4）、磷钼酸（$H_3PO_4 \cdot 12MoO_3$）、磷钨酸（$H_3PO_4 \cdot 12WO_3$）等。可根据产生沉淀的颜色、形状来鉴别生物碱，并进行精制和分离。

3. 显色反应　大多数生物碱能和一些试剂反应呈现出不同的颜色，这些能使生物碱发生颜色反应的试剂称为生物碱显色剂。常用的生物碱显色试剂有钼酸钠、甲醛、硝酸、钒酸铵、高锰酸钾等的浓硫酸溶液。各种生物碱因其结构不同而显示不同的颜色，因此，利用此反应可检查和鉴别生物碱。如甲醛-浓硫酸溶液遇吗啡显紫红色，可待因显蓝色；1%的钒酸铵的浓硫酸溶液遇马钱子碱显血红色，吗啡显棕色，奎宁显浅橙色。

三、常见的生物碱

1. 烟碱　存在于烟叶中，又名尼古丁（nicotine），属吡啶类生物碱。烟碱是烟叶含有的十多种生物碱中最主要的一种，约占2%～8%。

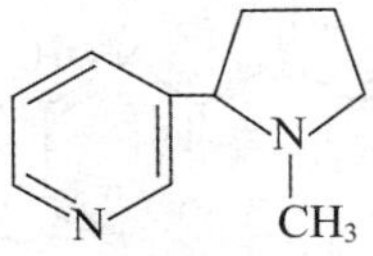

烟碱

烟碱为无色油状液体，沸点246℃，能溶于水和乙醇、氯仿等有机溶剂，有旋光性，天然存在的为左旋体。烟碱有毒，少量对中枢神经系统有兴奋作用，使血压升高，呼吸增强；量大时则会抑制中枢神经，使呼吸停止，心脏麻痹，出现恶心、头痛、呕吐等症状。严重时可使心脏停搏以致死亡。因此，长期吸烟能引起慢性中毒。在农业上，烟碱可作杀虫剂。

2. 阿托品（atropine）存在于颠茄、莨菪、曼陀罗、洋金花等茄科植物中，是一种酯，水解得莨菪醇及莨菪酸。

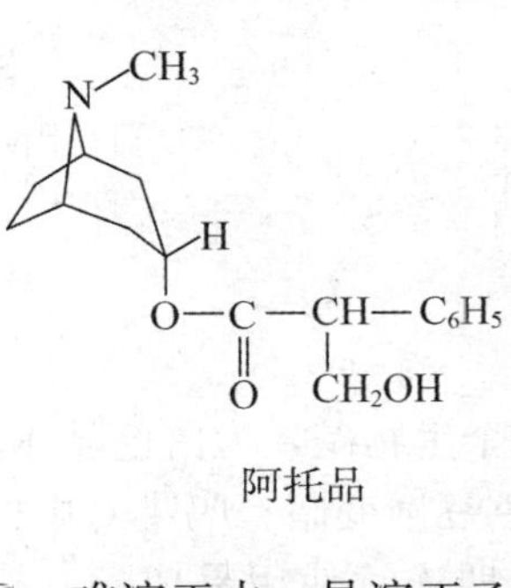

阿托品

阿托品呈柱状晶体，熔点118℃，难溶于水，易溶于乙醇、氯仿等有机溶剂。阿托品具有解除平滑肌痉挛，抑制腺体分泌及扩大瞳孔的作用。它的盐酸盐用于治疗胃病、肠绞痛、解痉挛、扩大瞳孔等，也可以用作有机膦、锑中毒的解毒剂。过去是从植物中提取，现在可以进行人工合成。

3. 麻黄碱（ephedrine）又称麻黄素，存在于中药麻黄中，约占麻黄总碱量的60%以上。

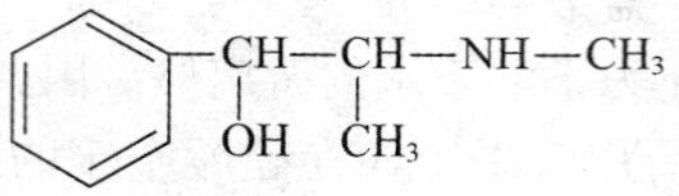

麻黄碱

游离的麻黄碱为无色蜡状晶体或固体颗粒结晶，常带结晶水，熔点40℃，无臭，味苦，易溶于水和乙醇、氯仿等有机溶剂。其水溶液具有碱性，能与无机酸或强有机酸结合成盐。

麻黄碱属芳胺类，是少数不含杂环的生物碱，与一般生物碱的性质不同。游离的麻黄碱有挥发性，不易与多种生物碱沉淀试剂作用产生沉淀。

麻黄碱具有类似肾上腺素的生理作用，能兴奋交感神经，扩张支气管，升高血压，临床上常用其盐酸盐治疗支气管哮喘、鼻黏膜肿胀、发汗、过敏性反应和低血压等症状。

麻黄碱的脱氧衍生物甲基苯丙胺具有很强的中枢神经兴奋作用和成瘾性，外观像“冰”，称为冰毒，是严重危害人体健康的毒品。

4. 小檗碱（berberine）又称黄连素，存在于黄连、黄柏、三棵针等中草药中。游离的小檗碱主要以季铵碱的形式存在，为黄色针状晶体，味极苦，易溶于热水中，难溶于有机溶剂。在植物中常以盐酸盐的形式存在，其盐酸盐微溶于水，硝酸盐和氢碘酸盐极难溶于水。小檗碱抗菌作用显著，对痢疾杆菌、链球菌及葡萄球菌等均有较强的抑制作用，临床上常用其盐酸盐治疗肠炎和细菌性痢疾等。

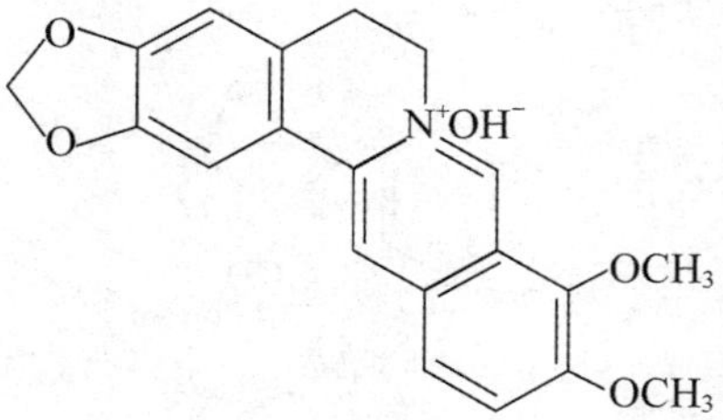

小檗碱

5. 吗啡（morphine）、可待因（codeine）和海洛因（heroeine） 都存在于罂粟科植物鸦片中，属于异喹啉类衍生物。将未成熟罂粟果的汁液晾干后即得鸦片，鸦片中含有20多种生物碱，其中吗啡的含量最高。

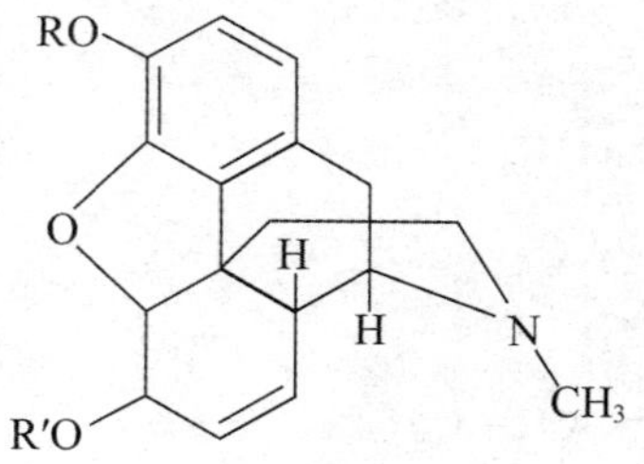

吗啡：R = R′ = H
可待因：R = CH_3，R′ = H
海洛因：R = R′ = CH_3CO

吗啡是1803年最早提纯的第一个生物碱，为白色晶体，熔点254～256℃，微溶于水，可溶于氯仿，味苦，暴露在空气中颜色逐渐变暗。吗啡对中枢神经有麻醉作用，镇痛效果极快，是人类使用最早的一种镇痛剂，长期连续使用易成瘾，故不宜滥用。临床上使用的是盐酸吗啡。

可待因是吗啡的甲基醚，为白色晶体，难溶于水。可待因镇咳效果较好，镇痛效果比吗啡弱，成瘾性也比吗啡弱。临床上常用磷酸可待因作为镇咳和镇痛药。

海洛因又称二乙酰吗啡，是吗啡分子中两个羟基的乙酰化产物，麻醉作用和毒性比吗啡要强得多。海洛因是严重危害人类身心健康的毒品，一旦吸服，极易成瘾。

习　题

1. 命名下列化合物。

(1) 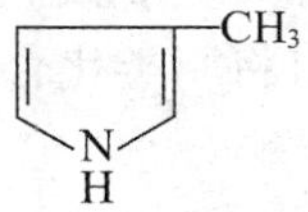

(2) 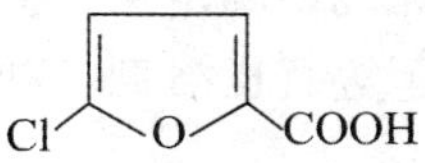

(3) 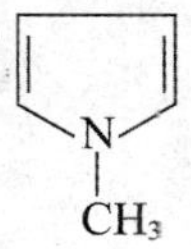

(4) 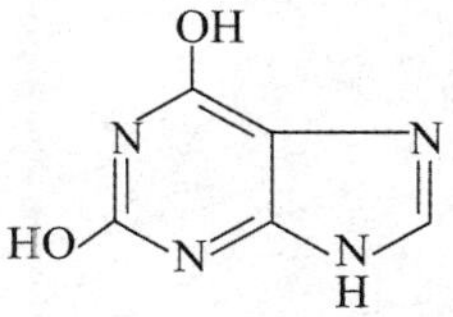

(5) 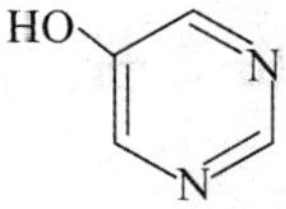

(6) 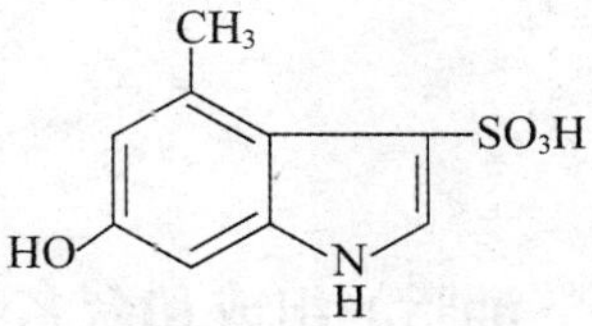

2. 写出下列化合物的结构式。

(1) 四氢呋喃（THF）　(2) 3-吡啶甲酸　(3) 2-氨基-6-羟基嘌呤

(4) 2-吡咯甲醛　(5) 7-甲基-1-异喹啉乙酸　(6) 5-甲基 2-呋喃甲醛

3. 完成下列反应式。

(1) 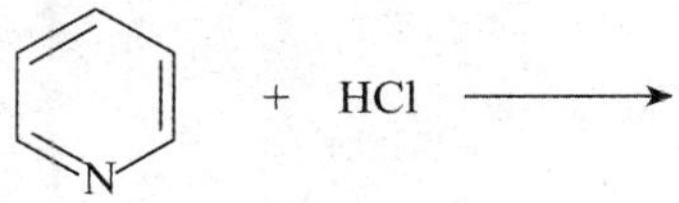

(2) 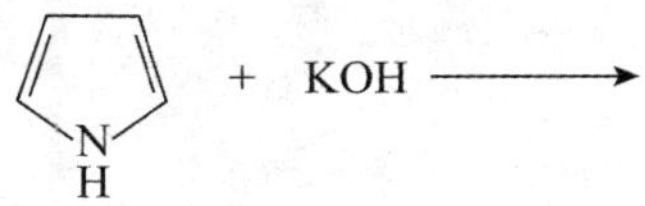

(3) 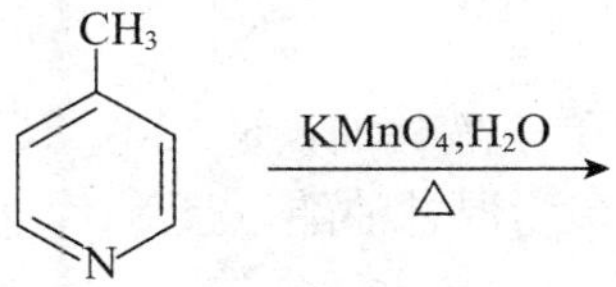

(4) 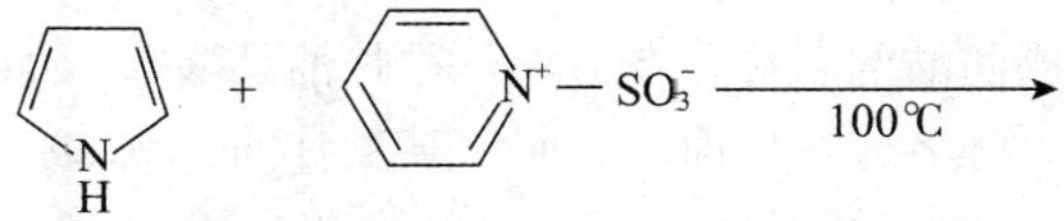

4. 比较苯胺、氨、吡啶、吡咯、六氢吡啶的碱性强弱。

5. 比较组胺分子中 3 个氮原子的碱性强弱。

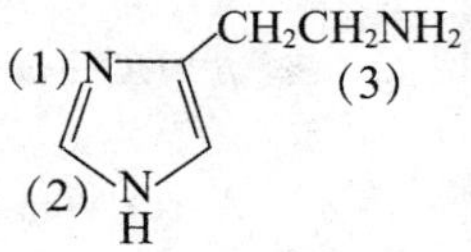

6. 什么是生物碱？简述生物碱的一般性质。

（侯小娟）

第二十章 脂 类

脂类（lipids）也称为脂质，主要有油脂、磷脂和甾族化合物等。不同的脂类物质在组成、结构和化学性质上的差异较大，因此，脂类无确切的定义。但脂类的物理性质具有共性：不溶于水，易溶于乙醚、石油醚、氯仿、丙酮、苯等有机溶剂，利用这些溶剂可将脂类化合物从生物组织和细胞中提取出来。

第一节 油 脂

一、油脂的组成和命名

油脂是油和脂肪的总称，在常温下呈液态的称为油（oil），呈固态或半固态的称为脂肪（fat）。

油脂又称甘油三脂或三酰甘油，其基本结构如下：

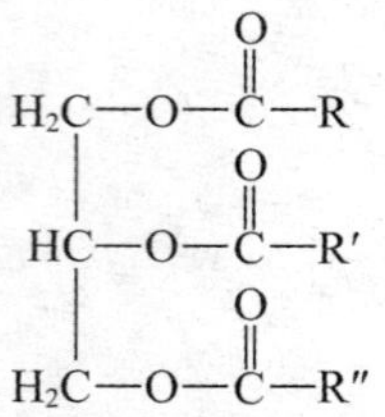

如果 R、R′、R″完全相同时，该油脂属于单甘油酯，称为单三酰甘油，R、R′、R″不完全相同时，该油脂属于混甘油酯，称为混三酰甘油。天然油脂中多为混甘油酯，且为多种混甘油酯及其他成分组成的复杂混合物。

油脂的命名通常把甘油名称写在前面，脂肪酸的名称写在后面，称甘油某酸酯，如甘油三软脂酸酯。有时也将脂肪酸的名称放在前面，醇名放在后面，又叫三某酰甘油。例如：

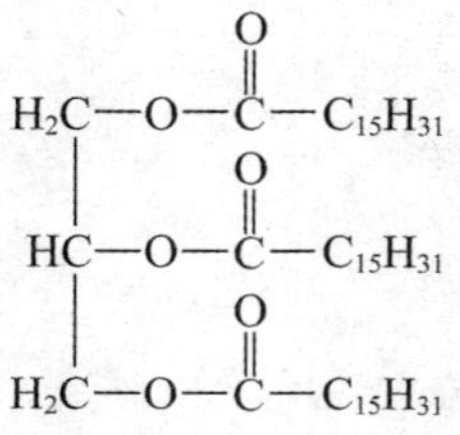

甘油三软脂酸酯

（三软脂酰甘油）

glycerin tripalmitate（tripalmitin）

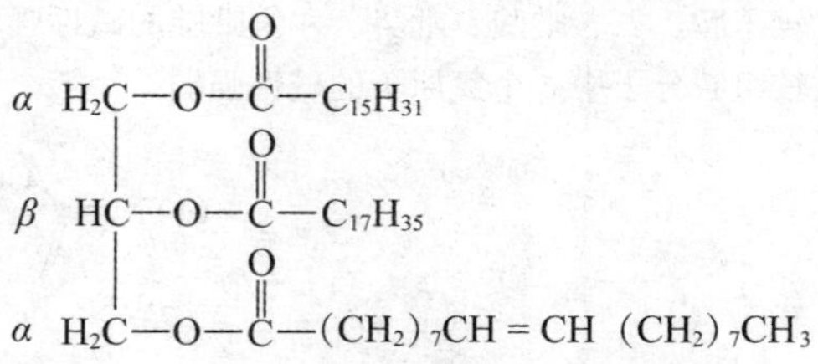

甘油-α-软脂酸-β-硬脂酸-α′-油酸酯

（α-软脂酰-β-硬脂酰-α′-油酰甘油）

glycerin-α-palmit-β-stear-α′-olein

二、高级脂肪酸的结构特点

组成油脂的脂肪酸种类很多，天然油脂中已发现的脂肪酸有近百种，绝大多数是偶数碳原子的直链脂肪酸。脂肪酸的命名多采用俗名（表 20-1）。

表 20-1　油脂中常见脂肪酸

	俗名（中英文）	系统名称（中英文）	结构式
饱和脂肪酸	月桂酸（lauric acid）	十二碳酸（dodecanoic acid）	$CH_3-(CH_2)_{10}-COOH$
	豆蔻酸（myristic acid）	十四碳酸（tetradecanoic acid）	$CH_3-(CH_2)_{12}-COOH$
	软脂酸（棕榈酸）（palmitic acid）	十六碳酸（hexadecanoic acid）	$CH_3-(CH_2)_{14}-COOH$
	硬脂酸（stearic acid）	十八碳酸（octadecanoic acid）	$CH_3-(CH_2)_{16}-COOH$
不饱和脂肪酸	油酸（oleic acid）	9-十八碳烯酸（9-octadecenoic acid）	$CH_3-(CH_2)_7-CH=CH-(CH_2)_7-COOH$
	亚油酸（linoleic acid）	9,12-十八碳二烯酸（9,12-octadecadienoic acid）	$CH_3-(CH_2)_4-CH=CH-CH_2-CH=CH-(CH_2)_7-COOH$
	亚麻酸（α-亚麻酸）（linolenic acid）	9,12,15-十八碳三烯酸（9, 12, 15 - octadecatrienoic acid）	$CH_3CH_2CH=CH-CH_2-CH=CH-CH_2-CH=CH-(CH_2)_7-COOH$
	花生四烯酸（arachidonic acid）	5,8,11,14-二十碳四烯酸（5,8,11,14-eicosatetraenoic acid）	$CH_3-(CH_2)_4-CH=CH-CH_2-CH=CH-CH_2-CH=CH-CH_2-CH=CH-(CH_2)_3-COOH$

食用油脂中，含 18 个碳原子的不饱和脂肪酸的第一个双键位于 C_9 和 C_{10} 之间，多为顺式构型；不饱和脂肪酸分子中多个双键一般不构成共轭体系。多数脂肪酸可在体内合成，但也有少数不饱和脂肪酸（如亚油酸、亚麻酸、花生四烯酸）不能在体内合成，必须由食物供给，这种不饱和脂肪酸称为必需脂肪酸（essential fatty acid）。其中，亚油酸又叫特别必需脂肪酸，它能促进胆固醇和胆汁酸的排出，降低血中胆固醇的含量。

三、油脂的物理性质

纯净的油脂是无色、无臭、无味的液体。植物油脂因溶有维生素和色素，常带有香味或有特殊的气味和颜色。不饱和脂肪酸的熔点比含相同碳原子数的饱和脂肪酸低。由含量较多的不饱和脂肪酸组成的油脂在室温下是液体，如棉籽油中不饱和脂肪酸含量为 75%，牛脂中不饱和脂肪酸的含量为 30%～40%。油脂的密度都小于 1，不溶于水，易溶于乙醚、石油醚、氯仿、苯、热乙醇等有机溶剂，可利用这些溶剂提取动植物组织中的油脂。油脂是混合物，没有固定的熔点和沸点。

四、油脂的化学性质

（一）皂化

油脂在碱（如氢氧化钠、氢氧化钾）催化下进行水解，得到甘油和高级脂肪酸钠盐（或钾盐），这些盐称为肥皂。因而油脂在碱性溶液中的水解称为皂化反应（saponification）。

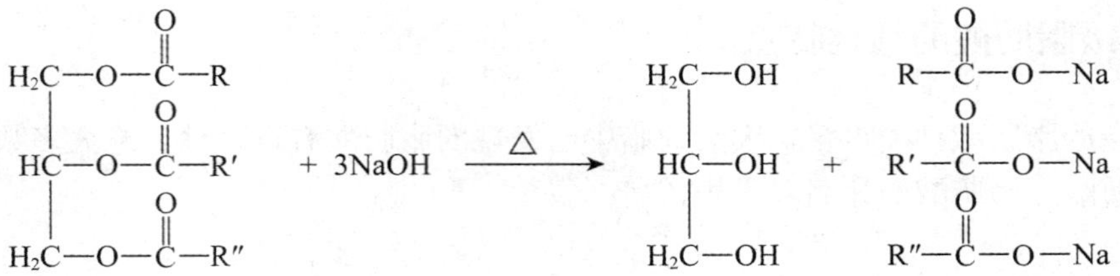

1 克油脂完全皂化所需要的氢氧化钾的毫克数叫作皂化值（saponification number）。皂化值越大表示油脂的平均相对分子量越小，油脂中含低分子量的脂肪酰基越多。各种油脂都有一定的皂化值范围，因此，可以用皂化值来判断油脂的纯度。

（二）加成

油脂分子中含有不饱和键，可以和氢、卤素等发生加成反应。

1. 氢化　油脂在金属催化下发生加氢反应，天然油脂分子中不饱和键经加氢后变为饱和键，这样得到的油脂称为氢化油（hydrogenation oil）。由于加氢后可以提高油脂饱和度，原来液态的油变为半固态或固态的脂肪，所以氢化油又称为硬化油，硬化油不仅熔点高，且不容易变质，有利于保存和运输。人造黄油的主要成分就是氢化植物油。

2. 加碘　油脂中的不饱和双键可与碘发生加成反应。100 克油脂所吸收碘的克数叫作碘值（iodine number）。碘值越大，说明油脂的不饱和程度越高。由于碘和碳碳双键的加成反应较慢，故常用氯化碘代替碘，因为其中的氯原子可以使碘活化。

（三）酸败

油脂在空气中放置过久，或储存不当，发生变质，产生难闻的臭味，这种变化叫做酸败（rancidity）。酸败的化学本质是油脂水解出的游离脂肪酸，或受到空气中的氧、水、微生物的作用，发生氧化，进一步分解或氧化产生有臭味的低级醛、酮和羧酸等。

油脂酸败的程度常用酸值来表示。中和 1 克油脂中的游离脂肪酸所需要氢氧化钾的毫克数称为油脂的酸值（acid number）。一般酸值大于 6.0 的油脂不能食用，油脂应储存在密闭的容器中，并放置在阴凉避光的地方，或加入抗氧化剂。

油脂的理化指标中，皂化值、碘值和酸值是三个重要的指标，一些常见油脂的皂化值、碘值和酸值，见表 20－2。药典中对药用油脂的皂化值、碘值、酸值都有严格的要求。

表 20－2　常见油脂的皂化值、碘值和酸值

油脂名称	皂化值/mg	碘值/g	酸值/mg
猪　油	195～208	46～66	1.56
牛　油	190～200	31～47	
蓖麻油	176～187	81～90	0.12～0.8
棉籽油	191～196	102～115	0.6～0.9
大豆油	189～194	120～136	
亚麻油	189～196	170～204	1～3.5
桐　油	190～197	160～180	
花生油	185～195	93～198	

第二节 磷 脂

磷脂（phospholipid）是一类含磷的脂类化合物，根据与磷酸成酯的成分不同，磷脂分为甘油磷脂和鞘磷脂（又叫神经磷脂）。

一、甘油磷脂

甘油磷脂（phosphoglyceride）又称为磷酸甘油酯。它是油脂分子中一个酰基被磷酰基取代后生成的二酰化甘油磷酸酯，其母体磷脂酸（phosphatidic acid）的结构式如下：

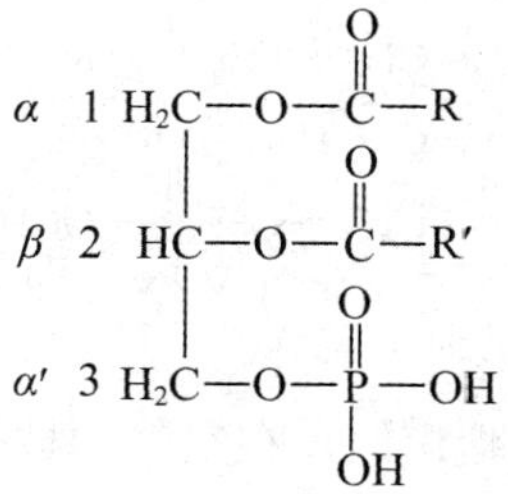

磷脂酸分子中，C_1上的氧通常是与饱和脂肪酰基相连，C_2上的氧是与不饱和酰基形成酯键，C_3的氧与磷酸成酯。磷脂酸的第二个碳原子是一个手性碳原子，有一对对映体。1967 年国际纯粹与应用化学联合会及国际生物化学协会（IUPAC - IUB）建议：在手性分子甘油磷脂的 Fischer 投影式中，C_2上的羟基写在纸平面的左边，氢原子写在右边，碳原子的编号从上到下，为 1、2、3，这种编号叫做立体专一编号（stereospecific numbering），用 Sn 表示。如：

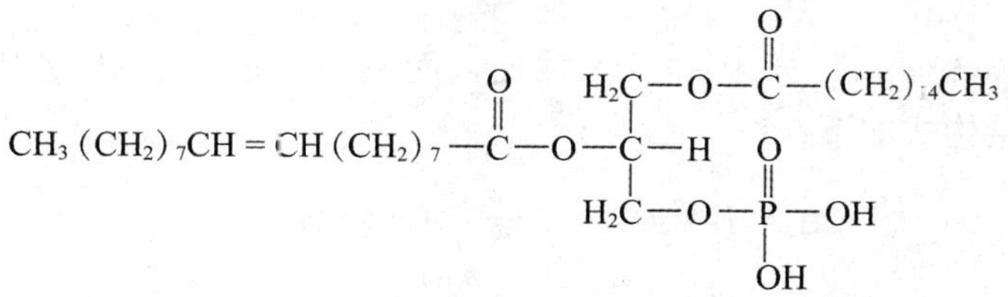

Sn-甘油-1-软脂酸-2-油酸-3-磷酸酯

天然存在的甘油磷脂类都属于 Sn 构型，即属于 L-构型。

在甘油磷脂分子中，α′-磷酸基常与含氮碱［胆碱 $HOCH_2CH_2N^+(CH_3)_3 \cdot OH^-$、胆胺 $HOCH_2CH_2NH_2$］或其他化合物如肌醇、丝氨酸等结合，得到各种甘油磷酸酯，其中最常见的是卵磷脂和脑磷脂。

1. 卵磷脂 卵磷脂（lecithin）是由磷脂酸分子中的磷酸基与胆碱通过酯键结合而成的化合物，又叫磷脂酰胆碱（胆碱磷酸甘油酯），其结构式如下：

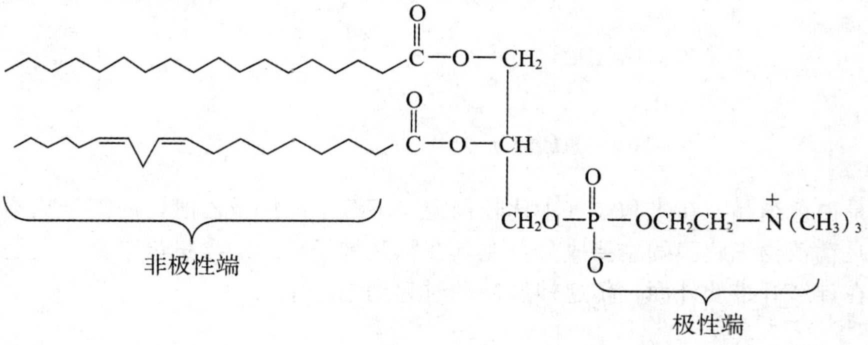

卵磷脂是白色蜡状固体，不溶于水和丙酮，易溶于乙醚、乙醇、氯仿。因分子中有磷酸根及胆碱基，故与酸、碱均可成盐。卵磷脂吸水性很强，在空气中放置易变为黄色或棕色，这是由于卵磷脂中的不饱和脂肪酸在空气中被氧化，形成黄色或棕色过氧化物。

自然界的卵磷脂是几种磷脂酰胆碱的混合物，组分中常见的脂肪酸有软脂酸、硬脂酸、油酸、亚油酸、亚麻酸及花生四烯酸等。

α-卵磷脂分子中有极性的亲水基和非极性的疏水基。因此，它是体内的良好乳化剂，能使油脂、胆固醇等乳化，从而有助于脂肪的消化和吸收。

2. 脑磷脂 脑磷脂（cephalin）又叫磷脂酰乙醇胺，或磷脂酰胆胺，或乙醇胺磷酸甘油酯。其结构如下：

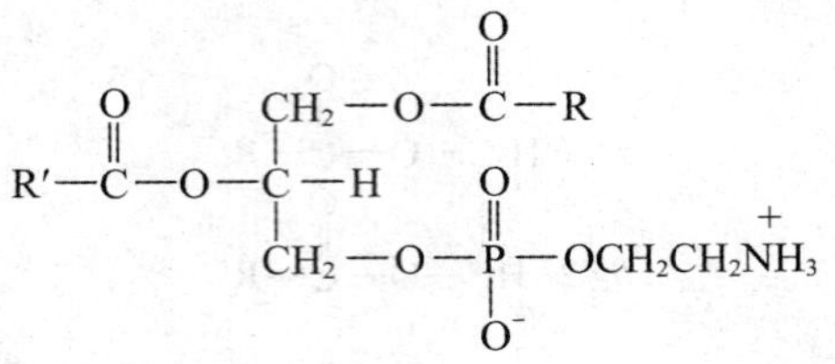

脑磷脂的结构和理化性质与卵磷脂相似，在空气中放置逐渐变成棕黄色，脑磷脂能溶于乙醚，不溶于丙酮和冷乙醇，利用此性质可用来分离卵磷脂和脑磷脂。

脑磷脂水解后生成的脂肪酸通常有软脂酸、硬脂酸、油酸及少量花生四烯酸等。

血小板内能促使血液凝固的凝血激酶就是由脑磷脂和蛋白质组成的。因此，脑磷脂与血液凝固有关。

二、鞘磷脂

鞘磷脂（sphingomyelin）分子中不含甘油，而是一个长链的不饱和氨基醇（鞘氨醇，sphingol），鞘氨醇结构式如下：

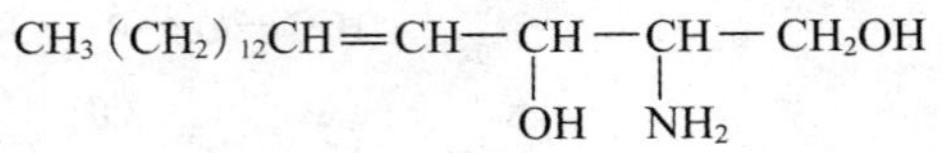

鞘磷脂又叫神经鞘磷脂，是鞘脂类的典型代表。它是由鞘氨醇、高级脂肪酸、磷酸和胆碱组成的，分子中有一个酰胺键和两个磷酸酯键。

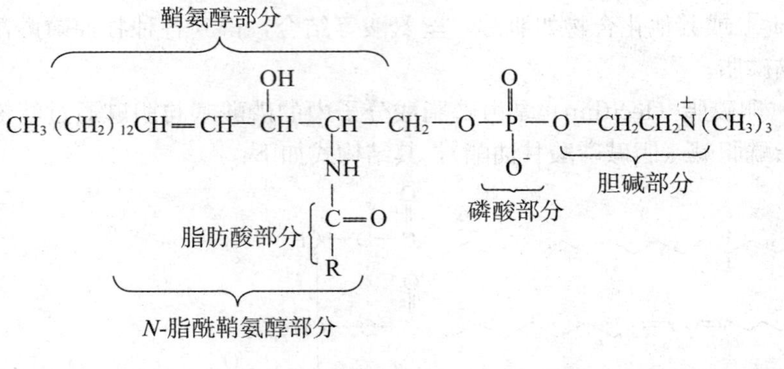

鞘磷脂是白色结晶，在光和空气中比较稳定。不溶于丙酮及乙醚，而溶于热乙醇。

鞘磷脂是动植物细胞膜的主要成分，尤其在脑和神经组织中含量最丰富。它是构成髓鞘的成分，包裹在神经纤维的外面，传递神经冲动时起到绝缘作用。

三、磷脂与生物膜

磷脂存在于一切细胞的细胞膜中，是生物体的基本结构要素，磷脂的特殊功能依赖于它们的物理性质和磷脂的结构特征。磷脂分子的共同特点是：都有亲水性头和疏水性尾。由于在同一分子中同时存在着亲水性头和疏水性尾，磷脂在水溶液中，亲水性头朝向水，疏水性尾则相互紧密相聚，形成热力学上稳定的微团式双分子层结构（图 20－1）。

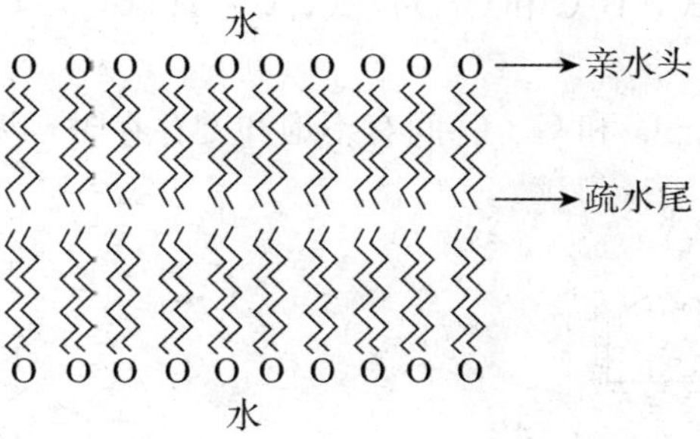

图 20－1 磷脂双分子层

磷脂双分子层（或称脂双层）是生物膜最基本的结构，其中固醇类分子安插在磷脂分子中间，与磷脂的脂肪链相互作用，对脂双层的流动性影响极大。脂双层中的脂类分子在一定温度范围内既有晶态特征，又有液态的可移动特性（液晶态）。当温度低于相变温度时由液态变为晶态，高于相变温度时则变成液态。许多正常生理活动都必须在液晶态下才能顺利进行。所有的膜都由不同成分的脂双层和相连的蛋白质组成，一些蛋白质松散地连接在脂双层的亲水面，而另一些蛋白质则深埋入脂双层的非极性基质中，或穿过脂双层。不同的蛋白质和不同的磷脂所构成的细胞膜对各类物质的渗透性不一样，能选择性地让某些物质透过。

第三节 甾族化合物

甾族化合物（steroids），又称类固醇化合物，广泛存在于动、植物体内，含量虽少，却具有特殊生理功能。

一、甾族化合物的结构

甾族化合物是由环戊烷并氢化菲母核（又称甾核）和三个侧链组成，其基本骨架如下：

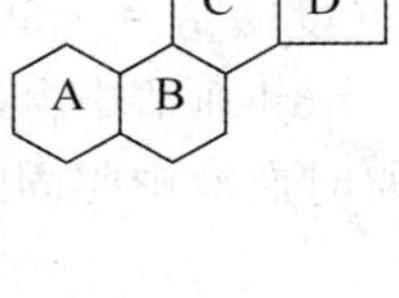

环戊烷并氢化菲

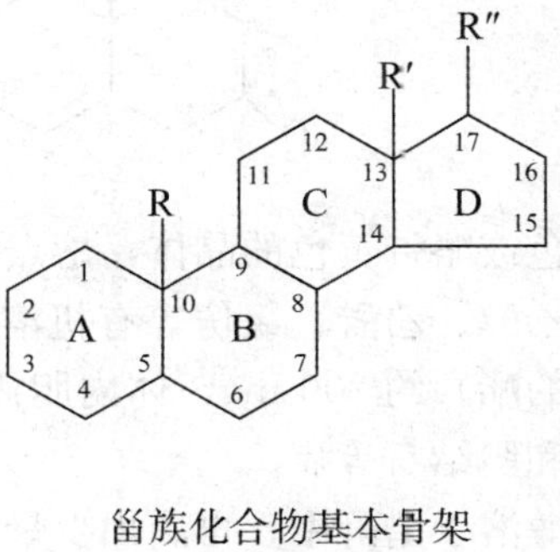

甾族化合物基本骨架

4 个环分别用字母 A、B、C 和 D 标示，各个碳原子按上述顺序编号，一般在 C_{10} 和 C_{13} 上各有一甲基，称为角甲基，在 C_{17} 上连有一个不同碳原子数的碳链。此类化合物的结构特点，可通过“甾”字形象地表示出来，“田”表示 4 个环，“巛”象征地表示两个角甲基和 C_{17} 位上的取代基。

天然或人工合成的绝大多数甾族化合物，其母核的 B 环和 C 环、C 环和 D 环之间总是反式稠合，而 A 环和 B 环间既有顺式稠合（称正系或 5β 型），也有反式稠合（称别系或 5α 型）。

正系（5β 型）：A/B 顺式，B/C 和 C/D 反式，C_5－H 和 C_{10}－CH_3 处于环同侧，用实线表示。

别系（5α 型）：A/B 反式，B/C 和 C/D 反式，C_5－H 和 C_{10}－CH_3 处于环异侧，用虚线和实线表示。

当甾族化合物分子中 C_4－C_5 和 C_5－C_6 间有不饱和键存在时，无正系和别系之分。

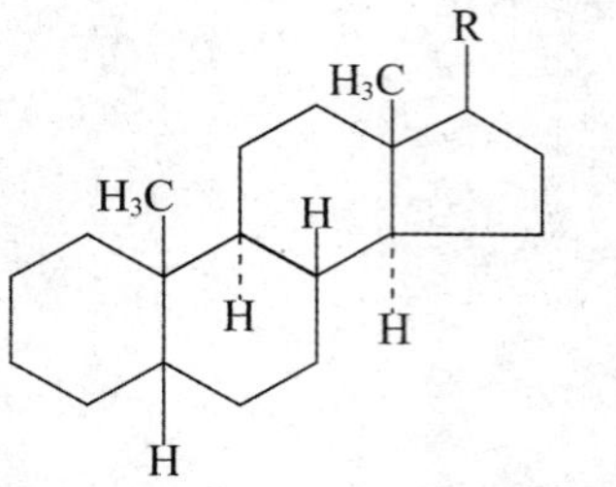

正系：A/B(顺)，B/C(反)，C/D(反)

β-构型或5β-系甾族化合物

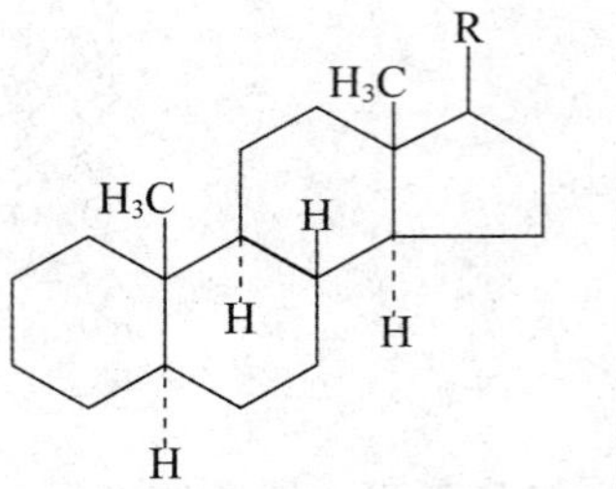

别系：A/B(反)，B/C(反)，C/D(反)

α-构型或5α-系甾族化合物

当环上带有其他取代基时，取代基在环的上方，用实线表示，命名为 β－构型；若在环的下方，用虚线表示，命名为 α－构型。

二、重要的甾族化合物

（一）甾醇类

1. 胆固醇（cholesterol） 又称胆甾醇，是一种重要的动物甾醇，因最初是从胆石中得到而得名，其分子式为 $C_{27}H_{46}O$。其结构特点是：C_3 上的羟基为 3β－构型，C_5— C_6 间有一个双键，C_{17} 上有 8 个碳原子的侧链。其结构式如下：

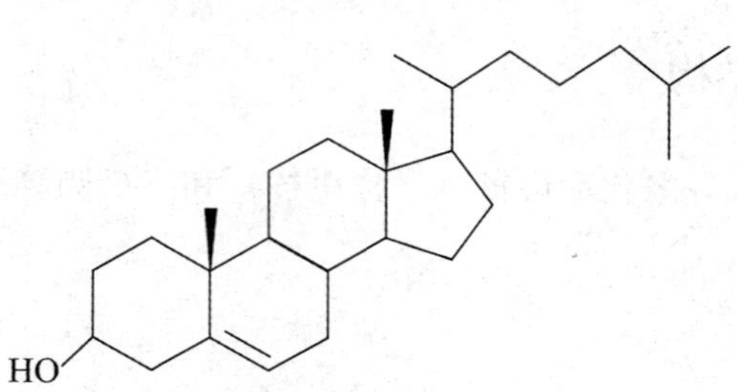

胆固醇为白色或略带黄色的晶体，熔点 148.5 ℃，比旋光度 $[\alpha]_D^{20}=-39.5°$（氯仿）；不溶于水，易溶于热乙醇、乙醚、氯仿等有机溶剂。正常人每 100 ml 血清中含总胆固醇（即游离胆固醇和胆固醇的酯）约 200 mg，体内胆固醇代谢发生障碍时血液中胆固醇含量增加，可导致动脉粥样硬化和胆结石等症。

将少量胆固醇溶于醋酐中，再滴加少量浓硫酸，即呈现红—紫—褐—绿的颜色反应，称为 Libermann－Burchard 反应。该反应常用来定性检查甾族化合物。

2. 7－去氢胆固醇、麦角固醇

(1) 7-去氢胆固醇 (7-dehydrocholesterol) 与胆固醇结构上的差别是B环有共轭双键。7-去氢胆固醇经紫外线照射，B环开环转变为维生素 D_3 (vitamin D_3)。

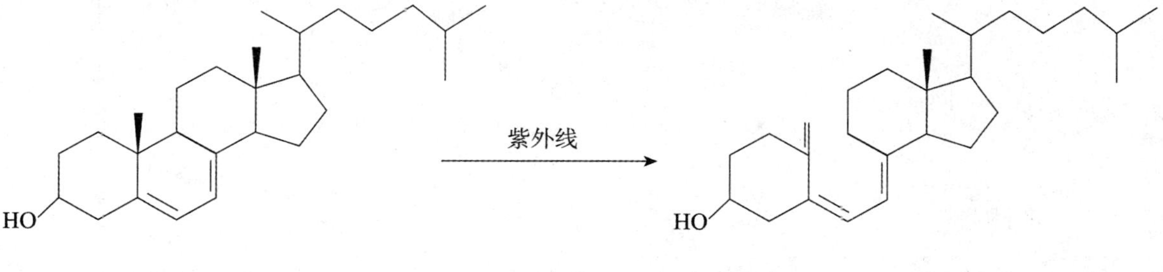

7-去氢胆固醇　　　　维生素D_3

(2) 麦角固醇 (ergosterol) 是一种植物甾醇，分子式 $C_{28}H_{44}O$，存在于酵母和麦角中。其结构与7-去氢胆固醇的区别在于 C_{17}的侧链上多了一个甲基和双键。麦角固醇的熔点为168℃ (含1.5mol结晶水)，比旋光度$[\alpha]_D^{20}=-135°$ (氯仿)。麦角固醇经紫外线照射，发生一系列变化，B环打开，生成维生素 D_2 (vitamin D_2)。

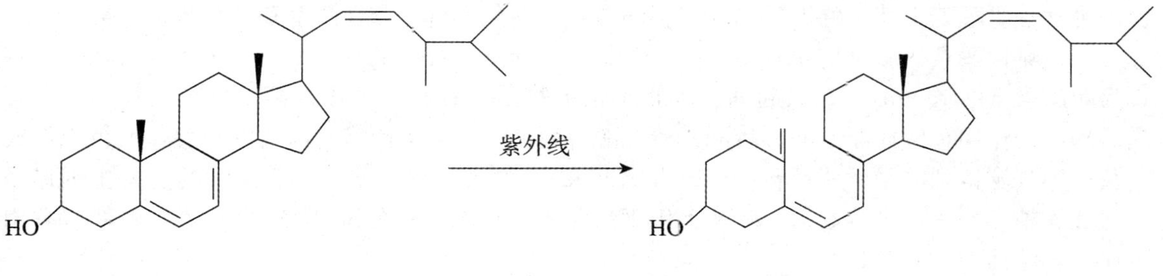

麦角固醇　　　　维生素D_2

维生素 D_2、维生素 D_3的主要生理作用是促进 Ca^{2+}吸收和钙的代谢正常化，起到造骨作用。体内维生素 D_2、维生素 D_3的浓度太低，会引起 Ca^{2+}缺乏，使幼儿患佝偻病，因此，维生素D也叫抗佝偻病维生素。

(二) 胆甾酸

人和动物的胆汁中含有多种结构相似的胆甾酸，叫胆汁酸 (bile acids)，包括胆酸、脱氧胆酸、鹅胆酸和石胆酸等。它们的结构特征：都属于5β系甾族化合物，C_{17}的侧链上结合五个碳原子，末端碳为羧基，分子中无双键，环上的羟基，均为α-构型。胆汁中含量最多、最重要的是胆酸 (cholic acids)，其次是脱氧胆酸 (deoxycholic acids)，脱氧胆酸与胆酸不同的是 C_7上无羟基。其结构式如下：

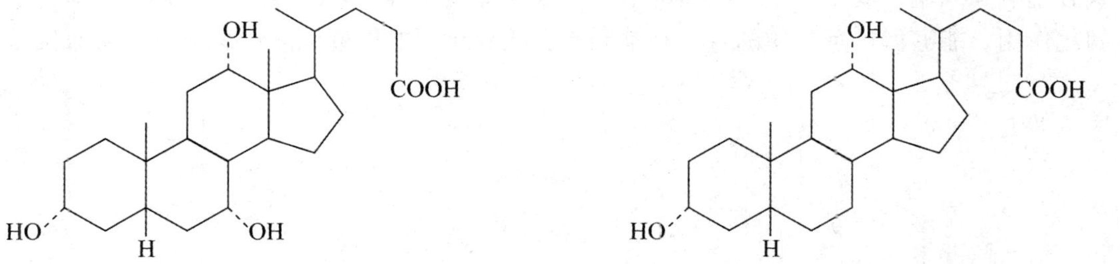

胆酸　　　　脱氧胆酸

胆汁中游离状态的天然胆酸很少，大多数与甘氨酸 (H_2NCH_2COOH) 或牛磺酸 ($H_2NCH_2CH_2SO_3H$) 中的氨基以酰胺键结合而存在。其结构式如下：

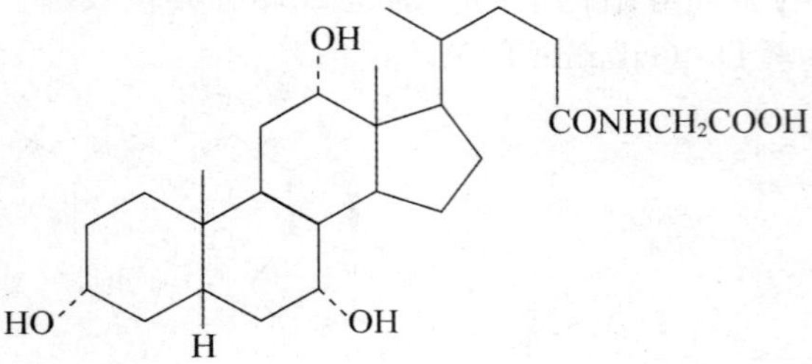

甘氨胆酸

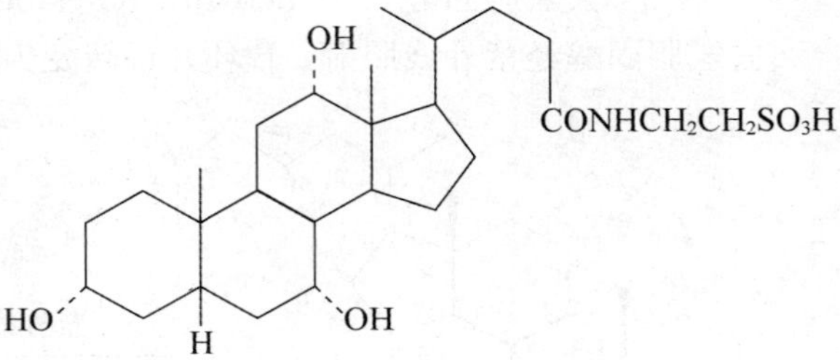

牛磺胆酸

胆汁酸均以钠盐或钾盐形式存在，称为胆汁酸盐（cholate）。它是油脂的乳化剂。胆汁酸的生理功能是使脂肪及胆固醇酯等疏水脂质乳化成细小微团，增加消化吸收酶对脂质的接触面积，以便机体对脂类的消化与吸收；其次，生物体内的胆酸是从胆固醇转化生成的，可抑制胆汁中胆固醇的析出；此外，某些胆酸还有镇痉、健胃、降低血液中胆甾醇含量等作用。

（三）甾体激素

1. 性激素　性激素（sex hormones）是生殖器官产生的一类内分泌甾族性激素，可调节或促进男女性生理若干特征的形成和性器官的发育。性激素可分雌性激素和雄性激素两类。

（1）雌性激素（female hormone）主要由卵巢分泌，可分为两类：一类由成熟卵泡产生，称为雌激素（estrogen），是引起哺乳动物动情的物质，具有促进雌性第二性征发育和性器官最后形成的作用，例如雌二醇、雌酮、雌三醇等；另一类是由卵泡排卵后的破裂卵泡组织形成的黄体中分泌得到的孕激素（pregnant hormone），如天然孕激素——黄体酮的主要生理作用是保证受精卵着床，维持妊娠。临床上用于治疗痛经、子宫出血和闭经。孕激素与雌激素联用可作为避孕药。

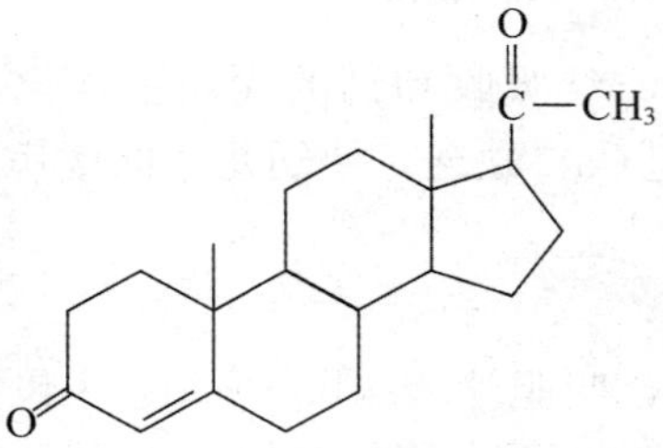

黄体酮

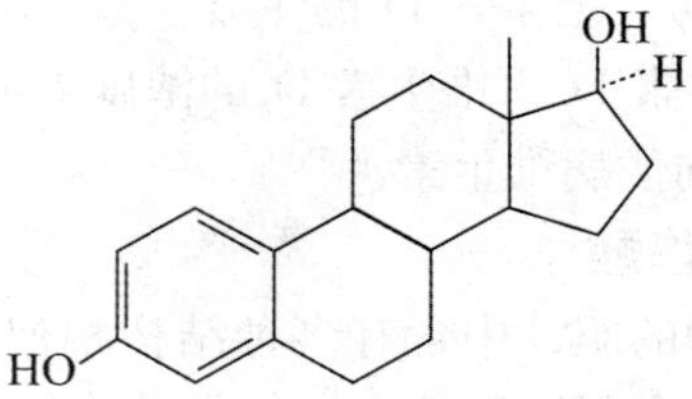

β-雌二醇

（2）雄性激素（male hormone）可控制雄性生殖器官的发育和第二性征。主要有雄甾酮、去氢表雄酮和睾酮。其中以睾酮的活性最高。睾酮除具有雄激素活性外，还有一定程度的促蛋白同化作用，能够促进蛋白质的合成和抑制蛋白质异化，能促进机体组织与肌肉的增长。

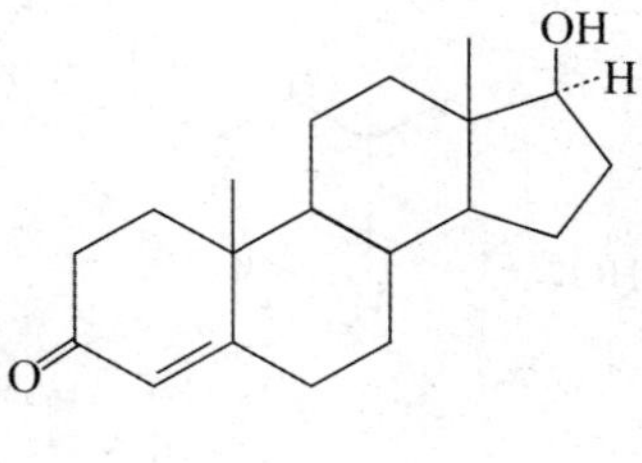

睾酮

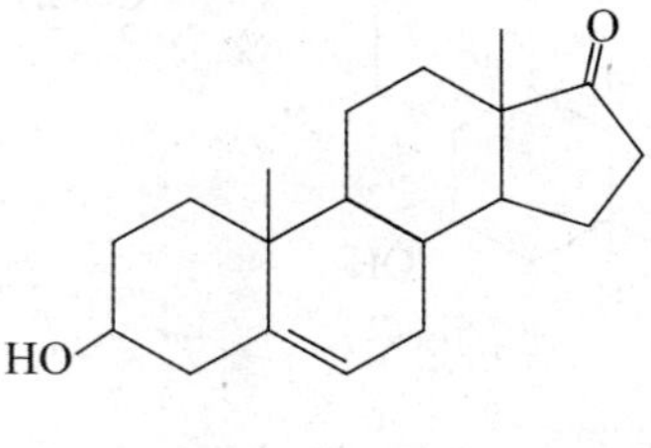

去氢表雄酮

2. 肾上腺皮质激素 肾上腺皮质激素（adrenal corticoid）是哺乳动物的肾上腺产生的激素。按生理功能可分为糖代谢皮质激素，如可的松；盐代谢皮质激素，如醛固酮。缺乏这些激素可引起糖和蛋白质代谢失常以及电解质平衡失调等，导致无力甚至死亡。

所有肾上腺皮质激素都有相同的骨架，都是含 21 个碳原子的类固醇，只是 C_3、C_{11}、C_{17}、C_{18}、C_{20} 和 C_{21} 的氧化程度不同。活性的皮质激素都具有 4-烯酮的结构，常见皮质激素结构式如下：

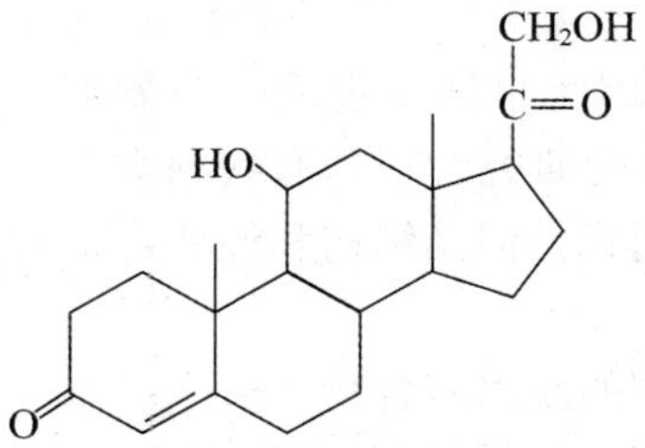

皮质酮

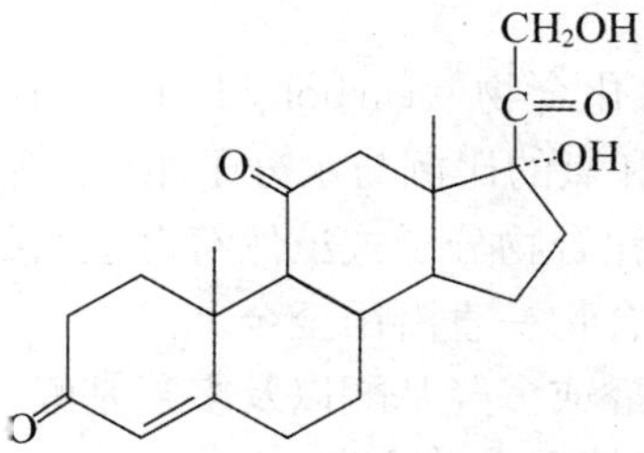

可的松

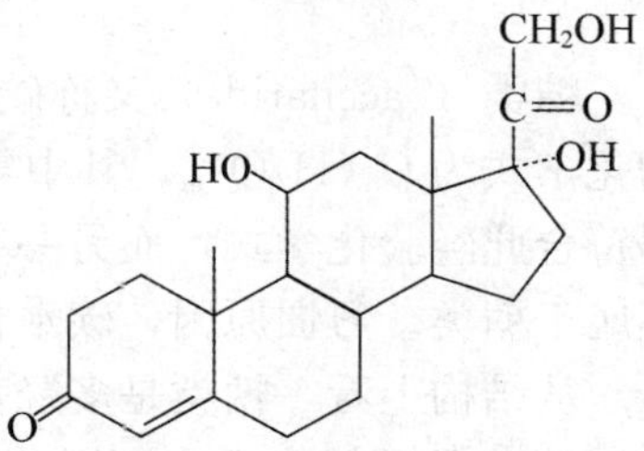

氢化可的松

习 题

1. 天然油脂所含脂肪酸的结构特点？最常见的有哪几种？
2. 油脂的碘值、皂化值、酸值的含义是什么？
3. 橄榄油的组成成分之一是三油酰甘油。(1) 写出三油酰甘油的结构式；(2) 写出氢化产物的皂化反应式。
4. 写出磷脂酰胆碱完全水解的反应式。
5. 生物细胞膜的主要成分是什么？脂双层是如何形成的？
6. 牛磺胆酸分子中，A/B 环按_____ 式稠合，属 5 ____ 构型，3 _____，7 _____，12 _____胆甾烷系。

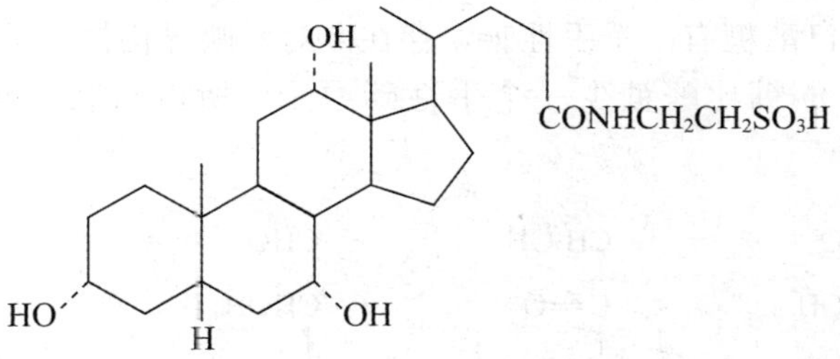

7. 写出下列各反应式的主要产物：

(1)

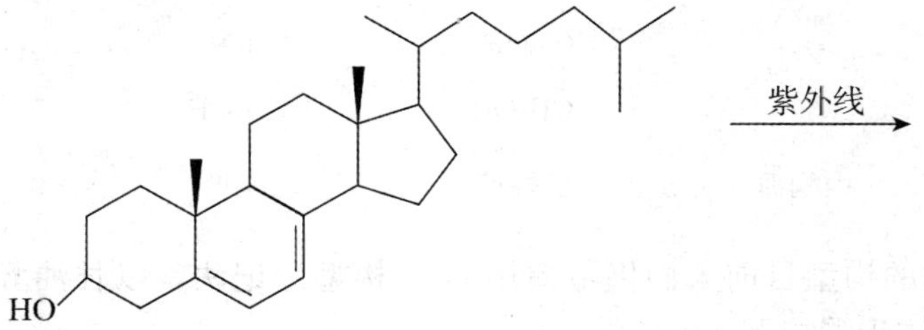

(2)

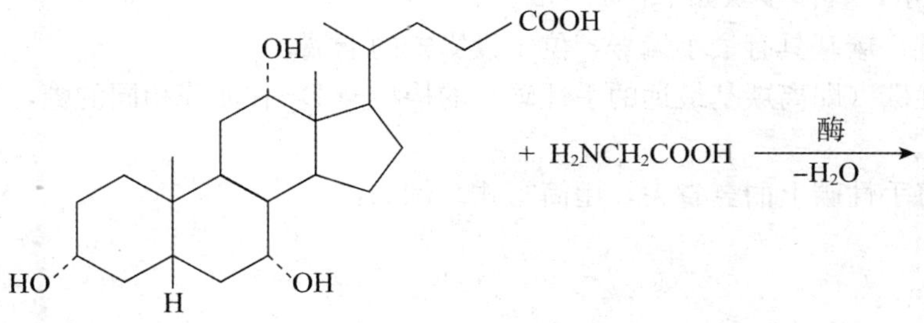

（郭蕴苹）

第二十一章 糖 类

糖类（saccharide）又称碳水化合物（carbohydrate），这是因为早期发现的一些糖类分子的化学式为 $C_n(H_2O)_m$，其中氢和氧的比例与水分子相同。后来的研究发现，有些糖类分子并不符合此经验化学式，而另一些化合物分子式虽然符合上面的通式，但其结构和性质特征却都不属于糖类。习惯原因，碳水化合物一直沿用至今。

从结构上看，糖类是多羟基醛或多羟基酮以及多羟基醛、酮的脱水缩合物。

糖类根据其能否水解及水解情况分为单糖（monosaccharide）、低聚糖（oligosaccharide）和多糖（polysaccharide）三大类。

第一节 单 糖

单糖有醛糖（aldose）和酮糖（ketose）之分，根据分子中的碳原子数又可分为丙糖、丁糖、戊糖、己糖等。

一、单糖的开链结构

除丙酮糖外，单糖都含有手性碳原子，存在对映异构现象。例如，丙醛糖有 1 个手性碳，存在 1 对对映异构体；己醛糖有 4 个手性碳，存在 8 对对映异构体。碳原子数相同的醛糖和酮糖互为同分异构体，但酮糖比醛糖少一个手性碳原子，所以对映异构体的数目比相应的醛糖少。

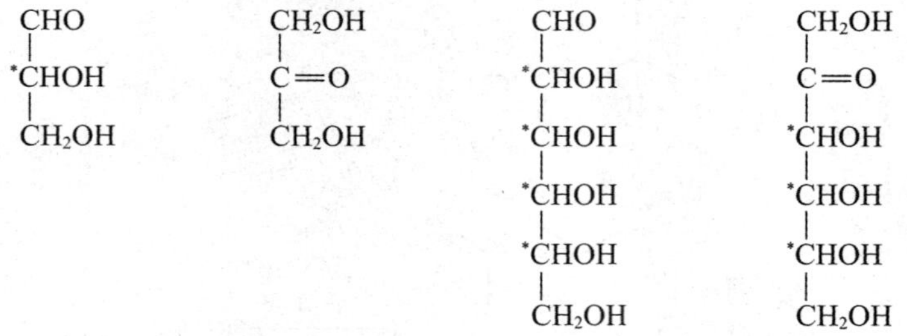

丙醛糖　　丙酮糖　　己醛糖　　己酮糖

单糖的名称采用俗名。单糖的构型目前人们仍习惯用 D/L 构型标记法，以甘油醛作为标准，用 Fischer 投影式表示，具体步骤如下：

（1）以竖线表示碳链，羰基具有最小编号，位于投影式的上端；

（2）编号最大的手性碳（即离羰基最远的手性碳）的构型与 D-甘油醛相同的糖，属于D-构型，反之属于 L-构型。

为了书写方便，常将手性碳上的氢省去，用简写式。例如：

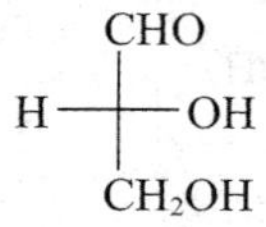

D-甘油醛

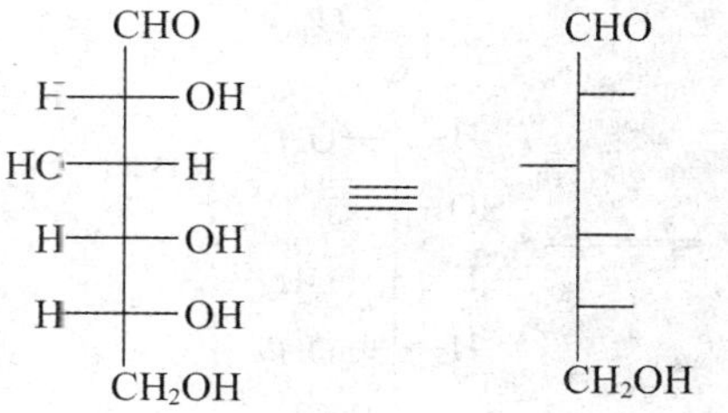

D-葡萄糖

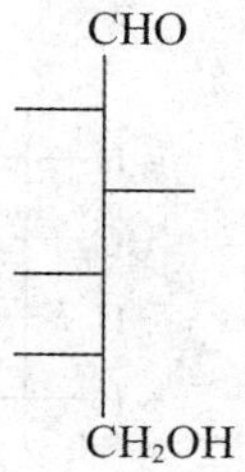

L-葡萄糖

自然界存在的单糖绝大多数为 D 型糖。8 个 D 型已醛糖的开链结构和名称表示如下：

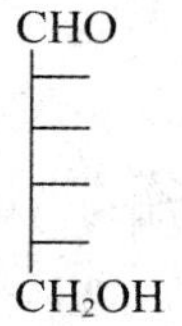

D-(+)-阿洛糖

D-Allose

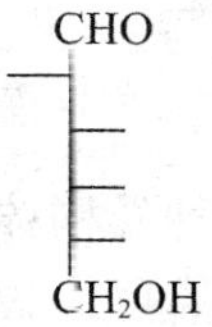

D-(+)-阿卓糖

D-Altrose

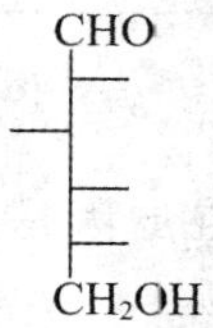

D-(+)-葡萄糖

D-Glucose

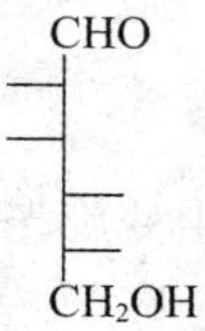

D-(+)-甘露糖

D-Mannose

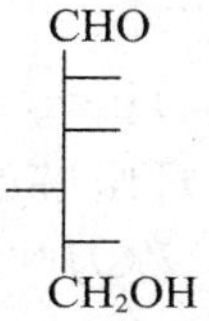

D-(−)-古罗糖

D-Gulose

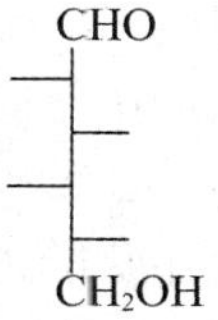

D-(−)-艾杜糖

D-Idose

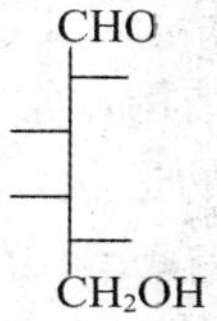

D-(+)-半乳糖

D-Galactose

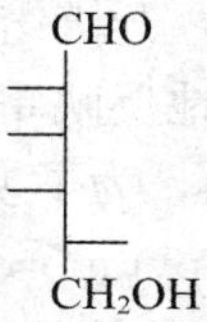

D-(+)-塔罗糖

D-Talose

其中以 D-葡萄糖（D-Glucose）最重要，在自然界中最为常见。

二、单糖的环状结构

研究发现，单糖的有些性质不能用开链结构来说明。以葡萄糖为例：① 通常一分子醛在干燥 HCl 催化下与两分子甲醇生成缩醛，而一分子葡萄糖只需与一分子甲醇即能形成缩醛；② D-葡萄糖在不同条件下可得两种结晶，从冷乙醇中可得到熔点为 146℃、比旋光度为＋112° 的晶体，从热吡啶中可得到熔点为 150℃、比旋光度为＋18.7°的晶体；③上述两种晶体的水溶液，经放置后，比旋光度都会发生变化，并都在达到＋52.7°后恒定不变。这种糖在水溶液中放置后，自行改变比旋光度的现象称为变旋光现象（mutarotation）；④ D-葡萄糖晶体在红外光谱中不显示羰基的伸缩振动峰。

为了解释上述实验现象，人们从醛与醇能相互作用生成半缩醛的反应得到启示：葡萄糖分子内同时存在醛基和羟基，它们有可能发生分子内反应，生成五元环或六元环状半缩醛结构。现已证实单糖主要以环状结构存在。

D-葡萄糖由开链结构转变成环状半缩醛结构时，新形成的羟基称为半缩醛羟基，原来醛基碳原子变成了手性碳原子，因此，有两种不同异构体，两者的区别在于半缩醛羟基的方向不同。半缩醛羟基在 Fischer 投影式左边的为 β-异构体，称为 β-D-（−）-葡萄糖，半缩醛羟基在 Fischer 投影式右边的为 α-异构体，称为 α-D-（＋）-葡萄糖。

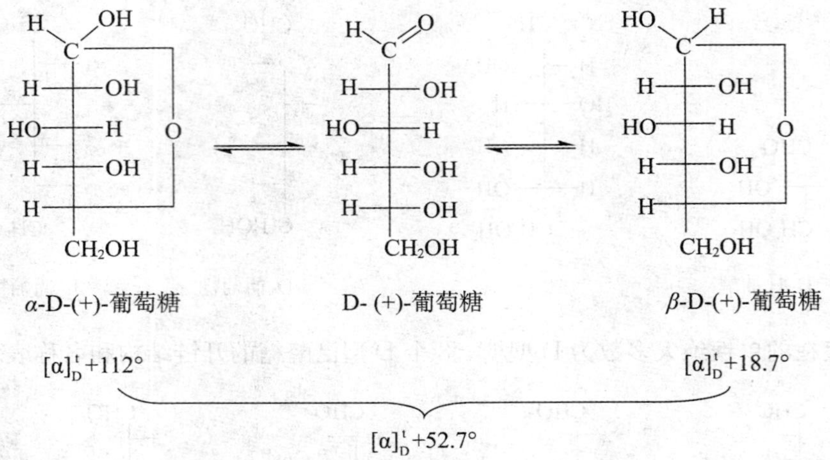

D-葡萄糖发生变旋光现象的内在原因是由于这两种异构体在水溶液中，环状结构与开链结构之间处于动态平衡。平衡混合物中，β-异构体占 64%，α-异构体占 36%，开链结构占 0.02%，混合物的比旋光度为+52.7°。

由于晶体葡萄糖以环状结构存在，所以在干燥 HCl 存在下只与一分子甲醇作用生成缩醛；动态平衡体系中，开链结构含量极低，因此，IR 光谱中无羰基的特征吸收峰。

为了更合理地反映单糖的环状结构，常采用 Haworth 透视式（简称 Haworth 式）表示。在 Haworth 式中，为了说明单糖环的形状，把含氧的六元环单糖看成杂环吡喃的衍生物，称为吡喃糖（glycopyranose）；含氧的五元环单糖看成杂环呋喃的衍生物，称为呋喃糖（glycofuranose）。D-葡萄糖通常以吡喃糖的形式存在。

下面以 D-葡萄糖为例，图示将直链的 Fischer 投影式改写成 Haworth 透视式的过程：

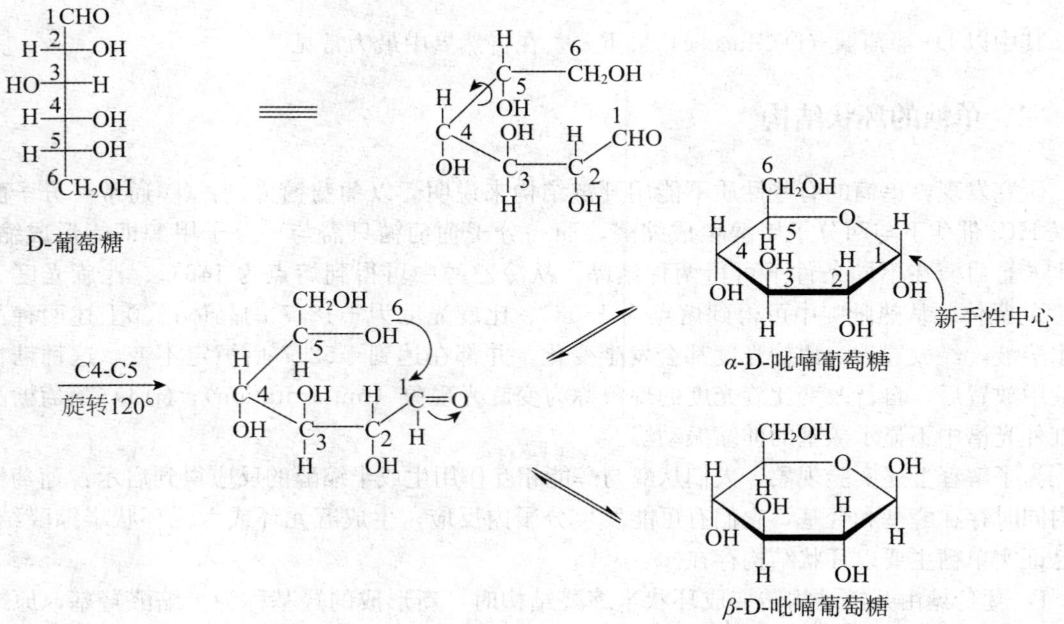

在 Haworth 式中，成环的六个原子在同一平面上写成平面六边形，环上的氧原子置于平面的后右上方；环上的碳原子从最右边开始按顺时针方向编号；Fischer 投影式中处于左边的羟基写在环平面的上方，右边羟基写在环平面的下方（即左上右下），故 D-型糖的 α-半缩醛羟基应位于环下方，β-半缩醛羟基应位于环上方；D-型糖的末端羟甲基（—CH_2OH）始终处

于环平面上方。

为书写方便，Haworth 式中环碳原子上的—H 常省略；当不必强调半缩醛羟基的构型时，可用“~~”与半缩醛羟基连接。

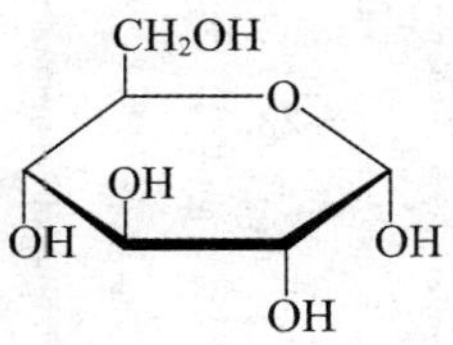

α-D-（+）-吡喃葡萄糖

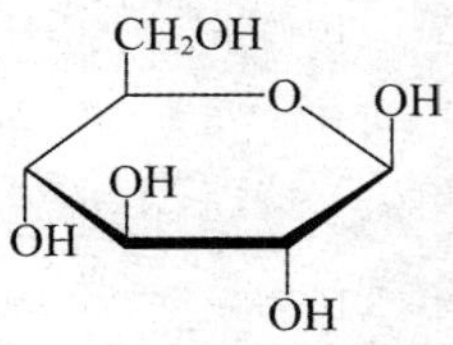

β-D-（+）-吡喃葡萄糖

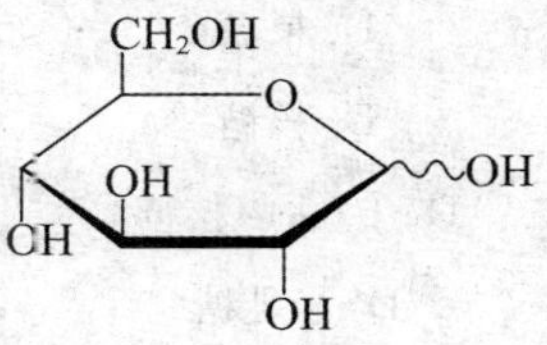

D-（+）-吡喃葡萄糖

X-射线分析已证明吡喃糖中的六元环以椅式构象存在，常用其构象式表示。α-D-（+）-吡喃葡萄糖和β-D-（+）-吡喃葡萄糖的优势构象式如下：

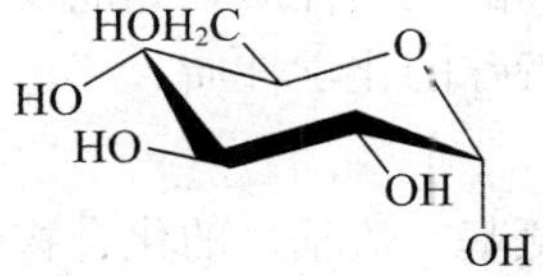

α-D-（+）-吡喃葡萄糖

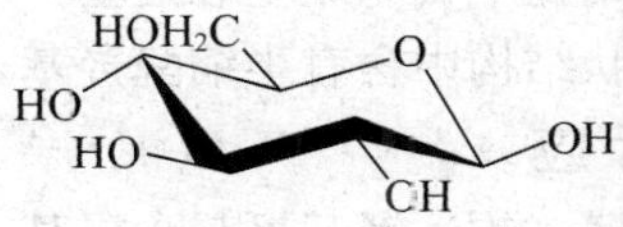

β-D-（+）-吡喃葡萄糖

可以看出，α-D-（+）-吡喃葡萄糖中，半缩醛羟基在 a 键上，其余较大基团在 e 键上，而β-D-（+）-吡喃葡萄糖中，所有较大的基团都在 e 键上，相互距离较远，斥力较小；因此，β-型比α-型内能更低，更稳定，这也是在互变异构平衡中β-D-（+）-吡喃葡萄糖的含量较高的原因。可见用构象式表示糖的结构，能更清楚了解结构和性质间的关系。

不仅葡萄糖，其他单糖也主要以氧环结构存在，都有变旋光现象。葡萄糖的氧环式结构主要是六元环（吡喃糖），但有些单糖的氧环式主要是以五元环（呋喃糖）结构存在的。例如：

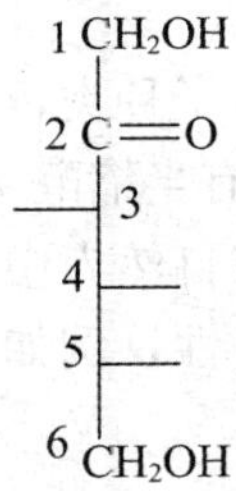

D-果糖

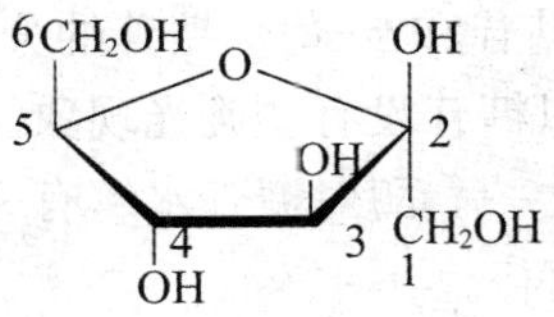

β-D-呋喃果糖

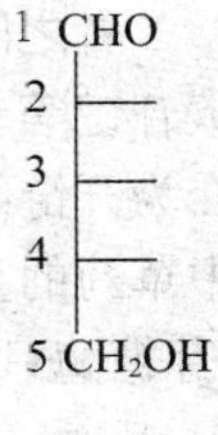

D-核糖

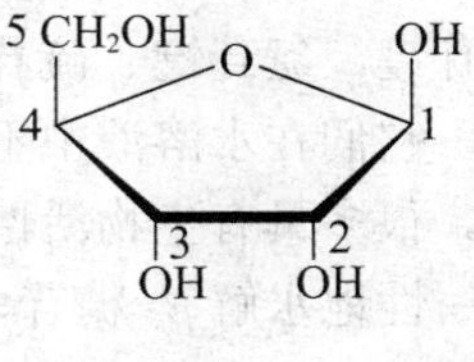

β-D-呋喃核糖

三、单糖的物理性质

单糖是具有甜味的结晶性物质，由于具有多个羟基，易溶于水，难溶于有机溶剂，易形成过饱和溶液，即糖浆。单糖大多具有旋光性，旋光性是鉴定糖的一个重要指标。表 21-1 列出了一些单糖的物理性质。

表 21-1 常见单糖的物理常数

名称	熔点/℃	平衡混合物比旋光度
D-葡萄糖	146	+52.7°
D-果糖	104	−92.4°
D-核糖	87	−23.7°
D-2-去氧核糖	90	−59°
D-半乳糖	167	+80.2°
D-甘露糖	132	+14.6°

四、单糖的化学性质

单糖的开链结构中含有羰基和羟基，应具有一般醇和醛酮的性质，如能发生酯化、成醚等反应，单糖的环状结构中含有半缩醛羟基，又具有一些特殊的化学性质。

（一）成苷反应

单糖的半缩醛（酮）羟基可与含羟基或活泼氢（如氨基、巯基）的化合物作用，脱去一分子水，生成的化合物称为糖苷（glycoside）。此反应称为成苷反应。生成的糖苷与缩醛相似，对碱稳定，但容易发生酸水解。

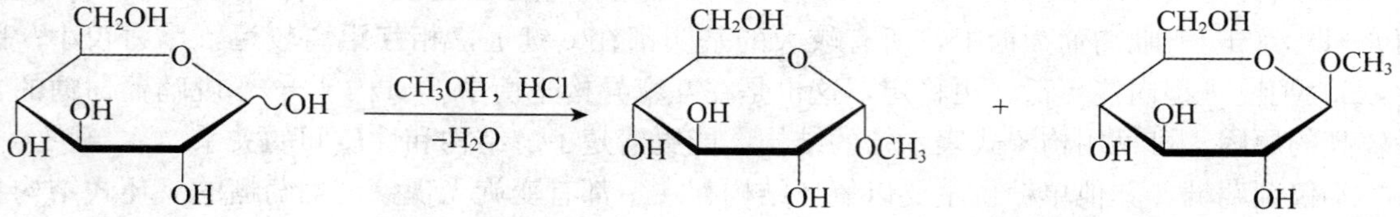

α-D-甲基吡喃葡萄糖苷　　β- D-甲基吡喃葡萄糖苷

糖苷由糖和非糖部分组成，二者之间连接的键称为糖苷键。按形成苷键的原子种类，可分为氧苷键、氮苷键、硫苷键和碳苷键等。α-葡萄糖苷和β-葡萄糖苷的分子中没有半缩醛（酮）羟基，它们在水溶液中不能转变为开链结构，所以糖苷没有变旋光现象。糖苷在自然界中分布很广，很多具有生物活性，是中草药的重要成分之一。酶对糖苷水解有一定专一性，例如杏仁酶专一性地水解β-糖苷，而麦芽糖酶只水解α-糖苷。

（二）差向异构化反应

在稀碱溶液中，单糖分子中α-碳上的氢易转移到羰基上，形成烯二醇中间体，然后转变为异构体。例如，D-葡萄糖溶于稀冷的 NaOH 溶液后，将转变为 D-葡萄糖、D-甘露糖和 D-果糖的混合物。如果以 D-甘露糖或 D-果糖代替 D-葡萄糖，也可得到相同的结果。

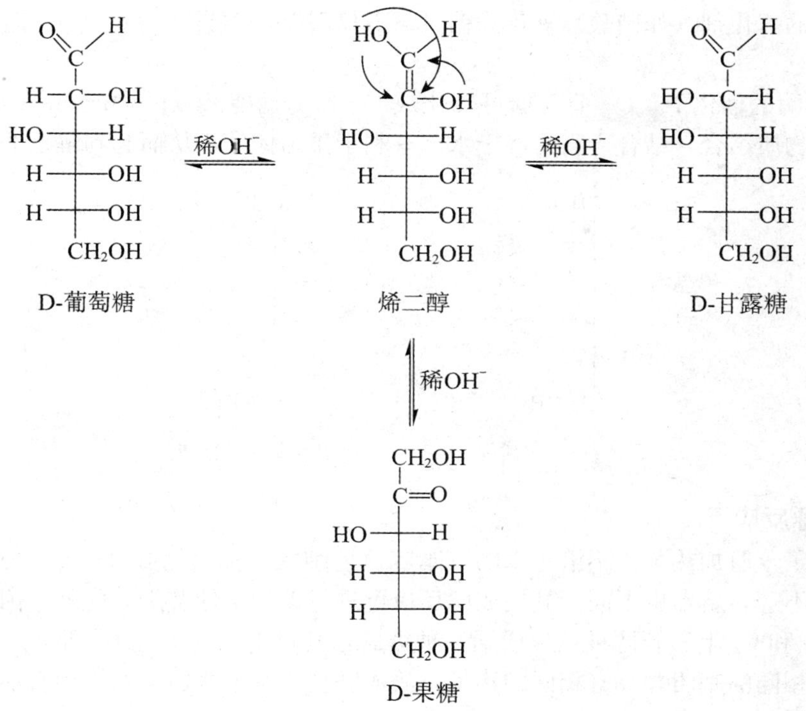

D-葡萄糖和D-甘露糖在开链结构中只有一个手性碳的构型相反，其余手性碳的构型完全相同，两者互称差向异构体（epimer）。差向异构体的转化过程又称差向异构化（epimerization）。生物体内酶也能催化类似的转化。

（三）氧化反应

1. 碱性条件下的氧化反应　Tollens 试剂、Benedict 试剂和 Fehling 试剂等碱性弱氧化剂能把醛糖中的醛基氧化成羧基，并分别出现银镜、砖红色沉淀等反应现象。例如：

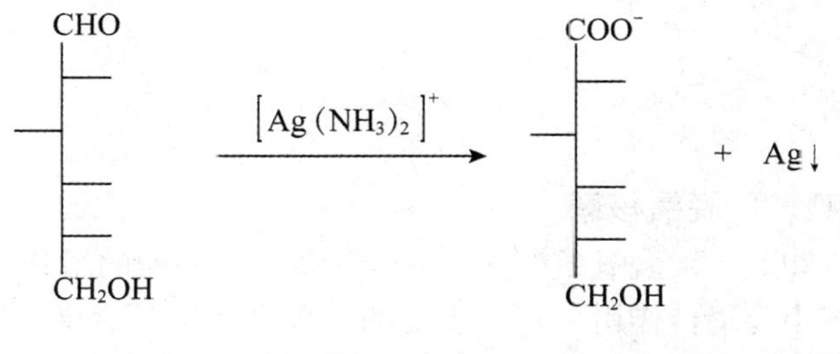

酮糖在碱性条件下发生差向异构化，转化为醛糖，所以同样可被氧化，有相同的反应现象。

通常将能与碱性弱氧化剂发生氧化还原反应的糖称还原糖（reducing sugar）。单糖都是还原糖。

2. 酸性条件下的氧化反应　D-葡萄糖在 pH=6 的溴水中可被氧化成 D-葡萄糖酸，酮糖在酸性条件下不被溴水氧化。利用与溴水作用后是否褪色，可区别醛糖和酮糖。

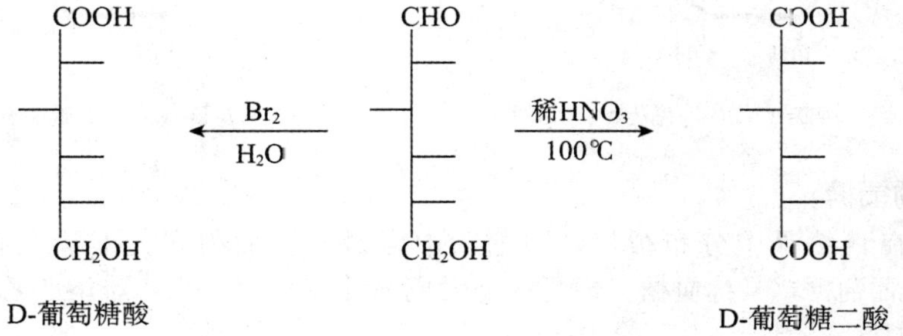

当用较强的氧化剂（如硝酸）氧化醛糖时，不仅醛基，碳链另一端的伯醇基也可被氧化，生成糖二酸。

3. 在人体酶的催化下，D-葡萄糖可转化成D-葡萄糖醛酸（glucuronic acid），它在肝中可与某些有毒物质结合，结合产物易溶于水，有利于排出体外，从而起到解毒的作用。

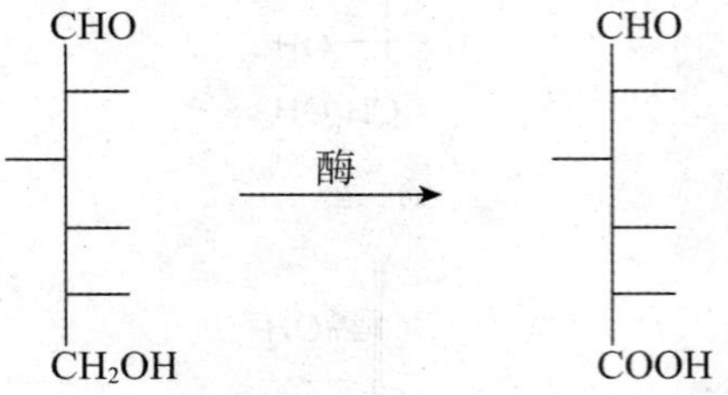

D-葡萄糖醛酸

（四）成脎反应

单糖与过量苯肼加热生成不溶于水的二苯腙黄色结晶，称为糖脎（osazone）。不同糖形成糖脎所需时间不等，熔点也不同，利用成脎反应可进行糖的定性鉴别。此外，因成脎反应只发生在单糖的 C_1 和 C_2 上，若两种糖形成同一种糖脎，则可推知除 C_1、C_2 外，二者的其他碳原子必定连接有相同的基团并具有相同的构型，故成脎反应对于测定糖的构型有一定作用。

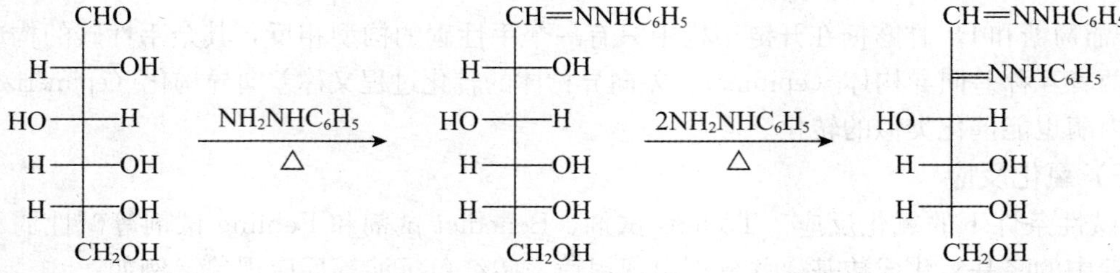

D-葡萄糖脎

五、重要的单糖

（一）D-核糖和D-2-脱氧核糖

D-核糖（ribose）和D-2-脱氧核糖（deoxyribose）是核酸的组分，它们常以结合状态存在于核酸中，在细胞核中起遗传作用，有着重要的生理学和医学意义。天然核糖是结晶固体，为D-型左旋糖，故称D-（—）-核糖，它的 C_2 上脱氧后就称为D-（—）-脱氧核糖。生物体内它们以 β-呋喃环状结构形式存在：

β-D-（–）-核糖　　　　β-D-（–）-2-脱氧核糖

（二）D-葡萄糖

D-葡萄糖在自然界中分布很广，因葡萄中含量丰富而得名。正常人血液中含3.9～5.6 mmol · L^{-1}葡萄糖，又称血糖。葡萄糖是无色晶体，易溶于水，难溶于乙醇，具有甜味，甜度仅是蔗糖的74%。

葡萄糖是人体所需能量的重要来源。人体内的葡萄糖是以磷酸酯的形式存在，逐步分解释放能量。葡萄糖在体内磷酸激酶催化下与腺苷三磷酸（ATP）作用生成葡萄糖磷酸酯（葡萄糖-1-磷酸酯和葡萄糖-6-磷酸酯）。在磷酸变位酶存在下，这两种磷酸酯可以相互转变。

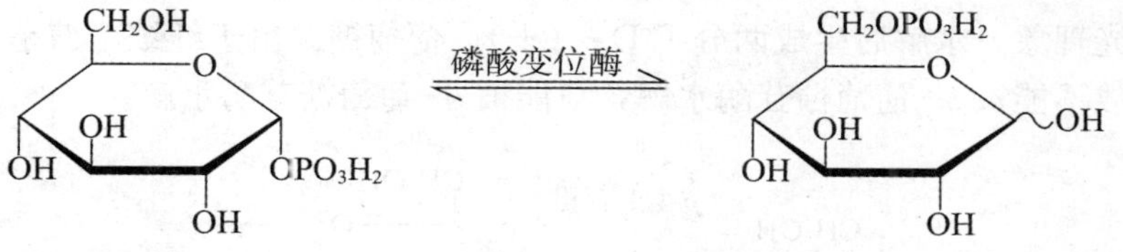

α-D-呋喃葡萄糖-1-磷酸酯　　D-呋喃葡萄糖-6-磷酸酯

（三）果糖

D-果糖（D-fructose）以游离状态存在于水果和蜂蜜中，是最甜的单糖。动物的前列腺素和精液中也含有相当量的果糖。天然果糖是左旋的，为无色结晶，易溶于水，可溶于乙醇。人体内的果糖也形成磷酸酯，例如：

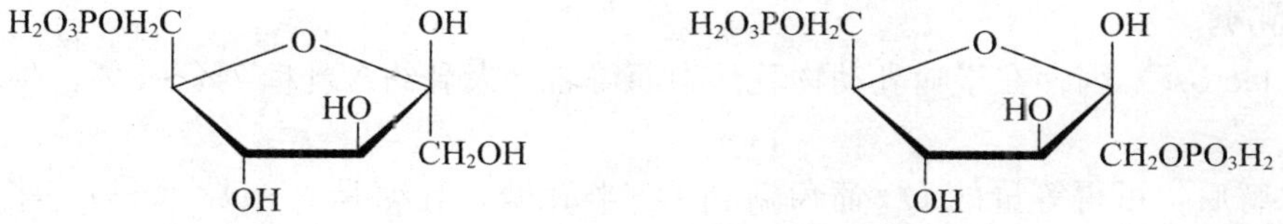

β-D-呋喃果糖-6-磷酸酯　　β-D-呋喃果糖-1, 6-二磷酸酯

第二节　低聚糖

由两个到十个相同的或不同的单糖脱水缩合即得到低聚糖，其中最重要的是双糖。双糖是由一个单糖分子的半缩醛羟基与另一个单糖分子的醇羟基或半缩醛羟基之间脱水缩合而形成。根据双糖分子中是否保留有半缩醛羟基，又可分为还原性双糖和非还原性双糖。

一、还原性双糖

（一）麦芽糖

麦芽糖（maltose）存在于麦芽中，是淀粉在淀粉糖化酶的催化下部分水解的产物。麦芽糖为无色针状结晶，易溶于水，水溶液的比旋光度为+136°，甜度次于蔗糖。

麦芽糖是由D-葡萄糖的半缩醛羟基和另一个D-葡萄糖中的C_4醇羟基脱去一分子水，通过α-1,4-苷键相连形成的双糖。

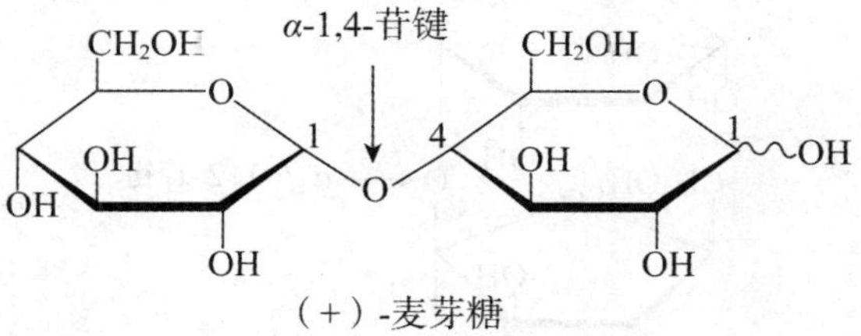

（+）-麦芽糖

结晶状的麦芽糖中，半缩醛羟基是β-构型的。但在水溶液中，麦芽糖可经开链结构而成

为 α-麦芽糖和 β-麦芽糖的互变平衡混合物，故其构型可不标明。麦芽糖具还原性和变旋光现象。

（二）纤维二糖

纤维二糖（cellobiose）是纤维素经部分水解所生成的产物，化学性质与麦芽糖相似，具还原性和变旋光现象，水解后生成两分子 D-（+）-葡萄糖。由于纤维二糖是以 β-1,4-苷键相连的双糖，故不能被 α-葡萄糖苷酶水解，只能被 β-葡萄糖苷酶水解。

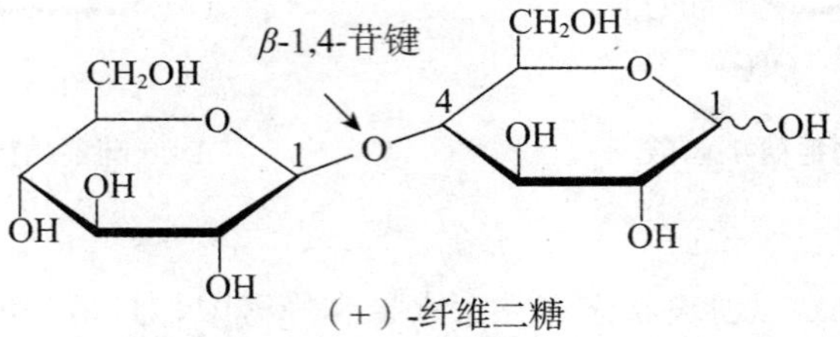

（+）-纤维二糖

纤维二糖与麦芽糖虽只是苷键的构型不同，但在生理作用上却差别很大。麦芽糖有甜度，可在人体内分解消化，但纤维二糖既无甜味，也不能被人体消化吸收。

（三）乳糖

乳糖（lactose）因存在于哺乳动物乳汁中而得名。人乳约含乳糖 7%～8%，牛乳约含乳糖 4%～5%。

乳糖水解后，可得等量的 D-葡萄糖和 D-半乳糖。乳糖是 β-D-（+）-半乳糖和 D-（+）-葡萄糖以 β-1,4-苷键相连形成的双糖，其分子中葡萄糖的半缩醛羟基仍保留，有还原性。乳糖为白色结晶粉末，甜味不及蔗糖，难溶于水，水溶液的比旋光度为+53.5°。

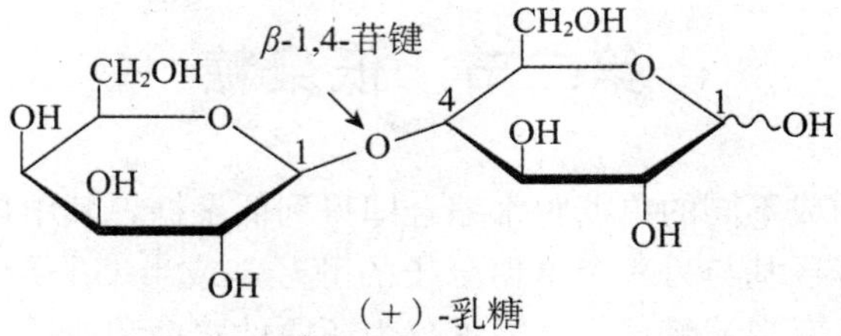

（+）-乳糖

二、非还原性双糖

蔗糖（sucrose）是自然界分布最广的双糖，存在于所有具光合作用的植物中，甘蔗和甜菜中含量高。

蔗糖可看作一个 α-D-吡喃葡萄糖分子的 C_1 半缩醛羟基和一个 β-D-呋喃果糖分子的 C_2 半缩醛羟基脱水而成的产物，故蔗糖既是 α-D-葡萄糖苷，也是 β-D-果糖苷。因蔗糖结构中无半缩醛羟基，因而无还原性，无变旋光现象。

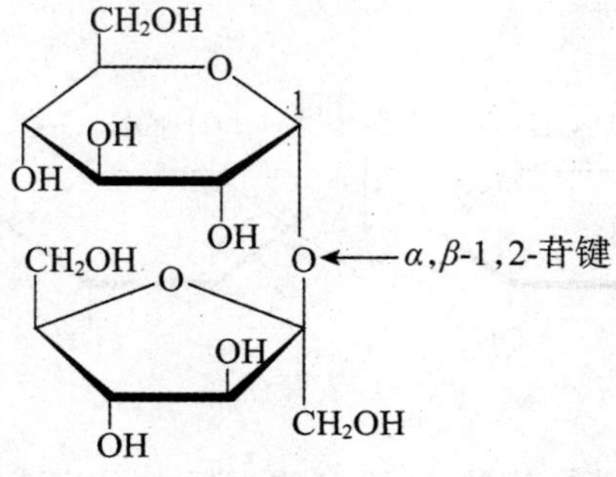

（+）-蔗糖

蔗糖是右旋糖，比旋光度为 +66.7°，水解后生成等量D-葡萄糖和D-果糖的混合物，其比旋光度为−19.7°，与水解前的旋光方向相反，故把蔗糖的水解反应称为转化反应，水解后的单糖混合物称为转化糖（invert sugar），催化蔗糖水解的酶称为转化酶（invertase）。

第三节 多 糖

多糖是由许多单糖分子通过苷键结合而成的高分子化合物，如淀粉、纤维素和糖原。多糖与低聚糖或单糖的性质不同，大多数多糖为无定形粉末，无一定的熔点，一般不溶于水，没有甜味。多糖分子仅在分子长链的末端含半缩醛羟基，但因分子量很大，所以无变旋光现象，也无还原性。

一、淀粉

淀粉（starch）主要存在于植物的种子、果实和根块中，在稻米、小麦、玉米及薯类中含量丰富，是人类获取糖类的主要来源。淀粉是白色的无定形粉末，其颗粒的形状和大小因来源不同而异。

淀粉是由直链淀粉（amylose）和支链淀粉（amylopectin）所组成的混合物。直链淀粉的含量为20%～25%，它不易溶于冷水，在热水中有一定溶解度；支链淀粉的含量为75%～80%，它在热水中也不溶，但可膨胀成糊状。两者水解的最终产物都是D-葡萄糖。

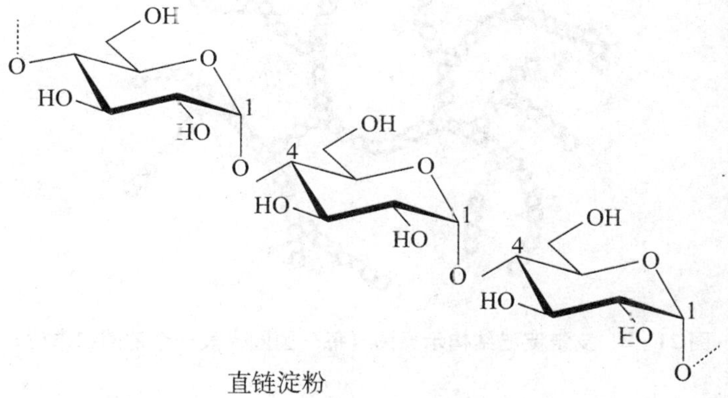

直链淀粉

直链淀粉并不是一根直线型的，是由250～300个D-葡萄糖通过α-1,4-苷键连接而成。由于α-1,4-苷键的氧原子有一定键角，且单键可自由转动，分子内的羟基间可形成氢键，因此，直链淀粉具有规则的螺旋状空间排列，每一圈螺旋有6个D-葡萄糖结构单位。其形状如图21-1所示，图中椭圆形星点表示葡萄糖单位。

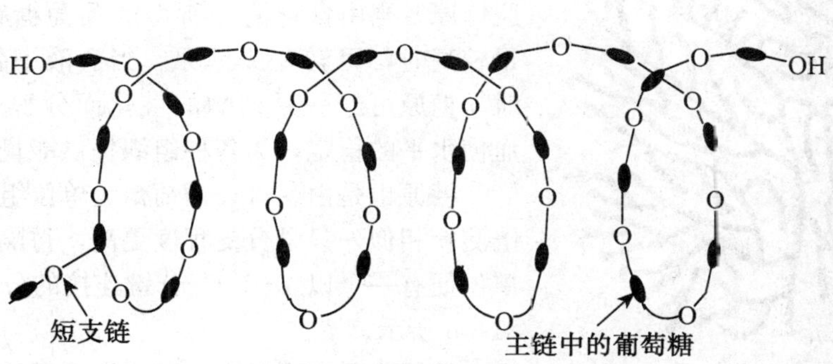

图21-1 直链淀粉的形状示意图

淀粉溶液遇碘显蓝色，可作为淀粉的定性鉴别反应。目前认为碘分子嵌入直链淀粉的螺旋空隙中，依靠分子间作用力与淀粉形成了蓝色的配合物。

支链淀粉一般含有6000～40000个D-葡萄糖，主链由α-1,4-苷键连接而成，由20～25个α-D-葡萄糖单元组成，而分支处为α-1,6-苷键连接，它们纵横交错，形成树枝状复杂大分子，其分子量比直链淀粉更大。支链淀粉可与碘生成紫红色的配合物（图21-2）。

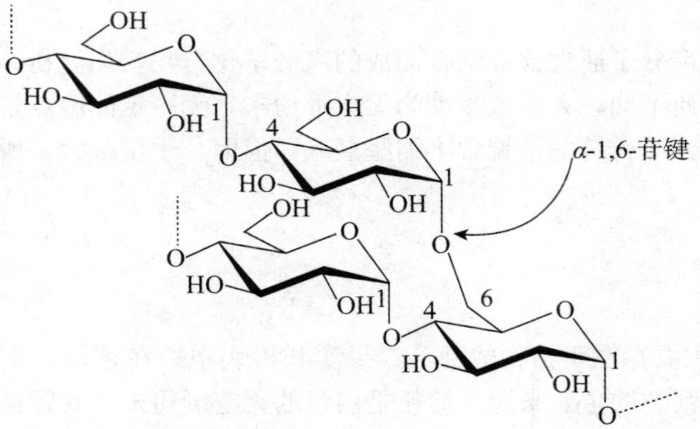

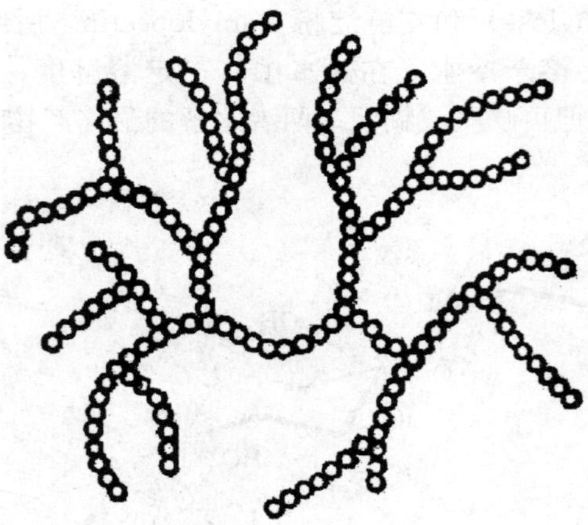

图21-2　支链淀粉结构示意图（每一圆圈代表一个葡萄糖单位）

二、糖原

糖原（glycogen）主要储存于动物的肝和肌肉中，其功能与植物淀粉相似，是葡萄糖的贮存形式，故又称动物淀粉。肝中的糖原含量达10%～20%，肌肉中的含量约4%，分别称为肝糖原和肌糖原。当由食物消化所得的葡萄糖在人体血液中含量较高时，可转变成糖原。当血液中葡萄糖含量降低时，糖原可经一系列酶的催化而分解成葡萄糖，保持血糖水平的稳定，为各种组织提供能量。

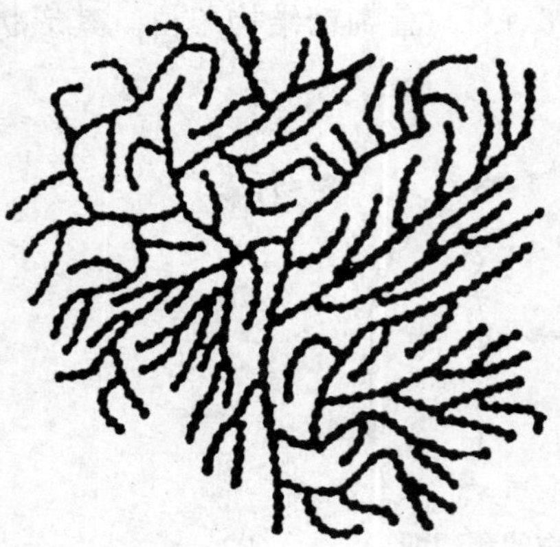

图21-3　糖原的结构示意图

糖原也是由α-D-葡萄糖为单位组成的，结构与支链淀粉相似，只是分支程度更高，每隔8～10个葡萄糖单位便有一个以α-1,6-苷键连接的分支，其形状如图21-3所示。

糖原为无定形粉末，其水溶液遇碘显红色。

三、纤维素

纤维素（cellulose）是自然界分布最广、存量最多的多糖。它是植物骨架和细胞的主要成分，木材含纤维素约50%，棉花含纤维素可达98%。

在植物中存在的天然纤维素分子含有约1000～15000个葡萄糖单位，水解生成D-葡萄糖，但部分水解可生成纤维二糖。所以纤维素是由葡萄糖通过β-1,4-苷键相连而成的长链大分子。长链纤维素分子彼此平行排列，通过链间大量氢键的作用，相互绞合成绳索状（图21-4），故韧性较强。木材的强度取决于相邻的纤维素分子长链间羟基形成氢键的数目。

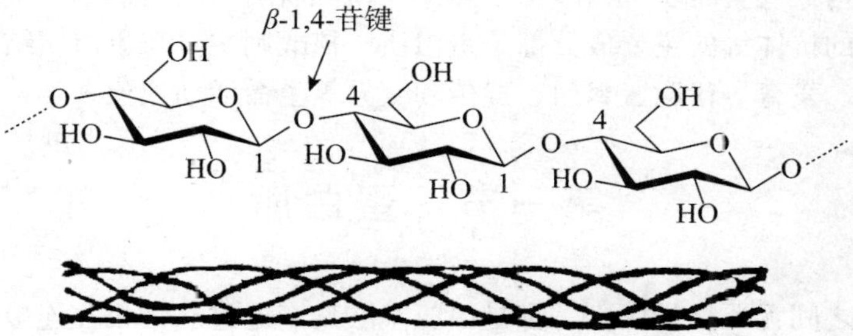

图21-4 纤维素结构示意图

人体内只有能水解α-苷键的淀粉酶，而无能水解β-苷键的酶，所以人类只能消化淀粉而不能消化纤维素，因此，纤维素不可作为人类的营养物质。但纤维素可增强肠的蠕动，因此，适当摄入富含纤维素的食品有利于健康。纤维素用途很广，可用来制造纸张、人造丝、火棉胶、电影胶片等。

习 题

1. 举例解释下列名词。

（1）变旋光现象　（2）差向异构体

（3）还原糖和非还原糖　（4）苷键

2. 写出下列各糖的稳定构象。

（1）β-D-吡喃葡萄糖　（2）α-D-吡喃甘露糖　（3）β-D-吡喃半乳糖

3. 用化学方法区别下列各组化合物。

（1）葡萄糖和果糖　（2）麦芽糖和蔗糖

（3）甲基-D-吡喃半乳糖苷和半乳糖　（4）淀粉和纤维素

4. 指出下列哪些是还原糖。

（1）D-果糖　（2）D-半乳糖　（3）淀粉

（4）纤维二糖　（5）蔗糖　（6）乙基-α-D-甘露糖苷

5. 写出D-甘露糖与下列试剂的反应产物。

（1）Br，H_2O　（2）HNO_3

（3）CH_3OH + HCl（干）　（4）$PhNHNH_2$

6. 指出下列糖类化合物的构型（D/L），哪些互为对映异构体，哪些互为差向异构体。

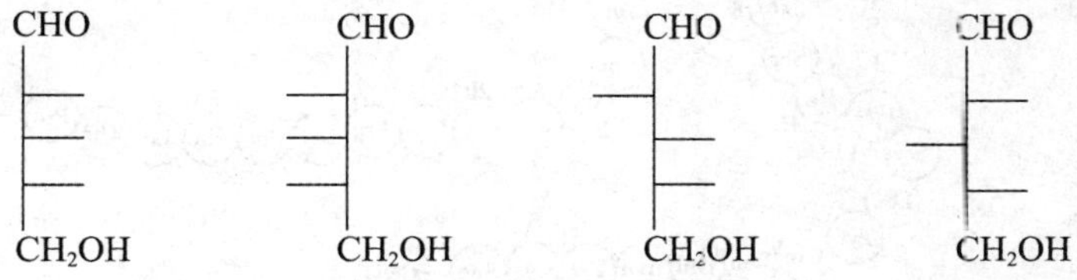

A　B　C　D

（郭今心）

第二十二章　蛋白质和核酸

蛋白质（protein）和核酸（nucleic acid）是重要的生物大分子，它们存在于细胞中，是生命现象的物质基础和生命活动的实现者，也是构成人体肌肉、皮肤、毛发的基本物质，很多疾病的发生都与其结构或功能的异常相关。生物体内起催化作用的酶，调节机体代谢的一些激素，发生免疫反应的抗体等的主要成分都是蛋白质。核酸则主要与蛋白质结合形成核蛋白，它控制生物体的生长、发育、代谢、繁殖、遗传和变异等生命活动现象。

第一节　蛋白质

蛋白质和多肽之间无严格的区别，都是由氨基酸残基通过肽键相互连接而形成的大分子化合物，一般把相对分子质量超过 10000 的多肽称为蛋白质。从结构上讲，蛋白质分子的结构更复杂，除了有一定的氨基酸组成和排列顺序以外，还有特殊的空间结构。蛋白质的空间结构对其生物学功能有着非常重要的作用。

一、蛋白质的结构

蛋白质水解主要得到 20 种 α-氨基酸，这 20 种 α-氨基酸以不同数目和不同顺序组成种类繁多的多肽链，再由一条、两条或多条多肽链连接在一起，构成复杂的空间结构。

（一）蛋白质的一级结构

蛋白质分子的基本结构是多肽链。多肽链中氨基酸残基的排列顺序称为蛋白质的一级结构。在一级结构中，主要的化学键是肽键，称为主键。蛋白质分子可以由一条多肽链组成，也可以由两条或多条多肽链组成。在两条多肽链之间或一条多肽链的特定部位之间还存在其他类型的化学键，包括氢键、二硫键、离子键。另外还存在范德华力等。除范德华力外，其他的相互作用称为蛋白质的副键。任何特定的蛋白质都有其特定的一级结构，人胰岛素分子的一级结构见图 22-1。

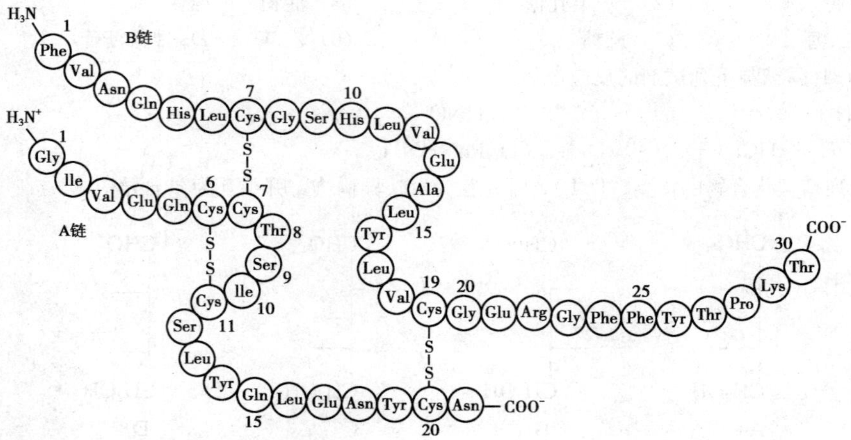

图 22-1　人胰岛素的一级结构

不同的蛋白质有不同的一级结构，蛋白质的功能与一级结构有密切关系，如果蛋白质分子中起关键作用的氨基酸残基缺损或被替代，则会严重影响其空间构象和生理功能。

（二）蛋白质的高级结构

蛋白质分子的多肽链并不是以完全伸展的线状形式存在，而是通过蛋白质的多肽链上各原子或基团在空间相互作用使多肽链在一级结构的基础上旋转、盘曲、折叠形成特定的三维空间结构，这种空间结构称为蛋白质的高级结构。又可分为二级、三级、四级结构。

1. 蛋白质的二级结构　蛋白质的二级结构主要指的是多肽链中原子的空间排布。主要有：α-螺旋、β-折叠、β-转角和无规卷曲等。

一条多肽键可以通过肽段的肽键中羰基上的氧与另一部分的肽键亚氨基上的氢形成氢键而绕成有规则的螺旋形，形成一种主要的结构单元，称为α-螺旋结构（图22-2）。维系和固定α-螺旋的作用力主要是氢键。

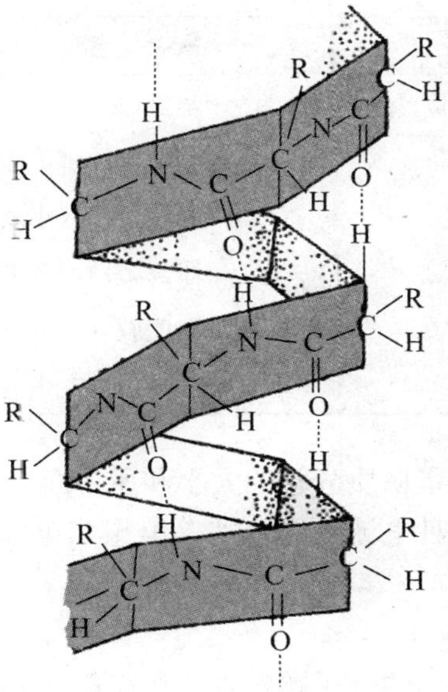

图22-2　蛋白质的α-螺旋结构

β-折叠又称为β-片层结构。β-折叠指多肽链呈一种铺开的折扇形，由链间的氢键将肽键结合在一起，连接各氨基酸残基的肽键所构成的平面有规则地折叠而形成。若干条多肽链或一条多肽链的若干片段平行排列。

β-转角是指在蛋白质多肽链中出现的180°的回折。β-转角结构上的特点是第一个氨基酸残基中的羰基上的氧与第四个氨基酸残基肽键氮上的氢之间形成氢键。

无规卷曲指的是多肽链除了上述几种有规律的构象以外，还会存在没有确定规律的构象。

2. 蛋白质的三级结构　蛋白质的三级结构是指上述蛋白质的α-螺旋、β-折叠以及线状等二级结构受侧链和各主链构象单元间的相互作用，从而进一步卷曲、折叠成具有一定规律性的三维空间结构。蛋白质的三级结构包括每一条肽链内全部二级结构的总和及所有侧基原子的空间排布和它们相互作用的关系。

3. 蛋白质的四级结构　由两条以上具有独立三级结构的多肽链通过非共价键相互结合而成一定空间结构的聚合体，称为蛋白质的四级结构。

二、蛋白质的性质

蛋白质的性质与所含氨基酸的性质密切相关，由于具有复杂的空间结构，又有它们本身的特殊性质。蛋白质相对分子质量可达几千万，具有高分子化合物的一般特性。

（一）两性电离和等电点

蛋白质分子中的肽链两端还有未结合的氨基和羧基，肽链氨基酸残基中也存在未结合的酸性和碱性基团。因此，蛋白质分子是一种两性高分子电解质，与氨基酸分子相似，它们在水溶液中呈两性电离。

蛋白质的带电符号、电荷数量以及电荷分布受溶液 pH 值的影响。若调节溶液的 pH 值，使蛋白质分子处于等电状态，此时溶液的 pH 值称为该蛋白质的等电点，以 pI 表示。如果溶液 $pH<pI$，蛋白质带正电；如果溶液 $pH>pI$，蛋白质带负电。人体血液的 pH 值为 7.35～7.45，蛋白质在血液中多以负离子形式存在并与 Na^+、K^+、Ca^{2+} 等结合成盐。

由于各种蛋白质的组成及结构不同，因此，等电点各不相同（表 22－1）。

表 22－1 某些蛋白质的等电点

蛋白质名称	等电点	蛋白质名称	等电点
胰岛素（牛）	5.3～5.35	丝蛋白（蚕丝）	2.0～2.4
肌凝蛋白（肌肉）	6.2～6.6	卵白蛋白（鸡卵）	4.6～4.9
血红蛋白（兔血）	6.7～7.1	麦胶蛋白（小麦）	6.5
细胞色素 C（马心）	9.8～10.3	肌红蛋白（肌肉）	7.0
胃蛋白酶（猪胃）	2.75～3.0	白明胶（动物皮）	4.7～4.9
鱼精蛋白（鲑鱼精子）	12.0～12.4	乳清蛋白（牛乳）	5.1～5.2

在相同的电场条件下，不同蛋白质分子的大小和所带净电荷的数量不同，导致电泳速率也不同，以此为基础发展起来的各种电泳技术（如等电聚焦电泳和凝胶电泳），可以分离和鉴定各种蛋白质。

（二）胶体性质

蛋白质是高分子化合物，它们的分子颗粒直径在胶体分散系范围内（103～105 pm），所以呈现胶体性质。蛋白质溶液具有电泳扩散速度慢，不能透过半透膜等胶体一般特性。利用蛋白质不能透过半透膜的性质，可以分离和纯化蛋白质，这种方法称为透析法。血浆中的蛋白质产生一定的渗透压，对于维持血容量、血管内外水和电解质的相对平衡都起着重要作用。

（三）蛋白质的沉淀与变性

1. 蛋白质沉淀　蛋白质溶液是一种亲水胶体溶液，使其稳定的因素有两个：第一，蛋白质表面有许多亲水基团，易与水结合作用，在蛋白质表面形成水化膜，使蛋白质颗粒分开。第二，蛋白质溶液不是等电点时，颗粒表面带有同种电荷，互相排斥，也使蛋白质颗粒分开。在消除这两个稳定因素以后，蛋白质便被沉淀析出来。常用有机溶剂沉淀和盐析法沉淀蛋白质。

2. 蛋白质的变性　在某些物理或化学因素的作用下，蛋白质的性质发生改变的现象称为蛋白质的变性。性质已经改变的蛋白质称为变性蛋白质。引起蛋白质变性的物理因素有加热、加压、剧烈搅拌或振荡、紫外线、超声波等等，化学因素包括强酸、强碱、重金属盐、浓的脲溶液、有机溶剂、生物碱试剂、表面活性剂等。

（四）颜色反应

1. 缩二脲反应　蛋白质溶液在强碱性条件下与稀硫酸铜溶液反应，产生紫色或紫红色。

2. 茚三酮反应　蛋白质的中性溶液与茚三酮水溶液混合加热煮沸，放冷后即现蓝紫色。此反应常用于蛋白质的定性和定量测定。

3. 蛋白黄反应　蛋白质中含有苯环的氨基酸，遇浓硝酸发生硝化反应而生成黄色硝基化合物的反应称为蛋白黄反应。

4. 米勒反应 蛋白质中酪氨酸的酚基遇到硝酸汞的硝酸溶液而发生的显色反应。

第二节 酶

酶（enzyme）是一种有生物活性的蛋白质，是生物体内的催化剂，是生命活动的基础，哪里有生命现象，哪里就有酶的活动。绿色植物和某些细菌能够利用太阳能，通过光合作用，使二氧化碳和少量的硝酸盐、磷酸盐等极简单的原料合成复杂的有机物质，都是靠酶的催化所完成。所以说，酶在复杂的生物合成中的作用是无法用其他方法替代的。

一、酶的组成

酶 {单纯酶（催化活性仅由蛋白质的结构决定）
结合酶（蛋白质＋辅酶），催化活性由蛋白质和辅酶共同配合完成。

辅酶的种类颇多，按其化学组成可分两类：

1. 无机的金属元素，如铜、锌、锰。

2. 相对分子质量低的有机物，如血红素、叶绿素、肌醇、烟酰胺、维生素 B_1、维生素 B_2、维生素 B_6、维生素 B_{12} 等。

医疗上口服或注射维生素，就是给人体补充辅酶，以提高肌体内某些酶的活性，调节代谢，而达到治疗疾病和增进健康的目的。

酶蛋白可以是一条肽链，或多条肽链组成的。但所有的酶都是球状结构的。

二、酶催化反应的特异性

1. 催化效率高（比一般催化剂高 108～1010 倍）。

2. 选择性强

（1）化学选择性：能从混合物中挑选特殊的作用物。例如，麦芽糖酶只能使 α-葡萄糖苷键断裂，而不能使 β-葡萄糖苷键断裂。

（2）立体化学选择性：辨别对映体，酵母中的酶只能使天然 D 型糖发酵，而不能使相应的 L 型糖发酵。

3. 反应条件温和：一般是在常温常压和 pH 7 左右进行。

人体内如果缺少某种酶，就会引起疾病或死亡。例如，胆碱酯酶的作用是水解乙酰胆碱，有机磷农药中毒就是破坏了动物体内的胆碱酯酶，使之不能水解体内有毒的乙酰胆碱，致使中毒而亡。又如，小孩缺乏半乳糖酶时，就不能吃奶（因不能分解半乳糖），一吃就吐。再如，苯丙氨酸与酪氨酸在羟化酶的作用下达成转化平衡，若此平衡被破坏，则酪氨酸缺乏，酪氨酸缺乏则不能产生黑色素，称为白化病。

胰凝蛋白酶（chymotrypsins）是研究得比较清楚的一个酶（图 22-3）：

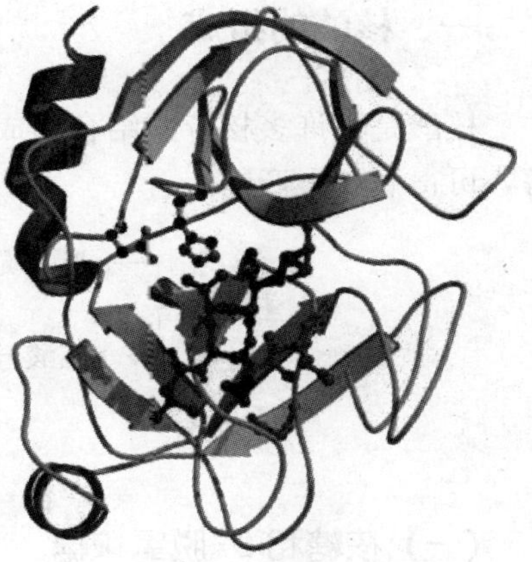

图 22-3 胰凝蛋白酶

胰凝蛋白酶是由 241 个氨基酸组成的一个单独多肽链蛋白质。其化学选择性较差，它能与多种底物作用。

三、酶的分类和命名

(一) 酶的分类

按酶的催化类型可分为六大类:

1. 氧化还原酶 能促进作用物氧化还原。如细胞色素氧化酶等。

2. 转移酶 催化一个底物分子的某一基团转到另一底物上。如转氨酶。

3. 水解酶 催化水解反应。如淀粉酶、脂肪酶、明蛋白酶等。

4. 裂解酶 促进一种化合物分裂为两种化合物,或由两种化合物合成一种化合物的反应。如碳酸酐酶。

5. 异构酶 促进异构化反应。如磷酸葡萄糖异构酶。

6. 连接酶 促进两分子连接起来,同时使 ATP(或其他三磷酸核苷)中的高能键断裂,转变成 ADP 和无机磷酸盐,或 AMP 和焦磷酸。如谷氨酰胺合成酶。

(二) 酶的命名

酶的命名有习惯命名和系统命名两种。

1. 习惯命名法

(1) 根据所作用物命名。如水解淀粉的酶叫淀粉酶,水解蛋白质的酶叫蛋白酶。有时还要加上来源以区别不同来源的同一类酶,如胃蛋白酶、胰蛋白酶。

(2) 根据催化反应的性质及类型命名。如水解酶、氧化酶、脱氢酶、转移酶等。有时也根据上述两条原则综合起来命名。

2. 系统命名法 以酶的催化反应为基础进行命名。规定每种酶的名称要写出作用物的名称及其催化性质,并以“:”号将两者分开。由于系统命名法得到的名称比较长,至今尚未广泛使用。

第三节 核 酸

核酸存在于一切生物体内,在机体中常与蛋白质结合成核蛋白,核蛋白的生物功能主要由核酸承担。核酸包括脱氧核糖核酸(deoxyribonucleic acid,DNA)和核糖核酸(ribonucleic acid,RNA)两大类。DNA 是遗传信息的携带者,RNA 主要参与遗传信息的表达,所以核酸又称为“遗传大分子”。

一、核酸的组成

核酸是由许多核苷酸结合而成的高分子化合物,结构复杂。核酸在酸、碱或酶的催化下水解,可得到如下产物:

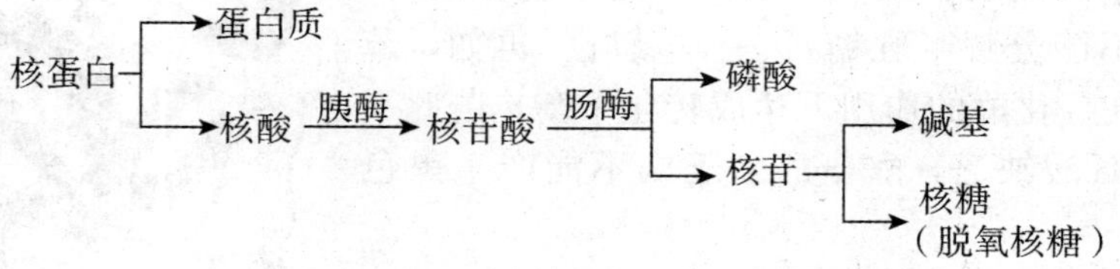

(一) 核糖和 2-脱氧核糖

组成 DNA 的戊糖是 D-脱氧核糖,而 RNA 中的戊糖是 D-核糖。这两种戊糖均以 β-D-呋喃环状结构形式存在。

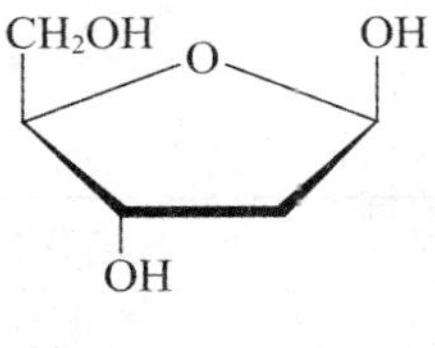

β-D-呋喃-脱氧核糖

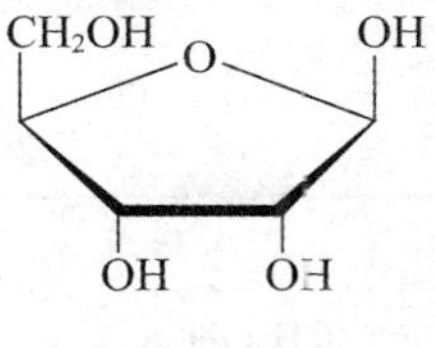

β-D-呋喃-核糖

（二）碱基

组成核酸的含氮有机物是含氮杂环化合物，包括嘧啶和嘌呤的 5 种衍生物。它们被称为核酸的碱基。

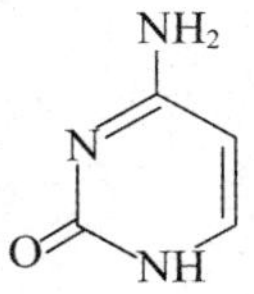

胞嘧啶

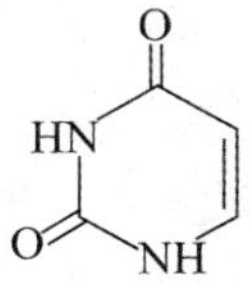

尿嘧啶

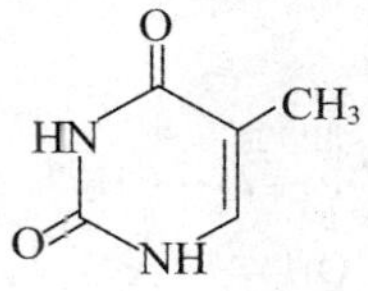

胸腺嘧啶

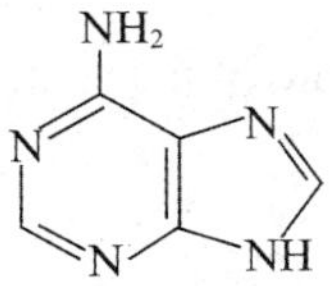

腺嘧啶

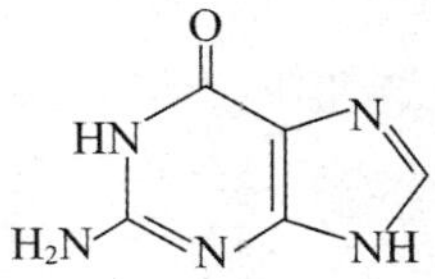

鸟嘌呤

DNA 和 RNA 的区别，除了戊糖的种类不同以外，它们所含嘧啶碱基也有差别，两类核酸的最终水解产物见表 22－2。

表 22－2　两类核酸的最终水解产物

水解产物	DNA	RNA
戊糖	D－2－脱氧核糖	D－核糖
嘌呤碱	腺嘌呤、鸟嘌呤	腺嘌呤、鸟嘌呤
嘧啶碱	胞嘧啶、胸腺嘧啶	胞嘧啶、尿嘧啶

（三）核苷

核苷是核糖的 β－苷羟基与碱基氮原子上的氢脱水而形成的苷，根据核糖的不同，核苷有两类：

1. 核苷　由 RNA 水解而得，核苷的组成见表 22－3。

表 22－3　核苷的组成

核糖	核苷	碱基	核苷名称
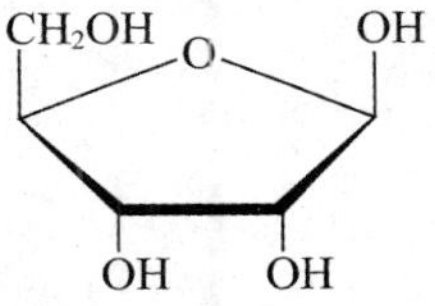	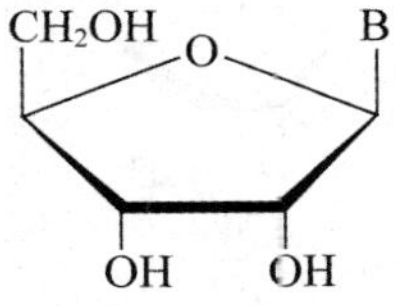	B=U	尿嘧啶核苷［脲苷(U)］
		A	腺嘌呤核苷［腺苷(A)］
		C	胞嘧啶核苷［胞苷(C)］
		G	鸟嘌呤核苷［鸟苷(G)］

2. 2-脱氧核苷 由 DNA 水解而得（表 22-4）。

表 22-4 2-脱氧核苷的组成

2-脱氧核糖	核苷	碱基	核苷名称
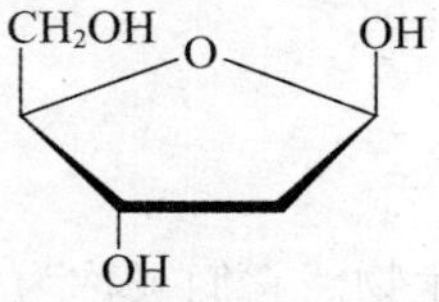	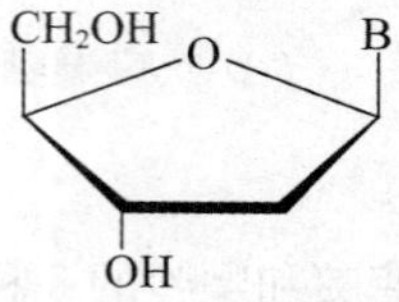	B=T	2-脱氧胸腺苷（dT）
		A	2-脱氧腺苷（dA）
		C	2-脱氧胞苷（dC）
		G	2-脱氧鸟苷（dG）

3. 核苷酸 核糖 C_5 上的羟基与磷酸酯化便得到核苷酸。

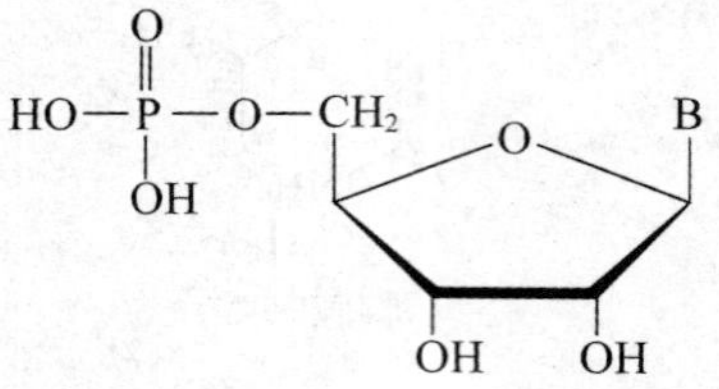

RNA中的核苷酸单体

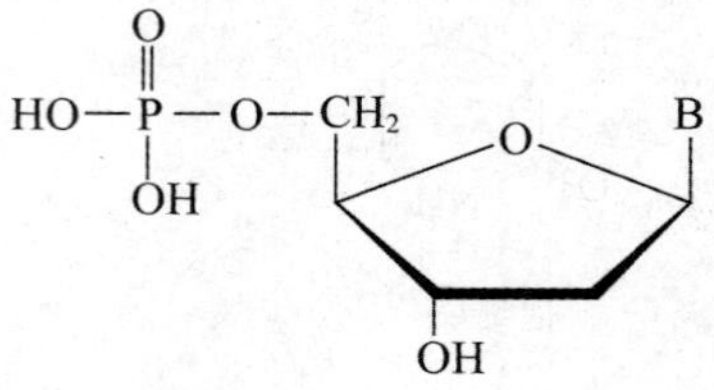

DNA中的核苷酸单体

二、核酸的结构

在 DNA 或 RNA 分子中，核苷酸的数目可高达几万个，所以核酸也称为多核苷酸。核酸的结构也可分为一级结构和空间结构。

（一）核酸的一级结构

核酸的一级结构是指组成核酸的核苷酸的排列顺序和连接方式。

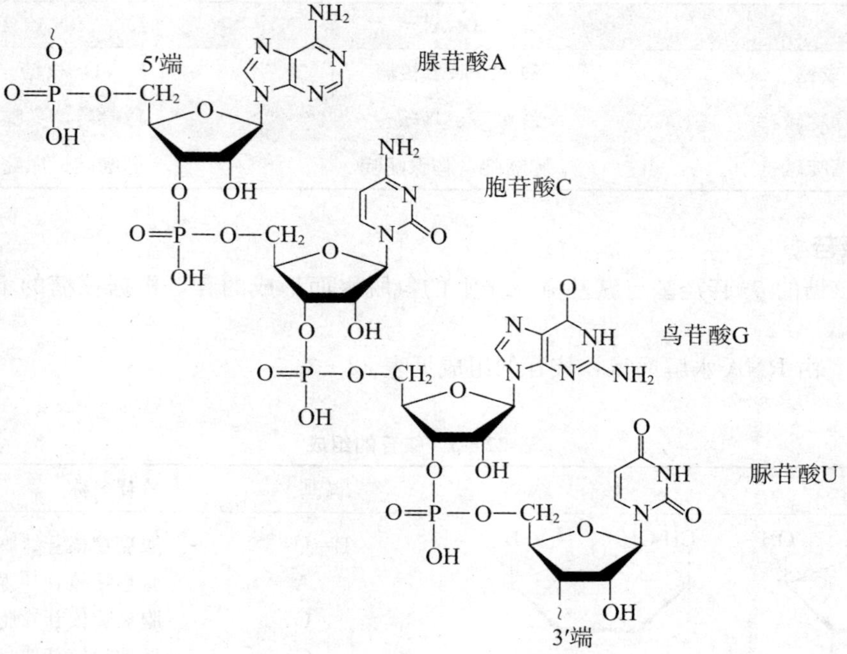

核苷酸通过前一个核苷酸的糖基上 3′位的羟基与其相邻核苷酸 5′位的磷酸残基之间形成磷酸二酯键，或核苷酸糖基上 5′位的羟基与相邻核苷酸 3′位的磷酸残基之间形成磷酸二酯键。如此反复进行，从而构成了一个无支链的线性大分子。

（二）核酸的二级结构

1953 年，美国科学家 Waston 和英国科学家 Crick 在前人研究的基础上提出了 DNA 双螺旋（double helix）结构模型，揭示了生物遗传的分子奥秘，从而使遗传学的研究深入到分子水平。

该模型设想的 DNA 分子是由两条核苷酸链组成，沿着一个共同轴心以反平行（一条以 3′→ 5′走向；另一条则以 5′→ 3′走向）盘旋成右手双螺旋结构（图 22－4）。在双螺旋结构中，亲水的磷酸和脱氧核糖通过 3′,5′-磷酸二酯键相连形成的骨架位于双螺旋的外侧，碱基则垂直于螺旋轴而居于内侧，每一碱基均与其相对应的链上的碱基处于一个平面，且通过氢键结合成对。为了产生最有效的氢键，两条核苷酸链之间的碱基必须遵循“互补规律”，即一条链上的嘌呤碱必须与另一条链的嘧啶碱相匹配，才能使碱基对合适地安置在双螺旋内。这种碱基之间配对的规律，称为碱基互补或碱基配对规律。

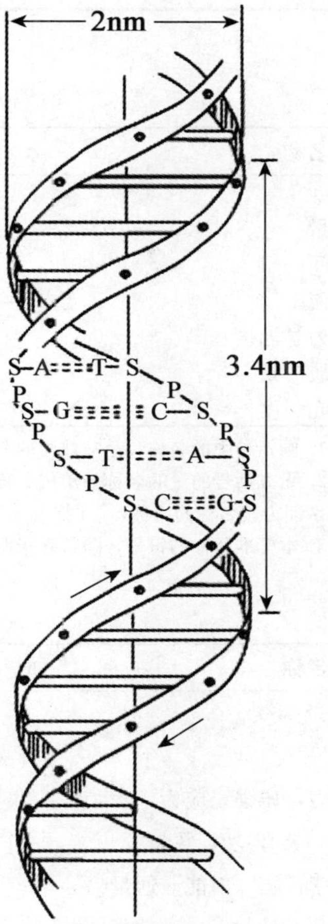

S：脱氧核糖　P：磷酸

图 22－4　DNA 双螺旋结构示意图

由碱基互补规律可知，当一条多核苷酸链的碱基序列确定后，另一条多核苷酸链的碱基序列也就随之明确。这种互补关系对 DNA 复制和信息的传递具有极其重要的意义。

RNA 的二级结构的规律性不如 DNA。有些 RNA 的多核苷酸链，可以形成螺旋结构，其二级结构是和 DNA 相似的双螺旋。但多数 RNA 的分子是由一条弯曲的多核苷酸链所构成，其中有间隔着的双股螺旋与单股非螺旋体结构部分。

（三）核酸的三级结构

核酸的三级结构是在二级结构的基础上进一步紧缩、扭曲成闭链状环或开链状环以及麻花状的一定空间关系的结构。

习　题

1. 什么是蛋白质的一级结构？它的高级结构分为哪些层次？
2. 使蛋白质溶液稳定的因素有哪些？
3. 哪些因素能使蛋白质变性？
4. 酶催化反应的特异性包括哪些？
5. DNA 和 RNA 的水解终产物有何异同？
6. 组成核酸的基本单位是什么？

（冯　建）

附录一　中国法定计量单位

表 1　SI 基本单位

量名称	单位名称	单位符号
长度	米	m
质量	千克（公斤）	kg
时间	秒	s
电流	安［培］	A
热力学温度	开［尔文］	K
物质的量	摩［尔］	mol
发光强度	坎［德拉］	cd

注：1. 圆括号中的名称，是它前面的名称的同义词，下同。

2. 无方括号的量的名称与单位名称均为全称。方括号中的字，在不引起混淆、误解的情况下，可以省略。去掉方括号中的字即为其名称的简称，下同。

3. 本标准所称的符号，除特殊指明外，均指我国法定计量单位中所规定的符号以及国际符号，下同。

表 2　具有专门名称的 SI 导出单位

量名称	单位名称	单位符号	其他符号
频率	赫［兹］	Hz	s^{-1}
力	牛［顿］	N	$kg \cdot m/s^2$
压力，压强，应力	帕［斯卡］	Pa	N/m^2
能［量］，功，热量	焦［耳］	J	$N \cdot m$
功率，辐［射能］通量	瓦［特］	W	J/s
电荷［量］	库［仑］	C	$A \cdot s$
电压，电动势，电位，（电势）	伏［特］	V	W/A
电容	法［拉］	F	C/V
电阻	欧［姆］	Ω	V/A
电导	西［门子］	S	A/V
磁通［量］	韦［伯］	Wb	$W \cdot s$
磁通［量］密度，磁感应强度	特［斯拉］	T	Wb/m^2
电感	亨［利］	H	Wb/A
摄氏温度	摄氏度	℃	K
［放射性］活度	贝可［勒尔］	Bq	s^{-1}
吸收剂量	戈［瑞］	Gy	J/kg
剂量当量	希［沃特］	Sv	J/kg
光通量	流［明］	lm	$cd \cdot sr$
［光］照度	勒［克斯］	lx	lm/m^2
［平面］角	弧度	rad	1 m/m=1
立体角	球面度	sr	$1\ m^2/m^2=1$

表 3　我国选定的非 SI 的单位

量名称	单位名称	单位符号
	分	min
时间	［小］时	h
	天（日）	d
	［角］秒	″
［平面］角	［角］分	′
	度	°
质量	吨	t
	原子质量单位	u
体积	升	L，(l)
能	电子伏	eV
级差	分贝	dB
长度	海里	n mile
速度	节	kn
面积	公顷	hm^2
旋转速度	转每分	r/min
线密度	特［克斯］	tex

* 注：1. 在国际标准中升的符号为 l，L；科技界倾向于用 L，我国和美国等国都推荐采用 L。

2. 公顷的国际通用符号为 ha。

表 4　SI 词头

因数	英文名称	中文名称	符号
10^{24}	yotta	尧［它］	Y
10^{21}	zetta	泽［它］	Z
10^{18}	eza	艾［可萨］	E
10^{15}	peta	拍［它］	P
10^{12}	tera	太［拉］	T
10^{9}	giga	吉［伽］	G
10^{6}	mega	兆	M
10^{3}	kilo	千	k
10^{2}	hecto	百	h
10^{1}	deca	十	da
10^{-1}	deci	分	d
10^{-2}	centi	厘	c
10^{-3}	milli	毫	m
10^{-6}	micro	微	μ
10^{-9}	nano	纳［诺］	n
10^{-12}	pico	皮［可］	p
10^{-15}	femto	飞［母托］	f
10^{-18}	atto	阿［托］	a
10^{-21}	zepto	仄［普托］	z
10^{-24}	yocto	幺［科托］	y

附录二　平衡常数表

表 1　水的离子积

温度/℃	pK_w	温度/℃	pK_w	温度/℃	pK_w
0	14.944	35	13.680	75	12.699
5	14.734	40	13.535	80	12.598
10	14.535	45	13.396	85	12.510
15	14.346	50	13.262	90	12.422
20	14.167	55	13.137	95	12.341
24	14.000	60	13.017	100	12.259
25	13.997	65	12.908		
30	13.833	70	12.800		

表 2　常用酸、碱解离平衡常数（298.15K）

化合物	分步	K_a（或 K_b）	化合物	分步	K_a（或 K_b）
偏铝酸		6.3×10^{-13}	氢硫酸	1	9.1×10^{-8}
砷酸	1	5.5×10^{-3}		2	1.1×10^{-12}
	2	1.7×10^{-7}	亚硫酸	1	1.4×10^{-2}
	3	5.1×10^{-12}		2	6.3×10^{-8}
亚砷酸		5.1×10^{-10}	硫酸	2	1.02×10^{-2}
硼酸		5.4×10^{-10}	硫代硫酸	1	2.52×10^{-1}
次溴酸		2.8×10^{-9}		2	1.9×10^{-2}
氢氰酸		6.2×10^{-10}	硅酸	1	1.7×10^{-10}
碳酸	1	4.5×10^{-7}		2	1.6×10^{-12}
	2	4.7×10^{-11}		3	1.0×10^{-12}
次氯酸		4.0×10^{-8}		4	1.0×10^{-12}
氢氟酸		6.3×10^{-4}	甲酸		1.8×10^{-4}
高碘酸		2.3×10^{-2}	草酸	1	5.4×10^{-2}
亚硝酸		5.6×10^{-4}		2	1.5×10^{-4}
亚磷酸	1	5.0×10^{-2}（20℃）	醋酸		1.80×10^{-5}
	2	2.0×10^{-7}（20℃）	苯甲酸		6.3×10^{-5}
磷　酸	1	6.9×10^{-3}	氨水		1.80×10^{-5}
	2	6.23×10^{-8}	羟胺		9.12×10^{-9}
	3	4.8×10^{-13}	甲胺		4.17×10^{-4}
焦磷酸	1	0.12	尿素		1.27×10^{-14}
	2	7.9×10^{-3}	乙二胺	1	8.51×10^{-5}
	3	2.0×10^{-7}		2	7.08×10^{-8}
	4	4.8×10^{-10}	苯胺		7.69×10^{-10}

表 3　一些难溶化合物的溶度积常数（298.15K）

化合物	溶度积常数	化合物	溶度积常数
$AgCN$	5.97×10^{-17}	$Fe(OH)_2$	4.87×10^{-17}
$Ag_2C_2O_4$	5.4×10^{-12}	$Fe(OH)_3$	2.79×10^{-39}
Ag_2CO_3	8.45×10^{-12}	FeF_2	2.36×10^{-6}
$Ag_2Cr_2O_7$	2.0×10^{-7}	$FeCO_3$	3.13×10^{-11}
Ag_2CrO_4	1.12×10^{-12}	$FePO_4$	9.91×10^{-29}
Ag_2S	6.3×10^{-50}	FeS	1.3×10^{-18}
Ag_2SO_4	1.2×10^{-5}	HgC_2O_4	1.0×10^{-7}
Ag_3PO_4	8.89×10^{-17}	Hg_2Cl_2	1.3×10^{-18}
$Ag_4[Fe(CN)_6]$	1.6×10^{-41}	Hg_2F_2	3.10×10^{-6}
$AgAc$	1.94×10^{-3}	Hg_2CO_3	3.6×10^{-17}
$AgBr$	5.35×10^{-13}	Hg_2CrO_4	2.0×10^{-9}
$AgBrO_3$	5.3×10^{-5}	Hg_2I_2	4.5×10^{-29}
$AgCl$	1.77×10^{-10}	Hg_2SO_4	6.5×10^{-7}
AgI	8.52×10^{-17}	HgI_2	5.2×10^{-29}
$AgIO_3$	3.17×10^{-8}	HgS	4.0×10^{-53}
$AgOH$	2.0×10^{-8}	$K_2Na[Co(NO_2)_6]$	2.2×10^{-11}
$AgSCN$	1.03×10^{-12}	K_2PtCl_6	7.48×10^{-6}
Ag_3AsO_4	1.03×10^{-22}	$Mg(OH)_2$	5.61×10^{-12}
$Al(OH)_3$（无定形）	1.3×10^{-33}	$Mg_3(PO_4)_2$	1.04×10^{-24}
$AlPO_4$	9.84×10^{-21}	MgC_2O_4	4.83×10^{-6}
BaC_2O_4	1.6×10^{-7}	$MgCO_3$	6.82×10^{-6}
$BaCO_3$	2.58×10^{-9}	MgF_2	5.16×10^{-11}
$BaCrO_4$	1.2×10^{-10}	$Mn(OH)_2$	2.06×10^{-13}
BaF_2	1.84×10^{-7}	MnC_2O_4	1.70×10^{-7}
$BaSO_4$	1.1×10^{-10}	$MnCO_3$	2.24×10^{-11}
	1.6×10^{-22}	MnS（晶形）	3.2×10^{-14}
$Ca(OH)_2$	5.05×10^{-6}	MnS（无定形）	3.2×10^{-11}
$Ca_3(PO_4)_2$	2.0×10^{-33}	$Na(NH_4)_2[Co(NO_2)_6]$	4×10^{-12}
CaC_2O_4	2.32×10^{-9}	$Ni(OH)_2$	5.48×10^{-16}
$CaCO_3$	3.36×10^{-9}	Ni(丁二酮肟)$_2$	4×10^{-24}
$CaCrO_4$	7.1×10^{-4}	$NiCO_3$	1.42×10^{-7}
CaF_2	3.45×10^{-11}	NiS	1.07×10^{-21}
$CaHPO_4$	1.0×10^{-7}	$Pb(OH)_2$	1.2×10^{-20}
$CaSO_4$	4.93×10^{-5}	$Pb_3(PO_4)_2$	8.0×10^{-43}
$Cd(OH)_2$	7.2×10^{-15}	$PbBr_2$	6.60×10^{-6}
$Cd_3(PO_4)_2$	2.53×10^{-33}	PbC_2O_4	8.51×10^{-10}

续表

化合物	溶度积常数	化合物	溶度积常数
$CdCO_3$	1.0×10^{-12}	$PbCl_2$	1.6×10^{-5}
CdS	1.4×10^{-29}	$PbCO_3$	7.4×10^{-14}
$Co(OH)_2$（粉红色）	1.09×10^{-15}	$PbCrO_4$	2.8×10^{-13}
$Co(OH)_2$（蓝色）	5.92×10^{-15}	PbF_2	3.3×10^{-8}
$Co(OH)_3$	1.6×10^{-44}	PbI_2	7.1×10^{-9}
CoS（α—型）	4.0×10^{-21}	PbS	9.04×10^{-29}
CoS（β—型）	2.0×10^{-25}	$PbSO_4$	2.53×10^{-8}
$Cr(OH)_3$	6.3×10^{-31}	$Sn(OH)_2$	5.45×10^{-27}
$Cu(IO_3)_2\cdot H_2O$	6.94×10^{-8}	SnS	1.0×10^{-25}
$Cu(OH)_2$	2.2×10^{-20}	$Sr(OH)_2$	9×10^{-4}
$Cu_2[Fe(CN)_6]$	1.3×10^{-16}	$SrC_2O_4\cdot H_2O$	1.6×10^{-7}
Cu_2S	2.5×10^{-48}	$SrCO_3$	5.6×10^{-10}
$Cu_3(PO_4)_2$	1.40×10^{-37}	$SrCrO_4$	2.2×10^{-5}
CuBr	5.3×10^{-9}	SrF_2	4.33×10^{-9}
CuC_2O_4	4.43×10^{-10}	$SrSO_4$	3.2×10^{-7}
CuCl	1.72×10^{-7}	Zn（8—羟基喹啉）$_2$	5×10^{-25}
$CuCO_3$	1.4×10^{-10}	$Zn(OH)_2$	1.2×10^{-17}
$CuCrO_4$	3.6×10^{-6}	$Zn_3(PO_4)_2$	9.0×10^{-33}
CuI	1.27×10^{-12}	$ZnC_2O_4\cdot 2H_2O$	1.38×10^{-9}
CuS	1.27×10^{-36}	$ZnCO_3$	1.46×10^{-10}
CuSCN	1.77×10^{-13}	ZnS	2.93×10^{-25}

表 4 一些配合物的稳定常数（298.15K）

配离子	K_s	$\lg K_s$	配离子	K_s	$\lg K_s$
$[Ag(NH_3)_2]^{2+}$	1.12×10^{7}	7.05	$[HgI_4]^{2-}$	6.76×10^{29}	29.83
$[AgI_2]^{-}$	5.50×10^{11}	11.74	$[Hg(SCN)_4]^{2-}$	1.70×10^{21}	21.23
$[Ag(CN)_2]^{-}$	1.26×10^{21}	21.10	$[Ni(NH_3)_4]^{2+}$	9.12×10^{7}	7.96
$[Ag(SCN)_2]^{-}$	3.71×10^{7}	7.57	$[Ni(CN)_4]^{2-}$	2.00×10^{31}	31.30
$[AlF_6]^{3-}$	6.92×10^{19}	19.84	$[PtCl_4]^{2-}$	1.00×10^{16}	16.00
$[Au(CN)_2]^{-}$	2.00×10^{38}	38.30	$[Zn(NH_3)_4]^{2+}$	2.88×10^{9}	9.46
$[Au(NH_3)_4]^{3+}$	2.00×10^{10}	10.3	$[Zn(CN)_4]^{2-}$	5.01×10^{16}	16.70
$[Cd(NH_3)_4]^{2+}$	1.32×10^{7}	7.12	$[Co(en)_3]^{2+}$	8.71×10^{13}	13.94
$[Cd(CN)_4]^{2-}$	6.03×10^{18}	18.78	$[Cu(en)_2]^{2+}$	1.00×10^{20}	20.00
$[Cd(NH_3)_6]^{2+}$	1.38×10^{5}	5.14	$[Ni(en)_3]^{2+}$	2.14×10^{18}	18.33
$[Co(NH_3)_6]^{2+}$	1.29×10^{5}	5.11	$[Zn(en)_3]^{2+}$	1.29×10^{14}	14.11
$[Co(NH_3)_6]^{3+}$	1.58×10^{35}	35.20	$[Zn(C_2O_4)_2]^{2-}$	3.98×10^{7}	7.6
$[Cu(NH_3)_4]^{2+}$	2.09×10^{13}	13.32	$[Fe(C_2O_4)_3]^{3-}$	1.58×10^{20}	20.2
$[Cu(CN)_4]^{2-}$	2.00×10^{30}	30.30	$[Cu(C_2O_4)_2]^{2-}$	3.16×10^{8}	8.5
$[Fe(CN)_6]^{3-}$	1.0×10^{42}	42	MgY^{2-}	4.37×10^{8}	8.64
$[Fe(CN)_6]^{4-}$	1.0×10^{35}	35	CaY^{2-}	1.00×10^{11}	11.0
$[FeF_6]^{3-}$	6.92×10^{19}	19.84	FeY^{2-}	6.76×10^{14}	14.83
$[Fe(SCN)_6]^{3-}$	2.29×10^{3}	3.36	FeY^{-}	1.70×10^{24}	24.23
$[HgCl_4]^{2-}$	1.17×10^{15}	15.07	CuY^{2-}	5.01×10^{18}	18.7
$[Hg(CN)_4]^{2-}$.	2.51×10^{41}	41.4	HgY^{2-}	6.31×10^{21}	21.80

附录三　标准电极电位表（298.15K）

表 1　在酸性溶液中

电极反应	$\varphi^{\ominus}$/V	电极反应	$\varphi^{\ominus}$/V
$F_2(g) + 2e^- \rightleftharpoons 2F^-(aq)$	2.866	$Co^{3+}(aq) + e^- \rightleftharpoons Co^{2+}(aq)$	1.92
$O_3(g) + 2H^+(aq) + 2e^- \rightleftharpoons O_2(g) + H_2O(l)$	2.076	$H_2O_2(aq) + 2H^+(aq) + 2e^- \rightleftharpoons 2H_2O(l)$	1.776
$S_2O_8^{2-}(aq) + 2e^- \rightleftharpoons 2SO_4^{2-}(aq)$	2.010	$PbO_2(s) + SO_4^{2-}(aq) + 4H^+(aq) + e^- \rightleftharpoons PbSO_4(s) + 2H_2O(l)$	1.6913
$Ag^{2+}(aq) + e^- \rightleftharpoons Ag^+(aq)$	1.980	$MnO_4^-(aq) + 4H^+(aq) + 3e^- \rightleftharpoons MnO_2(s) + 2H_2O(l)$	1.679
$MnO_4^-(aq) + 8H^+(aq) + 5e^- \rightleftharpoons Mn^{2+}(aq) + 4H_2O(l)$	1.507	$2HClO(aq) + 2H^+(aq) + 2e^- \rightleftharpoons Cl_2(g) + 2H_2O(l)$	1.611
$2BrO_3^-(aq) + 12H^+(aq) + 10e^- \rightleftharpoons Br_2(l) + 6H_2O(l)$	1.482	$Au^{3+}(aq) + 3e^- \rightleftharpoons Au(s)$	1.498
$2ClO_3^-(aq) + 12H^+(aq) + 10e^- \rightleftharpoons Cl_2(g) + 6H_2O(l)$	1.47	$Br_2(l) + 2e^- \rightleftharpoons 2Br^-(aq)$	1.066
$PbO_2(s) + 4H^+(aq) + 2e^- \rightleftharpoons Pb^{2+}(aq) + 2H_2O(l)$	1.455	$AuCl_4^-(aq) + 3e^- \rightleftharpoons Au(s) + 4Cl^-(aq)$	1.002
$ClO_3^-(aq) + 6H^+(aq) + 6e^- \rightleftharpoons Cl^-(aq) + 3H_2O(l)$	1.450	$VO_2^+(aq) + 2H^+(aq) + e^- \rightleftharpoons VO^{2+}(aq) + H_2O(l)$	0.991
$Au^{3+}(aq) + 2e^- \rightleftharpoons Au^+(aq)$	1.401	$NO_3^-(aq) + 4H^+(aq) + 3e^- \rightleftharpoons NO(g) + 2H_2O(l)$	0.957
$Cr_2O_7^{2-}(aq) + 14H^+(aq) + 6e^- \rightleftharpoons 2Cr^{3+}(aq) + 7H_2O(l)$	1.36	$NO_3^-(aq) + 3H^+(aq) + 2e^- \rightleftharpoons HNO_2(aq) + H_2O(l)$	0.934
$Cl_2(g) + 2e^- \rightleftharpoons 2Cl^-(aq)$	1.35827	$2Hg^{2+}(aq) + 2e^- \rightleftharpoons Hg_2^{2+}(aq)$	0.920
$O_2(g) + 4H^+(aq) + 4e^- \rightleftharpoons 2H_2O(l)$	1.229	$Hg^{2+}(aq) + 2e^- \rightleftharpoons Hg(l)$	0.851
$MnO_2(s) + 4H^+(aq) + 2e^- \rightleftharpoons Mn^{2+}(aq) + 2H_2O(l)$	1.224	$Ag^+(aq) + e^- \rightleftharpoons Ag(s)$	0.7996
$2IO_3^-(aq) + 12H^+(aq) + 10e^- \rightleftharpoons I_2(s) + 6H_2O(l)$	1.195	$Hg_2^{2+}(aq) + 2e^- \rightleftharpoons 2Hg(l)$	0.7973
$ClO_4^-(aq) + 2H^+(aq) + 2e^- \rightleftharpoons ClO_3^-(aq) + H_2O(l)$	1.189	$Fe^{3+}(aq) + e^- \rightleftharpoons Fe^{2+}(aq)$	0.771
$2HgCl_2(aq) + 2e^- \rightleftharpoons Hg_2Cl_2(s) + 2Cl^-(aq)^*$	0.63	$O_2(g) + 2H^+(aq) + 2e^- \rightleftharpoons H_2O_2(aq)$	0.695
$H_3AsO_4(aq) + 2H^+(aq) + 2e^- \rightleftharpoons HAsO_2(aq) + 2H_2O(l)$	0.560	$H_3PO_4(aq) + 2H^+(aq) + 2e^- \rightleftharpoons H_3PO_3(aq) + H_2O(l)$	−0.276
$MnO_4^-(aq) + e^- \rightleftharpoons MnO_4^{2-}(aq)$	0.558	$Co^{2+}(aq) + 2e^- \rightleftharpoons Co(s)$	−0.28
$I_3^-(aq) + 2e^- \rightleftharpoons 3I^-(aq)$	0.536	$In^{3+}(aq) + 3e^- \rightleftharpoons In(s)$	−0.3382
$I_2(s) + 2e^- \rightleftharpoons 2I^-(aq)$	0.5355	$PbSO_4(s) + 2e^- \rightleftharpoons Pb(s) + SO_4^{2-}(aq)$	−0.3588
$Cu^+(aq) + e^- \rightleftharpoons Cu(s)$	0.521	$Cd^{2+}(aq) + 2e^- \rightleftharpoons Cd(s)$	−0.4030
$H_2SO_3(aq) + 4H^+(aq) + 4e^- \rightleftharpoons S(s) + 3H_2O(l)$	0.449	$Cr^{3+}(aq) + e^- \rightleftharpoons Cr^{2+}(aq)$	−0.407
$Ag_2CrO_4(aq) + 2e^- \rightleftharpoons 2Ag(s) + CrO_4^{2-}(aq)$	0.4470	$Fe^{2+}(aq) + 2e^- \rightleftharpoons Fe(s)$	−0.447
$Fe(CN)_6^{3-}(aq) + e^- \rightleftharpoons Fe(CN)_6^{4-}(aq)$	0.358	$2CO_2(g) + 2H^+(aq) + 2e^- \rightleftharpoons H_2C_2O_4(aq)^*$	−0.49
$Cu^{2+}(aq) + 2e^- \rightleftharpoons Cu(s)$	0.3419	$Zn^{2+}(aq) + 2e^- \rightleftharpoons Zn(s)$	−0.7618
$VO^{2+}(aq) + 2H^+(aq) + e^- \rightleftharpoons V^{3+}(aq) + H_2O(l)$	0.337	$Cr^{2+}(aq) + 2e^- \rightleftharpoons Cr(s)$	−0.913
$Hg_2Cl_2(s) + 2e^- \rightleftharpoons 2Hg(l) + 2Cl^-(aq)$	0.26808	$Mn^{2+}(aq) + 2e^- \rightleftharpoons Mn(s)$	−1.185
$HAsO_2(aq) + 3H^+(aq) + 3e^- \rightleftharpoons As(s) + 2H_2O(l)$	0.2487	$Ti^{2+}(aq) + 2e^- \rightleftharpoons Ti(s)$	−1.630
$AgCl(s) + e^- \rightleftharpoons Ag(s) + Cl^-(aq)$	0.22233	$U^{3+}(aq) + 3e^- \rightleftharpoons U(s)$	−1.798
$SO_4^{2-}(aq) + 4H^+(aq) + 2e^- \rightleftharpoons H_2SO_3(aq) + H_2O(l)$	0.172	$Al^{3+}(aq) + 3e^- \rightleftharpoons Al(s)$	−1.662
$SO_4^{2-}(aq) + 4H^+(aq) + 2e^- \rightleftharpoons SO_2(g) + 2H_2O(l)^*$	0.17	$Mg^{2+}(aq) + 2e^- \rightleftharpoons Mg(s)$	−2.372
$Cu^{2+}(aq) + e^- \rightleftharpoons Cu^+(aq)$	0.153	$La^{3+}(aq) + 3e^- \rightleftharpoons La(s)$	−2.379

续表

电极反应	$\varphi^{\ominus}$/V	电极反应	$\varphi^{\ominus}$/V
$Sn^{4+}(aq) + 2e^- \rightleftharpoons Sn^{2+}(aq)$	0.151	$Na^+(aq) + e^- \rightleftharpoons Na(s)$	−2.71
$S(s) + 2H^+(aq) + 2e^- \rightleftharpoons H_2S(g)$	0.142	$Ca^{2+}(aq) + 2e^- \rightleftharpoons Ca(s)$	−2.868
$AgBr(s) + e^- \rightleftharpoons Ag(s) + Br^-(aq)$	0.07133	$Sr^{2+}(aq) + 2e^- \rightleftharpoons Sr(s)$	−2.899
$2H^+(aq) + 2e^- \rightleftharpoons H_2(g)$	0.00000	$Ba^{2+}(aq) + 2e^- \rightleftharpoons Ba(s)$	−2.912
$Pb^{2+}(aq) + 2e^- \rightleftharpoons Pb(s)$	−0.1262	$K^+(aq) + e^- \rightleftharpoons K(s)$	−2.931
$Sn^{2+}(aq) + 2e^- \rightleftharpoons Sn(s)$	−0.1375	$Rb^+(aq) + e^- \rightleftharpoons Rb(s)$	−2.98
$AgI(s) + e^- \rightleftharpoons Ag(s) + I^-(aq)$	−0.15224	$Cs^+(aq) + e^- \rightleftharpoons Cs(s)$	−3.026
$Ni^{2+}(aq) + 2e^- \rightleftharpoons Ni(s)$	−0.257	$Li^+(aq) + e^- \rightleftharpoons Li(s)$	−3.0401

表 2 在碱性溶液中

电极反应	$\varphi^{\ominus}$/V	电极反应	$\varphi^{\ominus}$/V
$O_3(g) + H_2O(l) + 2e^- \rightleftharpoons O_2(g) + 2OH^-(aq)$	1.24	$ClO_3^-(aq) + H_2O(l) + 2e^- \rightleftharpoons ClO_2^-(aq) + 2OH^-(aq)$	0.33
$ClO^-(aq) + H_2O(l) + 2e^- \rightleftharpoons Cl^-(aq) + 2OH^-(aq)$	0.81	$IO_3^-(aq) + 3H_2O(l) + 6e^- \rightleftharpoons I^-(aq) + 6OH^-(aq)$	0.26
$BrO^-(aq) + H_2O(l) + 2e^- \rightleftharpoons Br^-(aq) + 2OH^-(aq)$	0.761	$HgO(s) + H_2O(l) + 2e^- \rightleftharpoons Hg(s) + 2OH^-(aq)$	0.0977
$ClO_3^-(aq) + 3H_2O(l) + 6e^- \rightleftharpoons Cl^-(aq) + 6OH^-(aq)$	0.62	$NO_3^-(aq) + H_2O(l) + 2e^- \rightleftharpoons NO_2^-(aq) + 2OH^-(aq)$	0.01
$2AgO(s) + H_2O(l) + 2e^- \rightleftharpoons Ag_2O(s) + 2OH^-(aq)$	0.607	$CrO_4^{2-}(aq) + 4H_2O(l) + 3e^- \rightleftharpoons Cr(OH)_3 + 5OH^-(aq)$	−0.13
$BrO_3^-(aq) + 3H_2O(l) + 6e^- \rightleftharpoons Br^-(aq) + 6OH^-(aq)$	0.61	$Cu_2O(s) + H_2O(l) + 2e^- \rightleftharpoons 2Cu(s) + 2OH^-(aq)$	−0.360
$MnO_4^{2-}(aq) + 2H_2O(l) + 2e^- \rightleftharpoons MnO_2(s) + 4OH^-(aq)$	0.60	$S(s) + 2e^- \rightleftharpoons S^{2-}(aq)$	−0.47627
$MnO_4^-(aq) + 2H_2O(l) + 3e^- \rightleftharpoons MnO_2(s) + 4OH^-(aq)$	0.595	$HPbO_2^-(aq) + H_2O(l) + 2e^- \rightleftharpoons Pb(s) + 3OH^-(aq)$	−0.537
$IO^-(aq) + H_2O(l) + 2e^- \rightleftharpoons I^-(aq) + 2OH^-(aq)$	0.485	$Fe(OH)_3(s) + e^- \rightleftharpoons Fe(OH)_2(s) + OH^-(aq)$	−0.56
$O_2(g) + 2H_2O(l) + 4e^- \rightleftharpoons 4OH^-(aq)$	0.401	$2SO_3^{2-}(aq) + 3H_2O(l) + 4e^- \rightleftharpoons S_2O_3^{2-}(aq) + 6OH^-(aq)$	−0.571
$ClO_4^-(aq) + H_2O(l) + 2e^- \rightleftharpoons ClO_3^-(aq) + 2OH^-(aq)$	0.36	$SbO_2^-(aq) + 2H_2O(l) + 3e^- \rightleftharpoons Sb(s) + 4OH^-(aq)$	−0.66
$Ag_2O(s) + H_2O(l) + 2e^- \rightleftharpoons 2Ag(s) + 2OH^-(aq)$	0.342	$AsO_2^-(aq) + 2H_2O(l) + 3e^- \rightleftharpoons As(s) + 4OH^-(aq)$	−0.68
$2H_2O(l) + 2e^- \rightleftharpoons H_2(g) + 2OH^-(aq)$	−0.8277	$Cr(OH)_3(s) + 3e^- \rightleftharpoons Cr(s) + 3OH^-(aq)$	−1.48
$Fe(OH)_2(s) + 2e^- \rightleftharpoons Fe(s) + 2OH^-(aq)$ *	−0.8914	$Mn(OH)_2(s) + 2e^- \rightleftharpoons Mn(s) + 2OH^-(aq)$	−1.56
$SO_4^{2-}(aq) + H_2O(l) + 2e^- \rightleftharpoons SO_3^{2-}(aq) + 2OH^-(aq)$	−0.93	$Al(OH)_4^-(aq) + 3e^- \rightleftharpoons Al(s) + 4OH^-(aq)$	−2.328
$As(s) + 3H_2O(l) + 3e^- \rightleftharpoons AsH_3(g) + 3OH^-(aq)$ *	−1.21	$Mg(OH)_2(s) + 2e^- \rightleftharpoons Mg(s) + 2OH^-(aq)$	−2.690
$Zn(OH)_2(s) + 2e^- \rightleftharpoons Zn(s) + 2OH^-(aq)$	−1.249	$Ca(OH)_2(s) + 2e^- \rightleftharpoons Ca(s) + 2OH^-(aq)$	−3.02

数据摘自 CRC Handbook of Chemistry and Physics [M]. 90th ed，2010.

* 数据摘自 Petrucci R H，Harwood W S，Herring G F，et al. Cenernal Chemistry：Drinciples and Modern Application [M]. 8th ed. USA：Pearson Education International. 2002.

主要参考文献

[1] 魏祖期，刘德育. 基础化学. 8 版. 北京：人民卫生出版社，2013.

[2] 华彤文，王颖霞，卞江，等. 普通化学原理. 4 版. 北京：北京大学出版社，2013.

[3] 陈莲惠. 医用化学. 2 版. 北京：人民卫生出版社，2013.

[4] 唐玉海，章小丽. 医用化学. 北京：科学出版社，2012.

[5] 武雪芬. 医用化学. 北京：人民卫生出版社，2012.

[6] 李发美. 分析化学. 7 版. 北京：人民卫生出版社，2011.

[7] 席晓岚. 基础化学. 2 版. 北京：科学出版社，2011.

[8] 胡庆红. 医用基础化学实验. 西安：第四军医大学出版社，2011.

[9] 张天蓝. 无机化学. 6 版. 北京：人民卫生出版社，2011.

[10] 陈瑛，郭梦金，徐秦莫. 医用化学. 武汉：华中科技大学出版社，2010.

[11] 吕以仙，李荣昌. 医月基础化学. 北京：北京大学医学出版社，2010.

[12] 朱龙观. 高等配位化学. 上海：华东理工大学，2009.

[13] 徐春祥. 医用化学. 2 版. 北京：高等教育出版社，2008.

[14] 大连理工大学无机化学教研室. 无机化学. 5 版. 北京：高等教育出版社，2006.

[15] 胡常伟. 基础化学. 2 版. 成都：四川大学出版社，2006.

[16] 陆阳，刘俊义. 有机化学. 8 版. 北京：人民卫生出版社，2013.

[17] 陈洪超. 有机化学. 4 版. 北京：高等教育出版社，2014.

[18] John Mcmurry. Fundamentals of Organic Chemistry. 4 版. 北京：机械工业出版社，2005 .

[19] BROWN W H，IVERSOV B L，ANSLYNEV，et，al. Organic Chemistry 7th ed. USA：Cengage Learning，2013.

[20] SMICH J G. Organic chemistry. 3rd ed USA：Ryan Blankenship，2012.

[21] 席晓岚. 医用化学. 西安：第四军医大学出版社，2009 .

[22] 全国科学技术名词审定委员会，中国化学会，国家自然科学基金会. 有机化合物中文命名原则. 2010.

[23] 郑虎. 药物化学. 5 版. 北京：人民卫生出版社，2007.

[24] SMITH J G. Organic Chemistry. 3rd ed. New York：McGraw Hill，2011.

[25] 倪沛洲. 有机化学. 6 版. 北京：人民卫生出版社，2008.

中英文专业词汇索引

E

F

G

H

Q

R

S

T